呼吸系统
常见病诊断与治疗

——HUXIXITONG——

CHANGJIANBING ZHENDUAN YU ZHILIAO

主编　孟　亮　朱亚楠　车　艳　吴晓卉
张晓伟　韩　林　王文琇

黑龙江科学技术出版社
HEILONGJIANG SCIENCE AND TECHNOLOGY PRESS

图书在版编目(CIP)数据

呼吸系统常见病诊断与治疗 / 孟亮等主编. --哈尔滨：黑龙江科学技术出版社，2023.2

ISBN 978-7-5719-1782-1

Ⅰ. ①呼… Ⅱ. ①孟… Ⅲ. ①呼吸系统疾病－诊疗 Ⅳ. ①R56

中国国家版本馆CIP数据核字（2023）第031414号

呼吸系统常见病诊断与治疗

HUXIXITONG CHANGJIANBING ZHENDUAN YU ZHILIAO

主　　编　孟　亮　朱亚楠　车　艳　吴晓卉　张晓伟　韩　林　王文琇
责任编辑　陈兆红
封面设计　宗　宁
出　　版　黑龙江科学技术出版社
　　　　　地址：哈尔滨市南岗区公安街70-2号　邮编：150007
　　　　　电话：（0451）53642106　传真：（0451）53642143
　　　　　网址：www.lkcbs.cn
发　　行　全国新华书店
印　　刷　黑龙江龙江传媒有限责任公司
开　　本　787㎜×1092㎜　1/16
印　　张　23.5
字　　数　595千字
版　　次　2023年2月第1版
印　　次　2023年2月第1次印刷
书　　号　ISBN 978-7-5719-1782-1
定　　价　198.00元

编 委 会

◎ **主　编**

孟　亮　朱亚楠　车　艳　吴晓卉

张晓伟　韩　林　王文琇

◎ **副主编**

王晓虹　马方旭　张晓娟　黎春艳

魏中振　耿艳娜

◎ **编　委**（按姓氏笔画排序）

马方旭（河北省胸科医院）

王文琇（平邑县中医医院）

王晓虹（内蒙古自治区国际蒙医医院）

车　艳（枣庄市峄城区人民医院）

朱亚楠（山东省公共卫生临床中心）

吴晓卉（昌乐县人民医院）

张晓伟（山东省临清市人民医院）

张晓娟（石家庄市栾城人民医院）

孟　亮（山东省邹平市妇幼保健院）

耿艳娜（河北省中医院）

韩　林（济宁市兖州区人民医院）

黎春艳（三峡大学附属仁和医院）

魏中振（山东省滨州市惠民县魏集镇卫生院）

前言

FOREWORD

呼吸系统疾病是严重危害我国人们身体健康的常见病。随着现代医学科学技术的不断发展,呼吸系统疾病的诊疗技术不断改进、新药不断涌现、临床治疗方案也在不断更新,呼吸科医务人员需要及时更新相关知识,掌握规范的诊疗技术,为患者提供高质量、高水平的诊疗服务。鉴于此,我们特组织了一批具备丰富临床经验的呼吸科医务人员编写了《呼吸系统常见病诊断与治疗》一书。

本书以实用性为出发点,首先介绍了肺部疾病的常见症状、常用检查技术和治疗技术,然后重点阐述了感染性肺部疾病、弥漫性肺部疾病、肉芽肿性肺部疾病、胸膜疾病、结核疾病等临床常见呼吸系统疾病,包括病因病理、临床表现、诊断、鉴别诊断及治疗方法等内容。本书在总结编者多年临床工作经验的基础上,融入了现代医学的新理论和新技术,注重将基本理论与临床实践相结合,内容丰富,资料新颖,科学性与实用性强。本书适合各级医院的呼吸科医务人员参考使用,也可作为广大医学生的辅助参考资料。

本书在编写过程中借鉴了许多呼吸系统疾病相关的书籍与文献资料,在此向各位作者表示衷心的感谢。由于本编委会人员均在一线临床工作,编写时间仓促,难免存在错误及不足之处,恳请广大读者见谅,并给予批评指正,以更好地总结经验,使本书日臻完善。

《呼吸系统常见病诊断与治疗》编委会

2022 年 12 月

目录

CONTENTS

第一章　肺部疾病的常见症状 ……………………………… (1)

第一节　胸痛 ……………………………… (1)

第二节　呼吸困难 ……………………………… (2)

第三节　发热 ……………………………… (5)

第四节　咳嗽 ……………………………… (8)

第二章　肺部疾病的常用检查技术 ……………………………… (17)

第一节　X 线检查 ……………………………… (17)

第二节　CT 检查 ……………………………… (19)

第三节　MRI 检查 ……………………………… (25)

第四节　痰细菌学检查 ……………………………… (26)

第五节　肺功能检查 ……………………………… (28)

第六节　胸膜腔穿刺术 ……………………………… (32)

第三章　肺部疾病的常用治疗技术 ……………………………… (36)

第一节　吸入疗法 ……………………………… (36)

第二节　氧气疗法 ……………………………… (39)

第三节　机械通气 ……………………………… (50)

第四节　体位引流 ……………………………… (60)

第五节　胸腔闭式引流术 ……………………………… (62)

第六节　低氧特殊疗法 ……………………………… (66)

第四章　感染性肺部疾病 ……………………………… (70)

第一节　急性气管-支气管炎 ……………………………… (70)

第二节　慢性支气管炎 ……………………………………………………………… (72)
第三节　弥漫性泛细支气管炎 …………………………………………………… (75)
第四节　肺炎球菌肺炎 …………………………………………………………… (80)
第五节　肺炎克雷伯杆菌肺炎 …………………………………………………… (84)
第六节　肺炎支原体肺炎 ………………………………………………………… (85)
第七节　衣原体肺炎 ……………………………………………………………… (87)
第八节　军团菌肺炎 ……………………………………………………………… (90)
第九节　病毒性肺炎 ……………………………………………………………… (93)
第十节　葡萄球菌肺炎 …………………………………………………………… (97)
第十一节　铜绿假单胞菌肺炎…………………………………………………… (100)
第十二节　流感嗜血杆菌肺炎…………………………………………………… (103)
第十三节　肺奴卡菌病…………………………………………………………… (105)
第十四节　肺脓肿………………………………………………………………… (110)
第五章　弥漫性肺部疾病……………………………………………………… (117)
第一节　外源性过敏性肺泡炎…………………………………………………… (117)
第二节　肺泡蛋白沉着症………………………………………………………… (126)
第三节　结节病…………………………………………………………………… (132)
第四节　特发性肺纤维化………………………………………………………… (146)
第六章　肉芽肿性肺部疾病…………………………………………………… (153)
第一节　浆细胞肉芽肿…………………………………………………………… (153)
第二节　肺嗜酸性肉芽肿………………………………………………………… (154)
第三节　Wegener 肉芽肿………………………………………………………… (157)
第七章　胸膜疾病……………………………………………………………… (164)
第一节　气胸……………………………………………………………………… (164)
第二节　脓胸……………………………………………………………………… (169)
第三节　乳糜胸…………………………………………………………………… (172)
第四节　胸腔积液………………………………………………………………… (176)
第五节　胸膜间皮瘤……………………………………………………………… (181)
第八章　结核疾病……………………………………………………………… (187)
第一节　支气管结核……………………………………………………………… (187)

第二节　肺结核……………………………………………………………………………（191）
第三节　结核性胸膜炎……………………………………………………………………（204）
第四节　纵隔淋巴结结核…………………………………………………………………（208）
第九章　气道阻塞性疾病…………………………………………………………………（213）
第一节　支气管扩张症……………………………………………………………………（213）
第二节　支气管哮喘………………………………………………………………………（217）
第三节　上气道阻塞………………………………………………………………………（235）
第四节　肺不张……………………………………………………………………………（239）
第五节　慢性阻塞性肺疾病………………………………………………………………（244）
第十章　肺循环障碍性疾病………………………………………………………………（275）
第一节　肺水肿……………………………………………………………………………（275）
第二节　肺栓塞……………………………………………………………………………（281）
第三节　肺动静脉瘘………………………………………………………………………（298）
第四节　肺动脉高压………………………………………………………………………（299）
第十一章　肺部肿瘤………………………………………………………………………（309）
第一节　小细胞肺癌………………………………………………………………………（309）
第二节　肺部良性肿瘤……………………………………………………………………（341）
第三节　肺转移瘤…………………………………………………………………………（344）
第四节　气管及肺部其他原发恶性肿瘤…………………………………………………（348）
第十二章　肺部急危重症…………………………………………………………………（355）
第一节　急性呼吸窘迫综合征……………………………………………………………（355）
第二节　肺性脑病…………………………………………………………………………（362）
参考文献……………………………………………………………………………………（365）

第一章

肺部疾病的常见症状

第一节 胸 痛

一、病因和机制

(一)胸壁疾病

胸壁疾病如皮下蜂窝织炎、带状疱疹、肋间神经炎、非化脓性肋软骨炎(Tietze 病,第 1 和第 2 肋软骨疼痛肿胀)、流行性胸痛、肌炎和皮肌炎、肋骨骨折、强直性脊柱炎、颈椎病、急性白血病、多发性骨髓瘤等,这些疾病累及或刺激了肋间神经和脊髓后根传入神经引起疼痛。

(二)胸腔内脏器疾病

胸腔内脏器疾病主要通过刺激支配心脏和大血管的感觉神经、支配气管、支气管和食管迷走神经感觉纤维引起胸痛,累及胸膜的病变则主要通过壁层胸膜的痛觉神经(来自肋间神经和膈神经)。

1.心血管疾病

心血管疾病包括心绞痛、急性心肌梗死、心肌炎、急性心包炎、肥厚性心肌病、主动脉瘤、夹层动脉瘤、肺栓塞、肺梗死、心脏神经官能症等。

2.呼吸系统疾病

呼吸系统疾病包括胸膜炎、胸膜肿瘤、气胸、血胸、血气胸、肺炎、肺癌等。

3.纵隔疾病

纵隔疾病包括纵隔炎、纵隔气肿、纵隔肿瘤、反流性食管炎、食管裂孔疝、食管癌等。

(三)其他相邻部位疾病

其他相邻部位疾病包括肝脓肿、膈下脓肿、肝癌、脾梗死等。膈肌中央部位的感觉神经由膈神经支配,而外周部位由肋间神经支配,其感觉中枢分别位于第 3、4 颈椎和第 7～12 胸椎,腹腔脏器的病变刺激或影响膈肌可以引起疼痛,同时疼痛还可放射至肩部或下胸部等部位。

二、诊断和鉴别诊断

要注意询问病史,了解胸痛部位、性质、持续时间、影响因素和伴发症状。

(一)根据胸痛部位鉴别

胸壁疾病引起的疼痛常局限，有明显的压痛点，可伴有红、肿、热。带状疱疹的疼痛沿肋间神经走行，常伴有局部皮肤疼痛和异常敏感。Tietze 病的肋软骨疼痛常侵犯第 1、2 肋软骨，在胸壁呈单个或多个隆起。食管和纵隔疾病的疼痛主要在胸骨后，食管疾病时胸痛可能与进食有关。夹层动脉瘤破裂引起的疼痛常在胸部中间，可向下放射。胸膜炎的疼痛常发生在腋前线与腋中线附近，与呼吸有关。心绞痛和心肌梗死的疼痛则在胸骨后和心前区，可放射至左肩、左臂内侧，达无名指和小指。肺上沟癌引起的疼痛以肩部为主，可向上肢内部放射。

(二)根据胸痛性质和特征鉴别

1.根据疼痛发生的时间

急性或突然发生的胸痛常见于急性心肌梗死、肺栓塞、气胸、动脉瘤破裂等。

2.根据与体位的关系

食管炎引起烧灼痛，饱餐后和仰卧位时加重，服用抗酸药和胃肠动力药后可缓解。而心包炎引起的疼痛，于卧位时加重，坐起或身体前倾时减轻。

3.根据疼痛的特征

心绞痛为闷痛伴有窒息感，休息或含硝酸甘油可以缓解，而心肌梗死的疼痛则更为剧烈，伴有恐惧和濒死感，同时有大汗、血压下降和休克。肋间神经痛为阵发性灼痛和刺痛。胸膜疼痛常在深呼吸和咳嗽时加重。

4.根据伴发症状

严重肺炎、肺栓塞、气胸引起的疼痛可伴有呼吸困难。夹层动脉瘤破裂和大块肺栓塞时也可出现血压下降或休克。心包炎、胸膜炎、肺脓肿和肺炎常伴有发热。食管疾病所致胸痛可伴有吞咽困难。肺梗死和肺癌的胸痛可有咯血或痰中带血。带状疱疹发生时，在胸壁出现沿肋间神经分布的成簇水疱，疱疹不越过体表中线。肺上沟癌出现胸肩部疼痛，可伴有霍纳综合征。结核性胸膜炎引起的胸痛可伴有结核中毒症状。

(马方旭)

第二节 呼吸困难

一、定义

呼吸困难是一种觉得空气不足、呼吸费力和胸部窒息的主观感觉，或者患者主观感觉需要增加呼吸活动即为呼吸困难。由于呼吸困难只是一种主观感觉，在出现呼吸急促、端坐呼吸、鼻翼煽动、辅助呼吸肌参与、发绀或间歇性呼吸等体征前，检查者不一定能发现，或者需要通过一些检查进行鉴别和证实。

二、分级

呼吸困难严重度的评价，可分为四级。①Ⅰ级：在生理活动下无呼吸困难。②Ⅱ级：在重体力活动如上楼时出现呼吸困难。③Ⅲ级：在轻体力活动下如平地步行出现呼吸困难。④Ⅳ级：静息时即有呼吸困难。

三、病因和机制

可分为肺外因素、呼吸系统和心血管系统疾病引起的呼吸困难，以后两者更为常见。

(一)肺外因素引起的呼吸困难

肺外因素引起的呼吸困难主要包括缺氧、机体氧耗量增加、贫血、中毒、药物作用、神经精神性因素等，较为常见的有以下几种。

1.氧耗量增加

机体氧耗量增加，如较强的体力活动、发热、甲亢等。

2.急性和慢性贫血

贫血和大量失血、休克可引起红细胞携氧减少，导致血氧含量下降，组织供氧不足，刺激呼吸中枢引起呼吸困难。

3.中毒性呼吸困难

中毒性呼吸困难包括各种原因引起的酸中毒和药物及化学物质中毒。酸中毒主要是通过刺激颈动脉窦和主动脉体化学感受器作用或直接作用于呼吸中枢，引起深大呼吸，增加肺泡通气，比如糖尿病酮症酸中毒时的 Kussmaul 呼吸。一些化学毒物可以作用于血红蛋白，使其失去携带氧的能力，造成组织缺氧，引起呼吸困难，比如一氧化碳中毒时形成的碳氧血红蛋白，亚硝酸盐和苯胺中毒时形成的高铁血红蛋白等。氰化物中毒时，氰离子可以与细胞色素氧化酶中的三价铁结合，抑制细胞呼吸功能，导致组织缺氧引起呼吸困难。吗啡类药物、巴比妥类等镇静安眠药物中毒时，可以直接抑制呼吸中枢，使呼吸浅而慢，肺泡通气量减少，造成缺氧和二氧化碳潴留。

4.神经精神性呼吸困难

神经精神性呼吸困难包括颅脑器质性疾病和精神或心理疾病引起的呼吸困难。各种颅脑疾病，如脑血管病、颅脑外伤、脑炎、脑膜炎、脑脓肿和脑肿瘤等，可因颅内压升高影响呼吸中枢，使呼吸中枢兴奋性减低，引起呼吸困难，并常出现呼吸节律异常。心身性疾病包括癔症和神经症，这类患者常可感觉胸闷、气短。高通气综合征是由于通气过度超过生理代谢所需而引起的一组症状，表现呼吸困难、气短、憋气等，不伴有相应的器质性原因，症状的发生与呼吸控制系统异常、自主呼吸调节丧失稳定性有关。

5.其他肺外疾病引起的呼吸困难

(1)空气氧含量下降：在海拔 3 000 m 以上，即使在静息状态下也会出现低氧血症，在海拔 3 500～5 500 m 时，在静息时也可出现中重度低氧血症，在这种情况下，代偿性过度通气也不能满足机体需要，从而出现呼吸困难。

(2)睡眠呼吸暂停综合征：是睡眠中反复出现的呼吸停止，既可因上气道部分阻塞引起，也可因中枢调节异常造成，常伴有打鼾和白日嗜睡，需进行血氧检测和多导睡眠仪诊断。

(二)呼吸系统疾病引起的呼吸困难

1.上气道疾病

如急性喉炎、喉头水肿、白喉、喉癌等，有时甲状腺肿大也会压迫气管。

2.气管疾病

如异物和肿瘤阻塞气道、急慢性支气管炎、支气管哮喘、慢性阻塞性肺疾病(COPD)、重症支气管扩张、弥漫性泛细支气管炎、支气管肺癌、纵隔肿瘤压迫气管等。

3.肺实质疾病

如肺炎、重症肺结核、肺脓肿、肺气肿、肺不张、尘肺、弥漫性肺间质疾病、肺囊性纤维化、ARDS 等。

4.胸廓和胸膜疾病

如气胸、大量胸腔积液、广泛胸膜肥厚、间皮细胞瘤、胸廓外伤和严重畸形等。

5.神经肌肉疾病累及呼吸肌或药物引起呼吸肌麻痹

如运动神经元病、吉兰-巴雷综合征、重症肌无力、肌松药引起呼吸肌无力等。

6.膈肌运动障碍

如横膈麻痹、大量腹水、腹腔巨大肿瘤、胃扩张、妊娠晚期等。双侧膈肌麻痹可导致吸气时上腹运动和膈肌运动相反,引起呼吸困难,甚至严重的通气障碍。创伤(颈 3～5 横切伤)和感染(脊髓灰质炎)也可引起吸气时膈肌反向上移。

7.肺血管疾病

如肺动脉高压、肺栓塞、原发性肺动脉闭塞等。较大的肺栓塞可引起反射性支气管痉挛,血栓本身释放 5-羟色胺、缓激肽和组胺等也促使气道收缩,栓塞后肺泡表面活性物质减少,肺顺应性下降,均使肺通气量减少;栓塞部分可形成无效腔样通气,未栓塞部分的肺血流相对增加,导致通气血流比例失调,可引起呼吸困难和低氧血症。原发性肺动脉高压时,心排血量下降,肺通气血流比例失调和每分通气量下降等因素可引起劳力性呼吸困难。

(三)心血管系统疾病引起的呼吸困难

各种原因引起的心力衰竭、心包积液或心包缩窄等以及输液过多和过快,均可引起心源性呼吸困难。由于左心搏出量减少,引起肺淤血,导致肺间质水肿,弥散功能下降;急性肺水肿伴肺泡渗出增多,可引起肺顺应性下降,同时呼吸道阻力也会增加;输液过多和过快可以引起肺血管静水压增高。以上情况发生时,也会引起呼吸困难。

四、临床表现

(一)肺源性呼吸困难

根据临床表现可分为以下几种。

1.吸气性呼吸困难

吸气性呼吸困难特点为吸气困难,伴有干咳,重者可出现吸气时胸骨上窝、锁骨上窝和肋间隙明显凹陷,即“三凹征”,可有高调吸气性喉鸣,提示喉、气管和大气道阻塞和狭窄,如突然出现,要考虑各种原因引起的喉头水肿和喉痉挛,伴有发热且出现较快,可能为急性喉炎或白喉,逐渐出现要考虑喉部肿瘤。

2.呼气性呼吸困难

呼气性呼吸困难特点是呼气费力,呼气时间延长,常伴有干啰音或哮鸣音。主要见于下呼吸道阻塞的疾病,由于小支气管痉挛和狭窄、肺组织弹性减弱引起呼吸困难,如急性细支气管炎、支气管哮喘、COPD、ABPA(过敏性支气管肺曲菌病)等。

3.混合性呼吸困难

吸气、呼气都有困难。可见于广泛的肺间质和肺实质疾病、胸廓和胸膜疾病、神经肌肉疾病等。呼吸频率可以变浅快,并可听到病理性呼吸音。

(二)心源性呼吸困难

左心功能不全引起呼吸困难的特点为活动和仰卧位明显,休息和坐位时减轻,严重者可出现粉红色泡沫痰、大汗,双肺底部可闻及吸气末细湿啰音,有时可出现哮鸣音等。由于坐位可以使回心血量减少,减轻肺淤血,同时还可以使膈肌降低,增加10%～30%的肺活量,因此在病情较重者,常被迫采用端坐呼吸。有的患者可出现夜间阵发性呼吸困难,在睡眠中被迫坐起,惊恐不安,伴有咳嗽,轻者数分钟或数十分钟可以缓解,重者则可出现上述严重症状。

(三)中毒性呼吸困难

因酸中毒所致者多为深大呼吸,根据病因不同呼出气可有尿(氨)味(尿毒症)或烂苹果味(糖尿病酮症酸中毒)。如果镇静药或安眠药中毒抑制了呼吸中枢,则呼吸困难表现为呼吸浅表、缓慢,可有节律异常。

(四)中枢性呼吸困难

中枢性呼吸困难由颅内压升高或呼吸中枢抑制引起,表现为呼吸浅慢或呼吸过快和过慢交替、呼吸暂停,比如潮式呼吸(Cheyne-Stokes 呼吸)、间停呼吸(Biots 呼吸)等。

(五)癔症患者呼吸困难

癔症患者呼吸困难常表现为呼吸浅表、频数,常因过度通气出现呼吸性碱中毒表现,如口周和肢体麻木、手足搐搦等,神经症患者有时可出现叹息样呼气,长出气后自觉好转。高通气综合征患者的临床症状可涉及多个系统,包括胸闷、气短和呼吸困难,同时可有头晕、头昏、心慌心悸、焦虑等,常为深快呼吸,可由过度通气激发试验诱发。

(张晓娟)

第三节　发　　热

正常人的体温受体温中枢调控,并通过神经、体液因素使产热和散热过程呈动态平衡,保持体温在相对恒定的范围内。当机体在致热源作用下或各种原因引起体温调节中枢的功能障碍时,体温升高超出正常范围,称为发热。

一、发生机制

在正常情况下,人体的产热和散热保持动态平衡。由于各种原因导致产热增加或散热减少,则出现发热。多数患者的发热是由于致热源所致,致热源包括外源性和内源性两大类。

(一)外源性致热源

微生物病原体及其产物、炎症渗出物,无菌性坏死组织、抗原抗体复合物等,不能直接作用于体温调节中枢,而是通过激活血液中的中性粒细胞,嗜酸粒细胞和单核、吞噬细胞系统,使其产生并释放内源性致热源,引起发热。

(二)内源性致热源

其又称白细胞致热源,如IL-1、肿瘤坏死因子(TNF)和干扰素等。

(三)非热源性发热

非热源性发热见于体温调节中枢直接受损、引起产热过多的疾病、引起散热减少疾病等。

二、病因与分类

(一)感染性发热

各种病原体如病毒、细菌、支原体、立克次体、螺旋体、真菌、寄生虫等引起的感染,无论是急性、亚急性或慢性、局部或全身性,均可出现发热。

(二)非感染性发热

主要有以下几类原因。

1.细菌性坏死物质的吸收

(1)机械、物理或化学性损害,如大手术后组织损伤、内出血、大出血、大面积烧伤等。

(2)因血管栓塞或血栓形成而引起心肌、肺等内脏梗死或肢体坏死。

(3)坏死组织与细胞破坏,如癌、白血病、淋巴瘤、溶血反应等。

(4)抗原-抗体反应,如风湿热、血清病、药物热、结缔组织病等。

2.分泌代谢障碍

如甲状腺功能亢进、重度脱水等。

3.皮肤散热减少

如广泛性皮炎、鱼鳞病等,一般为低热。

4.体温调节中枢功能紊乱

(1)物理性:中暑等。

(2)化学性:重度安眠药中毒等。

(3)机械性:脑出血等。高热无汗是这类发热的特点。

5.自主神经功能紊乱

由于自主神经功能紊乱,影响正常的体温调节过程,使产热大于散热过程,体温升高,多为低热。

三、临床表现

(一)发热的分度

按发热的高低可分为 4 种,低热:37.3～38 ℃;中等度热:38.1～39 ℃;高热:39.1～41 ℃;超高热:41 ℃以上。

(二)发热的临床过程及特点

1.体温上升期

常伴有疲乏无力,肌肉酸、皮肤苍白、畏寒或寒战等现象。体温上升有两种方式。

(1)骤升型:体温在几小时内达 39～40 ℃,常伴有寒战。见于疟疾、大叶性肺炎、败血病、流行性感冒、急性肾盂肾炎、输液或某些药物反应。

(2)缓升型:体温逐渐上升,在数天内达高峰,多不伴寒战。如伤寒、结核病等。

2.高热期

此期是指体温上升达高峰之后保持一定时间,持续时间长短可因不同而有差异。如疟疾可持续数小时,大叶性肺炎、流行性感冒可持续数天,伤寒则可为数周。

3.体温下降期

由于病因的消除,致热源的作用逐渐减弱或消失,体温中枢的体温调定点逐渐降至正常水平，产热相对减少，散热大于产热，使体温降至正常水平。此期表现为出汗多，皮肤潮湿。体温下降有两种方式。

(1)骤降：是指体温于数小时内迅速降至正常，有时略低于正常，常伴有大汗淋漓，常见疟疾、急性肾盂肾炎、大叶性肺炎及输液反应。

(2)渐降：指明体温在数天内逐渐降至正常，如伤寒、风湿热等。

四、热型及临床意义

(一)稽留热

体温恒定地维持在 39～40 ℃，达数天或数周。24 小时内体温波动范围不超过 1 ℃。常见于大叶性肺炎、斑疹伤寒及伤寒高热期。

(二)弛张热

弛张热又称败血症热型，体温常在 39 ℃以上，波动幅度大，24 小时内波动范围超过 2 ℃，但都在正常水平以上。常见于败血症、风湿热、重度肺结核及化脓性炎症等。

(三)间歇热

体温骤升达高峰后持续数小时，又迅速降至正常水平，无热期(间歇热)可持续 1 天至数天，如此高热期与无热期反复交替出现。见于疟疾、急性肾盂肾炎等。

(四)波状热

体温逐渐上升达 39 ℃或以上，数天后又逐渐下降至正常水平，持续数天后又逐渐升高，如此反复多次。常见于布鲁菌病。

(五)回归热

体温急骤上升至 39 ℃以上，持续数天后又骤然下降至正常水平。高热期与无热期各持续若干天后规律交替一次。可见于回归热、霍奇金病等。

(六)不规则热

发热的体温曲线无一定规律，可见于结核病、风湿热、支气管肺炎、渗出性胸膜炎等。

五、伴随症状

发热伴随的症状因病因不同而有所差别，其中寒战、结膜充血、淋巴结肿大、单纯疱疹、肝脾肿大、出血、关节肿痛、皮疹等较为常见，老年患者即使因普通感冒发热也可导致昏迷。因此，对发热的高龄患者要严密观察伴随症状。

六、治疗

(一)物理降温

体温 39 ℃以上时应给予物理降温。物理降温 30 分钟后测体温。持续冷敷物理降温者，应保留一侧腋下勿置冰袋，或选择测量肛温，以保证测量体温的准确性。具体方法如下。

1.头部冷敷

用冷毛巾及冰帽放于头部，同时也可将冰袋放于腋窝、腹股沟等血管丰富处。冷敷时需注意防止冻伤，尤其应用冰袋时，要经常更换冷敷部位，冰袋须用干毛巾或干敷料包裹，以防局部冻伤。

2.酒精或温水擦浴

用 30％～50％酒精擦浴或用 32～34 ℃温水擦浴以助蒸发散热。擦浴时，注意保暖，可分部位擦拭，其余部位盖好衣被，防止着凉，加重感冒。如周围循环不良者，应在擦浴过程中，以热水袋置于足底部。

3.冷盐水或温水灌肠

可根据病情遵医嘱给予冷盐水灌肠或温水灌肠。

(二)加强营养和体液的补充

高热患者应给予高热、高蛋白、高维生素、低脂肪易消化的流质或半流质饮食，保证每天总热量不低于 12 552 kJ(3 000 kcal)。鼓励患者多饮水，必要时静脉输液，24 小时进入液体量约 3 000 mL，以防患者脱水，促进毒素和代谢产物的排除。

(耿艳娜)

第四节　咳　　嗽

一、概述

咳嗽是一种突然的、暴发式的呼气运动，有助于清除气道内的分泌物或异物，其本质是一种保护性反射。咳嗽分为干咳和有痰的咳嗽(或称湿性咳嗽)。咳痰是借助气管支气管黏膜上皮细胞的纤毛运动、支气管平滑肌的收缩及咳嗽时的用力呼气将气道内的痰液排出的过程。

咳嗽反射的反射弧构成包括以下环节。

(一)神经末梢感受器

引发咳嗽的感觉神经末梢多分布于咽部和第二级支气管之间的气管和支气管黏膜。其他部位如咽部、喉部、肺组织、胸膜甚至外耳道都有咳嗽感受器的分布。分布于上呼吸道的神经末梢对异物敏感，属于机械感受器，而分布在较小气道内的神经末梢对化学物质，尤其是对有毒的化学物质敏感，属于化学感受器。分布在气管支气管树中的神经上皮可以延伸到细支气管和肺泡，但是一般认为肺泡中分布的神经感受器不会引起咳嗽。当肺泡中产生的分泌物到达较小的支气管时才会引起咳嗽。

(二)传入神经

引起咳嗽的刺激通过迷走神经、舌咽神经、三叉神经和膈神经等传入。其中迷走神经传导的刺激来源于咽、气管、支气管和胸膜。舌咽神经传导来自喉部的刺激。三叉神经则主要是鼻和鼻窦。膈神经传导来自心包和膈的刺激。

(三)咳嗽中枢

位于延脑。

(四)传出神经

舌下神经、膈神经和脊神经。

(五)效应器

膈肌和其他呼吸肌。

咳嗽的具体过程依次为吸气、声门紧闭、呼气肌快速收缩在肺内产生高压，然后声门突然开放、气体快速从气道中暴发性的呼出，通过这种方式带出气道中的物质。

引起咳嗽的3种常见刺激类型为：物理性、炎症性和心因性。物理性刺激有吸入烟雾、颗粒、气道内新生物或气管支气管外压迫、肺纤维化和肺不张所致的气道扭曲等。炎症性刺激包括气道炎症、气道和肺实质渗出物等。心因性刺激是由中枢神经系统直接兴奋咳嗽中枢后发放冲动形成，无外周感受器传入的具体刺激。

咳嗽是否有效取决于咳嗽反射通路中各个部分的功能是否正常及发生咳嗽时的肺内气体量。镇静药或麻醉剂可以削弱咳嗽感受器的敏感性；神经肌肉病变可以损害咳嗽反射的通路以致患者不能有效地咳嗽。气管插管或切开时，由于声门无法闭合，不能在肺内形成足够的高压，也会影响咳嗽的效果。另外，通气功能损害（COPD、胸廓畸形等）、黏膜纤毛运动障碍及痰液黏稠等都会使患者的气道廓清能力减弱。

剧烈的咳嗽会对患者的日常生活和睡眠造成很大的影响。剧烈而持久的咳嗽可能会造成患者胸壁软组织的损伤，甚至肋骨骨折。剧烈的咳嗽还可引起胸膜腔内压显著增加，某些患者可出现咳嗽性晕厥。

二、常见病因

心、肺疾病是咳嗽最常见的病因，包括：急慢性呼吸系统感染、非感染性呼吸系统疾病、心血管疾病等。另外，咳嗽的病因还包括药物、理化刺激和焦虑症等。

（一）呼吸系统感染

各种病原微生物或寄生虫等引起的呼吸系统感染均可引起咳嗽。包括急慢性上呼吸道感染、急性气管支气管炎、肺炎、COPD急性加重、支气管扩张、肺脓肿、胸膜炎、肺结核、肺部真菌感染、寄生虫病等。

（二）非感染性呼吸系统疾病

哮喘、慢性支气管炎、气道异物、嗜酸性粒细胞性支气管炎（EB）、过敏性鼻炎、支气管肺癌、间质性肺病、肺血管疾病（如肺栓塞）等。

（三）其他

肺水肿（心力衰竭、肾衰竭）、结缔组织病、胃食管反流等；药物所致咳嗽（ACEI类、β受体阻滞药）；心因性咳嗽（焦虑症等）。

三、咳嗽的病因诊断

询问患者的病史对病因诊断具有重要意义，80%的患者可以通过问诊获得较为明确的诊断或为获得明确诊断提供重要的线索。详细的病史采集和体格检查（重点在上呼吸道、肺和心脏）后，再根据可能的病因选择影像学、肺功能等有针对性的检查。

（一）病史采集

1.咳嗽的病程

掌握咳嗽的病程是了解咳嗽病因的重要因素。根据咳嗽发生的时间可将咳嗽以下几种。①急性咳嗽：<3周；②亚急性咳嗽：持续时间3～8周；③慢性咳嗽：病程超过8周。咳嗽的病程不同，引起咳嗽的常见疾病构成也各不相同（X线胸片正常的咳嗽的常见病因见表1-1）。急性起病的咳嗽往往提示急性呼吸道感染，持续存在的咳嗽则提示患者有慢性疾病，反复发生的、冬春季加重的咳嗽是慢性支气管炎诊断的重要线索。

表 1-1　X 线胸片正常的咳嗽的常见原因

分类	时间	常见病因
急性咳嗽	<3 周	普通感冒
		急性气管支气管炎
		急性鼻窦炎
		慢性支气管炎急性发作
		哮喘
亚急性咳嗽	3～8 周	感染后咳嗽(又称感冒后咳嗽)
		细菌性鼻炎
		哮喘
慢性咳嗽	>8 周	咳嗽变异型哮喘(CVA)
		上气道咳嗽综合征(UACS)
		嗜酸性粒细胞性支气管炎(EB)
		胃食管反流性咳嗽(GERC)慢性支气管炎
		支气管扩张
		支气管内膜结核
		变应性咳嗽(AC)
		心因性咳嗽

2.咳嗽的诱因

接触冷空气、异味或运动时出现咳嗽常见于哮喘、AC。

3.咳嗽本身的特点

发生于上呼吸道和大气道疾病的咳嗽，往往是一种短促的刺激性咳嗽。鼻后滴流引起的咳嗽，常常被描述为清喉的动作，是一种短促而频繁的干咳，或告之有来自后鼻腔的分泌物。发生于较小气道和肺部病变的咳嗽则往往是深在的、非刺激性咳嗽。

4.干咳

干咳常常是急性上、下呼吸道感染最开始的表现。吸入刺激性烟雾或异物也可以引起持续性干咳。临床上持续干咳的常见原因有感染后咳嗽、CVA、UACS、EB、GERC、服用血管紧张素转换酶抑制药(ACEI)类药物、支气管内肿物或肺淤血等疾病。少见的原因包括气管或支气管外的压迫，特别是纵隔肿物或主动脉瘤；慢性肺间质病变，尤其是各种原因所致的肺间质纤维化也常常表现为持续性干咳。胸膜病变是干咳的原因之一。

5.咳痰及痰的性状

脓性痰常常是气管支气管树和肺部感染的可靠标志。急性疾病有咳痰时，痰液性状常常对诊断有提示作用。如铁锈色痰可见于肺炎球菌肺炎，砖红色胶冻样痰见于肺炎克雷伯杆菌感染，带有臭味的脓性痰常常见于厌氧菌感染，如吸入性肺脓肿。慢性支气管炎缓解期痰液的外观为白色，黏液性，合并急性感染后痰液常常变为黄绿色，剧烈咳嗽有时可以痰中带血。黏液性痰对诊断帮助不大，任何原因所致的长期支气管刺激都可以产生黏液样痰。持续性脓性痰见于支气管扩张和慢性肺脓肿等慢性化脓性肺部疾病，痰液往往较多，留置后可出现分层，上层为泡沫，中层为半透明的黏液，下层为坏死性物质。粉红色泡沫样痰见于急性左心衰竭。大量白色泡沫样痰是细支气管肺泡癌一种少见但有特征性的表现。

6.一天之中咳嗽发生的时间

慢性支气管炎、慢性肺脓肿、空洞性肺结核、支气管扩张等疾病的咳嗽、咳痰经常发生于早晨起床时。由于夜间潴留在支气管树中的分泌物较多，晨起时体位发生改变，分泌物会刺激气管支气管黏膜产生咳嗽和咳痰。肺淤血、CVA 的咳嗽往往在夜间发生，咳嗽常常会使患者醒来。其中肺淤血所致的咳嗽在患者坐起后可明显缓解。在某些特定体位才出现的咳嗽见于带蒂的气道内肿瘤。进食时出现咳嗽提示吞咽机制紊乱（常常由脑血管病变引起）、食管憩室炎或食管支气管瘘。

7.伴随症状的问诊

咳嗽伴发热多见于急性气管支气管炎、肺部感染、胸膜炎等感染性疾病；部分患者可自觉有哮鸣音，常见于哮喘气道狭窄（如气道内肿物）。

8.既往病史的询问

有无慢性肺部疾病（包括肺结核）、鼻炎和鼻窦炎，心脏病、高血压、糖尿病、结缔组织病、过敏史，有无呼吸道传染病接触史等。

9.个人史的询问

询问患者的吸烟史对病因诊断有重要意义，长期吸烟史不但有助于慢性支气管炎的诊断，而且对于肺癌的诊断有提示意义。需要特别注意的是，慢性咳嗽患者如果咳嗽的性质发生了改变，要注意肺癌发生的可能，尤其是长期吸烟者。职业病史（刺激性气体、毒物或粉尘接触史）。环境中是否存在变应原或刺激性物质（宠物、花草、家居装修情况）等。

10.诊疗情况的询问

是否进行血常规、胸片、CT 等胸部影像学检查，肺功能（舒张试验或激发试验）、支气管镜、皮肤变应原试验；ECG、UCG 等检查。有无使用抗生素和镇咳药物、平喘药、吸入激素、抗过敏药等，疗效如何。有无使用 ACEI 类药物、β 受体阻滞药等。

（二）体格检查

进行常规体格检查时，除关注心、肺疾病外，需要特别关注的情况有：鼻和鼻窦的检查（注意有无鼻塞、鼻窦压痛等，必要时请耳鼻喉科医师进行专科检查）、咽后壁情况（黏膜鹅卵石样改变是诊断上气道咳嗽综合征的重要线索）、有无杵状指（常见于慢性化脓性肺部疾病，如支气管扩张、肺脓肿等，也见于部分肺间质疾病或支气管肺癌）等。

（三）相关辅助检查

下述诊断措施有助于明确咳嗽的病因，可选择性使用。

1.影像学检查

胸片仍然是最常采用的检查手段，对于明确肺实质、间质病变、胸膜病变等的诊断具有重要的参考价值和除外诊断的意义。对于病因不明的咳嗽，时间超过3 周者应考虑胸片的检查。胸部 CT 有助于发现X线胸片不能很好显示的隐蔽部位的肺部病变、纵隔病变，高分辨 CT（HRCT）对于支气管扩张和间质性肺病具有重要的诊断价值。鼻窦 CT 对鼻窦炎的诊断非常重要。

2.肺功能检查

常规通气功能检查＋舒张试验对支气管哮喘和 COPD 的诊断具有重要的价值，同时有助于较早发现上气道病变。支气管激发试验阳性对 CVA 具有重要的诊断价值。

3.诱导痰检查

对于慢性咳嗽患者，利用超声雾化吸入高渗盐水的方法进行痰液诱导，并进行其白细胞分类，对诊断EB具有重要意义，也可用于支气管结核和支气管肺癌的检查。

4.支气管镜检查

支气管镜可有效发现气管支气管腔内病变，如肿瘤、异物、黏膜病变等。

5.食管24小时pH监测

其是目前诊断GERC最有效的方法。

6.耳鼻喉相关检查

耳鼻喉检查包括鼻咽镜、纤维喉镜等，对明确上呼吸道病变有意义。

7.有关过敏性疾病的检查

过敏性疾病的检查对CVA和AC的诊断有意义，包括外周血嗜酸性粒细胞计数，皮肤变应原试验(SPT)、IgE和特异性IgE测定等。

8.咳嗽敏感性检查

通过雾化使受试者吸入一定量的刺激物气雾溶胶颗粒而诱发咳嗽，并以咳嗽次数作为咳嗽敏感性的指标。常用辣椒素吸入进行咳嗽激发试验。咳嗽敏感性增高常见于AC、EB、GERC。

四、引起咳嗽的常见疾病

(一)急性咳嗽

普通感冒即急性鼻炎，是引起急性咳嗽的常见病因。临床表现为鼻塞、流涕、打喷嚏和鼻后滴流等鼻部炎症症状，常常有咽喉部刺激感或不适，可有或无发热。常见病因为病毒感染。治疗无需使用抗生素，以对症治疗为主。常用治疗药物为含有退热药物、减充血剂第1代抗组胺药物(H_1受体拮抗药)和镇咳药物等不同成分组成的OTC感冒药物。但也有研究显示，对于卡他和打喷嚏等症状，各种类型的抗组胺药物在疗效之间并无显著性差异，而且第1代抗组胺药有镇静的不良反应。

(二)亚急性咳嗽

感染后咳嗽是引起亚急性咳嗽的常见病因。患者在发生急性上呼吸道感染后，持续咳嗽超过3周时应考虑感染后咳嗽。感染后咳嗽常呈自限性，持续时间一般不超过8周，多属于亚急性咳嗽。发生机制可能和感染后出现气道高反应性、黏液分泌过多等有关。咳嗽持续8周以上者需要除外UACS、CVA和GERC等的可能。患者常常对抗菌治疗无反应，可短期应用H_1受体拮抗药及中枢性镇咳药。吸入异丙托溴铵有可能减轻咳嗽症状。少数顽固性咳嗽患者在上述治疗无效时可试用吸入或者口服糖皮质激素(10～20 mg/d)治疗，疗程为3～7天。

需要注意的是部分成人患者也可发生百日咳，主要表现为阵发性干咳，可出现痉挛性咳嗽和喘鸣(阵发性咳嗽后，由于喉痉挛，出现的吸气性高调喉鸣音)以及咳嗽后呕吐等。多数以夜间症状为著。咽拭子培养出百日咳杆菌可确诊，但常常需要较长时间。治疗首选大环内酯类抗生素，疗程2周。但如果咳嗽症状出现1～2周后使用常常不能有效控制症状，治疗的目的更多地在于防止疾病的传播。支气管舒张药、H_1受体拮抗药和吸入糖皮质激素往往无效。可对症使用镇咳药物控制症状。

(三)慢性咳嗽

CVA、UACS、EB、GERC在所有慢性咳嗽的门诊患者中占70%～95%。这些患者容易被误诊为“慢性支气管炎”，有些甚至长期服用抗生素或镇咳药物，需要引起注意。现简介如下。

1.CVA

CVA 本质为哮喘，咳嗽为其主要临床表现，常表现为刺激性干咳。患者可无明显喘息、气促等典型的哮喘症状。但是，其发作特点和诱因与哮喘基本一致，比如容易在夜间出现咳嗽，常常在接触冷空气、刺激性气体或上呼吸道感染后诱发或原有症状加重。一般镇咳药效果欠佳，但支气管舒张药和糖皮质激素治疗常常有效。

因为其本质为哮喘，因此具有气道高反应性。肺通气功能检查常正常，但是支气管激发试验阳性为其重要特征。

其治疗和哮喘相同，主要使用吸入糖皮质激素和支气管舒张药。

2.UACS

曾称为鼻后滴漏综合征(PNDs)，在欧美国家是引起慢性咳嗽的首位病因。病因包括一系列呼吸道炎症。①各种原因所致的鼻炎：感染性鼻炎（如普通感冒、细菌性鼻炎）、过敏性鼻炎（常年性过敏性鼻炎和季节性过敏性鼻炎）、血管运动性鼻炎（药物、理化因素、情绪等所致）、药物性鼻炎（主要包括阿司匹林等 NSAIDs）等。②鼻-鼻窦炎：病因包括感染和过敏（主要针对真菌或NSAIDs）。

咳嗽以白天为主，常常在清晨或体位改变时出现，睡后较少咳嗽。除咳嗽外，患者常常有鼻塞流涕、咽干、异物感反复清咽喉、咽后壁黏液附着感或滴流感等症状。这些症状虽不具备特异性，但对诊断具有一定的提示作用。查体可见口咽部黏膜呈鹅卵石样改变，或发现咽部有黏液附着。

UACS 引起咳嗽的主要机制为分布在上气道内的咳嗽反射传入神经受到了机械刺激。由于部分患者并没有后鼻滴流症状，而且后鼻滴流并不一定是咳嗽的直接原因，因此目前 PNDs 的名称逐渐被 UACS 所取代。

UACS 的治疗主要是针对引起咳嗽症状的鼻和鼻窦疾病的治疗。根据不同的病因选择不同的治疗措施。①避免变应原暴露：主要是过敏性鼻炎患者。②改善炎症反应和分泌物的产生：对于非过敏性因素所致者，可首选第 1 代抗组胺药（代表药物为马来酸氯苯那敏）和减充血剂（常用药物为盐酸伪麻黄碱）。多数患者在治疗后数天至 2 周内症状改善。针对过敏性鼻炎则可选用无镇静作用的第 2 代抗组胺药联合鼻腔吸入糖皮质激素（常用药物丙酸倍氯米松，每鼻孔每次 50 μg，1～2 次/天，或相当剂量的其他吸入激素）。③控制感染：细菌性鼻窦炎需应用抗菌药物。急性细菌性鼻窦炎的常见病原为肺炎球菌和流感嗜血杆菌，因此可选用 β 内酰胺类、新型大环内酯类、氟喹诺酮等药物。阿莫西林（或加酶抑制药）作为首选治疗药物。注意根据细菌的耐药性选择治疗药物。对于抗感染治疗效果欠佳或分泌物较多者，可同时使用鼻腔吸入糖皮质激素、抗组胺药及减充血剂减轻炎症。慢性细菌性鼻窦炎以厌氧菌、链球菌等为主要病因，可有生物被膜形成。治疗仍然以 β 内酰胺类为主，可采用大环内酯类抗生素抑制生物被膜的产生，对减少复发有一定的效果。抗生素一般用至症状消失后数天至 1 周。治疗效果欠佳时选择鼻腔冲洗、引流或手术治疗。④纠正鼻腔解剖学异常：处理鼻中隔、鼻息肉、鼻甲等问题。

3.EB

EB 是以气道嗜酸性粒细胞浸润为特征的支气管炎，是慢性咳嗽的重要原因。和哮喘不同，EB 缺乏气道高反应性。其主要临床表现为慢性刺激性干咳，且常常为唯一临床症状。咳嗽白天或夜间均可出现，部分患者对油烟、灰尘、刺激性气味或冷空气敏感，可诱发咳嗽症状。体格检查常常无异常发现。肺通气功能及呼气峰流速变异率(PEFR)正常。支气管激发试验阴性。

EB的临床表现缺乏特异性，诊断主要依靠诱导痰的细胞学检查。诱导痰细胞学检查示嗜酸性粒细胞占白细胞比例≥3%，结合上述临床症状和肺功能检查，在除外其他嗜酸性粒细胞增多性疾病后，可诊断为EB。

EB对糖皮质激素治疗反应良好，治疗后咳嗽常常明显减轻或消失。常用丙酸倍氯米松(每次25～50 μg，2次/天)或等效剂量的其他吸入糖皮质激素。连续使用4周以上。初始治疗时可联合应用泼尼松口服，每天10～20 mg，使用3～7天。支气管舒张药治疗无效。

4.GERC

胃食管反流病(GERD)是引起慢性咳嗽的重要原因之一。患者多表现为白天、直立位时出现的咳嗽，少部分患者可以有夜间咳嗽。少数患者有GERD的典型表现，如胸骨后烧灼感、反酸、嗳气、胸闷等。部分患者可因为存在微量误吸，出现咽喉部症状。大部分患者咳嗽症状为唯一表现。其发生机制并未完全明了，可能包括：刺激上呼吸道咳嗽反射的传入神经、反流物吸入下呼吸道以及刺激食管-支气管咳嗽反射等。最后一种机制可能是最重要的原因，即反流至远端食管时就可以引起咳嗽。应当注意的是，GERC的反流并非都是酸反流，少数患者也存在碱反流的情况。

对于慢性咳嗽患者，在除外CVA、EB、UCAS后应考虑GERC的可能。尤其是患者存在反流症状，或和进食有关的咳嗽时，更应注意其可能。通过24小时食管pH监测可明确GERD的诊断，并可能发现反流和咳嗽的相关性。其他检查如胃镜、上消化道造影等对诊断的价值有限。

对于诊断明确的患者，首先应规范地治疗GERD，措施如下。①调整生活方式：减重少食多餐避免过饱和睡前进食，避免加重反流的食物、饮料和行为，如酸性食物、油腻食物、咖啡、吸烟等。夜间休息时应采取高枕卧位。②制酸药：首选质子泵抑制药，或选用H_2受体拮抗药。③促胃动力药：如多潘立酮。④治疗胃十二指肠的基础疾病：如慢性胃炎、消化性溃疡等。内科治疗2～4周后才能出现明显的疗效，总疗程常常需要3个月以上。少数内科治疗失败的严重反流患者，可考虑抗反流手术治疗。

5.AC

AC是慢性咳嗽的病凶之一。患者表现为阵发性刺激性咳嗽，多为干咳，常有咽喉发痒。刺激性气体、冷空气或讲话等可诱发症状。多数患者有特异质，可表现为皮肤变应原皮试阳性、外周血IgE增高等。肺功能正常、支气管激发试验阴性可和支气管哮喘鉴别，诱导痰嗜酸性粒细胞比例无增加和EB鉴别，患者亦不具备过敏性鼻炎的典型症状。治疗可选用抗组胺药物和/或糖皮质激素。AC目前还不能确定为一种独立的疾病，它和其他疾病之间的关系有待进一步的观察和研究。

6.血管紧张素转换酶抑制药(ACEI)诱发的咳嗽

咳嗽是ACEI类药物的常见不良反应，发生率为10%～30%。主要症状为刺激性干咳，多有咽干、咽痒、胸闷等，症状以夜间为重，平卧后可加重。其主要机制为ACEI类药物抑制缓激肽及其他肽类物质的分解。这些炎症介质可刺激肺内J受体，引起干咳。同时，ACEI可引起气道反应性增高。停用ACEI后咳嗽症状缓解可确诊。通常在停药1～4周后咳嗽明显减轻或消失。对于ACEI类药物引起咳嗽的患者，可使用血管紧张素Ⅱ受体拮抗药(ARB)替代ACEI。

7.心因性咳嗽

心因性咳嗽又称习惯性咳嗽，常常与焦虑、抑郁等有关。儿童更为多见。典型表现为日间咳嗽，可表现为高调咳嗽，当注意力转移时咳嗽症状可消失，夜间休息时无咳嗽。心因性咳嗽的诊断需要排除其他器质性疾病所致的咳嗽。成年患者在治疗时以心理咨询或精神干预为主，可适当辅助性应用抗焦虑药物。

五、慢性咳嗽的诊断程序

对慢性咳嗽的患者进行诊断时应重视下述问题。

(1)注意询问咳嗽发生的时相、特点、伴随症状和诱发因素。

(2)病史的采集，除了解下呼吸道疾病(如急慢性支气管炎)的相关症状外，还应特别关注：上呼吸道疾病(耳鼻咽喉)症状和病史、消化系统疾病(尤其是胃食管反流性疾病)、个人和家族过敏性疾病史、药物治疗史(包括 ACEI 类等药物的使用、对抗生素、支气管舒张药等药物的治疗反应)。

(3)根据上述情况选择相关的检查。首先进行 X 线检查以明确有无明显的肺、心脏和胸膜病变等。如果胸片有阳性发现，可根据具体情况选择进一步的检查和治疗。如胸片基本正常，可参考图 1-1 的慢性咳嗽诊断流，逐步明确咳嗽的病因。

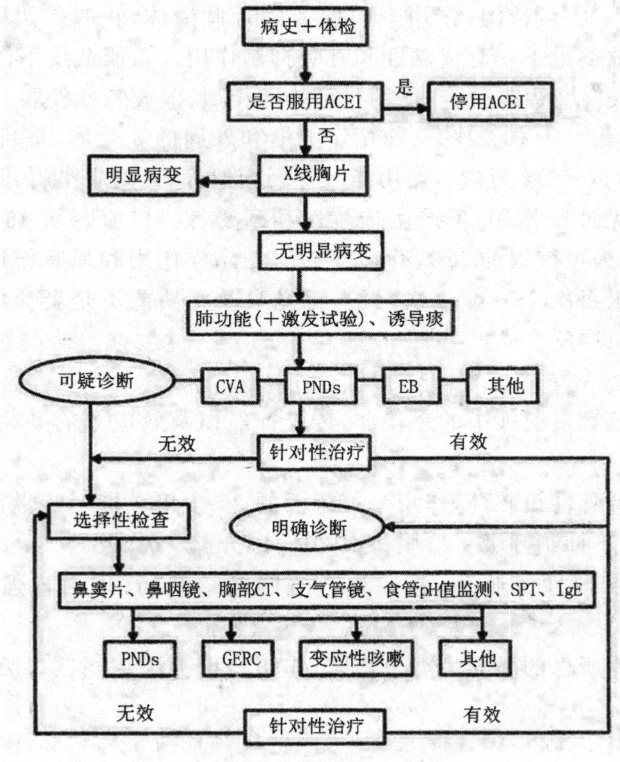

图 1-1　**慢性咳嗽的诊断流程**

(4)对于临床症状较为典型的慢性咳嗽患者，可根据疾病的临床特征进行初步的判断，并同时进行试验性治疗。

(5)对于临床症状不典型的患者可按照先常见后少见，先易后难，先无创后有创的检查顺序进行。如可先后进行肺功能(包括支气管激发试验)、诱导痰、耳鼻喉科的鼻咽镜检查、鼻窦 CT 特异质的相关检查(外周血嗜酸性粒细胞、IgE、SPT)、24 小时食管 pH 监测等。

(6)对于慢性咳嗽常规检查仍不能明确病因的患者，应进行 HRCT，支气管镜和心脏的相关检查，以明确有无不典型的气道病变（如支气管内膜结核、支气管扩张）、慢性充血性心力衰竭等。

六、常用咳嗽治疗药物

咳嗽作为一种防御性反射，有利于清除呼吸道分泌物和异物，因此程度较轻时无须处理。对于分泌物较多，尤其是感染后痰液黏稠的患者应以抗感染和化痰治疗为主，应避免使用镇咳药物。对于慢性咳嗽，在病因不明确时，一般不建议使用强镇咳药物。但是，当剧烈干咳对患者的工作和休息造成严重影响时，可适当给予镇咳药物控制患者的症状。

（一）镇咳药

1.中枢性镇咳药

该类药物主要作用于延脑的咳嗽中枢，又分为依赖性和非依赖性镇咳药。前者包括吗啡类生物碱及其衍生物，镇咳作用明显，但也具有成瘾性，仅在其他治疗无效时短期使用。非依赖性镇咳药多为人工合成，如喷托维林、右美沙芬等，无镇痛作用和成瘾性，临床应用广泛。

(1)依赖性镇咳药。①可待因：作用于中枢 μ 阿片肽受体，止咳作用强而迅速，同时具有镇痛和镇静作用。在有效剂量下具有成瘾性和呼吸抑制作用。口服或皮下注射，每次 15～30 mg，每天用量为 30～90 mg。②福尔可定：作用与可待因相似，但成瘾性较弱。口服每次 5～10 mg。

(2)非依赖性镇咳药。①右美沙芬：作用于中枢和外周的 σ 受体，是目前临床上应用最广泛的镇咳药，用于多种 OTC 镇咳药物。作用与可待因相似，但无镇痛作用，偶可引起轻度嗜睡。治疗剂量下对呼吸中枢无抑制作用、不产生依赖性和耐受性。口服每次 15～30 mg，3～4 次/天。②喷托维林：作用强度为可待因的 1/3，有轻度的阿托品样作用和局麻作用，大剂量时还具有抗惊厥和解痉作用。口服每次 25 mg，3 次/天。青光眼及心功能不全者慎用。③右啡烷：右美沙芬的代谢产物，耐受性良好。

2.外周性镇咳药

此种药物可抑制咳嗽反射弧中的感受器、传入神经以及效应器的某一环节。包括局部麻醉药和黏膜防护剂。

(1)苯丙哌林：非麻醉性镇咳药，作用为可待因的 2～4 倍。抑制咳嗽冲动的传入，同时对咳嗽中枢亦有抑制作用，不抑制呼吸。口服每次 20～40 mg，3 次/天。

(2)莫吉司坦：非麻醉性镇咳药，是一种乙酰胆碱拮抗药，作用较强。口服每次 100 mg，3 次/天。

(3)那可丁：为阿片所含的异喹啉类生物碱，作用与可待因相当。口服每次 15～30 mg，3～4 次/天。

（二）祛痰药物

可以选用 N-乙酰半胱氨酸、盐酸氨溴索、愈创甘油醚、桃金娘油和中药祛痰药等。

（三）抗组胺药物

常用的 H_1 受体拮抗药包括氯苯那敏、氯雷他定、西替利嗪等，主要用于 UACS、普通感冒和感染后咳嗽的治疗

（车　艳）

第二章

肺部疾病的常用检查技术

第一节　X 线检查

X 线检查是胸部疾病的诊断和手术前后观察、评估等不可缺少的检查方法。胸部 X 线检查可以观察器官结构的解剖形态是否正常,并可显示病变的影像。有的病变由于呈现特殊的征象,通过 X 线检查即可确定病变的性质,从而确定诊断。

一、常规检查

胸部 X 线最常用和最基本的方法是透视与摄片。

(一)透视

X 线通过胸部后,在荧光上显示影像,观察这种影像并进行诊断的方法称为透视。

(二)摄片

X 线通过人体后,作用于胶片和增感,使之感光,经显影、定影、冲洗后产生影像的过程称为摄片。利用人体内部结构进行自然对比的摄片称为平片,摄片的常用位置有以下几个。

1.后前位胸片

直立远距离后前位胸部摄片,心脏阴影的放大率最小,显示的肺野最多,便于观察和比较。摄片应达到以下要求:①包括两侧肺野、胸壁、肋膈角,两肩胛骨应向外分开(两手叉腰、两臂内旋、肘向前);②摄片应于患者深吸气后进行;③曝光条件适当。

2.侧位胸片

侧位时两侧肺野完全重叠在一起,一般后前位无异常时,不必摄侧位片,其主要作用为补充后前位片的不足。摄片时病变侧靠近胶片,如右侧靠近胶片时称为右侧位片;左侧靠近胶片时称为左侧位片。侧位片能显示:①胸骨、胸椎、肋骨的侧面,前、后肋骨膈角,心后区、主动脉及气管等;②纵隔全貌,肺门的侧面及其周围淋巴结;③结合后前位片分析各肺叶、肺段的位置。

3.前弓位

患者向后仰,肩背部贴近 X 线片,腹部前凸,立位投照,称为前弓位,主要用于显示肺尖病变及中叶肺不张。

4.局部片

在透视下选择显示病变最佳位置摄小片，常用于后前位及侧位不易显示的病变。

5.前后位片

适用于病情不允许到摄片室的患者，根据患者情况采取半卧位。有时用于检查有无肺底积液，与立位片比较。

6.侧卧水平摄片

病侧在下，X线水平方向投照，用于检查胸腔积液和肺底积液，也用于肺空洞的检查。

7.左、右前斜位片

(1)左前斜位片用于观察右侧支气管，右前斜位片用于观察左侧支气管。

(2)配合后前位片全面观察心脏、大血管有无扩大及形态改变。

(3)观察肺门、气管分叉、纵隔及食管病变。

二、特殊检查

(一)高千伏摄影

高千伏摄影是指用120 kV以上的电压摄片，由于其穿透力强，能通过较厚组织。用于纵隔肿瘤、主动脉瘤、中心型肺癌、肺门和心影后病变的检查。

(二)体层摄影

利用X线球管与X线片在曝光过程中取上、下部位的阴影，均因在线片上移动而模糊或不显影。X线球管活动的角度越大，其体层显影的平面越薄。胸部体层摄影常用于：①肺部病变内的空洞，可使洞壁更清楚；②肺部肿块结构，可以更好地显示肿块的轮廓与邻近组织的关系；③显示气管、主支气管、肺叶及肺段支气管腔内有无软组织块影，有无狭窄、阻塞、管腔不规则等现象，对支气管肺癌诊断很有帮助；④肺门及纵隔淋巴结肿大，可清楚显示肺门及肺门所遮盖的病变；⑤炎性肺不张和支气管扩张。

(三)支气管体层摄影

1.正位倾斜断层

解剖上气管、主支气管和下叶支气管的行径，自上而下向后倾斜，与体轴中线呈15°～20°角。正位倾斜断层时将患者臀部垫高15°～20°，可充分显示气管、支气管。

2.侧位倾后斜位断层

解剖上右主支气管和下叶支气管的行径，自上而下向后倾斜，与体轴中线呈20°～30°角；左侧主支气管与体轴中线呈40°～55°角。侧位倾后斜位断层时，臀部垫高使体轴与台面呈65°～70°角。投照中心对准肺门，间隔1 cm摄片1张，共3～4张。主要用于显示：①肺门淋巴结；②左、右侧支气管。

上述体位各有优缺点，可依据临床需要选择应用。

三、造影检查

(一)支气管造影

(1)方法：常用40％碘化油20 mL，或1％碘水液20 mL加适量糜细的磺胺粉6～8 g混匀。造影前先做碘及普鲁卡因过敏试验，在局麻下将导管经鼻孔插入气管下部，透视下注入造影剂，变换体位，观察病变支气管及正常侧支气管。

(2)适应证：①支气管扩张，明确支气管扩张的程度和范围；②中心型肺癌，显示支气管的充盈缺损、狭窄和堵塞；③肺不张，了解腔内外病变对支气管的影响。

(3)禁忌证：①患者衰弱，心、肝、脾、肾功能不全；②支气管炎或肺急性感染、浸润型肺结核；③近期大咯血(应在停止12周后考虑造影)；④磺胺类药物过敏史阳性。

(4)缺点：①碘和麻醉药变态反应；②吸入肺泡可以产生肉芽肿和温性组织损伤。此法已渐被高分辨率CT扫描所代替。

(5)检查结果分析：①若支气管充盈后粗细不均且有局部扩张，支气管固定僵硬、聚拢扭曲，造影剂排空延迟，常见于支气管扩张；②若有局部支气管狭窄或阻塞或有管腔的压迫变形，多见于肿瘤、外伤、异物、结核或炎症；③管壁不规则，造影剂突出管壁，可能是支气管胸膜瘘、食管瘘。

(二)肺血管造影

经动脉或静脉穿刺或插管的方法将造影剂注入预定的血管或心脏内，以快速连续摄片或电影摄影，进行诊断心、肺血管性病变的一种检查方法。

(1)方法：肺部有双套血液循环，肺动脉和支气管动脉系统，造影方法如下所述。①静脉穿刺法：静脉直接穿刺，如经肘静脉注入造影剂观察上腔静脉显影情况。②插管法：静脉插管法为经肘静脉或股静脉将导管插入上、下腔静脉或右心房、右心室，从导管注入造影剂，使所需要的心血管显影；动脉插管法为经肘部动脉、颈总动脉或股动脉插入导管，在主动脉壁处寻找支气管动脉，经导管注入造影剂，使支气管动脉显影。

(2)造影剂。①离子型造影剂：如碘他拉葡胺或复方泛影葡胺；非离子型造影剂：如碘海醇和碘普罗胺，毒副反应较离子型的少。②浓度和剂量：目前提倡低浓度、小剂量，以能达到诊断目的为准，以减少毒副反应。

(3)适应证。①咯血：严重反复咯血，且出血病灶不明确者；严重咯血，因病变广泛或肺功能低下，不能手术治疗，需做支气管和动脉内检查者。②肺肿瘤：进行肺肿瘤分期，估价上腔静脉，右肺动脉上、下分支，左肺动脉起始或肺静脉、心包有无受侵；肿瘤供血情况；支气管动脉内灌注抗癌药物治疗。③心血管疾病：发绀型先天性心脏病，术前了解肺内血流分布和发育情况；肺动脉及支气管动脉畸形。

(4)禁忌证：①磺胺类药物过敏者；②肝肾功能不全者；③心脏衰竭及严重发绀者。

(三)数字减影血管造影(digital substraction angiography，DSA)

数字减影血管造影是电子计算机与常规血管造影结合的新检查方法，它将设备探测到的X线信息输入计算机，经数字化、各种减影及再成像等过程显示血管系统，用多幅照相机拍成照片进行诊断。

(1)优点：①实时显影；②减少造影剂的浓度及用量；③提高图像质量。

(2)缺点：①价格高；②患者呼吸、吞咽动作时出现伪影；③空间分辨率低。

(孟　亮)

第二节 CT 检查

CT是计算机体层摄影的简称，它使传统的X线诊断技术进入了电子计算机处理、电视图像显示的新时代。近年来，在普通CT基础上有针对性地应用高分辨CT(HRCT)、螺旋CT、超高速 CT，使胸部疾病 CT 诊断的广度和深度得以大大提高。

一、CT 的基本知识

（一）CT 原理

CT 断层装置是使 X 线球管围绕人体的长轴进行旋转照射，在检测器上将穿过人体的受到不同程度衰减的 X 线转换成电信号，并送入计算机进行模/数（A/D）转换，通过计算机软件重建影像技术构成图像，在显示器显示图像，再经过多幅型相机或激光照相机拍摄成片。

与常规 CT 相比，HRCT 主要通过采用薄层（1～1.5 mm）、缩小视野和骨算法的方法提高图像的空间和密度分辨率，能够显示次级肺小叶为基本单位的肺内细微结构，如小叶间隔、小叶中心小动脉和细支气管的形态。目前主要用于肺弥漫性疾病、支气管扩张和肺内孤立小结节病灶的诊断。现代 CT 机，包括螺旋 CT 机上都可以进行 HRCT 扫描参数设定，一般是在常规 CT 扫描的基础上，只对感兴趣区的小范围进行 HRCT 扫描。对肺弥漫性疾病，则主张另在主动脉弓、气管隆嵴及右膈面上方 1～2 cm 水平各加扫薄层 1～2 层即可。

胸部螺旋 CT 是在胸部扫描的过程中，球管不停顿地发出 X 射线，扫描床持续同步前移的方法。由于加快了扫描速度，患者在 20～30 s 憋气时间内完成全胸部扫描，避免了呼吸不均造成的微细病变的丢失。普通 CT 扫描为横断图像，难以达到直观的立体效果，螺旋 CT 可提供冠状面、矢状面、斜面及曲面的二维重建、三维重建以及通过 CT 血管造影的靶血管的图像重建。

（二）常用 CT 名词解释

1.CT 值

表示某部分组织 X 线衰减的数据，是以数值表示组织影像密度的高低。以 HU 为单位。将水的 CT 值定为 0，物体的密度越高，CT 值越大；密度越低，则 CT 值越小。肺组织 CT 值为－1 000 HU，软组织（包括肿瘤）CT 值为＋40～＋60 HU，骨骼可高达＋1 000 HU 以上。

2.层厚

层厚是指每次扫描（CT X 线管旋转一次）时受检层的厚度。层厚越薄，受部分容积效应的影响越小，空间和密度的分辨率就越高。一般层厚选择 10 mm。

3.层距

两次扫描层面中央平面间的距离。一般层距不大于层厚，否则会造成微小病变的遗漏。

4.窗宽

窗宽是指所要观察图像的 CT 值范围，可在－1 000～＋4 000 HU 范围内选择。观察不同组织器官可选择最适窗宽，如肺组织为－1 000～＋4 000 HU，纵隔为＋300～＋350 HU。

5.窗位

窗位指窗宽上限和下限 CT 平均值（窗均值），根据观察部位的不同加以选择。肺窗位为－500～－700 HU，纵隔窗位为＋30～＋70 HU。

二、胸部 CT 层面和解剖结构

（一）胸锁关节层面（主动脉弓上层面，第 4 胸椎水平）

在气管前方及侧方，主要可见五根血管影，依次为右头臂静脉、左头臂静脉、无名动脉、左颈动脉、左锁骨下动脉，左头臂静脉呈一长条形与右头臂静脉汇合流入上腔静脉，无名动脉、左颈动脉、左锁骨下动脉位于左头臂静脉后方，称为“三毛征”或“信号灯征”，此层面主要包括上叶的尖、后、前肺段。

（二）主动脉弓层面（第 5 胸椎水平）

最突出的是位于气管左前方形似香蕉的主动脉弓阴影。气管右前方为圆形上腔静脉影。此层面有两个主要的间隙，一个是气管前、腔静脉后间隙；另一个是胸骨后、血管前间隙，通常可见三角形软组织影，为残留的胸腺。该层面主要包括上叶前、后段，后方小部分为下叶背段。

（三）动脉窗层面（第 6 胸椎水平）

动脉窗层面主要为气管前方的升主动脉和气管左后方的降主动脉影。可见右侧纵隔边缘的奇静脉影汇入上腔静脉；气管在此层面分叉。

（四）左肺动脉层面（第 7 胸椎水平）

左肺动脉层面的特点是肺动脉呈人字形分支，由主肺动脉（肺动脉圆锥）向左右侧分别分出左右肺动脉：右肺动脉前方分别有上腔静脉和升主动脉。气管已分叉为左、右主支气管，呈椭圆形黑腔阴影。此层面前 3/4 为上叶前、后段，后 1/4 为下叶背段。

（五）下肺静脉层面

两下肺静脉回流入左心房，前后是两下叶内侧基底段，上腔静脉汇入右心房，右心房、右心室、左心室及左心房四腔室均可见，同时可见肺区及胸膜的分布。

三、胸部 CT 适应证

（1）发现胸部小病灶或早期病变。①隐匿性病灶：如位于肺尖，肺门及靠近纵隔、横膈，心缘、心后区的病灶，在胸片上易被正常结构掩盖；近胸膜的肺内小结节，因和胸膜软组织缺乏对比，以及位于气管、支气管内的小的占位性病灶除非合并阻塞性改变，均不易被常规胸片发现。②转移性肺癌结节常较小，又常位于肺外带近胸膜下，胸片易漏检，故对肺转移倾向较高的恶性肿瘤，如肝癌、骨肉瘤、生殖细胞肿瘤应常规行 CT 检查。③肺部小片炎症或炎症早期或吸收期，由于周围结构重叠或渗出改变较轻，阴影较淡，通过 CT 可检出胸片漏检病灶。④胸片阴性而高度可疑的粟粒性肺结核。

（2）怀疑为支气管阻塞引起的肺不张和肺实变。

（3）发现被大量胸腔积液掩盖的潜在病因（如肿瘤、结核或炎症）。

（4）肿瘤分期。目前肺癌的分期主要采用美国胸科协会（ATS）的 TNM 分期法。其关键在于Ⅲa（$T_3N_0M_0$，$T_3N_1M_0$，$T_{1\sim3}N_2M_0$）和Ⅲb 期（$T_{1\sim3}N_3M_0$，$T_4N_{0\sim2}M_0$），前者可行手术切除，后者已无法手术。

在Ⅲa 期，肿瘤范围广泛，但未侵犯到纵隔内重要结构，或伴有同侧纵隔淋巴结或气管隆嵴下淋巴结转移；在Ⅲb 期，肿瘤已侵犯纵隔内重要结构，转移到不能切除的淋巴结（如对侧纵隔或肺门的淋巴结），但肿瘤范围尚未超出胸腔，也无远处转移。CT 和 MRI 在肺癌分期中的作用，就是帮助区分Ⅲa 和Ⅲb 期。

（5）肺病变。①寻找肺内病变，确定密度值、形态、轮廓；②隐匿性肺转移；③结节内钙化；④肺弥漫性病变及肺气肿 CT 优于胸片，而 HRCT 又优于常规 CT；⑤引起咯血的支气管扩张病变。

（6）胸膜、胸壁病变。①发现少量胸腔积液及小的胸膜浸润；②脓胸与肺脓肿鉴别；③胸膜受累；④骨、肌肉、皮下组织病变。

（7）纵隔病变。①肿块：囊性、实性、脂肪性、血管性、淋巴结。②增宽：病理性、解剖变异、生理性脂肪沉积等。③肺门：肺动脉扩大及实质性肿块。④脊柱旁增宽。⑤寻找隐匿性胸腺瘤或胸腺增生。

(8)心脏及大血管(如动脉瘤)。

(9)气管、支气管成像。螺旋CT薄层扫描可显示主支气管及95%以上的段支气管和50%的亚段支气管。螺旋CT可从冠状、矢状及轴位显示肿瘤对支气管的局部浸润及纵隔侵犯。

(10)CT血管造影(CTA)。CTA是螺旋CT在应用方面最重要的进展。CTA可较满意地显示附着在血管壁的栓子所造成的充盈缺损。CTA对2～4级肺动脉栓塞诊断的敏感性为100%，特异性为96%。CTA还可提供肿瘤对肺动脉的直接侵犯，以及肺动脉瘤、肺小动脉炎病理改变的直接形态依据。

(11)穿刺活检导向。

四、胸部疾病CT诊断的意义

(一)肺癌

CT可发现在普通X线胸片上被遮盖的病灶，可发现肺部微小肿瘤3～5 mm；有助于鉴别纵隔旁肺癌与纵隔肿瘤；有助于肺癌与肺炎鉴别。

(二)纵隔病变

纵隔一向被认为是X线检查的盲区，CT能对纵隔进行横断面显示，区分特异性组织密度，如不能明确时可作静脉注射造影剂增强。发现纵隔增宽时，首先区别是病理性，还是解剖变异或是生理性脂肪沉积，CT检查肿块时需先明确来源于前或后纵隔以帮助定性。

(三)胸膜病变

由于CT为横断面，四周高密度的胸壁和低密度的肺实质形成鲜明对比，所以对胸膜病变很有价值，可了解肺实质病变累及胸膜，胸膜原发病变或胸膜外病变。

对胸膜改变应注意：①胸膜的密度；②病变的形状，如卵圆形或新月状；③肺与病变交界面是否规则及胸壁或胸膜外组织有无消失或破坏；④病变与邻近胸膜交界处所形成的角度。

(四)膈区病变的诊断

图像重建有助于判断肿块来自横膈抑或胸、腹腔。

五、肺内孤立性结节病灶的CT检查

肺内孤立性结节(solitary pulmonary nodule，SPN)是指肺内≤3 cm的类圆形病灶，无肺不张、肺炎、卫星病灶和局部淋巴结节肿大。SPN的处理是临床上的难题之一，其基本原则是尽快切除可能治愈的恶性结节，把良性结节手术切除的数目减少至最低程度。

SPN一般从胸片发现。CT检查时首先作常规扫描(层厚10 mm)以判断病灶的部位，随后对病灶行层厚1.5～2.0 mm的薄层或HRCT连续扫描。HRCT可使结节内部的结构、边缘特征及结节与邻近组织结构的关系清楚显示。HRCT增强扫描可较好地显示结节的强化情况。螺旋CT可在任何一个层面重建图像，保证图像通过结节中心，可较准确地测量CT值和观察病变形态。病灶的三维重建有助于观察病变形态以及与周围组织的关系。

(一)结节的边缘征象

1.毛刺

粗毛刺(直径>2 mm)在肺癌是常见表现，发生率高达90%，主要是肿瘤病变直接浸润邻近的支气管血管鞘。Nordenstrom 曾称肿块不规则的毛刷状边缘为“放射冠”。Heitzma 认为该征不能作为恶性的特定征象，但仍强烈提示为恶性改变，而大部分学者认为是肿瘤的细胞浸润结果。粗毛刺在良性结节为9%～33%，可发生于结核瘤和炎性假瘤，为结节的纤维增生并向周围肺实质延伸所致。细毛刺(直径＜2 mm)是由于小叶间隔纤维性增厚。

2.分叶征

分叶征包括脐凹征、棘状突起征和锯齿征。恶性结节中，分叶征占25%～76%。肺间隔进入肿瘤，肺动静脉、支气管分支以及向肿瘤内凹陷的脏层胸膜，均可使局部肿瘤生长受限，形成分叶。在 CT 上，可见分叶之间有由上述结构形成的条状影像，这对诊断的意义较大。在良性结节中，分叶占 4%～29%，如错构瘤、肉芽肿，常为软骨结节或肉芽肿的融合。

3.边缘光滑

良恶性 SPN 均可表现为光滑边缘，但以良性病变多见。

(二)结节的密度征象

1.结节内的高密度灶

结节内的高密度灶主要是指钙化。钙化的 CT 值一般为 100～200 HU 及以上。良性结节钙化的类型有中心钙化、条形钙化、爆米花样钙化，弥漫性钙化。

高度良性结节的钙化表现为以下内容。

(1)结节的中心条形或弥漫钙化，至少为横断面的 10%。

(2)良性钙化至少在两个连续薄层层面上出现。

(3)结节边缘光滑，无毛刺。

直径 2 cm 以下的结节出现钙化多为结核球和错构瘤。值得指出的是钙化并非良性结节的特殊征象。

恶性结节的钙化多为偏心性、细小的斑点状钙化，钙化范围小于结节横断面的10%，肿瘤的钙化常是纤维瘢痕钙化或肿瘤内部营养不良性钙化。

2.结节内的低密度灶

结节内均匀性低密度主要见于良性病变，恶性病变仅为 12%，如脂肪在结节内表现为 CT 值为－40～－90 HU 的低密度区，仅见于错构瘤。恶性结节主要为非均匀性的低密度，这些低密度包括空泡征、支气管充气征、空洞等。

(1)空泡征：是指结节病灶中≤5 mm 的低密度影，借此与病灶中的小空洞(＞5 mm)区别。肿瘤形成空泡征的原因有：①小灶性坏死，但并非是空泡征形成的直接原因，只有在坏死组织少量排出形成小空腔时，或坏死组织脱水，体积缩小形成真空时才形成空泡征；②结节内未闭的头尾走行的含气小支气管，在 CT 上可表现为低密度小点状影；③呈伏壁生长的腺癌或细支气管肺泡癌的癌细胞在肺泡壁排列不均匀，部分形成乳头状，突入肺泡腔。这种乳头状瘤结构间的含气腔，即表现为低密度的空泡征。肺癌有此征象者为 24%～48%，主要为细支气管肺泡癌和腺癌。良性结节中局部性机化性肺炎可有此征。小结核瘤内有干酪坏死灶与支气管相通后形成小空泡则难以与肺癌空泡征相鉴别。

(2)支气管或细支气管充气征：是指结节内宽度 1.5 cm 以上的条状含气影像，又称空气支气管征。肺癌有此征象者可达 70%，多见于腺癌。CT 上显示结节与第 4 或 5 级支气管相通时，这些结节经纤维支气管镜活检的阳性率明显增高。

(3)SPN 呈毛玻璃样密度及周围晕轮征：一般多见于孤立性细支气管肺泡癌，为肿瘤沿肺泡间质或沿肺泡壁生长，肺泡腔未被肿瘤完全占据或肺泡腔内大部分被脱落细胞占据或被黏液占据，形成结节内毛玻璃样密度，如果结节内毛玻璃样密度内出现“空泡征”，诊断为细支气管肺泡癌可能性很高。

SPN周围晕轮征是一个存在争议的征象。有人认为它是结节周围脉管炎，感染性出血，支气管肺动脉破裂、坏死等原因引起的一种出血性良性肺结节特征性征象。伴咯血的肺结核结节中可有此征象。Gaeta等则认为周围晕轮征是恶性SPN的特异性征象，一旦出现，可能预示一个惰性肿瘤转变为一个活跃肿瘤。

（三）结节周围的征象

1.结节与周围血管的关系

结节与周围血管的关系可表现为：①肺内血管穿过结节；②肺内血管受牵拉向结节移位；③肺内血管在结节周边截断；④肺内血管受压移位。上述改变称为“血管集束征”，此征在肺癌中的出现率约为80%，主要为腺癌。手术发现所有肺癌均有肺静脉受累，对肺静脉的判断需连续观察不同CT层面，追踪到肺门。有报道，当结节与血管连接时，其为恶性结节的危险度是良性结节的61倍。球形肺炎亦可有周围血管集束征，血管扩张增粗，但无僵直、牵拉表现。

2.结节与支气管的关系

在HRCT上可包括：①支气管被肿瘤切断；②肿瘤包含支气管；③肿瘤压迫支气管；④支气管不规则狭窄、增厚。

3.结节与邻近胸膜的关系

结节与胸膜之间线形、条形或三角形接连称“胸膜凹陷征”，在肺癌中约占50%，以腺癌多见。肺结核瘤及其他炎性结节因胸膜粘连也可形成类似的表现，发生率为19%。胸膜凹陷征在良恶性病例中均可出现，恶性病例中检出率较高，以腺癌为最高，类癌罕见。如胸膜凹陷征形态不规则并伴随胸膜较广泛增厚以及与肿瘤广泛粘连，常常是炎性肿块的重要征象。

（四）结节的增强扫描特征

增强扫描对鉴别良、恶性结节有意义。薄层CT或HRCT较普通CT更准确显示增强后CT值的变化。

1.增强后CT值的变化

Swensen等报道，恶性结节CT增强扫描后，CT值增强20～108 HU，中位数为40 HU；而肉芽肿与良性肿瘤则为−4～58 HU，中位数为12 HU。若以CT值增强超过20 HU为恶性结节强化的最低值，其诊断敏感性为100%，特异性为76%，准确率为92%，由于9%的结节强化值均在(20±5)HU范围内，故Swensen等认为若强化值在16～24 HU时仍应称为不定性结节。若强化值>25 HU时，则可诊断为恶性结节，应进一步行经皮或经纤支镜肺活检甚至开胸探查等有创检查，如强化值不超过15 HU，则可在临床监视下定期行X线复查。

2.增强后密度形态的改变

Yamashita等将其分为4型。①中央增强型：增强位于占结节60%的中央部；②周围增强型；③完全增强型；④包裹增强型：仅周围部的最外围增强。完全增强型多提示肺癌，当肺癌有大面积坏死时，也可呈周围增强型，此时其CT强化值可低于20 HU。结核瘤和大多数错构瘤常为周围增强型和包裹增强型。

（五）SPN鉴别诊断的原则

1997年第二届全国呼吸疾病影像专题研讨会上，张因帧教授提出4个对SPN作CT定性诊断的指标。

Ⅰ.外形：Ⅰa 圆形；Ⅰb 土豆、树叶、桑葚状，即有分叶。

Ⅱ.密度：Ⅱa 均匀；Ⅱb 不均匀(小结节堆聚、小泡、小管、小洞)。

Ⅲ.钙化：Ⅲa 超过 20％容积；Ⅲb 低于 20％容积。

Ⅳ.周围：Ⅳa 无毛刺；Ⅳb 有毛刺。

一般规律是 Ib～Ⅳb 均为恶性 SPN 特征。

必须强调指出，对 SPN 决不能凭单一的征象来肯定或否定良性或恶性结节的诊断。临床症状、体征、常规检验和胸片仍是 SPN 初诊的依据。

分析 SPN 良恶性应注意不能仅靠个别特征而加以判断，应多种影像特征相结合和影像诊断与临床相结合，否则难免误诊。少数疑难病例，最终的定性还得依靠纤维支气管胸腔镜或穿刺活检。

(孟　亮)

第三节　MRI 检查

磁共振成像(magnetic resonance imageing，MRI)是利用一定频率的射频信号对处于静磁场内的人体的任意选定层面进行激发，从而产生磁共振信号。与普通 X 线及 CT 相比，它具有无 X 线损害、较高的密度分辨率、容易显示纵隔及肺门区域的软组织的病变、可获得人体任意选定平面的扫描图像等优点，因此 MRI 已成为现代一种最先进的影像诊断技术。

一、适应证

(一)肺门病变

肺门在磁共振影像上具有良好的自然对比，不必注射造影剂就能对鉴别肺门肿块为血管性病变或软组织病变性质有一定帮助。实际工作中，T_1 加权图像的扫描参数为：TR 为 500～1 000 ms，TE 选择 16～30 ms；T_2 加权图像的扫描参数为：TR＞1 800 ms，TE 选择 65～120 ms。

(二)层厚、层间隔及扫描平面选择

层厚常规取 7～10 mm。扫描野应较宽，以便覆盖整个胸部。胸部扫描时，一般把横断面作为基本的成像平面，视具体情况选择应用冠状面、矢状面或斜切面成像。冠状位像或矢状位像能较好地显示肺尖、肺底病变及纵向走行的组织器官如气管、主支气管、上腔静脉，食管等处的病变。平行于主动脉弓走行的斜切面像能显示主动脉的全貌。

(三)心电门控成像技术

心电门控成像技术是指利用心电信息将每次射频脉冲的触发时间固定于心动周期的某一点上，使每一层面每一次的激发和数据采集都处于固定的时相上，从而有效地减少了心脏搏动产生的伪影，这对于肺门及中下纵隔区的图像质量控制相当重要，激发的间隔时间一般为 100 ms。

(四)呼吸门控技术

呼吸门控是指把进行数据采集的时间控制于呼气末至吸气开始的时间间隔内，其目的是减

轻呼吸运动对图像质量的影响。由于呼吸运动的节律不如心电门控，而且呼吸运动过程中无简单的电物理信号伴发，因此其效果不如心电门控。采用呼吸门控技术，TR时间由呼吸周期决定，因而扫描时间延长。

（五）磁共振血管造影（magnetic resonance angiography，MRA）

（1）MRA是利用磁共振“流动相关增强”现象而建立图像，是一种非创伤性的血管造影新技术，不用静脉注射对比剂。胸部MRA在诊断主动脉瘤、主动脉夹层、肺动脉扩张、腔静脉梗阻、腔静脉内血栓形成等方面有一定价值。

（2）胸部对比剂增强MRA技术是指借助静脉注射对比剂，将肺动脉主干及其分支成像，临床上取得了可喜的成果。随着MRI快速成像技术的发展，胸部MRA技术必将更加完善，服务于临床实践。

四、临床意义

（1）MRI可以在不改变患者体位的情况下获得人体横断面、冠状面、矢状面甚至任意选定平面的扫描图像，能比较全面地显示组织器官的解剖结构，并有助于分析病变的范围及解剖关系。

（2）MRI具有较高的密度分辨率，对分析组织成分、鉴别组织特性有一定帮助。通过改变扫描参数（如重复时间TR和回波时间TE）可获得T_1加权图像、T_2加权图像，质子密度图像及其他特殊图像等。比较不同图像上病变信号强度的变化，有助于对病变性质进行判断。

（3）MRI具有特征性的血液流空现象，心脏、血管均表现为管腔状影，因此，在不使用造影剂的情况下，就能产生较好的纵隔及肺门区域的自然对比，容易显示纵隔及肺门区域的软组织肿块，尤其是显示较小的肿块比CT更具优越性。

（4）MRI检查没有电离辐射对人体造成的危害，通常不使用造影剂，是一种无损伤性检查。少数情况下需增强扫描，采用的是顺磁性造影剂，它无毒性反应，在检查前患者不需要做特殊准备，因此易为患者所接受。

（5）MRI空间分辨率不如CT，对肺部的微细结构，如肺小叶结构，不能很好显示。人体的一些生理活动，如呼吸运动、心脏大血管搏动及心血管内血液流动均会影响图像的清晰度。但是，随着磁共振技术的发展和改进，特别是心电门控（ECG gating）技术、呼吸门控技术及呼吸触发技术的应用，在一定程度上改变了胸部MRI的影像质量。

（6）MRI一般搜集的是氢原子信号，钙化区域不产生磁共振信号，因此在肺结核与肺内一些具有钙化病变的疾病和肿瘤的鉴别诊断具有一定限度。

（孟　亮）

第四节　痰细菌学检查

痰细菌学检查应先嘱患者用水漱口，然后用自气管深部咳出的痰液，盛于洁净容器内，切勿将鼻涕吸入。

一、目视检查

(一)颜色

在呼吸系统化脓性感染或肺炎时,痰中因含有大量脓细胞、上皮细胞而呈黄色,铜绿假单胞菌感染的痰呈绿色。大叶性肺炎或肺坏死因血红蛋白分解,痰可呈铁锈色。患阿米巴肺脓肿时痰可呈咖啡色。急性心力衰竭、肺梗死出血、肺结核或肺肿瘤引起的血管破裂时,痰可呈咖啡色。

(二)性状

由于所含成分不同,呈现黏液性、黏液脓性、浆液性及血性等。

1.黏液性痰

黏液性痰见于上呼吸道炎症或支气管炎初期。

2.黏液脓性痰

最常见,因痰液中脓细胞含量不同而呈不同程度的黄色,见于支气管炎的恢复期、肺结核等。

3.脓性痰

混浊,内含大量脓细胞,见于肺脓肿、浸润性肺结核、穿透性脓胸等。

4.浆液性痰

呈稀薄的泡沫状,见于急性肺水肿。

5.血性痰

血性痰指痰中混入大量血液者。因血量的多少、新旧程度不同,及其他成分的多少不一,而呈现种种颜色,如鲜红色、褐色、黑色等。还应注意区分是否有血丝、血块、血痰混合。

(三)异常物

1.支气管管型

支气管管型是由纤维蛋白和黏液等在支气管内形成的灰色树枝状体,在咳出的痰内常卷曲成团。如将其浮在盐水中则展开成树枝状。痰液中支气管管型见于纤维素性支气管炎、肺炎链球菌性肺炎、白喉等。

2.Curschmanna 螺旋体

肉眼所见为淡黄或白色的富有弹性的丝状物,多卷曲成团,展开长度可达 1.5 cm,常见于支气管哮喘及急性和慢性支气管炎。

3.其他

痰液有时可见寄生虫(如肺吸虫、蛔虫及钩虫的蚴虫)、肺结石及肺组织等。

二、显微镜检查

选取可疑部分涂片,加少量生理盐水混匀,制成盐水涂片镜检,或待痰涂片干燥后进行染色镜检。

涂片染色镜检时根据需要可将痰涂片进行 Wright 染色、革兰氏染色和抗酸染色镜检。

(一)Wright 染色

可做白细胞分类计数,嗜酸性粒细胞计数增多,见于支气管哮喘和肺吸虫病等。结核病时,痰液中淋巴细胞计数常增多,若混合感染则中性粒细胞计数增多。

(二)革兰氏染色

多用于一般细菌涂片检验,痰液中可见到细菌种类很多,以检出肺炎链球菌、葡萄球菌、链球菌、肺炎杆菌较有意义。

(三)抗酸染色

染色后用油镜检查,镜检至少 100 个视野。结果以“找到抗酸杆菌”或“未找到抗酸杆菌”报告。找到者,若 100 个视野中抗酸杆菌 1～2 条者,报告菌数,3～9 条者为“＋”,10～99 条者为“＋＋”,每个视野中1～10条者为“＋＋＋”,每个视野 11 条以上为“＋＋＋＋”。

必要时可将痰标本进行浓缩处理,后查抗酸杆菌,检查抗酸杆菌的报告必须注明直接涂片法或浓缩法。

(孟　亮)

第五节　肺功能检查

肺功能检查内容包括肺容积、通气、换气、呼吸动力、血气等项目。通过肺功能检查可对受检者呼吸生理功能的基本状况作出质和量的评价,明确肺功能障碍的程度和类型,进而可以更深一步地研究疾病的发病机制、病理生理,并对疾病的诊断、治疗、疗效判定、劳动能力评估及手术的耐受性等具有很大的帮助。以下简述临床常用肺功能检查项目。

一、通气功能检查

(一)肺容积

肺容积指在安静情况下,测定一次呼吸所出现的容积变化,不受时间限制,具有静态解剖学意义,是最基本的肺功能检查项目。肺容积由潮气量、补吸气量、补呼气量、残气量及深吸气量、功能残气量、肺活量、肺总量八项组成(图 2-1)。其值与年龄、性别和体表面积有关。以下分别介绍各项指标的含义及其正常值。

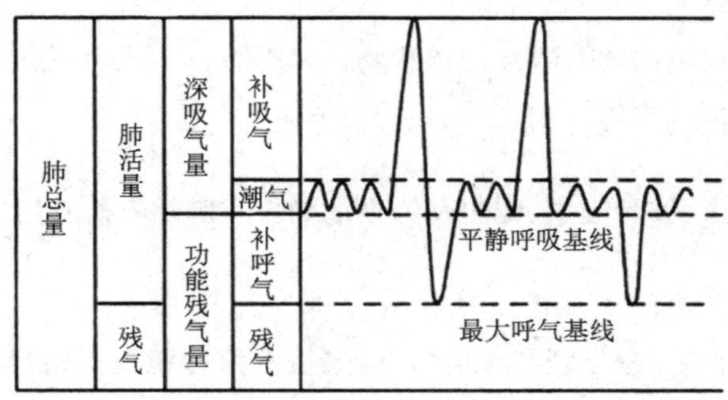

图 2-1　肺容积及其组成

1.潮气量(V_T)

V_T 为平静呼吸时,每次吸入和呼出的气量。成人正常值 400～500 mL。

2.补呼气量(ERV)

ERV 平静呼气末再尽最大力量呼气所呼出的气量。成人正常值:男性约 910 mL、女性约 560 mL。

3.补吸气量(IRV)

IRV 为平静吸气末再尽最大力量吸气所吸入的气量。成人正常值:男性约 2 160 mL、女性约1 400 mL。

4.深吸气量(IC)

IC 为平静呼气末尽最大力量吸气所吸入的最大气量,即潮气量加补吸气量。成人正常值:男性约为2 660 mL、女性约为 1 900 mL。

5.肺活量(VC)

肺活量是指深吸气末尽力呼气所呼出的全部气量(即深吸气量加补呼气量)。成人正常值:男性约3 470 mL、女性约 2 440 mL;VC 实测值占预计值的百分比小于 80%为减低,其中 60%~79%为轻度减低、40%~59%为中度减低、小于 40%为重度减低。肺活量减低提示限制性通气障碍,也可以提示严重阻塞性通气障碍。

6.功能残气量(FRC)

FRC 为平静呼气末肺内所含气量,即补呼气量加残气量(RV)。正常成人参考值:男性约(3 112±611)mL、女性约(2 348±479)mL。增加见于阻塞性肺气肿等,减少提示肺间质纤维化、ARDS 等。

7.残气量(RV)

RV 为最大呼气末肺内所含气量,即功能残气量减补呼气量。正常成人参考值:男性(1 615±397)mL、女性(1 245±336)mL。其临床意义同功能残气量。然而临床上残气量常以其占肺总量百分比即RV/TLC%作为判断指标,成人正常值:男性小于 35%、女性约 29%、老年人可达 50%。超过 40%提示肺气肿。

8.肺总量(TLC)

TLC 为最大限度吸气后肺内所含气量,即肺活量加残气量。正常成人参考值:男性(5 766±782)mL、女性(1 353±644)mL。肺总量减少见于广泛肺部疾病。

(二)通气功能测定

通气功能又称为动态肺容积,是指单位时间内随呼吸运动进出肺的气量和流速。常用指标如下。

1.每分钟静息通气量(V_E)

这是指静息状态下每分钟呼出气的量,等于潮气量×每分钟呼吸频率。正常值:男性(6 663±200)mL、女性(4 217±160)mL。V_E>10 L/min 提示通气过度,可发生呼吸性碱中毒,V_E<3 L/min提示通气不足,可造成呼吸性酸中毒。

2.最大自主通气量(MVV)

这是指在 1 分钟内以最大的呼吸幅度和最快的呼吸频率呼吸所得的通气量。可用来评估肺组织弹性、气道阻力、胸廓弹性和呼吸肌的力量,临床上常用作通气功能障碍、胸部手术术前判断肺功能状况、预计肺合并症发生风险的预测指标以及职业病劳动能力鉴定的指标。正常成人参考值:男性约(104±2.71)L、女性约(82.5±2.17)L。临床常以实测值占预计值的百分比进行判定,实测占预计值小于 80%为异常。

3.用力肺活量(FVC)和第 1 秒用力肺活量($FEV_{1.0}$)

VC 是指深吸气后以最大力量、最快的速度所能呼出的气量。其中第一秒用力呼气量($FEV_{1.0}$)是测定呼吸道有无阻力的重要指标。临床常用 $FEV_{1.0}$和一秒率($FEV_{1.0}$/FVC%)表示,

正常成人 $FEV_{1.0}$ 值:男性(3 179±117)mL、女性(2 314+48)mL;$FEV_{1.0}$/FVC%均大于 80%。

4.最大呼气中段流速(MMEF、MMF)

测定方法是将 FVC 起、止两点间分为四等份,取中间 50%的肺容量与其所用呼气时间相比所得值。可作为早期发现小气道阻塞的指标。正常成人值:男性为(3 452±1 160)mL/s、女性为(2 836±946)mL/s。

二、小气道功能检查

小气道是指吸气状态下内径不大于 2 mm 的细支气管,是许多慢性阻塞性肺疾病早期容易受累的部位。因小气道阻力仅占气道总阻力的 20%以下,故其异常变化不易被常规肺功能测定方法检出。

(一)闭合容积

闭合容积(CV)指平静呼吸至残气位时,肺下垂部小气道开始闭合时所能呼出的气体量。而小气道开始闭合时肺内留存的气体量则称为闭合总量(CC)。正常值随年龄增加而增加:CV/VC%,30 岁为 13%,50 岁为 20%,CC/TLC<45%。

(二)最大呼气流量-容积曲线

最大呼气流量-容积曲线(MEFV)为受试者在作最大用力呼气过程中,将呼出的气体容积与相应的呼气流量所记录的曲线,或称流量-容积曲线(V-V 曲线)。临床上常用 VC 50%和 VC 5%时的呼气瞬时流量($Vmax_{50}$ 和 $Vmax_{25}$)作为检测小气道阻塞的指标,凡两指标的实测值/预计值小于 70%,且 $V_{50}/V_{25}<2.5$ 即认为有小气道功能障碍。

三、换气功能检查

(一)通气/血流比例

在静息状态下,健康成人每分钟肺泡通气量约 4 L,血流量约 5 L,二者比例即通气/血流(V/Q)为 0.8。在病理情况下,无论是 V/Q 增大或减小,均可导致动脉氧分压降低,临床常见于肺炎、肺不张、急性呼吸窘迫综合征、肺梗死和肺水肿等情况。

(二)肺泡弥散功能测定

肺泡弥散是肺泡内气体中的氧和肺泡壁毛细血管中的二氧化碳,通过肺泡壁毛细血管膜进行气体交换的过程。临床上弥散障碍主要是指氧的弥散障碍。弥散量如小于正常预计值的 80%,提示弥散功能障碍。常见于肺间质纤维化、气胸、肺水肿、先天性心脏病、风湿性心脏病等情况。弥散量增加可见于红细胞增多症、肺出血等。临床上常用的单次呼吸法的正常值为:男 187.52～288.8 mL/(kPa・min);女156.77～179.7 mL/(kPa・min)。

四、肺顺应性

肺顺应性用以反映肺组织的弹性,通常包括肺顺应性、胸壁顺应性和总顺应性。肺顺应性分为静态顺应性和动态顺应性两种。静态顺应性是指在呼吸周期中气流被短暂阻断时测得的肺顺应性,它反映肺组织的弹性,正常值为 2.0 L/kPa;动态肺顺应性是在呼吸周期中气流未被阻断时的肺顺应性,它受气道阻力影响,正常值为 1.5～3 L/kPa。其值降低,见于肺纤维化等疾病;其值增加,见于肺气肿。

五、呼吸道阻力

呼吸道阻力指气体在气道内流动时所产生的摩擦力，通常用产生单位流速所需的压力差来表示。一般采用体容积描记法或强迫脉冲振荡法测定。正常值为每分钟 0.098～0.294 kPa/L(流速 0.5 L/s)。阻塞性肺疾病呼吸道阻力增加，由于呼吸道阻力的 80%以上来自大气道的阻力，若阻塞仅影响小气道，则阻力改变不大；限制性疾病呼吸道阻力多降低。

六、血液气体分析

动脉血气分析包括动脉氧分压、动脉二氧化碳分压和动脉氢离子浓度的测定，并根据相关的方程式由上述三个测定值计算出其他多项指标，从而判断肺换气功能及酸碱平衡的状况。血气分析的主要指标有以下几种。

(一)动脉血氧分压(PaO_2)

动脉血氧分压是指血液中物理溶解的氧分子所产生的压力。正常值为 12.6～13.3 kPa(95～100 mmHg)。PaO_2 可作为判断低氧血症及呼吸衰竭的指标。

(二)动脉血氧饱和度(SaO_2)

SaO_2 是单位血红蛋白含氧百分数，正常值为 95%～98%。SaO_2 也是反映机体是否缺氧的一个指标。但由于血红蛋白离解曲线(ODC)呈 S 形的特性，较轻度缺氧时，尽管 PaO_2 已有明显下降，SaO_2 可无明显变化，因此 SaO_2 反映缺氧并不敏感，且有掩盖缺氧的潜在危险。

(三)动脉血氧含量(CaO_2)

这是指单位容积的动脉血液中所含氧的总量，包括与血红蛋白结合的氧和物理溶解的氧两个部分。正常值为 8.55～9.45 mmol/L(19～21 mL/dL)。CaO_2 是反映动脉血携氧量的综合性指标。慢性阻塞性肺疾病患者的 CaO_2 值随着 PaO_2 降低而降低，但血红蛋白正常或升高；贫血患者虽然 PaO_2 正常，而 CaO_2 随着血红蛋白的降低而降低。

(四)动脉血二氧化碳分压($PaCO_2$)

动脉血二氧化碳分压是指物理溶解在动脉血中的 CO_2(正常时每 100 mL 中溶解 2.7 mL)分子所产生的张力。其正常值4.7～6.0 kPa(35～45 mmHg)，均值为 5.3 kPa(40 mmHg)。当呼吸衰竭时，如果 $PaCO_2$>6.7 kPa(50 mmHg)，称为Ⅱ型呼吸衰竭。同时 $PaCO_2$ 也是判断呼吸性酸或碱中毒的指标。

(五)pH

pH 是血液中氢离子浓度的指标或酸碱度。正常值为 7.35～7.45。pH<7.35 为失代偿性酸中毒，存在酸血症；pH>7.45 为失代偿性碱中毒，有碱血症。临床上不能单用 pH 来判断代谢性或呼吸性酸碱失衡，应结合其他指标进行综合判断。

(六)标准碳酸氢盐(SB)

标准碳酸氢盐是指在 38 ℃，血红蛋白完全饱和，$PaCO_2$ 为 5.3 kPa(40 mmHg)的气体平衡后的标准状态下所测得的血浆 HCO_3^- 浓度。正常值为 22～27 mmol/L，平均 24 mmol/L。SB 是单纯反映代谢因素的指标，一般不受呼吸的影响。

(七)实际碳酸氢盐(AB)

实际碳酸氢盐是指在实际 $PaCO_2$ 和血氧饱和度条件下所测得的血浆 HCO_3^- 含量，正常值为22～27 mmol/L，平均值为 24 mmol/L。AB 在一定程度上受呼吸因素的影响。当呼吸性酸中毒时，AB>SB；当呼吸性碱中毒时，AB<SB；相反，代谢性酸中毒时，AB=SB小于正常值；代谢性碱中毒时，AB=SB大于正常值。

（八）缓冲碱（BB）

缓冲碱指血液中一切具有缓冲作用的碱性物质的总和，包括 HCO_3^-、Hb^- 和血浆蛋白、HPO_4^{2-}。正常值为 45～50 mmol/L。BB是反映代谢性因素的指标，减少提示代谢性酸中毒，增加提示代谢性碱中毒。

（九）碱剩余（BE）

BE是指在标准状态（与SB者相同）下，将血液标本滴定至pH等于7.40所需要的酸或碱的量，反映缓冲碱的增加或减少。是反映代谢性因素的指标，正常值为（0±2.3）mmol/L。碱多，BE为正值；酸多，BE为负值。

（十）血浆 CO_2 含量

T-CO_2 是指血浆中结合的和物理溶解的 CO_2 总含量。其中 HCO_3^- 占总量的95%以上，故T-CO_2 基本反映 HCO_3^- 的含量。又因其受呼吸影响，故在判断混合性酸碱失调时，其应用受到限制。

（孟　亮）

第六节　胸膜腔穿刺术

一、适应证

（1）诊断性穿刺，以确定积液的性质。

（2）穿刺抽液以减轻其对肺的压迫。

（3）抽吸脓液治疗脓胸。

（4）胸腔内注射药物。

二、相对禁忌证

（1）出血体质、应用抗凝剂、出血时间延长或凝血机制障碍者。

（2）血小板计数 $<50\times10^9$/L者。

（3）体质衰弱、病情危重，难以耐受操作者。

（4）穿刺局部皮肤感染，如脓皮病或带状疱疹患者，感染控制后再实施操作。

三、准备工作

（1）向患者及家属说明穿刺的目的，签字同意后实施操作。对精神紧张者，可于术前半小时给予地西泮10 mg，或可待因30 mg以镇静止痛。叮嘱患者在操作过程中避免深呼吸和咳嗽，有任何不适应及时提出。

（2）药物过敏史者，需进行普鲁卡因或利多卡因皮试。皮试呈阴性者实施操作。

（3）器械准备：一次性胸腔穿刺包、无菌手套、治疗包、普鲁卡因或利多卡因、样品收集瓶若干。如需胸腔内注药,应准备好所需药品。

四、操作方法

(一)患者体位

患者取直立坐位,面向椅背,两前臂平放于椅背上,前额伏于前臂上。不能起床者,可取半坐卧位,患侧前臂上举,抱于枕部。

(二)穿刺点定位

(1)有条件者,应由B超定位,确定穿刺点,并在体检确证后进行穿刺。

(2)体检定位:胸部轻叩诊浊音区上界(或触觉语颤消失区上界)下方1个肋间隙下端的肋骨上缘,常选择肋骨平直,易于体表定位处,并用甲紫在皮肤上做标记。

(3)常选择肩胛下角线第7～9肋间穿刺,应避免在第9肋间以下穿刺,穿刺点也不应靠近棘突。

(三)消毒

分别用碘酒、酒精或络合碘在穿刺点部位自内向外进行皮肤消毒,消毒范围直径约15 cm。铺盖无菌洞巾,用胶布固定。

(四)局部麻醉

以2 mL注射器抽取2%普鲁卡因或2%利多卡因2 mL,在肋骨上缘于穿刺点垂直进针,做自皮肤到壁胸膜的局部麻醉,注药前应回抽,观察无气体、血液、胸腔积液后,方可推注局麻药。在估计进入胸腔前,应多注药以麻醉胸膜。回抽出胸腔积液后,记录穿刺针的深度,拔出局麻针。

(五)穿刺

夹闭穿刺针后的橡皮胶管,以左手固定穿刺部位局部皮肤,右手持穿刺针,沿麻醉进针通路缓慢刺入,当针尖抵抗感突然消失,表明针尖已进入胸膜腔。术者固定穿刺针,接上50 mL注射器(可预注入1 mL肝素),松开橡皮胶管,由助手抽吸胸腔液体,注射器抽满后,夹闭橡皮胶管,取下注射器,将液体注入盛器中,计量并送实验室检查。

若用三通活栓式穿刺针穿刺,穿刺前应先将活栓转到胸腔关闭处,进入胸腔后接上注射器,转动三通活栓,使注射器与胸腔相通,然后进行抽液。注射器抽满液体后,转动三通活栓,使注射器与外界相通,排出液体。

如需胸腔内注药,在抽液后,将药液用注射器抽好,接在穿刺针后橡皮胶管上,回抽少量胸腔积液稀释,然后缓慢注入胸腔内。

(六)术后处理

抽液完毕后,拔除穿刺针,覆盖无菌纱布,稍用力压迫穿刺部位,以胶布固定,嘱患者静卧休息。观察术后反应,注意并发症,如气胸、肺水肿等。

五、特殊情况下穿刺

(一)诊断性胸膜腔穿刺[如仅仅抽取少量积液进行渗(漏)出液分析时]

可遵照上述穿刺方法,在麻醉成功后,换用5 mL注射器针头连接20 mL注射器,沿麻醉通路带负压缓慢进针,获突破感后抽取10～20 mL胸腔积液后拔针。

(二)治疗性胸膜腔穿刺(单纯引流减轻呼吸困难症状)

可遵照上述穿刺方法，在麻醉成功后，换用14F静脉留置针连接5 mL注射器，沿麻醉通路带负压缓慢进针，获突破感并顺利抽出胸腔积液后，回退针芯0.5～1 cm，继续向下进针2～3 cm至满意深度，拔除针芯，固定留置针并连接三通及引流管缓慢引流胸腔积液500～1 000 mL后拔针。

六、注意事项

(1)穿刺操作前必须征求患者及家属的意见，签字同意后实施操作。

(2)穿刺前应明确积液的大致部位，并行B超定位。穿刺时应保持与超声扫描相同的体位，并常规叩诊，确定穿刺点无误后实施操作。

(3)避免在第9肋间以下穿刺，以免穿透膈肌损伤腹腔脏器。

(4)应严格无菌操作，操作中要防止空气进入胸腔，始终保持胸腔负压。

(5)穿刺过程中，应叮嘱患者避免深呼吸和咳嗽。如患者出现咳嗽应终止操作。

(6)应由肋骨上缘进针，避免损伤肋间神经和血管。抽液中应常规固定穿刺针，避免针头摆动损伤肺组织。

(7)诊断性胸膜腔穿刺抽液量满足检查要求即可，首次胸膜腔穿刺抽液不能超过600 mL，以后每次抽液不能超过1 000 mL，抽液速度应平缓。

(8)在穿刺中有任何不适、不能坚持者，应立即停止抽液，拔除穿刺针。

(9)少量胸腔积液或包裹性胸腔积液患者，应根据实际情况，考虑在B超引导下穿刺。

(10)积液应尽快送检，常规送检积液常规及生化(至少包括总蛋白及乳酸脱氢酶)，并根据实际情况送检细菌涂片、培养及瘤细胞检查等。对于蛋白含量较高或血性胸腔积液，可在注射器内加入少量肝素，防止积液蛋白凝结。检查瘤细胞至少需100 mL胸腔积液，不能及时送检瘤细胞者应在胸腔积液中加入防腐剂(9 mL胸腔积液中加入1 mL 40%甲醛)。

七、并发症及处理

(一)胸膜反应

患者在穿刺过程中出现头晕、面色苍白、出汗、心悸、胸部压迫感或剧痛、血压下降、脉细、肢冷、晕厥等。发现患者发生胸膜反应，医师应立即停止操作，拔出穿刺针，让患者头低位平卧。观察血压、脉搏变化。心动过缓者可肌内注射1 mg阿托品，低血压者可皮下注射1∶1 000肾上腺素0.3～0.5 mL或静脉注射葡萄糖液。在下次操作前，应积极做患者的思想工作，消除患者的思想顾虑，也可在操作前半小时给予地西泮。

(二)血胸

多由于操作时刺破肋间动脉、静脉所致。发现抽出血液(应与血性胸腔积液鉴别：血液可凝，而血性胸腔积液不凝)，应停止抽液，观察血压、脉搏、呼吸、血红蛋白等的变化。

(三)气胸

操作时，胶管未夹闭，漏入空气所致。如患者无症状，可不必处理。如果患者在穿刺后出现呼吸困难，应常规拍胸片，除外大量气胸，多由于穿刺时刺破脏胸膜所致，此时应按气胸处理。

(四)穿刺点出血

一般为少量出血，消毒棉球按压即可止血。

(五)胸壁蜂窝织炎及脓胸

均为穿刺时消毒不严格导致的细菌感染,需用抗生素治疗,大量脓胸可行胸腔闭式引流。

(六)麻醉意外

少见,应预先予以皮试,皮试呈阴性者才进行操作。如出现麻醉意外,应皮下注射 1∶1 000 肾上腺素 0.5～1 mL,必要时 3～5 分钟后可重复。

(七)空气栓塞

少见,多见于人工气胸治疗时,病情危重,可引起死亡。

(孟　亮)

第三章

肺部疾病的常用治疗技术

第一节 吸入疗法

吸入疗法是将干粉剂或转化为气溶胶的药物，经吸入途径直接吸至下气道和肺达到治疗目的的一种治疗方法。气溶胶是指能悬浮于空气中的微小液体或固体微粒。气溶胶微粒有一个十分有利的表面积与容量的比例，有利于药物迅速弥散，进入气道后有广泛的接触面(成人肺泡面积 40～70 m^2)且作用部位直接。给药剂量很低，肺内沉积率高，体内的吸收很少，因此不良反应很轻微。药物开始作用的时间迅速而作用持续的时间较长，在治疗呼吸系统疾病时，呼入治疗和静脉及口服用药相比有独特的优势，近年来已被广泛应用于临床并取得了较好的治疗效果。因此，一般情况下常首选吸入治疗。

一、雾化治疗装置

常用的吸入装置有喷射雾化器、超声雾化器、定量吸入器和干粉吸入器。

(一)喷射雾化器

它是临床上最常用的雾化器，其以压缩空气和氧气气流为驱动力，高速气流通过细孔喷嘴，根据Venturi效应在其周围产生负压携带贮罐内的液体卷入高速气流而被粉碎成为细小的雾滴，再通过喷嘴两侧的挡板拦截筛选，使雾滴变得均一细小。一般喷射型雾化器每次置入药液 4～6 mL，驱动气流量 6～8 L/min，常可产生理想的气雾量和雾化微粒。氧气驱动雾化吸入是以氧气作为驱动力，氧气驱动雾化吸入过程中患者可以持续得到充足的氧气供给，在雾化吸入治疗同时 SaO_2 上升，吸入雾气对患者呼吸道刺激性小，患者感觉舒适，但对慢性呼吸衰竭低氧血症伴高碳酸血症患者应慎用。喷射雾化吸入是以压缩空气作为动力，将雾化液制成气溶胶微粒，药液迅速到达深部细支气管和肺组织等病变部位，起效快，吸入时间短，操作方便，简单易行。氧气驱动雾化吸入和喷射雾化吸入的液体量少，且雾化颗粒小，一方面使水蒸气对吸入氧浓度的影响减少，另一方面也减少了湿化气对呼吸道的阻力，减轻了患者的呼吸做功，避免了呼吸肌疲劳。

(二)超声雾化器

它是利用超声发生器薄板的高频震动将液体转化为雾粒，同时将部分能量转化为热能使雾粒加温。由于一些药物在超声雾化后可能会影响其稳定性，目前超声雾化器一般仅用于化痰、湿化等治疗，而不主张使用平喘药和糖皮质激素等药液的雾化吸入治疗。此外有研究显示，老年慢性阻塞性肺疾病加重期(AECOPD)患者采用超声雾化治疗的不良反应(发绀、心悸、胸闷、喘息加重)发生率较高。原因可能是：①吸入气雾中水蒸气含量大，使吸入气体氧浓度降低，从而使患者的 SaO_2 明显降低；②吸入过多的水蒸气后气道阻力增加，同时气道内干稠分泌物吸水后膨胀，加大了气道阻力，使呼吸做功加大，耗氧量增加，产生膈肌疲劳，难以维持必要的肺泡通气量；③老年 AECOPD 患者，由于肺功能受损，肺储备降低，代偿能力差，在雾化吸入治疗过程中容易受到吸入气溶胶的刺激，引起剧烈咳嗽，诱发支气管痉挛，加重低氧血症。因此，建议老年 COPD 患者在雾化吸入治疗时选择氧气驱动雾化吸入或喷射雾化吸入，以减少不良反应的发生，提高舒适度。

(三)定量吸入器(metered dose inhalers，MDI)

此装置内含有加压混合物，包括推进剂，表面活性剂和药物(仅占总量的1%)等。使用 MDI 无需额外动力，操作简单、便于携带，且无继发感染的问题。但使用 MDI 必须要掌握正确的缓慢吸气与手的同步动作，才能将药液吸入到肺内。

(四)干粉吸入器(dry power inhalers，DPI)

吸入器内可装多个剂量，每次传送相同剂量，操作简便，携带方便。干粉吸入器是呼吸驱动的，因此不需要患者像应用 MDI 那样掌握动作的协调性。但吸入器有一定的吸气阻力，需要达到一定的吸气峰流速才能吸入药物。

二、吸入治疗的常用药物及临床应用

支气管舒张药能够通过松弛呼吸道平滑肌、减少气道炎症细胞释放介质、降低血管通透性等作用，最终达到扩张支气管管腔，改善症状的目的。常用于 COPD、支气管哮喘，其他具有喘息、气道阻塞性疾病也可选用。目前常用的支气管舒张药包括 $β_2$ 受体激动药，抗胆碱能药等。

(一)$β_2$ 受体激动药

它可以选择性作用于 $β_2$-肾上腺素能受体，激活腺苷酸环化酶从而使细胞内 cAMP 浓度增加，引起细胞内的蛋白激酶 A 脱磷酸化，并抑制肌球蛋白的磷酸化，引起细胞内的 Ca^{2+} 泵和气道平滑肌上的 K^+ 通道激活，从而使细胞内的 Ca^{2+} 排出细胞外，细胞内 Ca^{2+} 浓度下降，造成细胞内粗细丝微细结构发生改变、肌节延长，达到支气管扩张的目的。根据药物种类，药物的起效时间和作用时间不同，分为短效和长效的 $β_2$ 受体激动药。

1.短效 $β_2$ 受体激动药

沙丁胺醇、特布他林，为选择性 $β_2$ 肾上腺素受体激动药，是目前临床最常用的短效的快速起效的选择性 $β_2$ 受体激动药。它能选择性地与支气管平滑肌上的 $β_2$ 受体结合，对心脏 $β_1$ 受体作用弱，对 α 受体几乎无作用。由于它选择性高，选择性指数(即气道平滑肌与心肌作用所需的等强度浓度之比)沙丁胺醇为 250，特布他林为 138，异丙肾上腺素只是 1.4，所以较少发生心血管系统不良反应。且它有较好的稳定性，作用维持时间长，给药途径多等优点。剂型有雾化吸入剂，雾化溶液和干粉剂。沙丁胺醇每次吸入 100～200 μg，雾化溶液每次 2～4 mg。

2.长效 $β_2$ 受体激动药(LABA)

福莫特罗、沙美特罗为长效定量吸入剂，作用持续 12 小时以上，与短效 $β_2$ 激动药相比，作用更有效与方便。福莫特罗吸入后 1～3 分钟起效，常用剂量为每次4.5～9 μg，2 次/天。沙美特罗 30 分钟起效，推荐剂量 50 μg，2 次/天。

(二)抗胆碱能药物

抗胆碱能药物是目前治疗COPD最有效的支气管扩张药物。抗胆碱能药物主要作用于气道平滑肌和黏膜下腺体的胆碱能受体,抑制细胞内环磷酸鸟苷(cGMP)的合成,降低迷走神经张力,抑制胆碱能神经对支气管平滑肌和黏液腺的兴奋,使支气管平滑肌松弛,黏液分泌减少。由于 M_3 受体主要分布在大气道,故胆碱能药物对大气道的作用优于周围支气管。抗胆碱能药物的起效时间较 β_2 受体激动药慢,作用时间因药物种类而异。常用药物有异丙托溴铵与噻托溴铵。

1.异丙托溴铵

异丙托溴铵是阿托品的第四代衍生物,有舒张支气管作用。由于它脂溶性低,降低了黏膜表面对它的吸收及其对中枢神经的侵入性。它是一种强效高选择性抗胆碱能药物,是一种水溶性季胺类,口服不易被吸收,所以该药很少被全身吸收(<1%),即使在实验给药高达1 000 μg亦不会产生明显药物毒性,临床安全性显著。临床主要采用雾化成气雾吸入给药。雾化吸入后直接进入气道,作用于胆碱能节后神经节,吸入后5～10分钟起效,30～60分钟达最大效应,能维持4～6小时。阻断支气管平滑肌 M_3 胆碱受体,可有效地解除平滑肌痉挛,既对大气道又对小气道具有较强的支气管弛张作用。其半衰期为3～4小时。多次用药不会导致耐受,对呼吸道腺体及心血管作用较弱。它能选择性地抑制迷走神经,阻断支气管平滑肌 M_1 胆碱受体,有效抑制气道的胆碱能神经功能,降低迷走神经张力,抑制肺内活性物质的释放(如5-羟色胺),从而促使支气管平滑肌松弛,发挥解痉作用。异丙托溴铵是仅次于速效 β_2 受体激动药的另一种急性缓解药物,与 β_2 受体激动药联合应用可产生更好效果,不良反应更小。本品有气雾剂和雾化溶液两种剂型。雾化剂常用剂量为20～40 mg,3～4次/天;雾化溶液经雾化泵吸入,常用剂量为50～125 mg,3～4次/天,主要用于治疗支气管哮喘、COPD。在COPD急性加重和哮喘持续发作时一次最大剂量可500 mg,3～4次/天。

2.噻托溴铵

噻托溴铵选择性作用于 M_3 和 M_1 受体,为长效抗胆碱能药物,作用可达24小时以上,为干粉剂,吸入剂量为18 μg,每天1次。长期吸入可增加深吸气量(IC),减低呼气末肺容积(EELV),进而改善呼吸困难,提高运动耐力和生活质量,也可减少急性加重频率。

(三)糖皮质激素

糖皮质激素是最有效的控制气道炎症的药物。多用于气道炎症性疾病,主要有过敏性鼻炎,慢性阻塞性肺病及支气管哮喘等。品种有二丙酸倍氯米松,布地奈德,丙酸倍氯米松等。常用的剂型有定量雾化吸入、干粉吸入与雾化溶液吸入。雾化溶液是布地奈德,每次2～4 mg,2次/天,用于哮喘急性发作和COPD急性加重,儿童和老人不能配合MDI吸入时,也可应用。吸入治疗药物直接作用于呼吸道,所需剂量小,不良反应小。吸入后应及时用清水漱口,避免或减少声音嘶哑,咽部不适和假丝酵母感染。

(四)联合制剂

联合用药较单独用药效果要好,在我国常用的联合制剂有激素/LABA、异丙托溴铵/沙丁胺醇。激素和LABA两者具有抗炎和平喘协同作用。联合应用效果更好。

三、雾化吸入治疗的注意事项

(1)指导患者配合治疗,保证吸入治疗效果:治疗前、后充分做好解释工作,根据具体情况给予耐心解释与说明,介绍吸入方法、时间、效果及作用原理,教会患者如何配合呼吸。定量雾化吸入和干粉吸入应先做呼气动作,然后深吸气,将药物吸入下呼吸道,屏气10秒,恢复正常呼吸。溶液雾化吸入过程中嘱患者深吸气，吸气末尽可能稍作停顿，使雾粒吸入更深。对不适应且难以坚持吸入的患者可采用间歇吸入法，即吸入数分钟暂停片刻后继续吸入，反复进行直到吸完治疗药液。治疗时宜选择坐位，有利于吸入的药液沉积于终末细支气管及肺泡局部。对体质较差的患者可采取侧卧位或床头抬高30°～45°，有利于横膈下降、增大潮气量。雾化吸入用的面罩或口含器应专人专用，用后以浓度为500 mg/L的含氯消毒剂浸泡30分钟，灭菌蒸馏水冲洗干净后晾干备用。

(2)溶液雾化吸入过程中，严密观察不良反应、保持呼吸道通畅。治疗过程中严密观察病情变化，密切监测患者的神志、心率、SaO_2、呼吸变化，并注意监测动脉血气指标变化，如患者在治疗过程中出现不适症状，如胸闷、憋气、喘息、心悸、呼吸及心率加快、发绀、呼吸困难等，或出现血氧饱和度下降至90%以下时，应暂停雾化治疗，予以吸氧，积极采取措施，分析原因，对症处理。雾化吸入前、后要始终保持呼吸道通畅，雾化过程中痰液稀释、分泌物增多，应及时将痰液排出，对痰液阻塞呼吸道明显者应先进行排痰处理，积极指导并鼓励患者进行有效咳嗽、咳痰，及时拍背及体位引流，必要时行负压吸引协助排痰以使雾粒进入呼吸道深部，有利于药液吸入和气体交换并防止痰堵。

(3)凡吸入激素者，应及时漱口，以防口咽部假丝酵母感染和不适。

（朱亚楠）

第二节　氧 气 疗 法

氧气疗法（简称氧疗）是各种原因引起的急性低氧血症患者常规和必不可少的治疗，有着纠正缺氧、缓解呼吸困难、保护重要生命器官的功能，有利于疾病痊愈。

低氧血症是肺心病发生和发展的一个重要影响因素，如果长期的低氧血症得不到纠正，持续的肺血管痉挛和肺动脉高压可使肺小动脉肌层肥厚、内膜纤维增生、管腔狭窄，加上肺毛细血管床大大减少，肺循环阻力增加，肺动脉压力持续和显著升高，右心负荷增加，最终导致右心衰竭。

夜间氧疗试验（NOTT）和医学研究协会（MRC）的研究结果显示：长期氧疗（LTOT）是影响慢性阻塞性肺部疾病（COPD）发展最重要的因素之一。持续家庭氧疗可延长COPD患者的寿命，所延长寿命的时间与每天吸氧时间相关。其他长期氧疗的效果包括可减少红细胞增多的发生（与降低碳氧血红蛋白水平有关，而不是改善动脉血氧饱和度的结果）、降低肺动脉压力、改善呼吸困难、改善睡眠、减少夜间心律失常的发生。氧疗增加运动耐力，其主要机制是在同样工作负荷下减少每分通气量，因而氧疗延迟了通气受限的发生；提高动脉氧分压，使氧输送能力增强、逆转了低氧血症引起的支气管痉挛；增加了呼吸肌对氧的摄取利用。总之，COPD急性加重期吸氧具有挽救生命的作用，慢性呼吸衰竭患者长期氧疗可延长寿命。

一、氧疗的发展史

自Priestley's发现氧气以来，已有几百年了。从那以后，长期氧疗就逐渐发展起来。

据历史上记载，1774年8月1日，当Joseph Priestley加热红色的氧化汞时，得到一种无色的气体，并且这种气体能使蜡烛燃烧的火焰更加明亮，于是他将该气体装入一个倒置的钟型容器内，他本人和两只小老鼠首先试着呼吸了这种“纯净”的气体，他感到有一种“轻快和舒服的感觉”，当时就预言说这种气体在不远的将来会成为一种时髦的物质。

早在1773年，瑞士的一名化学家Karl Wilhelm Scheele也发现了氧气，且Priestley的朋友Antoine Lavoisier也成功地重复了Priestley的试验，并将这种气体命名为氧气。

第一次使用氧气是在1885年3月6日，美国纽约的George Holtzapple医师用火焰加热大玻璃容器内的氯化钾和黑色的氧化锰，产生氧，再通过橡胶管送给一位患有急性细菌性肺炎的年轻患者。几个小时之后，年轻人度过了危险期，最后恢复了健康。

在20世纪60年代，美国Colorado州Denver市的研究人员开始系统地评价氧疗在慢性低氧血症患者中的作用，为现代氧疗奠定了基础，促进了此领域的发展。与此同时，Vevine对一小组慢性低氧血症的患者进行氧疗，结果发现氧疗可纠正慢性低氧血症引起的肺动脉高压，减轻红细胞增多症及增加运动耐力。其他研究者也有同样的发现，并发现氧疗还可提高患者的生存率。每天接受15个小时的氧疗可明显地提高患者的生存率(见图3-1)，18个小时的氧疗效果更好，而24小时的氧疗是最有益的(见图3-2)。肺心病患者实行氧疗与非氧疗、仅夜间氧疗与持续氧疗之间进行对比观察，发现患者的生存率有明显的差别，而且越早开始持续氧疗，其生存率越高。

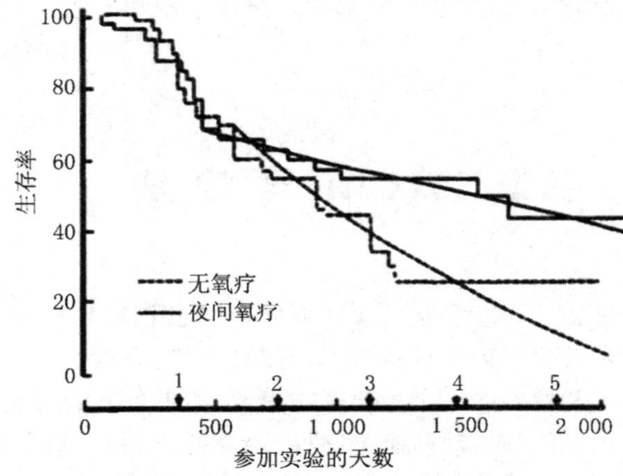

图3-1　每天予以15小时的氧疗与非氧疗相比较对生存率的影响

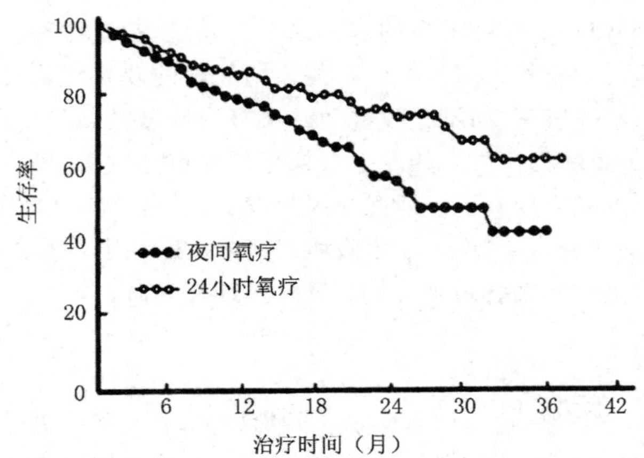

图3-2　24小时氧疗(实际吸氧时间平均为19.9小时)与仅夜间氧疗(吸氧时间为11.8小时)相比较对生存率的影响

有学者比较了氧疗 6 个月前后的肺动脉压(尤其是平均肺动脉压)、肺血管阻力,发现均有改善。氧疗后肺动脉压降低超过 0.7 kPa(5 mmHg)以上者,其生存率就会有所增加。另一种观点认为肺动脉高压与死亡率仅是机体病理生理改变中的一个表面现象,尽管予以氧疗,气道功能仍持续下降,且气道阻塞的严重程度与生存率有明显的相关关系。总之,长期氧疗(LTOT)应成为有慢性低氧血症的肺部疾病患者整体治疗的一部分,即氧疗应作为肺康复整体治疗的一个部分。

标准的长期氧疗指慢性低氧血症的患者(包括睡眠和运动时低氧血症)每天 24 小时吸氧,并持续较长的时间。目前认为应每天至少吸氧 15 小时,至少达 6 个月以上。使动脉血氧分压至少达到 8.0 kPa(60 mmHg),才能获得较好的氧疗效果。长期家庭氧疗是指患者离开医院后返回家庭而实行的长期氧疗。

二、氧疗的生理机制

为了明确氧疗的机制,首先要了解低氧和低氧血症的病理生理。长期氧疗的目的是纠正低氧血症,而又不引起高碳酸血症酸中毒,且有利于提高患者的生存率、改善生活质量、预防肺心病和右心衰竭的发生。总之,纠正低氧可保持生命器官的功能。

氧分压(PaO_2)由 3 个因素决定:①吸入氧浓度(FiO_2);②肺泡通气量(VA);③肺弥散功能与通气/血流比。高原地区的 FiO_2 减少、肺泡通气降低和心肺疾病引起的肺弥散功能和通气/血流(V/Q)分布异常时均可产生低氧血症。氧疗可提高 FiO_2,但是否能提高 PaO_2,很大程度上与肺弥散功能和通气/血流比异常的程度有关。其他可影响氧疗效果的因素有:肺不张、低氧性的肺血管痉挛,或两者引起的 V/Q 失衡、通气减少等。输送氧到组织依赖于心排血量、机体脏器灌注和毛细血管情况,血液的氧输送量由血红蛋白浓度和血红蛋白对氧的亲和力来决定,血 pH、PCO_2 和 2,3-二磷酸甘油水平会影响氧的这种输送能力,氧输送能力可因碳氧血红蛋白水平增高而降低。

(一)呼吸系统效果

氧疗可使气道阻力减小,而每分通气量(VE)和平均吸气流速均与 $P_{0.1}$(作为呼吸驱动的指标)有关。患者于运动时吸氧,呼吸肌运动较弱时就能满足机体对氧的需求,因而运动耐力有所提高。正常人吸 40%的氧气即可减少通气和膈肌疲劳肌电图信号,并伴有疲劳程度的降低。在 COPD 患者中,氧疗也可使膈肌疲劳及反常腹肌运动的肌电图信号延迟。

(二)血流动力学效果

正常人予以氧疗可以使心率下降,COPD 患者也有同样的现象。这种心率下降与心排血量增加有关。有一些 COPD 患者还表现有左室射血分数的增加。

氧疗还可减少夜间 SaO_2 的降低,使夜间肺动脉压降低。FiO_2 增加,使肺血管扩张,因而可改善 COPD 的预后,如肺动脉压降低超过 0.7 kPa(5 mmHg),则 COPD 患者的预后较好。

(三)组织氧的改善

正常人运动时,做功量一定的情况下,低氧与每分通气量(VE)增高和血乳酸水平增高相关,因此氧疗可减少动脉乳酸水平,二氧化碳排除和 VE。限制性肺部疾病患者氧疗后也显示有血乳酸水平降低,反映了组织氧供的改善,这是由于动脉血氧含量增加所致。

(四)神经精神的改善

许多有低氧血症的 COPD 患者除了有肺、心血管功能异常外,还有脑部的损害。长期慢性缺氧使患者注意力不集中、记忆力和智力减退、定向力障碍,并有头痛、嗜睡、烦躁等表现。神经精神症状的轻重与慢性低氧血症的程度有关。吸氧可使COPD患者的神经精神功能有所改善，这个现象提示纠正组织缺氧对于改善精神状况非常重要。总之，长期氧疗可改善大脑的缺氧状态，减轻神经精神症状。

(五)血液系统的效果

氧疗可逆转继发性的红细胞增多症及延长血小板存活时间。

三、氧疗的肺康复作用

肺康复治疗中提倡便携式和家庭氧疗处方。长期氧疗的作用主要体现在以下几方面。

(一)增加运动耐力

无数研究表明，当呼吸不同浓度的氧气时，低氧血症患者的运动耐力有所增加，运动耐受时间延长。有人认为携带便携式氧气设备的额外做功可抵消氧疗的作用，但也有研究表明，尽管增加了携带氧气设备的做功，但仍能从氧疗中获益，且随着氧流量增加，则这种益处会相应增加。

(二)症状改善

氧疗对周围化学感受器张力有重要的作用。由于提高了PaO_2，减少了颈动脉体的刺激，因而减轻了COPD患者的呼吸困难，在正常个体也是这样。

疲劳症状的改善与前述对神经精神的作用有关，氧疗更大的益处可能是由于增加了患者的活动能力，使其能更加主动地参加锻炼、减轻抑郁。

(三)纠正低氧血症和减缓肺功能恶化

氧疗后大多数患者动脉血氧分压明显升高，而没有出现二氧化碳潴留。研究结果发现，夜间氧疗可维持动脉血氧饱和度在90%以上，睡眠时动脉二氧化碳分压仅轻度增加，且这种轻度增高无重要意义。氧疗可延缓肺功能的恶化，氧疗后正常人FEV_1降低值为每年18～35 mL，COPD患者FEV_1下降值为50～90 mL。

(四)降低肺动脉压和延缓肺心病进展

长期氧疗可降低肺动脉压，减轻或逆转肺动脉高压的恶化。对肺动脉的改善作用受以下因素的影响。

1.氧疗的时间

每天氧疗的时间越长，肺动脉压的改善越明显。

2.肺动脉压的水平

长期氧疗对轻、中度肺动脉高压效果更好。

3.个体差异

对缺氧以及氧疗的反应存在着个体化差异，每天吸氧15个小时以上能纠正大多数重症COPD患者的肺动脉压的恶化。

因此可以肯定，长期氧疗能稳定或阻断肺动脉高压的发展，一部分患者可缓解肺动脉高压。

长期氧疗还可使红细胞比容减少、血液黏稠度降低以及使心、肺供氧增加，进一步改善心功能，延缓肺心病的发展。COPD患者在氧疗4～6周后始出现红细胞比容降低，且氧疗前红细胞比容越高(≥0.55)者，疗效越好。

(五)提高生存率及生活质量

有一研究对COPD长期家庭氧疗患者进行了5年的随访发现，氧疗组每天鼻导管吸氧至少15个小时，病死率为45%，而非氧疗组为67%。可移动式氧疗能使患者增加身体锻炼的机会，从而打破了慢性呼吸疾病患者由于不能运动而形成的恶性循环,可更好地改善生存率,并提高生活质量。

四、氧疗的临床指征

急性低氧血症患者常规予以吸氧治疗,吸氧的方式依病情而定,此为住院患者综合治疗的一部分。

长期氧疗(LTOT)非常昂贵,因此氧疗处方必须有充分的临床依据。不同的国家有不同的LTOT处方标准。因有不同的供氧和输送方式,故标准也不同。

目前仅有COPD患者的氧疗标准,但一般认为这些标准也适用于其他肺部疾病引起的慢性低氧血症患者,如囊性纤维化、继发于间质性肺炎和慢性肉芽肿性疾病的肺纤维化,严重的限制性肺部疾病。

长期氧疗(LTOT)是依据患者在海平面上呼吸室内空气时出现慢性低氧血症,测定其动脉血气值和脉搏血氧饱和度值来确定的。

(一)家庭氧疗处方

几个国家已经制订出严格的LTOT处方标准,在美国LTOT处方是根据两个关于氧疗的会议制订的。

开始LTOT的临床标准是依据休息时PaO_2测定的结果。血氧定量法测SaO_2用来随时调整氧流速,如果怀疑高碳酸血症或酸中毒,则必须测定动脉血气。

1.长期氧疗的适应证

慢性呼吸衰竭稳定3～4周,尽管已进行了必要的和适当的治疗,仍有:①静息时,$PaO_2 \leqslant 7.3$ kPa(54.8 mmHg)或$SaO_2 \leqslant 88\%$,有或无高碳酸血症;②静息时PaO_2在7.3～8.0 kPa(55～60 mmHg)或$SaO_2 \leqslant 89\%$,如果患者有肺动脉高压、充血性心力衰竭(并重力依赖性水肿)或红细胞比容$>55\%$。

长期氧疗一般用于第Ⅳ期COPD患者,一些COPD患者在急性发作前没有低氧血症,且发作后可恢复到以往的水平,则不再需要长期吸氧。接受了适当的治疗,患者病情稳定后,患者需要在30～90天后重新评估,如果患者没有达到氧疗的血气标准,则氧疗不再继续。

2.氧疗的剂量

足以将PaO_2提高至8.0 kPa(60 mmHg)或$SaO_2 \geqslant 90\%$的氧流量大小。

3.氧疗的时间

除了仅在运动和睡眠需要吸氧外,氧疗的时间一般至少15 h/d。

4.治疗的目标

将SaO_2提高到$\geqslant 90\%$和/或$PaO_2 \geqslant 8.0$ kPa(60 mmHg),但是$PaCO_2$升高不超过1.3 kPa(10 mmHg),pH不低于7.25。应当规律地监测动脉血气PaO_2,不断调整氧流量直到达到预期治疗目的。

LTOT时通常采用鼻导管给氧,Venturi面罩供氧则给氧浓度更为准确。

(二)临床稳定性

进行夜间氧疗(NOT)试验后,许多患者PaO_2有自动改善的现象。Timms发现,NOT试验4周以后,PaO_2上升到了7.3 kPa(55 mmHg)以上,则不再需要氧疗,可用于氧疗患者的筛选。另外也有学者发现适合进行LTOT的患者予以氧疗3个月以后,在不吸氧的情况下,PaO_2可升至7.9 kPa(59 mmHg)。目前还没有能力预测哪些患者PaO_2能够提高到这种程度。

应鼓励进行 LTOT 的患者戒烟，因研究发现在 LTOT 期间仍有 8%～10%的患者继续吸烟。

（三）特殊情况下的氧疗

美国目前的处方标准是，低氧血症患者在运动和睡眠时应予以氧疗。一般情况下在睡眠和运动（即低氧血症恶化）时，已经氧疗的患者需要将氧流量增加1 L/min。如果在运动时，PaO_2 下降至 7.3 kPa(55 mmHg)，则推荐使用便携式氧疗系统。目前已认识到 COPD、脊柱后凸、囊性纤维化、间质性肺疾病患者在睡眠时有低氧血症的情况，且夜间 SaO_2 的降低与肺动脉压增加相关，夜间氧疗可改善夜间的 PaO_2，而不会引起 $PaCO_2$ 大幅度的增高，且夜间氧疗消除了夜间发生氧饱和度降低的可能，使肺动脉压趋于正常。

低氧血症患者乘飞机旅行时应特别注意，虽然通常商业飞机的飞行高度超过9144 m(30 000 ft)，但大多数航班机舱内予以加压，使之相当于 2438.4 m(8 000 ft)的高度，在这个高度时正常人和患者的 PaO_2 可下降 2.1～4.3 kPa(16～32 mmHg)，已经接受 LTOT 的慢性低氧血症患者或接近低氧血症的患者，在旅行前需要予以仔细评估。一种方法是使用低氧血症激发试验：COPD 患者休息时呼吸 15%的氧气（相当于 2438.4 m 激发试验高度），如患者的 PaO_2 降至6.7 kPa (50 mmHg)，则在飞行期间需要另外补充氧。临床症状不稳定的低氧血症患者不提倡乘飞机旅行。

五、供氧和氧输送设备

（一）供氧设备

住院患者多使用墙壁氧，必要时可结合有创或无创呼吸机。

家庭氧疗的供氧设备基本上有 4 种：压缩气罐、液体氧、分子筛氧浓缩器和新的膜分离器。每一系统均有其优点和缺点。每一患者所适合的系统依赖于患者的条件和临床用途。氧疗系统的重量、价格，便携方式对老年残疾患者特别重要。原则上如果患者能走动，那么就不能使用限制患者活动的氧疗设备，至少部分时间是这样。

1.压缩气体罐

为传统的供氧设备，较便宜，在高流量时可释放 100%的氧气。压缩气体罐在高压下贮存。便携式（小的）压缩气罐因氧气供应时间短和需频繁再填充而使其使用受限。一般不提倡在家中填充氧气罐，因此需要氧气供应商的帮助。

压缩氧气的优点是：价格便宜、实用，能够长期贮存。

压缩氧气的缺点是：重量大、氧气供应时间短、不易搬动，如果开关阀突然自行打开可发生危险。

2.液体氧

液体氧贮存在极低的温度下，比压缩气体所需的贮存容积小（1 L 液体氧＝860 L 气体），可将室温下等量的气体缩小至原来容量的 1%。其他优点有：系统的压力低，可提供更多的便携式氧疗机会，且易于运输；液体氧的便携式设备更轻便，也容易从大的氧站再填充；同压缩气体一样，液体氧也可提供 100%的氧浓度。液体氧系统的流量范围是通过加热、控制气体蒸发的速度来调节的。

液体氧比压缩气体更昂贵。如果患者有能力支付和需要外出旅行时，这种液体氧更适合。液体氧的缺点是：价格高、需要间断地进行压力释放导致氧浪费，甚至不用时也需这样做。

3.分子筛氧浓缩器

分子筛氧浓缩器是目前最便宜的供氧设备，为电力设备，通过一个分子筛从空气中分离氧，氧气输送给患者，氮气则回到空气中。氧浓缩器的重要优点是价格效益比高，缺点是移动性差，不能携带，一般在固定的地方如汽车或房间里使用，且需要电源和常规维护，可作为供氧后备设备。分子筛氧浓缩器是一种复杂的仪器，需要经常维修才能保证其功能正常。当使用的氧流量过大时，氧浓度会降低，避免这一问题的方法是选择大型号的筛床；另一个问题是增加仪器的使用时间，会使输出氧浓度降低，即使是常规维修，细心保养也是如此，因此分子筛氧浓缩器需要进行系统技术检查，以保证其工作状态良好。目前新型仪器有氧浓度表，有助于患者的使用。分子筛不能浓缩水蒸气，因此需要高流量氧气时，常需要湿化。另外仪器也可浓缩有毒气体，筛床的消耗还可造成工业污染，设备位置固定限制了患者的活动。尽管有这些缺点，这种氧浓缩器还是具有明显的优点，如不需要反复填充就是其最大的优点。

4.膜分离器

使用聚乙烯膜和压缩器从空气中浓缩氧气。这种膜通常可使氧气和水蒸气透过，可使输出的氧气得到适当的湿化。膜分离器较分子筛浓缩器有技术优势：首先，膜浓缩器需更换的零件较少（仅有管内滤器需要更换），这种设备尤其适用于农村；作为后备设备，维护费用低，有经济上的优势；虽然膜分离器产生的氧浓度低为45%，但氧流量的范围仍较大；不需要湿化是其在经济上的另一个优势，适合于气管内氧疗；它还是一个细菌滤过器，聚乙烯有异物屏障作用。

（二）氧输送设备

氧输送设备有多种，传统的面罩和鼻导管最常见，经气管氧疗（TTOT）有增加的趋势，不同的氧输送设备，可使吸氧效率得到不同程度的改善。

1.面罩

使用合适的面罩是最好的氧输送方法之一，但不如鼻导管的耐受性好。固定式面罩使用高流量氧气，这种面罩可提供一个持续的、预定好的氧浓度。可调式面罩如 Venturi 面罩的氧浓度可调，调节空气的进量可控制氧浓度在25%～50%。在高流量时面罩的使用效果好，当氧浓度＜35%时多不需要使用。

面罩的优点是：可保持一定的吸氧浓度，吸入氧浓度不受潮气量和呼吸频率的影响。

面罩的缺点是：面罩的无效腔会影响二氧化碳的排出，增加二氧化碳分压；所需氧流量较高（一般＞4 L/min），耗氧量大，故家庭氧疗中很少使用；患者感觉不舒适、进食和讲话不方便。

2.鼻导管

鼻导管无疑是最常用的氧输送形式。它廉价、舒适，患者易于接受，吸氧的同时可以吃饭、睡眠，谈话和吐痰。氧浓度不会因患者从鼻子或口腔呼吸而有所改变。但吸入氧浓度随患者呼吸深度和频率不同而有所变化。氧流量与吸入氧浓度大致呈以下关系：吸入氧浓度＝21＋4×氧流量（L/min）。氧流量高时患者往往不能耐受局部冲力和刺激作用，可产生皮炎和黏膜干燥，故 FiO_2 不能过高。在某种程度上，适当湿化可避免此种情况的发生。与面罩吸氧不同，鼻导管吸氧不会使 CO_2 重新吸入。

由于向肺泡输送氧气仅占自由呼吸周期的一小部分（大约是开始的1/6），剩余的时间用来填充无效腔和呼气，因此，输送的大部分氧气没有被患者利用，而是跑到空气中白白地浪费掉了，在呼气时氧气被浪费30%～70%。

3.经气管氧疗(TTOT)

经气管氧疗于1982年首先由Heim Lich提出。在局麻下,将穿刺针穿刺进入气管内,将导管(直径1.7～2.0 mm)放入气管内,拔出穿刺针,导管送至隆突上2 cm处。外端固定于颈部,与输氧管相接。呼气时,气道无效腔可起储存氧气的作用,故氧流量比经鼻氧疗减少50%,且供氧不随呼吸深浅和频率的变化而变化。

TTOT有美容优点,能保持患者的个人形象,帮助患者避免了社会孤独症,使患者容易接受这种治疗,且此氧疗使所需氧流量较少,因而仪器变轻,移动范围加大,患者感觉较好,氧疗的效果也好,还可减少家庭氧疗费用。

TTOT的缺点是易发生干燥,分泌物阻塞导管,需每天冲洗导管2～3次,还可发生局部皮下气肿、局部皮肤感染,出血和肺部感染。对有气道高反应、严重心律失常和精神焦虑者慎用。在我国使用较少。

六、氧中毒

在Priestley于1775年发现氧以后,立刻就注意到O_2有这种双重性质:“虽然纯氧可以像药物一样有用……就像蜡烛在氧中燃烧的比较快一样……我们的生命也会结束的太快。”的确即使在正常空气中的氧浓度下,人体自然老化过程中O_2也起作用。1785年,Lavoisier第一次认识到在呼吸和燃烧过程中氧所起的同样重要作用时,详细地论述了氧的双重性质:“当氧过多时,动物就会生病;当氧缺乏时,就会立刻发生死亡。”

(一)氧中毒的病理生理

1.呼吸驱动受抑制、肺血管扩张及高碳酸血症

高氧产生高碳酸血症,可引起重度COPD患者严重的呼吸抑制。

高氧引起COPD患者高碳酸血症的机理:传统的观点是高氧引起的高碳酸血症是由于肺泡低通气,即动脉PO_2升高,引起低氧通气驱动减弱而造成的。其他机制包括Haldane效应和肺通气/灌注比例失调。

2.吸收性的肺不张

吸氧期间,通气/灌注比率很低的肺单位中发生了吸收性的肺不张,即吸气过程中,肺泡吸收气体的速率超过了吸氧时吸进肺泡气体的速率。这种结果的产生依赖于通气/灌注比例、通气类型(例如出现叹气)、吸入O_2浓度、吸氧的时间、肺内在的稳定性(例如组织和表面活性物质的因素等),局部产生低氧性肺血管痉挛的程度。

高氧也可通过干扰肺表面活性物质系统引起肺不张。高氧既可破坏Ⅱ型肺泡细胞的合成、分泌,又可损伤肺泡-毛细血管界面,导致血浆蛋白的流失,从而抑制了表面活性物质的功能。与吸收性肺不张相比,表面活性物质缺乏性肺不张发生时较缓慢,这是因为:①产生高氧性肺损害需要时间;②表面活性物质正常的半衰期为20小时,高氧期间表面活性物质的半衰期似乎有所延长。

3.急性气管支气管炎

1945年Comroe详细描述了急性气管支气管炎综合征,正常个体呼吸100%的O_2 24小时后可出现以下症状:胸骨后发紧、咳嗽、喉痛、鼻充血、眼刺激征、耳朵不适、疲劳、感觉异常,还有肺活量的减少。综合征于吸氧4～22小时后开始,吸入75%的O_2 24小时也可出现胸骨后发紧,而吸入50%的O_2 24小时则不会出现。在正常个体中胸骨后发紧是出现急性气管支气管炎的

第一个症状，被认为是再现了急性气管支气管炎，但这也可以是单纯肺不张的症状，这些症状群已被无数的研究所重复并肯定。研究发现神志清的健康人呼吸90%～95% O_2 6 小时后，使用纤维支气管镜可直接找到气管支气管炎的证据（局部有发红、水肿、气管小血管充血），他们也发现仅需吸 O_2 3 小时黏液分泌速度就明显受抑制。

肺活量的减少被认为是 O_2 中毒的最好的指标，肺活量的减少可能是由于急性气管支气管炎于吸气时感到疼痛和吸收性肺不张而产生。

4.减慢代谢率

由氧耗测得的结果显示常压高氧可减慢代谢率。机制不清楚，可能包括：①全身性细胞氧中毒；②微循环水平矛盾性的氧供不足，或者是“高氧性低氧”；③氧需求选择性减少，正如在哺乳动物中遇到一定的生理性应激所表现的那样，而与高氧无关。

5.急性血流动力学效果

氧中毒患者的心率减少是迷走神经兴奋引起的，可由阿托品来阻断；心排血量的减少与心动过缓有关。心功能减退开始由心动过缓引起，后来由于肺血管扩张使右室后负荷降低。在高氧期间全身血管床均处于收缩状态。尽管有全身血管收缩，对系统动脉压的影响却不同，这要看心排血量是否同时减少。

（二）肺氧中毒的病理

高氧性肺损伤的组织病理学是以弥漫性肺泡损伤（或 DAD）为特征的。DAD 可被划为两个时期。首先第一周内急性早期或渗出期，以肺泡间质水肿、肺泡内出血和纤维素渗出为特点，肺泡细胞脱落（Ⅰ型细胞）伴有肺泡基底膜和透明膜的剥脱。小肺动脉，肺泡毛细血管可显示有纤维蛋白血栓形成。第一周末Ⅱ型细胞沿着肺泡表面增生。

DAD 的第二阶段是增生和机化阶段，发生于第一周以后。肺间质成纤维母细胞增生和局部肺泡内纤维化。水肿和透明膜已经大部分清除，但仍有间质炎症浸润和肺泡衬里细胞过度增生。有显著的肺间质纤维化。

（三）氧中毒机制

现普遍认为高氧的中毒作用是高活性氧自由基浓度增加的直接结果，过量的氧自由基超过了机体的抗氧防御能力。尽管细胞针对氧自由基有防御机制，但在高氧时氧自由基产生速度足以对抗这些防御机制，造成没有察觉的细胞损害。

氧分子本身一般是无毒的，仅有中等量活性。在氧还原 4 个电子形成水的过程产生的自由基团中间产物有很高的活性，这是由于它们对外来电子有很高的亲和力的结果，这种极高的电子亲和力使这些基团能迅速从附近的分子中获得电子，从而破坏了邻近的脂类、蛋白和 DNA，这种过氧化物的破坏过程表现为脂过氧化、酶受抑制和 DNA 链断裂，最终使细胞完整性受损和细胞死亡。

（四）机体的抗氧化防御机制

细胞有 4 个抗氧化防御机制：①防止自由基团的生成；②把氧化物转变成毒性小的物质；③隔离活性物质，远离生命细胞结构；④还原自由基团，修复损伤的分子。

（五）致氧中毒的氧分压域值

现一般认为吸氧浓度 FiO_2＞50%为高浓度氧，需要强调的是，吸入高浓度氧，即使 PaO_2 很高，若并无高 PO_2，则组织损害主要局限于肺。宇航员在减压舱内长期吸纯氧而无害，说明氧中毒主要取决于氧分压。

像其他药物中毒一样，氧中毒情况也可以用经典的药理学上的剂量-反应曲线来表示。表示氧中毒的剂量-反应关系是由肺活量的减少来表示的，规定0.5大气压的 PO_2 域值作为 O_2 中毒发生的域值，由肺活量的减少作为评价指标。

(六)氧中毒的诊断和治疗

1.诊断

对于接受高浓度氧疗的肺疾病患者，目前临床上尚没有实用的诊断方法判断其是否发生了肺氧中毒。氧中毒最好的指标是提示急性气管支气管炎的胸骨后疼痛等症状，肺氧中毒的诊断应根据以下方面综合判断：①高浓度高压氧接触史；②急性气管支气管炎的症状；③肺功能改变，肺活量减少；④生化检验，如5-羟色胺的廓清、转化酶的活性等。

2.氧中毒的治疗

(1)提高肺的抗氧化能力。为提高肺的抗氧化能力采取了许多治疗方法，包括：①予以外源性的抗氧化酶如SOD、催化酶和GSH的治疗；②抑制自由基团产生的药物，如应用铁螯合物结合铁；③加入非酶抗氧化剂，如维生素E，N-乙酰半胱氨酸和Dimethylthiourea(DMTU)。

(2)高氧的还原耐力。研究显示动物接触细菌内毒素、细胞因子、肿瘤坏死因子-α(TNF-α)和白介素-1(IL-1)、亚致死水平的高氧(85% O_2)或低氧，则可提供一个保护性的作用，这种保护作用与SOD、催化酶和谷胱甘肽过氧化酶的水平增加有关。

(3)外源性表面活性物质的治疗。研究显示动物使用外源性表面活性物质治疗可减轻高氧肺损伤和减少由于呼吸衰竭而发生的死亡。外源性的表面活性物从3个方面起作用：①维持肺泡的稳定性；②清除细胞外产生的氧基团；③增加细胞内抗氧化酶的含量。

一旦考虑到有肺氧中毒的可能(一般发生在ARDS患者，他们需要的吸氧浓度超过60%，且时间超过24～48小时)，目前临床上唯一能接受的治疗是减低吸氧浓度至最低限度，使之能维持适当的氧合水平。为了达到这一目的，首先要减少额外氧的需求(如发热、感染、“呼吸机打架”)。其次应仔细查找影响氧合的复杂疾病，并予以治疗，如院内感染、过度分泌、支气管痉挛、隐性气胸，与气压伤有关的肺实质性损害、支气管气管插管损伤、大量胸腔积液、静水压增高的肺水肿(肺动脉嵌压升高)，与肺实质损伤无关的心肺血管短路、肺栓子形成、心排血量低、肺心病等。

难治性ARDS患者和顽固性低氧血症患者，需要持续的高浓度氧疗，这时临床医师将面对棘手的3个问题：①接受一个低水平的动脉氧合；②增加通常已经较高的气道压力(如增加PEEP)，将有气压伤的危险，包括最严重的张力气胸；③维持甚至增加已经较高的 FiO_2。应谨慎牢记，全身低氧血症和气压伤的即刻危险比将来可能出现的高氧性肺损伤更快，且更严重。

七、LTOT非医疗性危险

(一)氧气的火灾危险

氧气本身既非可燃物，也非可爆炸物，但可使可燃物燃烧。氧浓度越高，则燃烧越快，释放热量越多。氧气治疗时主要火灾危险有：①使用塑料传送管，增加了燃烧的机会；②氧气从贮存罐、低温库和浓缩器中泄漏，可引燃附近的物品如地毯等；③吸烟尤其容易被烧伤，许多患者，包括这些做LTOT的患者，仍继续吸烟，而无视吸烟本身会加速疾病进展这个事实。当然，尽管有发生火灾的危险，医学文献中报道很少有严重伤害的情况。

(二)高压氧气罐的危险性

有时家庭中进行LTOT的氧气是以压缩气体的方式输送，压缩气体放在巨大的金属罐中，这种贮存方式有许多潜在的危险。当周围温度升高时，贮存罐中的压力会超过其安全水平。当压力上升到一定数值时，安全阀打开，氧气释放到周围空气中去，如果附近有火种或过热时，可产生火灾。因此贮存罐必须远离火种和发热仪器，如散热器和加热器等。当贮存罐歪倒和压力调节器移位时，气体贮存罐就会破裂，高压气体就会通过一个小孔发生外泄产生后坐力而移位，这种氧气"旋风"可穿透混凝土墙，并可引起严重伤害。因此，所有氧气罐均需以安全地垂直位存放。

(三)氧浓缩器的危险性

氧浓缩器是在 1973 年引入家庭 LTOT 的，从此以后便得到了广泛的应用。浓缩器是由电驱动的，氧气离电线很近，但目前未有由其引起火灾相关报道。

(四)液氧输送系统的危险

家庭 LTOT 使用液体氧气，液体状态贮存于－297 ℃以下的氧气可以蒸发。

危险主要与液体氧的超低温有关。当从大贮存罐向小贮存罐灌注的过程中，易使人接触到液体氧而有可能发生冻伤。

(五)其他不良反应

高流量和湿化不足可引起黏膜干燥、鼻黏膜刺激，甚至鼻腔出血。未经充分湿化的氧气，特别是流量较大时，可引起气道分泌物黏稠，引流不畅。吸入从压缩氧气瓶释放出的氧气，其湿度大多＜40％，故即使在低流量吸氧时，也应接气泡式湿化瓶。

使用鼻导管时有人对聚氯乙烯过敏，治疗应予以局部涂激素膏或更换一个新的导管。

使用低流量氧疗患者的心理和社会效应很少引起人们的注意，一些患者害怕吸氧，因为他们认为吸氧与临终状态相关。许多患者带着鼻导管和背着氧气罐出门时，心里总是自我暗示：我是患者。另一些患者则以为一旦吸氧，则会发生氧气依赖、上瘾，不能断开。这需要医务人员认真开导患者及家属，使他们逐渐接受和熟悉这种可延长生命的治疗方法。社会心理问题则需要认真对待，说服教育。

高流量吸氧可造成器官损害，相反，低流量吸氧相当安全，尽管有报道说低流量吸氧也可损害肺组织，但仔细选择病例进行氧疗的益处远远大于害处。COPD 患者接受低流量氧疗后少数患者出现 $PaCO_2$ 升高，与肺通气/血流比例和血流中 CO_2 的输送发生改变有关，不是通常人们所认为的那样是由于呼吸驱动减弱所造成的。多数患者中最常见的是肺通气/灌注比例失调加重，无效腔/潮气量的比值增加，这可能是由于吸氧后局部低氧性血管痉挛情况消失，增加了通气差区域的灌注所致，这种作用较小，且不是进展性的。COPD 中长期使用低流量家庭氧疗后没有出现细胞毒性和肺不张。

另外应注意供氧装置、给氧器具和湿化装置包括鼻导管、鼻塞和湿化瓶等均应定期消毒，专人使用，以防引起或加重呼吸道感染。医护人员也应定期随访 LTOT 患者，说明长期氧疗的重要性，指导氧疗患者正确使用氧疗装置及其消毒，以提高氧疗的依从性。长期氧疗患者定期复查的时间为 6 个月。

最后应强调，氧疗不能替代药物治疗及体质锻炼等其他康复治疗，因此应采取综合治疗措施，才能更好地改善患者的预后。

(朱亚楠)

第三节 机械通气

一、基本原理

正常人自主呼吸时由于呼吸肌主动收缩，膈下降，胸内负压增加，使肺泡内压低于气道口压，气体进入气管、支气管和肺泡内。目前临床采用的机械通气，主要是使用正压通气的方式来支持肺功能。正压通气是指由呼吸机提供高于肺泡内压的正压气流，使气道口与肺泡之间产生压力差，从而建立人工通气，因而，机械通气在通气过程中，气道压力势必升高。任何正压通气方式均应有 3 个必备的机械功能：启动，限制和切换。

(一)启动

启动是指使呼吸机开始送气的驱动方式，它有 3 种方式：时间启动，压力启动和流量启动。

1.时间启动

时间启动用于控制通气，是指呼吸机按固定频率进行通气。当呼气期达到预定的时间后，呼吸机开始送气，即进入吸气期，不受患者自主吸气的影响。

2.压力启动

压力启动用于辅助呼吸。压力启动是当患者存在微弱的自主呼吸时，吸气时气道内压降低为负压，触发呼吸机送气，而完成同步吸气。呼吸机的负压触发范围－0.49～－0.098 kPa(－5～－1 cmH_2O)，一般成人设置在－0.098 kPa(－1 cmH_2O)，小儿 0.049 kPa(0.5 cmH_2O)以上。辅助呼吸使用压力触发时，能保持呼吸机工作与患者吸气同步，利于撤离呼吸机。当患者吸气用力强弱不等时，传感器装置的灵敏度调节困难，易发生患者自主呼吸与呼吸机对抗以及过度通气或通气不足。

由于同步装置的技术限制，患者开始吸气时，呼吸机要延迟 20 ms 左右才能同步送气，这称为呼吸滞后。患者呼吸频率越快，呼吸机滞后时间越长，患者出现欲吸而无气，反而增加呼吸做功。

3.流量启动

流量启动用于辅助呼吸。流量启动是指在患者吸气开始前，呼吸机输送慢而恒定的持续气流，并在呼吸回路入口和出口装有流速传感器，由微机测量两端的流速差值，若差值达到预定水平，即触发呼吸机送气。持续气流流速一般设定为 10 L/min，预定触发流速为 3 L/min。流量触发较压力触发灵敏度高，患者呼吸做功较小。

(二)限定

限定是指正压通气时，为避免对患者和机器回路产生损害作用，应限定呼吸机输送气体的量。一般有 3 种方式。

1.容量限定

预设潮气量，通过改变流量、压力和时间 3 个变量来输送潮气量。

2.压力限定

预设气道压力，通过改变流量、容量和时间 3 个变量来维持回路内压力。

3.流速限定

预设流速，通过改变压力、容量和时间 3 个变量来达到预设的流速。

(三)切换

切换指呼吸机由吸气期转换成呼气期的方式。有 4 种切换方式。

1.时间切换

达到预设的吸气时间，即停止送气，转向呼气。

2.容量切换

当预设的潮气量送入肺后，即转向呼气。

3.流速切换

当吸气流速降低到一定程度后，即转向呼气。

4.压力切换

当吸气压力达到预定值后，即转向呼气。

随着呼吸生理理论的发展，呼吸机的技术性能不断改善，机械通气在临床上应用日益增多。机械通气可大大降低呼吸衰竭的病死率，是治疗呼吸衰竭重要的有效手段。

二、适应证与禁忌证

(一)适应证

任何原因引起的缺 O_2 与 CO_2 潴留，均是呼吸机治疗的适应证。

1.应用范围

(1)心肺脑复苏时。

(2)中毒所致的呼吸抑制。

(3)神经-肌肉系统疾病造成的中枢或周围性呼吸抑制和停止。脑卒中、脑外伤、各类脑炎、脑部手术、癫痫持续状态、各种原因所致的脑水肿，脊髓、神经根、呼吸肌等受损造成的呼吸抑制、减弱和停止等。

(4)胸、肺部疾病，如 ARDS、严重肺炎、胸肺部大手术后、COPD、危重哮喘等。

(5)胸部外伤，如肺挫伤、开放性或闭合性血气胸、多发多处肋骨骨折所致的连枷胸，只要出现无法纠正的低氧血症，均是应用机械通气的适应证。

(6)循环系统疾病，急性肺水肿、心脏大手术后常规机械通气支持等。

(7)雾化吸入治疗。

2.应用指征

(1)任何原因引起的呼吸停止或减弱(<10 次/分)。

(2)呼吸窘迫伴低氧血症[PaO_2<8.0 kPa(60 mmHg)]。

(3)肺性脑病(强调意识障碍严重程度)。

(4)呼吸道分泌物多，无力排出。

(5)胸部手术后严重低氧血症。

(6)心脏大手术后，尤其是接受体外循环的患者。

(7)胸部外伤致连枷胸和反常呼吸。

(二)禁忌证

呼吸机治疗没有绝对禁忌证。任何情况下，对危重患者的抢救和治疗，均强调权衡利弊。病情复杂，矛盾重重，需选择利最大、弊最小的治疗方案。除未经引流的气胸和肺大疱是呼吸机治疗的禁忌证外，其余均是相对禁忌证：①严重肺大疱和未经引流的气胸。②低血容量性休克患者在血容量未补足以前。③肺组织无功能。④大咯血气道未通畅前。⑤心肌梗死。⑥支气管胸膜瘘。⑦缺乏应用机械通气的基本知识或对机械通气机性能不了解。

三、常用机械通气模式

几种常见的通气模式典型气道压力曲线示意图见图 3-3。

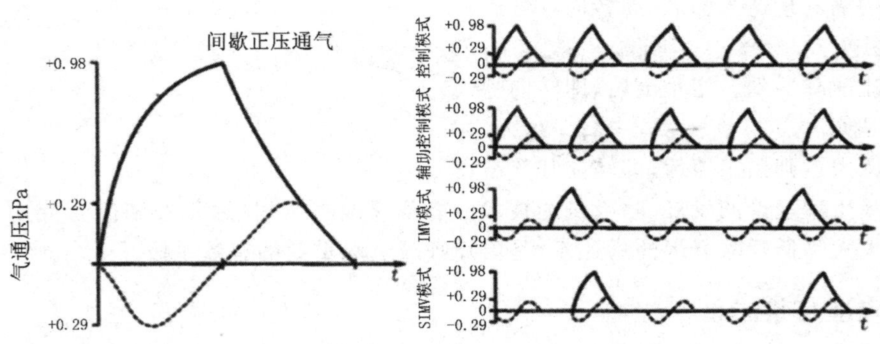

图 3-3　几种通气模式的典型气道压力曲线

（虚线示正常的自主呼吸，实线示机械通气时的压力曲线）

（一）控制通气

控制通气（CV）也称为间歇正压通气（IPPV），其特点是无论患者自主呼吸如何，呼吸机总是按预定的频率、潮气量（VT）或压力进行规律的通气，适应于自主呼吸消失或很微弱的患者。应用于自主呼吸较强的患者则很难达到自主呼吸与机械通气的协调。对自主呼吸增强的患者，如应用辅助通气模式仍不能与自主呼吸协调，可应用药物抑制自主呼吸后再采用控制通气模式。近年生产的呼吸机均兼有控制与辅助通气方式，或二者结合组成辅助控制通气方式。

（二）辅助通气

辅助通气（AV）与控制通气不同，启动是由患者自发吸气动作来触发。因此，它的通气频率决定于患者的自主呼吸，VT 决定于预先设定的容积（或压力）的大小。对自主呼吸频率尚稳定的患者，应尽量采用辅助通气。

（三）辅助控制通气

辅助控制通气是一种较先进的通气模式。它与单纯辅助通气的主要不同在于，当自主呼吸频率过慢，每分通气量小于设定值时，呼吸机本身可测知，并自动以控制通气方式来补充，以防止通气不足，比较安全。即使采用辅助或辅助控制通气模式，有时自主呼吸仍难与机械通气协调，这时应注意触发灵敏度的调节，同时应注意气路是否漏气、堵塞，吸氧浓度是否不足，设定通气频率、每分通气量是否合适等。

（四）间歇指令通气与同步间歇指令通气

1.间歇指令通气（IMV）

在每分钟内，按事先设置的呼吸参数（频率、流速、流量、容量、吸/呼等），给予患者指令性呼吸，通气与自主呼吸不同步；在指令通气间隔时间内，患者可以有自主呼吸，自主呼吸频率、流速、流量、容量、吸/呼等不受呼吸机的影响。

2.同步间歇指令通气(SIMV)

呼吸机提供的指令性通气可以由自主呼吸触发,即通气能与自主呼吸同步,是 IMV 的改良。

3.IMV/SIMV 通气模式的优点

(1)无须大量镇静剂。

(2)可减少因通气过度而发生碱中毒的机会。

(3)长期通气治疗时可防止呼吸肌萎缩,有利于脱离机械通气。

(4)降低平均气道内压,减少机械通气对循环系统的不良影响。

4.IMV/SIMV 通气模式的缺点

对患者增加通气的要求反应不良,可导致通气不足,增加患者呼吸功消耗,可导致呼吸肌疲劳,使呼吸机撤离过渡时间延长。

(五)压力支持通气

1.工作原理

压力支持通气(PSV)是一种辅助通气方式,在自主呼吸的前提下,每次吸气都接受一定水平的压力支持,以辅助和增强患者的吸气能力,增加吸气幅度和吸入气量。与单独应用 IMV/SIMV通气模式的不同之处是患者每次吸气(指令性或自主性),均能得到压力支持,支持水平随需要设定。

2.临床应用

主要应用于自主呼吸能力不足,但神经调节无明显异常的患者。应用 PSV 时,机体可在一定水平的压力支持下,克服疾病造成的呼吸道阻力增加和肺顺应性下降,得到充足的 VT。随病情好转,压力支持水平可逐渐降低,常用于机械通气撤除的过程中、重症哮喘、COPD,胸部外伤和手术后需长期机械通气机支持者。

(六)容积支持通气

容积支持通气(VSV)是一种特殊的辅助通气模式,它的优点能保持恒定的潮气量,当患者自主呼吸增强时支持压力水平自动降低,相反,则自动增加支持压力水平。当患者自主呼吸停止 20 秒以上时,VSV 可自动转换为压力调节容积控制通气。

(七)持续气道正压通气

持续气道正压通气(CPAP)是指在有自主呼吸的条件下,整个呼吸周期内均人为地施以一定水平的正压,故又可称为自主呼吸基础上的全周期正压通气。

1.CPAP 通气模式的特点

(1)CPAP 是一种独立的通气模式。

(2)CPAP 是在自主呼吸的基础上,整个呼吸周期内均给予一定水平的正压。

(3)CPAP 与呼气末正压通气(PEEP)相仿,也能防止气道闭合和肺泡萎陷,但 CPAP 仅仅是一种自主呼吸的通气方式,呼吸机并不提供恒定的潮气容积与吸气流速,在纠正由严重肺功能障碍所致的换气功能障碍时,远不如 PEEP 效果明显。

(4)CPAP 对自主呼吸要求较高,许多有严重肺功能障碍的患者,不适合应用于 CPAP 通气模式。

2.CPAP 通气模式的主要优缺点

吸气时恒定的持续正压气流(超过吸气气流)使吸气省力,呼吸做功减少;与患者的连接方式较为灵活,经人工气道或面罩均可。CPAP 可引起循环紊乱和气压伤等。

3.临床应用

主要用于脱机前过渡或观察自主呼吸情况，如吸气压力、VT、VE等。

（八）双气道正压通气

1.工作原理

吸气、呼气相的压力均可调节。P1相当于吸气压力，P2相当于呼气压力；T_1相当于吸气时间，T_2相当于呼气时间。这两个时相的压力和时间均可根据临床的需要随意调整。

2.临床应用

自主呼吸和控制呼吸时均可使用。一般情况下，根据临床需要，可灵活调节出多种通气方式。当P1＝吸气压力，T_1＝吸气时间，P2＝0或PEEP值，T_2＝呼气时间，即相当于定时压力调节的PPV；当P1＝PEEP，T_1＝无穷大，P2＝0，T_2＝0，即相当于CPAP；当P1＝吸气压力，T_1＝吸气时间，P2＝0或PEEP值，T_2值为期望的控制呼吸周期，即相当于IMV或SIMV。

3.注意事项

应用时应监测VT，适当设置报警参数，以防通气量不足，尤其当气道压力增高时，VT常常多变或不恒定。

（九）压力调节容积控制通气

1.工作原理

呼吸机通过不断监测患者的胸/肺的顺应性（压力-容量变化），计算出达到预定潮气量所需的最低吸气压力，反馈性地自动调节吸气压力，在VT保证前提下，将患者的吸气压力降低至最恰当水平。

2.临床应用

压力调节容积控制通气（PRVCV）模式主要适用于有气道阻力增高的患者，如危重支气管哮喘；或肺部病变较重如气道阻力增加和肺顺应性下降明显的患者。即使肺内存在着严重的时间常数不等和气体分布不均，应用PRVCV通气模式，也能得到较好的治疗效果；对需要较高初始流速或流量才能打开的闭合气道和肺单位，PRVCV可能会有一定的价值，如ARDS患者的肺泡萎陷。

四、几种主要的通气功能

（一）吸气末屏气

呼吸机在吸气相产生正压，但在吸气末和呼气前，压力仍保持在一定水平，犹如自主吸气的屏气；然后再行呼气。这种将吸气末压力保持在一定水平的通气功能，称为吸气末屏气，或称为吸气平台或吸气末停顿。

该通气功能的优点是，延长了吸气时间，有利于气体分布与弥散，适用于气体分布不均、以缺氧为主（如弥散障碍或通气/血流比例失调）的呼吸衰竭。吸气末屏气通气功能有利于雾化吸入药物在肺内的分布和弥散，也有助于进行某些肺功能数据的监测，如气道阻力和静态顺应性等。

（二）呼气末正压通气

呼气末正压通气（PEEP）是指呼吸机在呼气末仍保持在一定的正压水平。

1.临床应用

PEEP适用于由Qs/QT增加所致的低氧血症，如ARDS。PEEP纠正ARDS低氧血症的作用机制是避免和防止小气道的闭合，减少肺泡萎陷，降低Qs/QT，纠正由Qs/QT增加所致的低氧血症；增加 FRC，有利于肺泡-毛细血管两侧气体的充分交换；肺泡压升高，在 FiO_2 不变的前提下，能使 $P_{(A-a)}O_2$ 升高，有利于氧向肺毛细血管内弥散；PEEP 使肺泡始终处于膨胀状态，能增加肺泡的弥散面积；肺泡充气的改善，能使肺顺应性增加，在改善肺的通气、弥散、V/Q 失调的同时，还可减少呼吸做功。

2.最佳 PEEP 选择

最佳 PEEP 应是能使萎陷的肺泡膨胀至最好状态、Qs/QT 降低至最低水平、PaO_2 被提高至基本满意水平、对血流动力学影响和肺组织气压伤降低至最低程度的 PEEP 水平。疾病的严重程度不同，最佳 PEEP 水平不尽相同，即使是同一个患者，在疾病发生和发展的不同阶段，所需要的 PEEP 水平也可能不同。确定最佳 PEEP 水平最简便的选择法是：在保持 $FiO_2<60\%$ 前提下，能使 $PaO_2\geq8.0$ kPa(60 mmHg)时的最低 PEEP 水平。临床常用的确定最佳 PEEP 水平的方法是：在循环状态能负担前提下，FiO_2 降至 40%～50%、$PaO_2\geq8.0$ kPa(60 mmHg)时的最低 PEEP 水平。呼吸机应用过程中，应该根据患者氧合状况监测结果随时调节 PEEP 水平。

3.内源（内生）性 PEEP（PEEPi）或自发性 PEEP（auto-PEEP）

内源性 PEEP 是指因呼气时间短或呼吸阻力过高，致肺泡内气体滞留，使肺泡内压在整个呼吸周期均保持正压，相当于 PEEP 的作用，称 PEEPi 或 auto-PEEP，可由多种使呼吸道阻力增加的疾病造成，克服 PEEPi 的常用方法是应用相同水平的 PEEP。

（三）呼气延长或延迟

根据等压点（EPP）学说，呼气延长或延迟可减少支气道的动态压缩，有助于气体排出。COPD 患者习惯于噘嘴样呼吸，目的在于使 EPP 向口腔端移动，减少气道的动态压缩，有利于呼气。

（四）叹息

叹息即指深吸气。不同呼吸机设置的叹息次数和量不尽相同，一般每50～100 次呼吸周期中有 1～3 次相当于 1.5～2 倍于潮气量的深吸气，它相当于正常人的呵欠。目的是使那些易于陷闭的肺泡定时膨胀，改善这些部位肺泡的通气，防止肺不张，对长期卧床和接受机械通气治疗的患者有一定价值。

（五）反比通气

正常状态下，吸气时间总是少于呼气时间，吸/呼（I/E）多在 1∶（1.5～2）。反比通气（IRV）时，吸气延长，大于呼气时间，I/E 可在（1.1～1.7）∶1。吸气延长有利于改善氧合、纠正缺氧、减少二氧化碳的排出，可以用于治疗 ARDS 或其他原因所致的低碳酸血症。

五、参数设置和调节

（一）常用参数及设置

1.呼吸频率

呼吸频率主要考虑因素是自主呼吸频率。自主呼吸频率正常、减弱、停止时，按正常呼吸频率设置（16～20 次/分），自主呼吸频率>28 次/分时，初始呼吸频率不易设置过低，随着引起自主呼吸频率增快的原因去除，再将呼吸频率逐渐下调。其次考虑呼吸衰竭的病理生理，在有气道阻力增高时，选择慢而深的呼吸频率，限制性肺部疾病时，选择稍快的呼吸频率（18～24 次/分）。

2.潮气量（VT）与每分通气量（VE）

VT 与呼吸频率有一定关系，首次 VT 设置，应掌握一定规律，减少设置盲目性。一般先以

5～10 mL/kg 设置，以后根据动脉血气分析调整。特殊状况下，如有肺大疱、可疑气胸、血容量减少尚未纠正、血压下降等，应先将 VT 设置在较低水平，将呼吸频率适当提高，以预防通气不足。自主呼吸频率过快时，为减少对抗，呼吸频率设置应与自主呼吸频率接近，此时应适当降低 VT 水平。VE 等于 VT 与呼吸频率乘积，VE 可以不做设置。

3.吸/呼比

呼吸功能正常者以 1∶1.5 左右为妥，阻塞性通气功能障碍为 1∶(2～2.5)；限制性通气功能障碍为1∶(1～1.5)。吸气末屏气时间，应算在吸气时间内。

4.PEEP

初接受呼吸机治疗时，一般不主张立即应用或设置 PEEP。根据缺氧纠正的难易度适当设置 PEEP 水平，再依据缺氧纠正情况，调节 PEEP 水平。

5.FiO_2 设置

开始时为迅速纠正低氧血症，可应用较高 FiO_2(＞60％)，100％也十分常用。随着低氧血症的纠正，再将 FiO_2 逐渐降低至 60％以下；低氧血症改善明显后，将 FiO_2 设置在 40％～50％水平为最佳。FiO_2 设置原则是使 PaO_2 维持在8.0 kPa(60 mmHg)前提下的最低 FiO_2 水平。当低氧血症未能纠正时，不能盲目以提高 FiO_2 的方式纠正缺氧，应该选择其他通气方式，如 PEEP 等。

(二)常用参数调节

合理调节机械通气各类参数是机械通气治疗的必备条件，否则，非但达不到治疗目的，相反却会引起各种并发症，严重时能直接导致死亡。常用参数调节依据动脉血气分析指标、心脏功能、血流动力学状况，避免肺组织气压伤。

1.动脉血气分析指标

(1)PaO_2：是低氧血症是否被纠正的标准。PaO_2≥8.0 kPa(60 mmHg)，说明所设置的参数基本合理，如果 FiO_2 水平已经降至 40％～50％水平，可以暂不作调整，待 PaO_2 稳定一段时间后再作调整，直至降低至准备脱机前的水平；如果所设置的 FiO_2 水平较高，应逐渐降低 FiO_2 直至相对安全的水平。

若低氧血症未被纠正时，可按以下思路调整机械通气参数。①分析低氧血症产生的原因，调整相应参数。Qs/QT 增加时，选择 PEEP；弥散障碍时，提高 FiO_2；通气功能障碍时，去除呼吸道分泌物、保持呼吸道通畅，并适当增加 VT。合并二氧化碳潴留时，调节方法见 $PaCO_2$ 升高的处理方法。②采用各种能纠正低氧血症的方法，如增加 VT、延长吸气时间、增加吸气平台压或吸气屏气的时间、应用 PEEP、提高 FiO_2 等，并观察疗效，酌情选择最佳方法。

(2) $PaCO_2$：是判断呼吸性酸、碱中毒的主要指标。呼吸性酸中毒，$PaCO_2$＞6.7 kPa(50 mmHg)，提示通气不足；呼吸性碱中毒，$PaCO_2$＜4.7 kPa(35 mmHg)，提示通气过度。过度通气时，降低 VT，缩短呼气时间；严重低碳酸血症，如心功能和血流动力学状况允许，采用反比通气。通气不足时，保持呼吸道通畅，增加 VT、VE，呼吸频率和延长呼气时间。

2.心功能和血流动力学状况

已存在心功能障碍和血流动力学紊乱，慎用 PEEP、吸气延长，吸气末屏气和反比通气等。

3.肺组织气压伤

熟悉容易引起气压伤的通气模式和通气功能，如 PEEP、PSV、高 VT 等。如有肺组织气压伤易发因素，如先天性或后天性肺大疱、肺损伤时，避免使用容易引起气压伤的通气模式和功能。

无法避免使用这些模式和功能时，严密观察，及时发现和处理。即使是没有肺组织气压伤易发因素的患者，也应严密观察，警惕气压伤。

（三）报警参数设置和调节

1.容量（VT 或 VE）报警

容量报警的临床意义是预防漏气和脱机。多数呼吸机监测呼出气 VT、VE 或 VT 和 VE 同时监测。设置依据：依 VT 或 VE 的水平不同而异，高水平设置与 VT 或 VE 相同；低水平能维持生命的最低 VT 或 VE 水平。

2.压力报警

分上限、下限压力报警，用于对气道压力的监测。气道压升高，超过上限水平时，高压报警；气道压降低，低于低压水平时，低压报警装置被启用。低压报警装置是对脱机的又一种保护措施，高压报警多提示咳嗽、分泌物堵塞、管道扭曲、自主呼吸与机械通气拮抗或不协调等。高压报警参数，设置在正常气道最高压（峰压）0.49～0.98 kPa（5～10 cmH_2O）水平；低压报警参数，设置为能保持吸气的最低压力水平。

3.低 PEEP 或 CPAP 水平报警

低 PEEP 或 CPAP 水平报警是保障 PEEP 或 CPAP 的压力能在所要求的水平。未应用 PEEP 或 CPAP 时，不需要设置。

4.FiO_2 报警

FiO_2 报警是保障 FiO_2 在所需要的水平。设置依据根据病情，一般高于或低于实际设置的 FiO_2 值的 10%～20%即可。

六、机械通气对生理的影响

（一）对血流动力学的影响

正压通气使胸膜腔内压（ITP）增高，减少静脉回流至右心的血量，从而导致心排血量下降，下降程度与平均气道压、肺顺应性、胸壁顺应性及 PEEP（CPAP）水平有关。ITP 升高还阻碍右心室排空，使右心室收缩末容量增加，右房压升高，体循环静脉回流下降；过大的潮气量和高水平的 PEEP（CPAP）会对右冠状动脉疾病和右室功能不全患者产生不利影响。肺泡扩张压迫肺毛细血管床，从而增加肺血管阻力（PVR），增加右心室后负荷。当升高气道压力传递到心脏周围时，左心室也会发生改变。其机制是：高 PEEP（CPAP）使右心室舒张末容量（RVEDV）增加，导致室间隔右向左移动，降低左室顺应性、影响前负荷；较高的 RVEDV 也使心包腔内压增加，限制心脏活动。

为了避免有害的血流动力学影响，应采用支持心血管功能的措施，包括：①谨慎补充液体，维持合理的血容量及合适的前负荷；②给予强心药维持足够的心肌收缩力；③应用血管扩张药或血管收缩药。但最关键的是选择合适的通气方式、合理调节 VT、吸气时间及吸气流速，把机械通气对静脉回流影响减至最小。

（二）对脏器功能的影响

正压通气对肾功能的直接影响是使肾灌注减少、肾内血流重新分布，致肾小球滤过率降低，钠和水排泄减少，尿量减少。扩充血容量、给予利尿剂，或给予小剂量多巴胺可减少正压通气对肾功能的直接影响。

应用正压通气治疗超过 3 天，有近 40%的患者会出现胃肠道出血，这主要由于胃肠黏膜急性的多发性溃疡所致。应用抗酸治疗，维持胃液 pH>5.0，能有效防止胃肠道出血。

七、呼吸机撤离

呼吸机治疗的时间随病情而异，少时可仅数小时，多时可数月或数年。合理掌握脱机时机，能降低呼吸机治疗的并发症。

（一）脱机指征

（1）导致呼吸衰竭的原发病已经解除或正在解除之中。

（2）通气和氧合能力良好。

（3）咳嗽和主动排痰能力强。

（4）呼吸肌有力量。

（5）气道通畅。

（二）撤离呼吸机标准

1.通气功能

VC：10～15 mL/kg，VT：5～8 mL/kg，FEV_1>10 mL/kg，最大吸气压>1.96 kPa（20 cmH_2O），静态每分通气量<10 L，每分钟最大自主通气量不少于 20 L（≥20 L）。

2.氧合指标（动脉血气分析）

（1）FiO_2<40%时，PaO_2>8.0 kPa（60 mmHg）。

（2）FiO_2 为 100%时，PaO_2>40 kPa（300 mmHg）；$P_{(A-a)}O_2$ 为40.0～47.0 kPa（300～353 mmHg）。

（3）Qs/QT<15%，SaO_2>85%。

（4）VD/V_T 为 0.55～0.6。

3.浅快呼吸指数（f/V_T）和吸气初始 0.1 秒时口腔闭合压（$P_{0.1}$）

浅快呼吸指数和吸气初始 0.1 秒时口腔闭合压是近年来主张应用的指标。前者≤105，后者为 0.39～0.59 kPa（4～6 cmH_2O），预计撤机可能成功。

截至目前，大量临床研究始终尚未寻找到切实可行的呼吸机撤离指标

（三）撤离呼吸机的方法

人工气道会妨碍患者主动而有效的排痰，人工气道拔除后，咳嗽动作恢复，有效排痰能改善通气和氧合，脱机、拔管后，各项指标有可能较脱机前明显改善。因而，只要患者呼吸平稳，就应在严密观察下试行脱机。

呼吸机撤离（脱机）的难易取决于原先肺功能状况与是否有肺部并发症。

1.直接脱机

撤离容易的患者直接脱机，可以先逐步降低呼吸机条件，观察氧合水平，撤除机械通气后，生命体征稳定，通气和氧合水平符合标准，可以脱机并拔除人工气道。

2.间断脱机

撤离困难的患者可以分次或间断撤离，即将脱机的时间分开，先是以分钟或小时为单位，每天分次脱机，以后视病情逐渐增加每天脱机的次数或延长每次脱机的时间，然后改成逐日或白天脱机、夜间上机等，直至完全脱机。

3.改变通气模式

在间断脱机前，常采用一定的通气模式作为撤除呼吸机的过渡措施。如应用 SIMV，逐渐降低 SIMV 呼吸次数，当降至 5 次/分时仍能较好地维持通气和氧合，再试行脱机。如应用 PSV

时，先逐渐增加 PSV 的压力支持水平，促进肺、胸廓的膨胀，做被动性的肺功能锻炼，然后逐渐降低 PSV 压力，降至一定水平后仍能维持较好呼吸，可以试行脱机，或转为 SIMV 的通气模式，再按 SIMV 撤机方法脱机。

4.拔除人工气道

改变通气模式或间断脱机时，仍能维持较好的通气和氧合时，方可拔除人工气道。对病情复杂的患者，即使暂时脱机成功，也应慎重拔除人工气道，而是适当延长人工气道拔除后观察的时间。因为撤离失败屡有发生，保留人工气道的患者，再次行机械通气治疗并不困难，而拔除人工气道后，重新建立人工气道费时、费力，还会增加痛苦，严重时会给生命带来威胁。

5.拔管后气道护理

拔管后气道护理是脱机成败的关键。加强气道护理能促进呼吸道分泌物排出，保持气道通畅，预防肺部感染。主要方法有超声雾化吸入、拍背震荡、刺激咽喉部产生咳嗽与排痰，抗生素和祛痰药等。

（四）脱机困难的原因和处理

1.撤机困难的原因

原发病因未能解除，呼吸肌疲劳和衰弱，心理障碍。

2.脱机困难的处理

尽早、尽快控制和去除原发病因；采用特殊通气模式与通气功能，尽早锻炼呼吸肌力量，预防呼吸肌疲劳与衰竭；加强营养支持治疗，增加呼吸肌力量；树立信心，克服心理障碍；原有慢性呼吸功能不全，尽早做腹式呼吸，增强和改善呼吸功能。脱机困难的患者需要做相当长时间的观察，摸索和调试。大部分患者最终可能获得成功，部分患者需要长期呼吸机治疗。

八、常见并发症

（一）气压伤

气压伤较常见临床类型是气胸、皮下和/或纵隔气肿。气压伤多为闭合性，胸膜腔内压高低取决于破裂口类型；处理方法是排气减压或停止呼吸机治疗。气压伤重在预防和早期发现，要避免所有可能诱发气压伤的因素，慎用 PEEP 和 PSV 等。

皮下和纵隔的气体除来源于肺组织之外，还可来源于呼吸道呼出的气体，如气管切开引起的皮下和纵隔气肿；胸部外伤和某些特殊检查或治疗也可引起皮下和纵隔气肿。

（二）呼吸系统并发症

较常见的有过度通气、通气不足和呼吸机相关性肺炎（VAP）。前两者主要依靠呼吸机参数调节和设置来预防和处理，后者是临床呼吸机治疗过程中十分棘手的难题。VAP 的病原学特征是多种细菌和真菌同时存在的混合感染，诱发因素很多，如气道开放时空气和环境因素、抵抗力下降、医疗器械污染等。研究还证明，胃肠道反流和误吸也是 VAP 的主要来源。加强气道护理是预防和治疗 VAP 的主要措施，其作用可能超过抗生素的应用。

（三）气管及邻近组织损伤

1.气管食管瘘

气管与食管之间相通，气体由瘘口进入胃肠道，胃肠道消化液也可经瘘口进入呼吸道，是十分危险的并发症，常见于气管与食管的直接损伤。

2.喉损伤

喉损伤是气管插管的重要并发症，主要临床类型是喉部水肿，多发生在拔管数小时至一天，产生的原因是导管与喉部黏膜的机械性摩擦和损伤。

3.气管损伤

气管损伤引起出血、气管食管瘘、狭窄。

4.血管损伤

气管切开时损伤甲状腺及其血管，气管导管或套管对周围黏膜压迫损伤、感染等侵蚀邻近的大血管。

(四)胃肠道系统并发症

胃肠道系统并发症主要是胃肠道胀气，尤其当应用面罩连接呼吸机、气管插管误入食管、并发气管食管瘘等时，更容易发生，预防的方法是及时安放胃管和应用胃肠减压。

(朱亚楠)

第四节　体 位 引 流

体位引流是利用重力作用，将分泌物由一个或多个肺段引流至中央气道，进而通过咳嗽或机械吸痰清除的一种疗法。体位引流的原则在于每个体位均需将目标肺段置于高出隆突的部位，并维持3～15 分钟。

一、适应证

(1)排痰困难伴咳痰量＞30 mL/d，或人工气道内分泌物潴留。

(2)存在或怀疑存在黏液栓引起的肺不张。

(3)支气管扩张、空洞性肺疾病和囊性纤维化等肺部疾病。

(4)存在气道异物。

二、禁忌证

对于大多数患者来说，体位引流不存在绝对禁忌，尤其是坐位、半卧位和角度较小的倾斜位。以下情况应慎行体位引流：颅内压＞2.7 kPa(20 mmHg)；头颈部损伤固定前；活动性出血伴血流动力学不稳定；近期脊柱手术或急性脊柱损伤；脓胸；支气管胸膜瘘；肺水肿伴充血性心力衰竭；大量胸腔积液；肺栓塞；无法耐受体位改变的年老体弱、意识不清或焦躁患者；肋骨骨折伴或不伴连枷胸。

三、方法

(1)体位引流排痰主要依靠患者自己完成，故必须向患者说明引流的方法、目的，使患者建立信心，积极配合。

(2)借助正侧位胸片、胸部 CT 等确定病变部位。要求明确病变至肺段。

(3)引流体位的设计：确定引流体位的总原则是必须将病灶置于最高位置，使脓痰从病灶处经肺段、肺叶支气管引流到主支气管，再流向大气管，经咳嗽或吸痰排出体外。因此不同部位的病变需设计不同的体位姿势才能达到良好的排痰效果，具体参见表 3-1。

表 3-1　不同病灶部位引流体位

病灶部位	引流体位
右上叶	
尖段	半坐位
后段	左侧卧位，面侧 43°倾斜
前段	仰卧位
右中叶	左侧卧位，背侧 43°倾斜，头低脚高成 14°
左上叶	
尖后段	右侧卧位，面侧 43°倾斜，头部垫 3 个枕头
前段	仰卧位
左舌叶	右侧卧位，背侧 43°倾斜，头低脚高成 14°
下叶	
背段	俯卧位，臀下垫枕头
前基底段	仰卧位，臀下垫枕头，头低脚高成 18°
后基底段	俯卧位，臀下垫枕头，头低脚高成 18°
右内与左外基底段	右侧卧位，臀下垫枕头，头低脚高成 18°
右外基底段	左侧卧位，臀下垫枕头，头低脚高成 18°

(4)摆好体位后，嘱患者咳嗽和深呼气，并轻拍病变部位，使脓痰受震动以促进引流。有支气管痉挛的患者，在体位引流前可先给予支气管扩张剂，痰液干燥的患者应注意湿化气道。每次引流 10～15 分钟，每天 2～3 次。术毕，用温开水漱口，以消除异味和防止口腔内感染。

(5)体位引流宜在早晚空腹时进行。头低脚高位引流时，为预防胃食管反流、恶心和呕吐，应在饭后1～2 小时再进行，尤其是留置胃管的患者。如果有多个体位需要引流，可先从病变严重或积痰较多的部位开始，逐一进行。

四、并发症

(1)低氧血症。

(2)颅内压增高。

(3)操作过程中急性低血压。

(4)肺出血。

(5)肌肉、肋骨或脊柱疼痛或损伤。

(6)呕吐、误吸。

(7)支气管痉挛。

(8)心律失常。

（朱亚楠）

第五节 胸腔闭式引流术

一、适应证

(1)张力性或交通性气胸。

(2)血气胸或液气胸,可同时排气和排液(血)。

(3)减少胸膜粘连、增厚的危险,并观察出血情况。

(4)恶性胸腔积液,排液以改善症状和提高生活质量。

(5)脓胸和支气管胸膜瘘,排出脓液并观察病情变化。

二、禁忌证

(1)出血体质、应用抗凝剂、出血时间延长或凝血机制障碍者。

(2)血小板计数<50×10^9/L者,应在操作前先输血小板。

(3)体质衰弱、病情危重,难以耐受操作者。

(4)皮肤感染,如脓皮病或带状疱疹患者,感染控制后再实施操作。

三、操作方法

(一)置管引流前的准备

1.术前检查

进行引流前应完成全面而仔细的病史复习和体格检查,并常规行血常规、出凝血时间等检查,术前应行B超、胸部X线检查,以确定是否存在胸膜粘连、胸腔内包裹性积液或分隔等,明确最佳置管部位。

2.征得患者同意

应让患者及家属了解胸腔闭式引流术的目的和必要性,了解引流过程,消除其顾虑;并签署手术同意书。

3.患者准备

胸腔闭式引流术为一种简便、安全的操作,无须使用特别术前用药。对于精神紧张的患者,可于术前半小时肌内注射地西泮10 mg或可待因30 mg以镇静止痛。

4.检查室的准备

胸腔闭式引流术必须在无菌条件下进行,最好在固定消毒的检查室内进行。有时因病情所限,胸腔闭式引流术亦可在病房的床旁进行,此时应严格注意无菌操作,限制室内人员数量,尽量减少室内人员走动。

5.器械准备

局部麻醉药品;洞巾、小方纱、5 mL注射器、手术剪、手术刀、止血钳、持针器、缝针、缝线、有齿镊及胸腔引流管、套管针等;阿托品、肾上腺素、利多卡因、肝素和氧气等。

(二)操作方法

1.患者体位

一般情况下,引流血液、脓液或恶性胸腔积液时,应选择坐位,使其胸内液体在重力的作用下集聚于胸腔下部;引流气体时可选择半卧位、仰卧位或坐位。

2.置管部位的选择

引流脓胸和胸腔积液,应选择低位肋间插管,可选择腋后线第 7～9 肋间或腋中线第 6～7 肋间;引流气胸,应选择高位肋间插管,通常选择锁骨中线第 2 肋间。对于局限性气胸或包裹性胸腔积液的患者,需结合超声或 X 线检查定位。选择切口部位时,应避开肥厚的胸部肌群,以防止肌肉活动造成引流管脱落。避免在胸膜粘连的部位置管,以免引起出血。一般不宜在背部进行插管,以免影响患者睡眠和造成胸腔积液外溢。置管位置不宜太低,以免因引流导管刺激膈肌而出现胸痛。

3.插管方法

操作者戴口罩、帽子,清洗双手,常规消毒置管部位皮肤(消毒皮肤区域直径在 15 cm 以上),戴无菌手套,铺置无菌洞巾,用 2%普鲁卡因 2 mL 或 2%利多卡因 3～5 mL 在选定的置管部位自皮肤至壁胸膜进行局部分层浸润麻醉,麻醉过程中边进针边回抽,并根据抽出胸腔积液或气体的进针深度判断胸壁的厚度。具体插管方法有以下 3 种。

(1)导丝置管法:这是内科常用的胸腔引流术,可在盲视下操作,也可以在 CT 或者超声引导下操作。但由于胸腔引流管管径较细,较易发生堵管,进行脓胸、血胸等引流时受限。具体操作方法类似于深静脉置管。选择好穿刺点(同胸膜腔穿刺术),表皮局麻后沿肋骨上缘刺入麻醉针,逐层麻醉至壁胸膜。换用穿刺针,沿麻醉针路径进入胸腔,在抽出胸腔积液或气体后,从穿刺针尾部置入导丝至适当深度,拔除穿刺针,换用扩皮器沿着导丝旋转进入直至壁胸膜,拔除扩皮器,沿着导丝置入胸腔引流管至适当深度(根据穿刺点距离膈肌的距离、进针方向等判断引流管深度),拔除导丝,回抽液体满意后固定引流管,连接三通及引流袋。

(2)套管针置管法:沿肋骨上缘做一小切口,用止血钳适当分离皮下组织和肌层,将带针芯的套管针的针芯插入套管中,经切口一并插入胸腔内,拔出针芯,用一手指暂时堵住套管外口,以止血钳将胸腔引流管的远端夹闭,并经套管将胸腔引流管的近端送至胸腔内的适当深度,然后将引流管与水封瓶连接,松开止血钳,观察有无液体或气体溢出,以及置入水平面下的引流玻管内的水柱是否随呼吸而波动。为避免置入套管时刺伤肺组织,穿刺时应适当控制进针深度。为保持良好的引流效果,应根据引流玻管水柱波动情况调整引流管深度。如引流良好,再拔出和退出套管,缝合皮肤切口并用缝线将引流管固定于皮肤,覆盖无菌纱布,以胶布固定。

(3)肋间切开置管法:沿肋骨上缘做一小切口,用止血钳钝性分离皮下组织和肌层至壁胸膜表面,以止血钳将胸腔引流管的远端夹闭,用另一较长的止血钳夹住胸腔引流管的近端,一并送至胸腔内的适当深度,然后将引流管与水封瓶连接,松开止血钳,观察有无液体或气体溢出,以及置入水平面下的引流玻管内的水柱是否随呼吸而波动。为保持良好的引流效果,应根据引流玻管水柱波动情况调整引流管深度,并应注意引流管插入胸腔的长度不宜过长或过短,一般为 3～5 cm。如引流良好,缝合皮肤切口并用缝线将引流管固定于皮肤,覆盖无菌纱布,以胶布固定。

4.引流的类型

置管后,通常采用水封瓶进行引流。根据不同病情和引流需要选择不同的引流方法,各种引流方法如下。

(1)单向活瓣引流法：为最简单的引流方法，仅适用于无水封瓶时气胸患者的临时引流。以单向活瓣与胸腔引流管外口连接后，如胸腔内压低于大气压时，翼状活瓣闭合，使外界气体不能逆向进入胸腔；当胸腔内压高于大气压时，翼状活瓣张开，胸腔内气体被排出体外。

(2)单瓶引流法：适用于脓胸、血胸、胸腔积液和各种类型的气胸引流。仅需一个引流瓶，瓶内盛一定量的无菌生理盐水，在瓶盖上插入长短两根玻管，其中长管为引流管，与胸腔引流管相连，其下端置于瓶内水平面下 1～2 cm，短管为排气管，与大气相通。当胸腔内压超过 1～2 cmH_2O时，胸腔内的气体或液体可经长管排入引流瓶内；当胸腔内压为负压时，长管内水柱液面上升，并随呼吸而上下波动。由于该法属于一种正压式引流方法，在对胸腔积液患者进行引流时，随引流出的液体量不断增加，引流瓶内的液面随之上升，此时必须克服较大的阻力才能排出胸腔内的气体或液体，故应及时调节长管在水平面下的深度，使之保持在 1～2 cm；为防止引流瓶内液体反流进入胸腔内，应始终保持引流瓶位于患者胸部水平以下。

(3)双瓶引流法：适用于引流和收集较大量的胸腔积液。即在单瓶引流的基础上，在患者与水封瓶之间另加一个引流瓶(集液瓶)，两引流瓶的瓶盖均插入两根玻管，两瓶之间以一管相连，起到单瓶引流时长管的作用，其在水封瓶的一端置入水平面下 1～2 cm，另一端插入集液瓶内，其下端应高于瓶内液体平面；集液瓶的另一管与胸腔引流管相连，其下端也应高于瓶内液体平面；水封瓶的短管与大气相通。

(4)负压吸引引流法：适用于张力性和交通性气胸。此法又可分为两种方法，即连续吸引引流法和连续恒压吸引引流法。连续吸引引流法需要两个引流瓶，利用负压吸出胸腔内的气体或液体，即在单瓶引流的基础上，在其排气管上再接一个引流瓶，以电动吸引器或胃肠减压器作为吸引动力，但该法较难以控制吸引力的大小，易于产生并发症，一般情况下不宜选用。连续恒压吸引引流法需要 3 个引流瓶，即在双瓶引流的基础上再加一个调压瓶，集液瓶(标本瓶)瓶盖的一根玻管与胸腔引流管相连，另一根玻管与水封瓶相连并置于水平面下 1～2 cm，水封瓶另一玻管与调压瓶相连，调压瓶上插入三根玻管，其中一根为压力调节管，置于水平面下 12～20 cm，其余一根玻管与负压吸引装置相连。通过调节压力调节管插入液体下的深度或通过增减调压瓶中的液体量，可以调节吸引负压的大小。吸引负压＝调压瓶内调压玻管插入液体下的深度－水封瓶内玻管插入液体下的深度。当进行负压吸引时，调压瓶内形成负压，如该负压超过压力调节管 12～20 cmH_2O 时，瓶外的空气即可经压力调节管进入瓶内并产生气泡。此时调压瓶内的压力为－20～－12 cmH_2O，集液瓶内的压力(吸引负压)则为该值减去水封瓶连接管内水柱压力 20 cmH_2O，即为－18～－10 cmH_2O。根据不同的病情，可选择适当的吸引负压，即调节压力调节管插入液体平面下的深度。为保证达到预期的吸引负压，在确定压力调节管插入液体平面下的深度后，进行负压吸引时必须保持压力调节管内连续产生气泡。临床应用负压吸引过程中，有时在胸腔积液不多的情况下可取消集液瓶，进行双瓶的连续恒压吸引引流。

四、胸腔引流的观察和管理

每个胸腔引流的患者，均应密切观察，加强管理，以及时调整获得最佳引流效果。

(1)气胸患者，采用单瓶或双瓶引流法时，应观察水封瓶内的气泡。在胸腔引流管与水封瓶连接后，随患者呼气活动，胸腔内压力增加，促使胸腔内气体通过引流管由水封瓶逸出，此时在水封瓶内可见水平面下的管口不断产生气泡。若无气泡产生，可嘱患者咳嗽或用力呼气，出现气泡，说明引流管通畅。如仍无气泡逸出，应观察引流管玻管内的水柱波动情况，水柱平面随吸气而升高,随呼气而降低,说明引流管通畅和胸膜伤口已愈合。如引流管内水柱无波动,则提示引流管不通畅,可能由分泌物阻塞引流管、引流管移位以及肺已复张等所致。此时应进行及时的检查和相应的处理。如果观察到引流管内气泡逐渐减少直至消失,水柱波动由明显到不明显,如患者的临床表现亦随之好转,则强烈提示肺组织已经复张,反之,则提示导管阻塞。

(2)负压吸引的患者,在连续吸引过程中,压力调节管内会连续不断地产生气泡。但如持续引流达12小时以上而水封瓶内仍有气泡时,应对引流装置进行检查,可用止血钳夹住胸腔引流管,如仍有气泡逸出,提示引流装置漏气,否则表示胸膜裂口尚未愈合。应随时观察调压瓶内压力调节管插入液体平面下的深度,引流瓶中液体丢失过多时应及时补充。

(3)对于引流胸腔内液体的患者,应密切观察其集液瓶内引流液的性状和数量,发现问题及时进行引流液分析。同样,也需观察引流管是否通畅,及时调节引流玻管在液体平面下的深度,保证引流效果。在使用较小的引流管时,含蛋白质较高的胸腔积液往往可在引流管内凝结而阻塞管腔,采用定期挤捏引流管的方法可明显减少其阻塞的发生率。对于大量胸腔积液的患者,引流的速度不宜过快。

(4)进行引流后,应每天更换水封瓶或者引流袋至少一次;并应定期做胸部X线检查,根据复查结果调整引流方法和引流管长度。

(5)观察引流后患者的反应,特别是在胸腔引流的最初阶段,患者气促、发绀减轻,呼吸音恢复表明引流有效。如出现呼吸困难加重、心悸、咳嗽等应考虑有复张性肺水肿的可能。

(6)及时夹管和拔管:经有效引流后,肺已复张并维持24~48小时以上者,可将引流管夹闭,继续观察24小时,患者病情无反复,必要时经胸部X线检查证实肺组织已复张,则可将引流管拔除。应在患者深吸气后屏气时拔管,并注意防止气体进入胸腔,拔管后缝合皮肤伤口,并采用蝶形胶布进行粘贴固定。

五、并发症

(一)胸痛

剧烈胸痛的发生机制有以下几个方面:①肺复张后脏胸膜接触引流管;②引流管太硬,引起壁胸膜受刺激或压迫肋间神经;③引流管插入过深,刺激膈肌所致,常伴有同侧肩部放射性疼痛;④负压吸引时吸引力过大。应根据情况酌情处理,如适当退出引流管,或更换较软和较细的引流管等。预防措施包括避免插管过深、在肋骨上缘置管以减少肋间神经受压、在获得有效引流的前提下尽量选择较细的引流管、负压吸引力应适度等。

(二)皮下气肿

为胸腔内气体进入皮下疏松结缔组织内所致,表现为引流后出现局部或全身皮肤肿胀,检查时有捻发感,以接受肋间切开置管法者为多见。常见于皮肤切口小而胸膜裂口大的患者,由于引流管向外滑脱,导致部分管口位于皮下,或因皮肤切口缝合过紧,以及患者剧烈咳嗽等引起皮下气肿;有时尚可由于反复置管出现多个胸壁窦道,或因使用机械通气等所致。对于局部性皮下气肿,一般不需特殊处理。对于广泛性皮下气肿,则应检查引流管的安置情况,敞开皮肤切口排气,必要时用针头在皮下穿刺或做皮肤小切口进行排气,并将患者头部放低,适当给予抗菌药物预防感染。有时可发生纵隔气肿,对较重的纵隔气肿应选用胸骨上切迹切开排气。预防措施包括:选择适当的引流管进行正确的置管,尽可能保证一次置管成功,避免反复多次置管。尽量不用机械通气,必须应用时应考虑设置低吸入压的机械通气方式。

(三)胸腔感染

长期留置胸腔引流管或者未严格进行消毒及无菌操作，易出现胸腔感染。患者在出现胸腔感染前，常出现穿刺局部疼痛，此时应引起高度重视。一旦发生胸腔感染，患者可出现发热，引流管内出现黏稠脓性引流液，甚至出现有臭味的引流液，显微镜检查可发现引流液中的白细胞计数和中性粒细胞分类计数增高，涂片或培养可发现病原菌。应及时给予全身和局部抗感染治疗，加强胸腔引流。预防措施包括：置管前对局部皮肤进行清洗和严格的消毒；置管时严格按无菌操作规程进行，每天更换水封瓶及引流袋，并注意更换时的无菌操作。对于向外滑脱的引流管，不能再将其插入胸腔，应在无菌条件下进行更换。

(四)引流管阻塞

引流管可因分泌物、脓性或血凝块而发生阻塞，影响引流效果，此时引流玻管内水柱不随患者呼吸而上下波动。可通过空针抽吸或挤捏引流管以及调整引流管的方向等进行处理，有时可使其恢复通畅，如经反复处理后仍不能通畅，应拔出和更换新的引流管。但应注意，不宜试图通过引流管向胸腔内注气或注液的方法使引流管通畅，因为此法极易引起胸腔内继发感染。

(五)其他

较为少见的并发症尚有复张性肺水肿、引流管脱落、插管损伤肺脏或将引流管置入肺内、引流管刺激心脏引起心律失常等。应根据实际情况积极处理。

(王文琇)

第六节　低氧特殊疗法

一、吸入性一氧化氮

吸入一氧化氮(NO)可选择性地扩张通气区域的肺血管，从而改善通气/血流比值，提高氧分压。由于其进入循环后迅速与血红蛋白结合而失活，因而对循环没有影响。动物实验及早期的病例报道均证实吸入 NO 可改善氧合，减少肺内分流，随后进行的一系列Ⅰ、Ⅱ期临床试验也表明该方法可以改善患者的血流动力学及氧合，但在病死率及通气治疗时间方面与对照组没有明显区别。最近，在欧洲开展的一项多中心、随机、空白对照的Ⅲ期临床试验中，286 名患者中 180 名受试对象吸入最低有效量 NO，虽然治疗组中严重呼吸衰竭的发生率有所降低，但是死亡率与对照组并无差异。Taylor 等在迄今为止一项最大规模的Ⅲ期临床试验中(共计病例数 385 例。纳入标准：非脓毒症为诱因且无肺外器官功能障碍的 ALI 患者)，观察吸入 NO 的疗效，结果与前面的试验相似，尽管患者的氧合情况有短期改善，但未能降低病死率、缩短通气治疗时间。虽然大量的临床研究证明 NO 并不是治疗 ARDS 的特效药物，但由于该药可短期内改善氧合，因而在重症 ARDS 发生顽固性低氧血症时可以作为“营救药物”。

(一)主要应用指征

(1)新生儿持续肺动脉高压(PPHN)，PPHN 常继发于严重缺氧状态，临床特点为出生后不久持续性青紫，吸氧不能使青紫缓解，病死率高达 50%，对常规呼吸治疗及血管活性药物均反应欠佳。近年来国外应用 NO 吸入治疗 PPHN 和严重低氧血症取得了良好效果。

(2)小儿先天性心脏病伴肺动脉高压。

(3)原发性肺动脉高压(PPH)。

(4)伴肺动脉高压的成年心脏病患者在围术期吸入NO可显著降低肺动脉压。

(5)ARDS伴肺动脉高压。

(6)慢性阻塞性肺疾病。

(7)高原肺水肿。

(8)先天性膈疝。

(二)禁忌证

(1)高铁血红蛋白症。

(2)对高铁血红蛋白症具有遗传敏感性的人群。

(三)剂量选择

动物实验显示NO的疗效呈剂量依赖性。许多临床研究证明,持续性低浓度吸入即可产生显著疗效。据临床研究,有肺动脉高压的新生儿选择剂量浓度为4.2～8.4 mg/m^3(5～10 ppm),儿童8.4～16.8 mg/m^3(10～20 ppm),成人21.0 mg/m^3(25 ppm),而心脏直视手术后选择37.8 mg/m^3(45 ppm)左右浓度可收到良好效果而无任何毒副作用。但极严重的肺损伤患者对NO吸入治疗无反应。虽然NO浓度与效应呈剂量相关,但一般不选择>67.2 mg/m^3(80 ppm)。但也有研究表明在吸入NO治疗新生儿持续肺动脉高压(PPHN)时,初始吸入NO浓度应为20 ppm,因为<10 ppm效果欠佳,如无效可逐渐增加NO浓度,但最高不超过40 ppm。NO是一种潜在的毒性气体,NO和O_2在气道内很快形成NO_2,过高的NO对气道和肺组织细胞有害,故要求达到有效治疗作用时吸入的浓度尽可能低。总之,关于NO吸入的最低有效浓度、最佳疗效浓度和最大作用浓度目前尚无定论。持续时间吸入NO的时间主要依据病情的严重程度、吸入NO的疗效及潜在的毒副作用发生的情况而定。患者吸入NO的时间无严格限制,平均天数为(15.8±8.1)天。有研究证明吸入NO治疗PPHN时,疗程时间一般持续24～48小时,最多不超过72小时。当长时间NO治疗突然停止时,可瞬间引起肺动脉高压,甚至导致肺动脉高压危象,因此需谨慎撤离NO。但有的研究认为,当患者适应以下呼吸参数:PEEP ≤4 cmH_2O,I∶E=1∶2,FiO_2≤0.8,可间断减量,直至PaO_2>8.0 kPa(60 mmHg),即可完全停用NO而不引起反跳。

(四)NO的毒副作用

由于NO与O_2接触后很快会生成具有很强毒性的NO_2,可被人体吸收或呼气时排入空气造成污染,当NO_2达到一定浓度时,可导致急性肺损伤,如肺炎、肺水肿、肺气肿。作为氧化物,NO还可使细胞受损或死亡。吸入的NO和体内过氧化物可以形成过氧化亚硝基,对肺表面活性蛋白结构具有破坏作用,从而影响肺功能。NO与Hb结合生成NO-Hb,易氧化生成高铁血红蛋白。高铁血红蛋白无携氧能力,当其超过一定浓度时,会降低血红蛋白的携氧能力,造成缺氧和肺水肿等不良反应。有报道称,NO可引起血小板聚集,降低其黏附性,从而影响凝血功能,但其对血小板功能的影响尚待进一步研究。人类实际使用NO吸入疗法的过程中,并未出现凝血功能障碍的情况。但对于已有出血倾向的患者,在吸入过程中仍需密切观察。

二、部分液体通气

20世纪20年代就有研究者发现当一些液体物质如盐水充满肺脏时,可降低肺的表面张力。

1962 年 Kylstra 应用盐水溶液灌入肺脏进行液体通气实验。由于盐水溶液对氧的溶解度很低，故只能在特定的实验条件下进行，但人们已意识到作为理想的肺气体交换的液性媒介应具备以下特点：稳定的理化性质，无毒副作用；对氧及二氧化碳的较高的溶解性；极少被机体组织吸收；更容易排除。1966 年，Clark 和 Golan 首先应用全氟化碳（perfluorocarbon，PFC）作为液体通气的一种介质。最初应用 PFC 进行的临床及实验研究是以全液体通气（totalliquidventilation，TLV）的形式进行的。

1990 年，Greenspan 等首次将液体通气技术用于早产儿呼吸窘迫综合征（respiratorydistresssyndrome，RDS），治疗期间患者肺顺应性明显增加，PO_2 及 PCO_2 均有不同程度的改善。1991 年，Fuhrman 及其同事通过将液体及气体通气技术相结合，在部分灌注 PFC 的肺内加入潮气通气，显著简化了液体通气技术的应用程序。其方法是，首先向肺内灌注 PFC 至功能残气量（FRC）位，随后进行常规气体通气。

根据近年来研究结果的综合评价，认为全氟化碳在呼吸系统方面可能具有以下生理作用：①具有较高的携氧及 CO_2 能力，在肺内起着气体转运的作用；②“液态 PEEP”效应，使萎陷的肺泡重新开放，降低肺泡表面张力，减少无效腔；③受 PFC 的重力作用，肺内上、下区域的血流得以重新分布，尤其是使肺下垂部位的血流相对减少，改善肺内通气/血流比；④促进肺内源性肺泡表面活性物质产生；⑤有利于肺泡及小气道分泌物的排出；⑥抑制肺组织的炎性反应，防止或减轻肺损伤；⑦有稳定细胞膜及抑制肺内炎性介质及细胞因子释放的作用；⑧有一定的抑制呼吸道细菌生长繁殖的作用。PLV 技术在不同人群中的应用是安全的，可有效地改善肺功能，增加肺容量。新近的一些研究探讨了 PFC 的雾化及汽化吸入对 ALI/ARDS 的治疗作用，其研究结果令人鼓舞。Bleyl 及其同事应用油酸诱发绵羊肺损伤模型进行的研究显示，汽化吸入 18%的 PFC [全氟己烷，20 ℃时蒸气压为 23.6 kPa（177 mmHg）]能改善氧合。即使汽化吸入全氟己烷仅 30 分钟，对氧合的改善仍可维持近 2 小时。而且，通过测定吸入气、呼出气中全氟己烷浓度及每分通气量发现，仅有非常少量吸入的全氟己烷存留在肺中（约 3 mL/kg）。因此，汽化吸入全氟己烷改善氧合的作用不能归功于液体 PEEP 效应。另外两个研究小组探讨了肺灌洗 ALI 动物模型中雾化吸入 PFC 的作用。Kely 及其同事以兔子为研究对象，给予雾化吸入 PFC（PF-5080）未发现氧合改善的证据，而应用 PF-5080 给予 PLV 时却发现氧合明显改善。与此相反，Kandler 等发现给小猪雾化吸入 PFC（全氟萘烷，FC-77）对气体交换及肺力学的改善与 PLV 一样有效。并且在停止雾化吸入治疗后，FC-77 的改善效应仍能持续 6 个小时，而应用 FC-77 进行 PLV 的改善效应在治疗停止后迅速丧失。这两个研究小组研究结果的差异，可能是由于雾化吸入方法的不同造成的。Kely 小组是在呼吸机管路吸气支离进气口 30 cm 处，应用超声雾化的方法给予 PFC 雾化吸入，这导致了 PFC 微粒在呼吸机管路中的沉积并限制了 PFC 向肺泡的输送。另一方面，Kandler 小组则是应用了一种特殊的雾化导管，更有效地将雾化的 PFC 微粒送入了肺泡。在此技术临床推广应用前，仍需进一步的研究来确定适宜的雾化方法，了解 PFC 的肺内分布，以及选择最适宜雾化的 PFC 制剂。PFC 的种类和剂量、雾化的方法以及动物模型的不同都会对试验结果产生一定的影响。PFC 雾化或汽化吸入方法是目前需要对肺进行 PFC 液体灌注的 PLV 技术的一种令人振奋的替代技术。

三、俯卧位通气

俯卧位通气可以改善 ARDS 患者的气体交换，可能的机制包括：①减轻重力依赖区的肺不张(暂时性);②通过降低胸廓顺应性增加胸膜腔内压促使肺泡复张;③改善局部膈肌运动;④改善通气/血流比;⑤促进分泌物清除;⑥避免肺泡过度膨胀改善氧合。

(一)适应证

当已使用最优化呼吸机通气模式及参数时仍无法改善氧合:$PaO_2 < 8.5$ kPa(64 mmHg),$FiO_2 \geqslant 0.6$,PEEP > 10 cmH_2O。

(二)禁忌证

(1)绝对禁忌证包括严重颅脑、脊髓、腹部损伤、血流动力学波动剧烈者。

(2)相对禁忌证包括近期腹部手术、巨腹、妊娠、脊柱不稳定、频发癫痫、多发创伤及颅内压增高者。

(三)方法

一般需要四个人协作完成翻转患者的工作,一个人负责保护患者的头部和气管插管。通常第一步将患者翻转至侧卧位,在翻转至侧卧位时之前将枕头置于患者胸部及腹部的下方,然后在向左翻转时先将左臂置于臀部下方,右臂抱在前胸部,随后将患者翻转至俯卧位。俯卧位时枕头位于患者肩部和髂部下方。抬高床头,使患者一侧手臂伸展,另一侧弯曲,头部朝向伸展的手臂方向。同时需特别注意避免男性生殖器受到压迫。

部分患者可能会从俯卧位通气中受益,氧合得到暂时性改善,但是需要频繁改变体位,有一些患者很难恢复至平卧位。俯卧位通气对肺不张的改善可以持续近 2 小时,2 小时后应该将患者恢复至平卧位。某些情况下需要维持 18 小时俯卧位通气,但一般每 2 小时需要改变头部和手臂的位置。

(四)并发症

面部水肿,手臂位置不当导致神经麻痹,引流管或导管意外滑脱,局部受压导致组织坏死和骨化性肌炎。

(张晓伟)

第四章

感染性肺部疾病

第一节　急性气管-支气管炎

急性气管-支气管炎是由生物、物理、化学刺激或过敏等因素引起的急性气管-支气管黏膜的急性炎症。多为散发，年老体弱者易感。临床上主要表现为咳嗽、咳痰，一般为自限性，最终痊愈并恢复功能。

一、病因和发病机制

(一)感染

本病常发生于普通感冒或鼻、咽喉及气管、支气管的其他病毒感染之后，常伴有继发性细菌感染。引起急性支气管炎的病毒主要有腺病毒、冠状病毒、副流感病毒、呼吸道合胞病毒和单纯疱疹病毒，常见的细菌有流感嗜血杆菌、肺炎链球菌，支原体和衣原体也可引起急性感染性支气管炎。

(二)理化因素

各种粉尘、强酸、氨、某些挥发性有机溶剂、氯、硫化氢、二氧化硫及吸烟等均可刺激气管-支气管黏膜，引起急性损伤和炎症反应。

(三)变态反应

常见的变应原包括花粉、有机粉尘、真菌孢子、动物皮毛等；寄生虫卵在肺内移行也可以引起气管-支气管急性炎症。

二、病理

早期气管、支气管黏膜充血，之后出现黏膜水肿，黏膜下层白细胞浸润，伴有上皮细胞损伤，腺体肥大增生。

三、临床表现

(一)症状

急性起病。开始时表现为干咳，但数小时或数天后出现少量黏痰，随后出现较多的黏液或黏液脓性痰，明显的脓痰则提示合并细菌感染。部分患者有烧灼样胸骨后痛，咳嗽时加重。患者一般全身症状较轻，可有发热。咳嗽、咳痰一般持续 2～3 周。少数患者病情迁延不愈，可演变成慢性支气管炎。

（二）体征

如无合并症，急性支气管炎几乎无肺部体征，少数患者可能闻及散在干、湿啰音，部位不固定。持续存在的胸部局部体征则提示支气管肺炎的发生。

四、实验室和其他检查

血液白细胞计数多正常。由细菌感染引起者，则白细胞计数及中性粒细胞百分比增高，血沉加快。痰培养可发现致病菌。X 线胸片常有肺纹理增强，也可无异常表现。

五、诊断

通常根据症状和体征，结合血象和 X 线胸片，可做出诊断。痰病毒和细菌检查有助于病因诊断。应注意与流行性感冒、急性上呼吸道感染鉴别。

六、治疗

（一）一般治疗

多休息，发热期间应鼓励患者饮水，一般应达到 3～4 L/d。

（二）对症治疗

1.祛痰镇咳

咳嗽无痰或少痰的患者，可给予右美沙芬、喷托维林（咳必清）等镇咳药。有痰而不易咳出的患者，可选用盐酸氨溴索、溴己新（必嗽平）化痰，也可进行雾化吸入。棕色合剂兼有镇咳和化痰两种作用，在临床上较为常用。也可选用中成药镇咳祛痰。

2.退热

发热可用解热镇痛药，如阿司匹林每次口服 0.3～0.6 g，3 次/天，必要时每 4 小时 1 次。或对乙酰氨基酚每次口服 0.5～1.0 g，3～4 次/天，1 天总量不超过 2 g。

3.抗菌药物治疗

抗生素只在有细菌感染时使用，可首选新大环内酯类或青霉素类，也可选用头孢菌素类或喹诺酮类。如症状持续、复发或病情异常严重时，应根据痰培养及药敏试验选择抗生素。

七、健康指导

增强体质，预防上呼吸道感染。治理空气污染，改善生活环境。

八、预后

绝大部分患者预后良好，少数患者可迁延不愈。

（孟　亮）

第二节　慢性支气管炎

慢性支气管炎是由于感染或非感染因素引起气管、支气管黏膜及其周围组织的慢性非特异性炎症。临床上以慢性咳嗽、咳痰或气喘为主要症状。疾病不断进展，可并发阻塞性肺气肿、肺源性心脏病，严重影响劳动和健康。

一、病因和发病机制

病因尚未完全清楚，一般认为是多种因素长期相互作用的结果，这些因素可分为外因和内因两个方面。

（一）吸烟

大量研究证明吸烟与慢性支气管炎的发生有密切关系。吸烟时间越长，量越多，患病率也越高。戒烟可使症状减轻或消失，病情缓解，甚至痊愈。

（二）理化因素

包括刺激性烟雾、粉尘、大气污染（如二氧化硫、二氧化氮、氯气、臭氧等）的慢性刺激。这些有害气体的接触者慢性支气管炎患病率远较不接触者为高。

（三）感染因素

感染是慢性支气管炎发生、发展的重要因素，病毒感染以鼻病毒、黏液病毒、腺病毒和呼吸道合胞病毒为多见。细菌感染常继发于病毒感染之后，如肺炎链球菌、流感嗜血杆菌等。这些感染因素造成气管、支气管黏膜的损伤和慢性炎症。感染虽与慢性支气管炎的发病有密切关系，但目前尚无足够证据说明为首发病因。只认为是慢性支气管炎的继发感染和加剧病变发展的重要因素。

（四）气候

慢性支气管炎发病及急性加重常见于冬天寒冷季节，尤其是在气候突然变化时。寒冷空气可以刺激腺体，增加黏液分泌，使纤毛运动减弱，黏膜血管收缩，有利于继发感染。

（五）过敏因素

主要与喘息性支气管炎的发生有关。在患者痰液中嗜酸性粒细胞数量与组胺含量都有增高倾向，说明部分患者与过敏因素有关。尘埃、尘螨、细菌、真菌、寄生虫、花粉以及化学气体等，都可以成为过敏因素而致病。

（六）呼吸道局部免疫功能减低及自主神经功能失调

为慢性支气管炎发病提供内在的条件。老年人常因呼吸道的免疫功能减退，免疫球蛋白的减少，呼吸道防御功能退化等导致患病率较高。副交感神经反应增高时，微弱刺激即可引起支气管收缩痉挛，分泌物增多，而产生咳嗽、咳痰、气喘等症状。

综上所述，当机体抵抗力减弱时，呼吸道在不同程度易感性的基础上，有一种或多种外因的存在，长期反复作用，可发展成为慢性支气管炎。如长期吸烟损害呼吸道黏膜，加上微生物的反复感染，可发生慢性支气管炎。

二、病理

由于炎症反复发作，引起上皮细胞变性、坏死和鳞状上皮化生，纤毛变短，参差不齐或稀疏脱落。黏液腺泡明显增多，腺管扩张，杯状细胞也明显增生。支气管壁有各种炎性细胞浸润、充血、水肿和纤维增生。支气管黏膜发生溃疡，肉芽组织增生，严重者支气管平滑肌和弹性纤维也遭破坏以致机化，引起管腔狭窄。

三、临床表现

(一)症状

起病缓慢，病程长，常反复急性发作而逐渐加重。主要表现为慢性咳嗽、咳痰、喘息。开始症状轻微，气候变冷或感冒时，则引起急性发作，这时患者咳嗽、咳痰、喘息等症状加重。

1.咳嗽

主要由支气管黏膜充血、水肿或分泌物积聚于支气管腔内而引起咳嗽。咳嗽严重程度视病情而定，一般晨间和晚间睡前咳嗽较重，有阵咳或排痰，白天则较轻。

2.咳痰

痰液一般为白色黏液或浆液泡沫性，偶可带血。起床后或体位变动可刺激排痰，因此，常以清晨排痰较多。急性发作伴有细菌感染时，则变为黏液脓性，咳嗽和痰量也随之增加。

3.喘息或气急

喘息性慢性支气管炎可有喘息，常伴有哮鸣音。早期无气急。反复发作数年，并发阻塞性肺气肿时，可伴有轻重程度不等的气急，严重时生活难以自理。

(二)体征

早期可无任何异常体征。急性发作期可有散在的干、湿啰音，多在背部及肺底部，咳嗽后可减少或消失。喘息型可听到哮鸣音及呼气延长，而且不易完全消失。并发肺气肿时有肺气肿体征。

四、实验室和其他检查

(一)X 线检查

早期可无异常。病变反复发作，可见两肺纹理增粗、紊乱，呈网状或条索状、斑点状阴影，以下肺野较明显。

(二)呼吸功能检查

早期常无异常。如有小呼吸道阻塞时，最大呼气流速-容积曲线在 75％和 50％肺容量时，流量明显降低，它比第 1 秒用力呼气容积更为敏感。发展到呼吸道狭窄或有阻塞时，常有阻塞性通气功能障碍的肺功能表现，如第 1 秒用力呼气量占用力肺活量的比值减少(＜70％)，最大通气量减少(低于预计值的 80％)；流速-容量曲线减低更为明显。

(三)血液检查

慢支急性发作期或并发肺部感染时，可见白细胞计数及中性粒细胞增多。喘息型者嗜酸性粒细胞可增多。缓解期多无变化。

(四)痰液检查

涂片或培养可见致病菌。涂片中可见大量中性粒细胞，已破坏的杯状细胞，喘息型者常见较多的嗜酸性粒细胞。

五、诊断和鉴别诊断

(一)诊断标准

根据咳嗽、咳痰或伴喘息,每年发病持续3个月,连续2年或以上,并排除其他引起慢性咳嗽的心、肺疾患,可做出诊断。如每年发病持续不足3个月,而有明确的客观检查依据(如X线片、呼吸功能等)也可诊断。

(二)分型、分期

1.分型

可分为单纯型和喘息型两型。单纯型的主要表现为咳嗽、咳痰;喘息型者除有咳嗽、咳痰外尚有喘息,伴有哮鸣音,喘鸣在阵咳时加剧,睡眠时明显。

2.分期

按病情进展可分为3期。急性发作期是指“咳”“痰”“喘”等症状任何一项明显加剧,痰量明显增加并出现脓性或黏液脓性痰,或伴有发热等炎症表现1周之内。慢性迁延期是指有不同程度的“咳”“痰”“喘”症状迁延1个月以上者。临床缓解期是指经治疗或临床缓解,症状基本消失或偶有轻微咳嗽少量痰液,保持2个月以上者。

(三)鉴别诊断

慢性支气管炎需与下列疾病相鉴别。

1.支气管哮喘

常于幼年或青年突然起病,一般无慢性咳嗽、咳痰史,以发作性、呼气性呼吸困难为特征。发作时两肺布满哮鸣音,缓解后可无症状。常有个人或家族过敏性疾病史。喘息型慢性支气管炎多见于中、老年,一般以咳嗽、咳痰伴发喘息及哮鸣音为主要症状,感染控制后症状多可缓解,但肺部可听到哮鸣音。典型病例不难区别,但哮喘并发慢性支气管炎和/或肺气肿则难以区别。

2.咳嗽变异性哮喘

以刺激性咳嗽为特征,常由受到灰尘、油烟、冷空气等刺激而诱发,多有家族史或过敏史。抗生素治疗无效,支气管激发试验阳性。

3.支气管扩张

具有咳嗽、咳痰反复发作的特点,合并感染时有大量脓痰,或反复咯血。肺部以湿啰音为主,可有杵状指(趾)。X线检查常见下肺纹理粗乱或呈卷发状。支气管造影或CT检查可以鉴别。

4.肺结核

多有发热、乏力、盗汗、消瘦等结核中毒症状,咳嗽、咯血等以及局部症状。经X线检查和痰结核菌检查可以明确诊断。

5.肺癌

患者年龄常在40岁以上,特别是有多年吸烟史,发生刺激性咳嗽,常有反复发生或持续的血痰,或者慢性咳嗽性质发生改变。X线检查可发现有块状阴影或结节状影或阻塞性肺炎。用抗生素治疗,未能完全消散,应考虑肺癌的可能,痰脱落细胞检查或经纤维支镜活检一般可明确诊断。

6.肺尘埃沉着病(尘肺)

有粉尘等职业接触史。X线检查肺部可见硅结节,肺门阴影扩大及网状纹理增多,可做出诊断。

六、治疗

在急性发作期和慢性迁延期应以控制感染和祛痰、镇咳为主。伴发喘息时，应予解痉平喘治疗。对临床缓解期宜加强锻炼，增强体质，提高机体抵抗力，预防复发为主。

（一）急性发作期的治疗

1.控制感染

根据致病菌和感染严重程度或药敏试验选择抗生素。轻者可口服，较重患者用肌内注射或静脉滴注抗生素。常用的有喹诺酮类、头孢菌素类、大环内酯类、β内酰胺类或磺胺类口服，如左氧氟沙星 0.4 g，1 次/天；罗红霉素 0.3 g，2 次/天；阿莫西林 2～4 g/d，分 2～4 次口服；头孢呋辛 1.0 g/d，分 2 次口服；复方磺胺甲噁唑 2 片，2 次/天。能单独应用窄谱抗生素应尽量避免使用广谱抗生素，以免二重感染或产生耐药菌株。

2.祛痰、镇咳

可改善患者症状，迁延期仍应坚持用药。可选用氯化铵合剂 10 mL，3 次/天；也可加用溴己新8～16 mg，3 次/天；盐酸氨溴索 30 mg，3 次/天。干咳则可选用镇咳药，如右美沙芬、那可丁等。中成药镇咳也有一定效果。对年老体弱无力咳痰者或痰量较多者，更应以祛痰为主，协助排痰，畅通呼吸道。应避免应用强的镇咳药，如可待因等，以免抑制中枢，加重呼吸道阻塞和炎症，导致病情恶化。

3.解痉、平喘

主要用于喘息明显的患者，常选用氨茶碱 0.1 g，3 次/天，或用茶碱控释药；也可用特布他林、沙丁胺醇等 β_2 激动药加糖皮质激素吸入。

4.气雾疗法

对于痰液黏稠不易咳出的患者，雾化吸入可稀释气管内的分泌物，有利排痰。目前主要用超声雾化吸入，吸入液中可加入抗生素及痰液稀释药。

（二）缓解期治疗

(1)加强锻炼，增强体质，提高免疫功能，加强个人卫生，注意预防呼吸道感染，如感冒流行季节避免到拥挤的公共场所，出门戴口罩等。

(2)避免各种诱发因素的接触和吸入，如戒烟、脱离接触有害气体的工作岗位等。

(3)反复呼吸道感染者可试用免疫调节药或中医中药治疗，如卡介苗、多糖核酸、胸腺素等。

（孟　亮）

第三节　弥漫性泛细支气管炎

弥漫性泛细支气管炎(diffuse panbronchiolitis，DPB)是以两肺弥漫性呼吸性细支气管及其周围慢性炎症为特征的独立性疾病。目前认为 DPB 是东亚地区所特有的人种特异性疾病。DPB 的病理学特点为以呼吸性细支气管为中心的细支气管炎及细支气管周围炎，因炎症累及呼吸性细支气管壁的全层，故称之为弥漫泛细支气管炎。临床表现主要为慢性咳嗽、咳痰、活动后呼吸困难。胸部听诊可闻及间断性啰音。80％以上的 DPB 患者合并或既往有慢性鼻旁窦炎。

胸部 X 线可见两肺弥漫性颗粒样结节状阴影，尤其胸部 CT 扫描显示两肺弥漫性小叶中心性颗粒样结节状阴影对协助诊断具有重要意义。肺功能检查主要为阻塞性通气功能障碍，但早期出现低氧血症，而弥散功能通常在正常范围内。实验室检查血清冷凝集试验效价升高，多在 1∶64 以上。本病是一种可治性疾病，治疗首选红霉素等大环内酯类，疗效显著。

一、流行病学

1969 年日本学者山中根据病理学改变首次报道了 DPB。20 世纪 70 年代本间等从临床提出 DPB 为一种独立性疾病。20 世纪 90 年代初欧美教科书对 DPB 加以描述，使其成为世界公认的新疾病。1980 年日本开始 DPB 流行病学调查，80 年代初调查结果推测日本 DPB 的发病率为 11.1/10 万，1995 年为3.4/10 万。目前 DPB 最多见于日本，自 1992 年开始在东亚地区如韩国、中国等也有报道，然而欧美报道的病例极少且其中约 50%是亚洲人种。我国 1996 年首次报道明确诊断的 DPB，以后陆续报道了一些病例，但至今我国仍无流行病学调查资料。最近研究表明 DPB 是东亚地区所特有的人种特异性疾病。

二、病因

DPB 的病因至今不明，但可能与以下因素有关。

(一)遗传因素

近年研究表明 DPB 发病有明显的人种差别，且部分患者有家族发病。此外，84.8%的 DPB 患者合并有慢性鼻旁窦炎或家族内鼻旁窦炎支气管综合征(sino bronchial syndrome，SBS)，因此有学者推测遗传因素可能是 DPB 及其与慢性鼻旁窦炎相关性的发病基础。目前认为 DPB 可能是一种具有多基因遗传倾向的呼吸系统疾病。最近研究结果表明，DPB 与人体白细胞抗原(HLA)基因密切相关，日本 DPB 患者与HLA-B54(尤其是 HLA-B54)基因有高度的相关性；而在韩国 DPB 患者与 HLA-A11，有高度的相关性。有报道我国 DPB 患者可能与 HLA-B_{54} 及 HLA-A11 有一定相关性。2000 年，Keicho 等认为 DPB 的易感基因存在于第 6 染色体短臂上的 HLA-B 位点和 A 位点之间，距离 B 位点 300 kb 为中心的范围内。最近研究推测 DPB 发病可能与 TAP(transporter associated with antIgen processing)基因、白细胞介素-8(IL-8)基因、CETR 基因以及与黏蛋白基因(MUC5B)有关。

(二)慢性气道炎症与免疫系统异常

部分 DPB 患者支气管肺泡灌洗液(BALF)中中性粒细胞、IL-8 及白三烯 B4 等均明显升高提示本病存在慢性气道炎症病变。此外，以下因素提示本病可能与免疫系统功能障碍有关：①血冷凝集试验效价升高以及部分患者 IgA 增高；②病理检查显示呼吸性细支气管区域主要为淋巴细胞、浆细胞浸润和聚集；③DPB患者 BALF 中 CD8 淋巴细胞总数增高；④部分 DPB 患者与类风湿关节炎、成人 T 细胞白血病、非霍奇金淋巴瘤等并存。

(三)感染

DPB 患者常合并铜绿假单胞菌感染，但铜绿假单胞菌是 DPB 的病因还是继发感染尚不清楚。有报道应用铜绿假单胞菌接种到动物气道内可成功建立 DPB 动物模型。也有人认为由于细菌停滞于气道黏膜上，引起由铜绿假单胞菌产生的弹性硬蛋白酶和一些炎症介质的生成，可能是造成 DPB 气道上皮细胞的损伤和气道炎症的原因。

三、病理

DPB的病理学特征为以两肺呼吸性细支气管为中心的细支气管炎及细支气管周围炎。因炎症病变累及两肺呼吸性细支气管的全层，故称之为弥漫性泛细支气管炎。

大体标本肉眼观察肺表面及切面均可见弥漫性分布的浅黄色或灰白色2～3 mm的小结节，结节大小较均匀，位于呼吸性细支气管区域，以两肺下叶多见。通常显示肺过度充气。镜下可见在呼吸性细支气管区域有淋巴细胞、浆细胞、组织细胞等圆形细胞的浸润，导致管壁增厚，常伴有淋巴滤泡增生。由于息肉样肉芽组织充填于呼吸性细支气管腔内，导致管壁狭窄或闭塞；呼吸性细支气管壁及周围的肺间质、肺泡隔、肺泡腔内可见吞噬脂肪的泡沫细胞聚集。病情进展部分患者可见支气管及细支气管扩张和末梢气腔的过度膨胀。有日本学者提出以下DPB病理诊断标准：①病变为累及两肺的弥漫性慢性气道炎症；②慢性炎症以细支气管及肺小叶中心部为主；③呼吸性细支气管壁、肺泡壁及肺泡间质泡沫细胞聚集和淋巴细胞浸润。

四、临床表现

本病常隐匿缓慢发病。发病可见于任何年龄，但多见于40～50岁的成年人。发病无性别差异。临床表现如下。

（一）症状

主要为慢性咳嗽、咳痰、活动后呼吸困难。首发症状常为咳嗽、咳痰，逐渐出现活动后呼吸困难。患者常在疾病早期反复合并有下呼吸道感染，咳大量脓性痰，而且痰量异常增多，每天咳痰量可达数百毫升。如不能及时治疗，病情呈进行性进展，可发展为继发性支气管扩张、呼吸衰竭、肺动脉高压和肺源性心脏病。

（二）体征

胸部听诊可闻及间断性湿啰音或粗糙的捻发音，有时可闻及干啰音或哮鸣音，尤以两下肺明显。啰音的多少主要决定于支气管扩张及气道感染等病变的程度。祛痰药物或抗生素治疗后，啰音均可减少。部分患者因存在支气管扩张可有杵状指。

（三）合并慢性鼻窦炎

80%以上DPB患者都合并有或既往有慢性鼻旁窦炎，部分患者有鼻塞、流脓涕或嗅觉减退等，但有些患者无症状，仅在进行影像学检查时被发现。如疑诊为DPB患者，应常规拍摄鼻窦X线或鼻窦CT。

五、辅助检查

（一）胸部X线/肺部CT检查

胸部X线可见两肺野弥漫性散在分布的边缘不清的颗粒样结节状阴影，直径在2～5 mm，多在2 mm以下，以两下肺野显著，常伴有肺过度膨胀。随病情进展，常可见肺过度膨胀及支气管扩张的双轨征。

肺部CT或胸部高分辨CT（HRCT）特征：①两肺弥漫性小叶中心性颗粒状结节影；②结节与近端支气管血管束的细线相连形成“Y”字形树芽征；③病情进展细小支气管扩张呈小环状或管状影，伴有管壁增厚。HRCT的这种特征性改变是诊断DPB非常重要的影像学依据。影像学显示的颗粒样小结节状阴影为呼吸性细支气管区域的炎性病变所致，随着病情加重或经大环内酯类抗生素治疗后，小结节状阴影可扩大或缩小乃至消失。

(二)肺功能检查及血气分析

肺功能主要为阻塞性通气功能障碍，病情进展可伴有肺活量下降，残气量(率)增加，但通常弥散功能在正常范围内。部分患者可伴有轻、中度的限制性通气功能障碍或混合性通气功能障碍。一秒用力呼气容积与用力肺活量比值(FEV_1/FVC)＜70%，肺活量占预计值的百分比(VC%)＜80%。残气量占预计值的百分比(RV%)＞150%或残气量占肺总量的百分比(RV/TLC%)＞45%。在日本早期的DPB诊断指标中，曾要求在以上肺功能检查中至少应具备三项，但弥散功能和肺顺应性通常在正常范围内，这对于我国临床诊断DPB患者有一定的参考价值。动脉血氧分压(PaO_2)＜10.7 kPa(80 mmHg)，发病初期就可以发生低氧血症，进展期可有高碳酸血症。

(三)实验室检查

日本DPB患者90%血清冷凝集试验效价升高，多在1∶64以上，但支原体抗体多为阴性。我国患者冷凝集试验阳性率较低。部分患者可有血清IgA、IgM和血CD4/CD8比值增高，γ-球蛋白增高，血沉增快，类风湿因子阳性，但非特异性。部分患者可有血清HLA-B_{54}或HLA-A_{11}阳性。痰细菌学检查可发现起病初期痰中多为流感嗜血杆菌及肺炎链球菌，晚期多为铜绿假单胞菌感染。

(四)慢性鼻旁窦炎的检查

可选择鼻窦X线或鼻窦CT检查，以确定有无鼻旁窦炎。受累部位可为单侧或双侧上颌窦、筛窦、额窦等。

(五)病理检查

病理检查是确诊DPB的"金标准"。如果肺活检能发现典型的DPB病理学改变即可确诊。经支气管镜肺活检(TBLB)方法简便且安全，但常因标本取材少，而且不一定能取到呼吸性细支气管肺组织，有一定的局限性。如欲提高检出率，应在TBLB检查时，取3～5块肺组织，如仍不能确诊，应行胸腔镜下肺活检或开胸肺活检，可提高本病的确诊率。

六、诊断标准

(一)临床诊断标准

日本于1980年首次推出DPB诊断标准后，厚生省于1995年进行了修改，1998年其再次对DPB临床诊断标准进行了重新修改。目前日本和我国均使用1998年修改的临床诊断标准。DPB临床诊断标准(1998年日本厚生省)如下。

(1)必要条件：①持续咳嗽、咳痰、活动后呼吸困难；②影像学确定的慢性鼻旁窦炎或有明确的既往史；③胸部X线可见弥漫性分布的两肺颗粒样结节状阴影或胸部CT见两肺弥漫性小叶中心性颗粒样结节状阴影。

(2)参考条件：①胸部间断性湿啰音；②第1秒用力呼气容积与用力肺活量比值(FEV_1/FVC%)＜70%以及动脉血氧分压(PaO_2)＜10.7 kPa(80 mmHg)；③血清冷凝集试验效价＞1∶64。

临床诊断：①临床确诊，符合全部必要条件加参考条件中的2项以上；②临床拟诊，符合全部必要条件；③临床疑似诊断，符合必要条件前2项。

(二)病理确诊

肺组织病理学检查是诊断DPB的"金标准"。肺活检如能发现前述典型的DPB病理学改变即可确诊。

(三)鉴别诊断

本病应与慢性支气管炎和慢性阻塞性肺气肿、支气管扩张症、阻塞性细支气管炎(BO)、肺间质纤维化、支气管哮喘、囊性纤维化、尘肺、粟粒肺结核、支气管肺泡癌等相鉴别。

1.慢性阻塞性肺疾病

本病主要临床特点为长期咳嗽、咳痰或伴有喘息,晚期有呼吸困难,在冬季症状加重。患者多有长期较大量吸烟史。多见于老年男性。胸部X线可出现肺纹理增多、紊乱,呈条索状、斑点状阴影,以双下肺野明显。晚期肺充气过度,肺容积扩大,肋骨平举,肋间隙增宽,横膈低平下移,心影呈垂滴形,部分患者有肺大疱。胸部CT检查可确定小叶中心型或全小叶型肺气肿。肺功能检查为阻塞性通气功能障碍,FEV_1/FVC%下降和残气量(RV)增加更为显著,弥散功能可有降低。COPD的病理改变为终末细支气管远端气腔持续性不均、扩大及肺泡壁的破坏,而DPB病理为局灶性肺充气过度,极少有肺泡破坏。DPB80%以上患者存在慢性副鼻旁窦炎,大部分患者血清冷凝集试验效价增高,而且DPB患者的肺弥散功能和顺应性通常在正常范围,此外,DPB影像学胸部X线可见弥漫性分布两肺的颗粒样结节状阴影或胸部CT可见两肺弥漫性小叶中心性颗粒样结节状阴影也与COPD不同,可资鉴别。

2.支气管扩张症

本病主要症状为慢性咳嗽、咳痰和反复咯血。肺部可闻及固定性持续不变的湿啰音。本病胸部HRCT可见多发囊状阴影及明确均匀的壁,然而支气管扩张的囊状阴影一般按支气管树分布,位于肺周围者较少,囊壁较厚,同时可见呈轨道征或迂曲扩张的支气管阴影。DPB患者一般无咯血,晚期患者胸部X线可有细支气管扩张改变,但DPB影像学主要表现为两肺弥漫性分布的颗粒样结节状阴影。对可疑患者应进一步检查有无慢性副鼻旁窦炎和血清冷凝集试验效价等,以除外在DPB的基础上合并继发性支气管扩张症。

3.阻塞性细支气管炎(BO)

本病是一种小气道疾病。临床表现为急速进行性呼吸困难,肺部可闻及高调的吸气中期干鸣音;X线提示肺过度通气,但无浸润影,也很少有支气管扩张;肺功能显示阻塞性通气功能障碍,而弥散功能正常;肺组织活检显示直径为1～6 mm的小支气管和细支气管的瘢痕狭窄和闭塞,管腔内无肉芽组织息肉,而且肺泡管和肺泡正常。DPB患者起病缓慢,先有慢性咳嗽、咳痰史,活动时呼吸困难逐渐发生。胸部听诊多为间断性湿啰音。胸部X线检查可见弥漫性分布的两肺颗粒样结节状阴影,HRCT可见两肺弥漫性小叶中心性颗粒样结节阴影,与BO不同。此外,病理改变也与阻塞性细支气管炎不同,故可以鉴别。

4.肺间质纤维化

本病最主要的症状是进行性加重的呼吸困难,其次为干咳。体征上本病有半数以上的患者双肺可闻及Velcro啰音。胸片主要为间质性改变,早期可有磨玻璃样阴影,此后可出现细结节样或网状结节影,易与DPB混淆,但肺间质纤维化有肺容积的缩小和网状、蜂窝状阴影。此外,肺间质纤维化有明显的肺弥散功能降低,而且病理可以与DPB不同,可资鉴别。

七、治疗

1987年,日本工滕翔二等发现红霉素等大环内酯类药物治疗DPB具有显著疗效。目前红霉素、克拉霉素及罗红霉素等大环内酯类药物已成为DPB的基本疗法。大环内酯类药物阿奇霉素可能也有效,但尚需更多病例观察来证实。本病一旦确诊后应尽早开始治疗。2000年,日本厚生省重新修改了DPB的治疗指南。

(一)治疗方案

1.一线治疗

日本方案:红霉素400～600 mg/d,分2次口服。我国红霉素剂型不同于日本,具体方案为:红霉素250 mg,每天口服2次。用药期间应注意复查肝功能等。如果存在以下情况可选用二线治疗药物:①存在红霉素的不良反应;②药物相互拮抗作用;③使用红霉素治疗1～3个月无效者。

2.二线治疗

日本方案:克拉霉素200～400 mg/d,或服用罗红霉素150～300 mg/d,每天口服1～2次。我国具体方案为:克拉霉素250～500 mg/d,每天口服1～2次;罗红霉素150～300 mg/d,每天口服1～2次。用药期间应监测肝功能等不良反应。

(二)疗效评估及疗程

在用药后1～3个月,评估临床症状并行肺功能、动脉血气分析及胸部影像学检查,以确定是否有效。如有效(临床症状、肺功能、血气分析及胸部影像学改善),可继续使用红霉素或克拉霉素或罗红霉素,用药至少需要6个月。服药6个月后如果仍有临床症状应继续服用以上药物2年。如应用以上药物治疗3个月以上仍无效者应考虑是否为DPB患者,应谨慎排除其他疾病的可能。

(三)停药时间

(1)早期DPB患者,经6个月治疗后病情恢复正常者可考虑停药。

(2)进展期DPB患者,经2年治疗后病情稳定者可以停药。停药后复发者再用药仍有效。

(3)DPB伴有严重肺功能障碍或广泛支气管扩张或伴有呼吸衰竭的患者,需长期给药,疗程不少于2年。

(四)DPB急性发作期治疗

如果DPB患者出现发热、咳脓痰、痰量增加等急性加重情况时,多为铜绿假单胞菌等细菌导致支气管扩张合并感染,此时应加用其他抗生素,如β内酰胺类/酶抑制药或头孢三代或氟喹诺酮类抗生素等,或根据痰培养结果选择抗生素。

(五)其他辅助治疗

包括使用祛痰药和支气管扩张药,有低氧血症时进行氧疗。

(孟　亮)

第四节　肺炎球菌肺炎

一、定义

肺炎球菌肺炎是由肺炎链球菌感染引起的急性肺部炎症,为社区获得性肺炎中最常见的细菌性肺炎。起病急骤,临床以高热、寒战、咳嗽、血痰及胸痛为特征,病理为肺叶或肺段的急性表现。近来,因抗生素的广泛应用,典型临床和病理表现已不多见。

二、病因

致病菌为肺炎球菌，革兰氏阳性，有荚膜，复合多聚糖荚膜共有 86 个血清型。成人致病菌多为 1 型、5 型。为口咽部定植菌，不产生毒素（除Ⅲ型），主要靠荚膜对组织的侵袭作用而引起组织的炎性反应，通常在机体免疫功能低下时致病。冬春季因带菌率较高（40%～70%）为本病多发季节。青壮年男性或老幼多见。长期卧床、心力衰竭、昏迷和手术后等易发生肺炎球菌性肺炎。常间诱因有病毒性上呼吸道感染史或受寒、酗酒、疲劳等。

三、诊断

（一）临床表现

因患者年龄、基础疾病及有无并发症，就诊是否使用过抗生素等影响因素，临床表现差别较大。

（1）起病：多急骤，短时寒战继之出现高热，呈稽留热型，肌肉酸痛及全身不适，部分患者体温低于正常。

（2）呼吸道症状：起病数小时即可出现，初起为干咳，继之咳嗽，咳黏性痰，典型者痰呈铁锈色，累及胸膜可有针刺样胸痛，下叶肺炎累及膈胸膜时疼痛可放射至上腹部。

（3）其他系统症状：纳差、恶心、呕吐以及急腹症消化道状。老年人精神萎靡、头痛，意识朦胧等。部分严重感染的患者可发生周围循环衰竭，甚至早期出现休克。

（4）体检：急性病容，呼吸急促，体温达 39～40 ℃，口唇单纯疱疹，可有发绀及巩膜黄染，肺部听诊为实变体征或可听到啰音，累及胸膜时可有胸膜摩擦音甚至胸腔积液体征。

（5）合并症及肺外感染表现。①脓胸（5%～10%）：治疗过程中又出现体温升高、白细胞计数增高时，要警惕并发脓胸和肺脓肿的可能。②脑膜炎：可出现神经症状或神志改变。③心肌炎或心内膜炎：心率快，出现各种心律失常或心脏杂音，脾大，心力衰竭。

（6）败血症或毒血症（15%～75%）：可出现皮肤、黏膜出血点，巩膜黄染。

（7）感染性休克：表现为周围循环衰竭，如血压降低、四肢厥冷、心动过速等，个别患者起病既表现为休克而呼吸道症状并不明显。

（8）麻痹性肠梗阻。

（9）罕见 DIC、ARDS。

（二）实验室检查

（1）血常规：白细胞（10～30）$\times 10^9$/L，中型粒细胞增多 80%以上，分类核左移并可见中毒颗粒。酒精中毒、免疫力低下及年老体弱者白细胞总数可正常或减少，提示预后较差。

（2）病原体检查：①痰涂片及荚膜染色镜检，可见革兰氏染色阳性双球菌，2～3 次痰检为同一细菌有意义。②痰培养加药敏可助确定菌属并指导有效抗生素的使用，干咳无痰者可做高渗盐水雾化吸入导痰。③血培养致病菌阳性者可做药敏试验。④脓胸者应做胸腔积液菌培养。⑤对重症或疑难病例，有条件时可采用下呼吸道直接采样法做病原学诊断。如：防污染毛刷采样（PSB）、防污染支气管-肺泡灌洗（PBAL）、经胸壁穿刺肺吸引（LA）、环甲膜穿刺经气管引（TTA）。

（三）胸部 X 线

（1）早期病变肺段纹理增粗、稍模糊。

(2)典型表现为大叶性、肺段或亚肺段分布的浸润、实变阴影,可见支气管气道征及肋膈角变钝。

(3)病变吸收较快时可出现浓淡不均假空洞征。

(4)吸收较慢时可出现机化性肺炎。

(5)老年人、婴儿多表现为支气管肺炎。

四、鉴别诊断

(1)干酪样肺炎:常有结枝中毒症状,胸部 X 线表现肺实变、消散慢,病灶多在肺尖或锁骨下、下叶后段或下叶背段,新旧不一、有钙化点、易形成空洞并肺内播散。痰抗酸菌染色可发现结核菌,PPD 试验常阳性,青霉素 G 治疗无效。

(2)其他病原体所致肺炎:①多为院内感染,金黄色葡萄球菌肺炎和克雷伯杆菌肺炎的病情通常较重;②多有基础疾患;③痰或血的细菌培养阳性可鉴别。

(3)急性肺脓肿:早期临床症状相似,病情进展可出现可大量脓臭痰,查痰菌多为金黄色葡萄球菌、克雷伯杆菌、革兰氏阴性杆菌、厌氧菌等。胸部 X 线可见空洞及液平。

(4)肺癌伴阻塞性肺炎:常有长期吸烟史、刺激性干咳和痰中带血史,无明显急性感染中毒症状;痰脱落细胞可阳性;症状反复出现;可发现肺肿块、肺不张或肿大的肺门淋巴结;胸部 CT 及支气管镜检查可帮助鉴别。

(5)其他:ARDS、肺梗死、放射性肺炎和胸膜炎等。

五、治疗

(一)抗菌药物治疗

首先应给予经验性抗生素治疗,然后根据细菌培养结果进行调整。经治疗不好转者,应再次复查病原学及药物敏感试验进一步调整治疗方案。

1.轻症患者

(1)首选青霉素:青霉素每天 240 万 U,分 3 次肌内注射。或普鲁卡因青霉素每天 120 万 U,分 2 次肌内注射,疗程 5～7 天。

(2)青霉素过敏者:可选用大环内酯类。红霉素每天 2 g,分 4 次口服,或红霉素每天 1.5 g 分次静脉滴注;或罗红霉素每天 0.3 g,分 2 次口服或林可霉素每天 2 g,肌内注射或静脉滴注;或克林霉素每天0.6～1.8 g,分 2 次肌内注射,或克林霉素每天 1.8～2.4 g 分次静脉滴注。

2.较重症患者

青霉素每天 120 万 U,分 2 次肌内注射,加用丁胺卡那每天 0.4 g 分次肌内注射;或红霉素每天1.0～2.0 g,分 2～3 次静脉滴注;或克林霉素每天 0.6～1.8 g,分 3～4 次静脉滴注;或头孢塞吩钠(先锋霉素Ⅰ)每天 2～4 g,分 3 次静脉注射。

疗程 2 周或体温下降 3 天后改口服。老人、有基础疾患者可适当延长。8%～15%青霉素过敏者对头孢菌素类有交叉过敏应慎用。如为青霉素速发性变态反应则禁用头孢菌素。如青霉素皮试阳性而头孢菌素皮试阴性者可用。

3.重症或有并发症患者(如胸膜炎)

青霉素每天 1 000 万 U～3 000 万 U,分 4 次静脉滴注;头孢唑啉钠(先锋霉素Ⅴ),每天 2～4 g 2 次静脉滴注。

4.极重症者如并发脑膜炎

头孢曲松每天 1～2 g 分次静脉滴注;碳青霉素烯类如亚胺培南-西司他丁(泰能)每天 2 g,分次静脉滴注;或万古霉素每天 1～2 g,分次静脉滴注并加用第 3 代头孢菌素;或亚胺培南加第 3 代头孢菌素。

5.耐青霉素肺炎链球菌感染者

近来,耐青霉素肺炎链球菌感染不断增多,通常最小抑制浓度(MIC)≥1.0 mg/L 为中度耐药,MIC ≥2.0 mg/L 为高度耐药。临床上可选用以下抗生素:克林霉素每天 0.6～1.8 g 分次静脉滴注;或万古霉素每天 1～2 g 分次静脉滴注;或头孢曲松每天1～2 g分次静脉滴注;或头孢噻肟每天 2～6 g 分次静脉滴注;或氨苄西林/舒巴坦、替卡西林/棒酸、阿莫西林/棒酸。

(二)支持疗法

包括卧床休息、维持液体和电解质平衡等。应根据病情及检查结果决定补液种类。给予足够热量以及蛋白和维生素。

(三)对症治疗

胸痛者止痛;刺激性咳嗽可给予可待因,止咳祛痰可用氯化铵或棕色合剂,痰多者禁用止咳剂;发热物理降温,不用解热药;呼吸困难者鼻导管吸氧。烦躁、谵妄者服用安定 5 mg 或水合氯醛 1～1.5 g 灌肠,慎用巴比妥类。鼓肠者给予缸管排气,胃扩张给予胃肠减压。

(四)并发症的处理

(1)呼吸衰竭:机械通气、支持治疗(面罩、气管插管、气管切开)。

(2)脓胸:穿刺抽液必要时肋间引流。

(五)感染性休克的治疗

(1)补充血容量:低分子右旋糖酐和平衡盐液静点,以维持收缩压 12.0～13.3 kPa(90～100 mmHg)。脉压差>4.0 kPa(30 mmHg),尿量>30 mL/h,中心静脉压 0.58～0.98 kPa(4.4～7.4 mmHg)。

(2)血管活性药物的应用:输液中加入血管活性药物以维持收缩压 12.0～13.3 kPa(90～100 mmHg)以上。为升高血压的同时保证和调节组织血流灌注,近年来主张血管活性药物为主,配合收缩性药物,常用的有多巴胺、间羟胺、去甲肾上腺素和山莨菪碱等。

(3)控制感染:及时、有效地控制感染是治疗中的关键。要及时选择足量、有效的抗生素静脉并联合给药。

(4)糖皮质激素的应用:病情或中毒症状重及上述治疗血压不恢复者,在使用足量抗生素的基础上可给予氢化可的松 100～200 mg 或地塞米松 5～10 mg 静脉滴注,病情好转立即停药。

(5)纠正水、电解质和酸碱平衡紊乱:严密监测血压、心率、中心静脉压、血气、水、电解质变化,及时纠正。

(6)纠正心力衰竭:严密监测血压、心率、中心静脉压、意识及末梢循环状态,及时给予利尿及强心药物,并改善冠状动脉供血。

(孟　亮)

第五节 肺炎克雷伯杆菌肺炎

一、概述

肺炎克雷伯杆菌肺炎(旧称肺炎杆菌肺炎),是最早被认识的 G^- 杆菌肺炎,并且仍居当今社区获得性 G^- 杆菌肺炎的首位,医院获得性 G^- 杆菌肺炎的第二或第三位。肺炎克雷伯杆菌是克雷白菌属最常见菌种,约占临床分离株的 95%。肺炎克雷伯杆菌又分肺炎、臭鼻和鼻硬结 3 个亚种,其中又以肺炎克雷伯杆菌肺炎亚种最常见。根据荚膜抗原成分的不同,肺炎克雷伯杆菌分 78 个血清型,引起肺炎者以 1～6 型为多。由于抗生素的广泛应用,20 世纪 80 年代以来肺炎克雷伯杆菌耐药率明显增加,特别是它产生超广谱 β-内酰胺酶(ESBLs),能水解所有第 3 代头孢菌素和单酰胺类抗生素。目前不少报道肺炎克雷伯杆菌中产 ESBLs 概率达 30%～40%,并可引起医院感染暴发流行,正受到密切关注。该病好发于原有慢性肺部疾病、糖尿病、手术后和酒精中毒者,以中老年为多见。

二、诊断

(一)临床表现

多数患者起病突然,部分患者可有上呼吸道感染的前驱症状。主要症状为寒战、高热、咳嗽、咳痰、胸痛、呼吸困难和全身衰弱。痰色如砖红色,被认为是该病的特征性表现,可惜临床上甚为少见;有的患者咳痰呈铁锈色,或痰带血丝,或伴明显咯血。体检患者呈急性病容,常有呼吸困难和发绀,严重者有全身衰竭、休克和黄疸。肺叶实变期可发生相应实变体征,并常闻及湿啰音。

(二)辅助检查

1.一般实验室检查

周围血白细胞总数和中性粒细胞比例增加,核型左移。若白细胞不高或反见减少,提示预后不良。

2.细菌学检查

经筛选的合格痰标本(鳞状上皮细胞<10 个/低倍视野或白细胞>25 个/低倍视野),或下呼吸道防污染标本培养分离到肺炎克雷伯杆菌,且达到规定浓度(痰培养菌量≥10^6 cfu/mL、防污染样本毛刷标本菌是≥10^3 cfu/mL),可以确诊。据报道 20%～60%病例血培养阳性,更具有诊断价值。

3.影像学检查

X 线征象,包括大叶实变、小叶浸润和脓肿形成。右上叶实变时重而黏稠的炎性渗出物,使叶间裂呈弧形下坠是肺炎克雷白肺炎具有诊断价值的征象,但是并不常见。在慢性肺部疾病和免疫功能受损患者,患该病时大多表现为支气管肺炎。

三、鉴别诊断

该病应与各类肺炎包括肺结核相鉴别,主要依据病原体检查,并结合临床作出判别。

四、治疗

（一）一般治疗

与其他细菌性肺炎治疗相同。

（二）抗菌治疗

轻、中症患者最初经验性抗菌治疗，应选用β-内酰胺类联合氨基糖苷类抗生素，然后根据药敏试验结果进行调整。若属产 ESBL 菌株，或既往常应用第 3 代头孢菌素治疗、或在 ESBL 流行率高的病区（包括 ICU）、或临床重症患者最初经验性治疗应选择碳青霉烯类抗生素（亚胺培南或美罗培南），因为目前仅有该类抗生素对 ESBLs 保持高度稳定，没有耐药。哌拉西林/三唑巴坦、头孢吡肟对部分 ESBLs 菌株体外有效，还有待积累更多经验。

（孟　亮）

第六节　肺炎支原体肺炎

一、定义

肺炎支原体肺炎是由肺炎支原体引起的急性呼吸道感染和肺部炎症，即“原发性非典型肺炎”，占社区获得性肺炎的 15%～30%。

二、病因

支原体是介于细菌与病毒之间能独立生活的最小微生物，无细胞壁，仅有 3 层膜组成细胞膜，共有30 余种，部分可寄生于人体，但不致病，至目前为止，仅肯定肺炎支原体能引起呼吸道病变。当其进入下呼吸道后，一般并不侵入肺泡内，当存在超免疫反应时，可导致肺炎和神经系统、心脏损害。

三、诊断

（一）临床表现

（1）病史：本病潜伏期 2～3 周，儿童、青年发病率高，以秋冬季为多发，以散发为主，多由患者急性期飞沫经呼吸道吸入而感染。

（2）症状：起病较细菌性肺炎和病毒性肺炎缓慢，约半数患者并无症状。典型肺炎表现者仅占 10%，还可以咽炎、支气管炎、大泡性耳鼓膜炎形式出现。开始表现为上呼喊道感染症状，咳嗽、头痛、咽痛、低热继之出现中度发热，顽固的刺激性咳嗽常为突出表现，也可有少量黏痰或少量脓性痰。

（3）体征：胸部体检可无胸部体征或仅有少许湿啰音。其临床症状轻，体征轻于胸片 X 线表现是其特点之一。

（4）肺外表现：极少数患者可伴发肺外其他系统的病变，出现胃肠炎、溶血性贫血、心肌炎、心包炎、肝炎。少数还伴发周围神经炎、脑膜炎以及小脑共济失调等神经系统症状。

本病的症状一般较轻，发热持续 1～3 周，咳嗽可延长至 4 周或更久始消失。极少数伴有肺外严重并发症时可能引起死亡。

(二)胸部 X 线表现

胸片表现多样化，但无特异性，肺部浸润多呈斑片状或均匀的模糊阴影，中、下肺野明显，有时呈网状、云雾状、粟粒状或间质浸润，严重者中、下肺结节影，少数病例可有胸腔积液。

(三)实验室检查

血常规显示白细胞总数正常或轻度增加，以淋巴细胞为主。血沉加快。痰、鼻分泌物和咽拭子培养可获肺炎支原体，但检出率较低。目前诊断主要靠血清学检查。可通过补体结合试验、免疫荧光试验、酶联免疫吸附试验测定血清中特异性抗体。补体结合抗体于起病 10 天后出现，在恢复期滴度高于或＞1∶64，抗体滴度呈 4 倍增长对诊断有意义。应用免疫荧光技术、核酸探针及 PCR 技术直接检测抗原有更高的敏感性、特异性及快速性。

(四)诊断依据

肺炎支原体肺炎的诊断需结合临床症状、胸部影像学检查和实验室资料确诊。

四、鉴别诊断

(一)病毒性肺炎

发病以冬春季节多见。免疫力低下的儿童和老年人是易感人群。不同病毒可有其特征性表现。麻疹病毒所致口腔黏膜斑，从耳后开始逐渐波及全身的皮疹。疱疹病毒性肺炎可同时伴发有皮肤疱疹。巨细胞病毒所致伴有迁移性关节痛，肌肉痛的发热。本病肺实变体征少见，这种症状重而体征少胸部 X 线表现轻不对称性是病毒性肺炎的特点之一。用抗生素治疗无效。确诊有赖于病原学和血清学检查。

(二)肺炎球菌肺炎

起病急骤，先有寒战，继之高热，体温可达 39～41 ℃，多为稽留热，早期有干咳，渐有少量黏痰、脓性痰或典型的铁锈色痰。常有肺实变体征或胸部 X 线改变，痰中可查到肺炎链球菌。

(三)军团菌肺炎

本病多发生在夏秋季，中老年发病多，暴发性流行，持续性高热，发热约半数超过 40 ℃，1/3 有相对缓脉。呼吸系统症状相对较少，而精神神经系统症状较多，约 1/3 患者出现嗜睡、神志模糊、谵语、昏迷、痴呆、焦虑、惊厥、定向障碍、抑郁、幻觉、失眠、健忘、言语障碍、步态失常等。早期部分患者有早期消化道症状，尤其是水样腹泻。从痰、胸液、血液中可直接分离出军团菌，血清学检查有助于诊断。

(四)肺结核

起病缓慢，有结核接触史，病变位于上肺野，短期内不消失，痰中可查到结核杆菌，红霉素治疗无效。

五、治疗

(1)抗感染治疗：支原体肺炎主要应用大环内酯类抗生素，红霉素为首选，剂量为 1.5～2.0 g/d，分 3～4 次服用，或用交沙霉素 1.2～1.8 g/d，克拉霉素 0.5 g/次，2 次/日，疗程 10～14 天。新型大环内酯类抗生素，如克拉霉素和阿奇霉素对肺炎支原体感染效果良好。克拉霉素 0.5 g，2 次/日；阿奇霉素第 1 天 0.5 g 后 4 天每次 0.25 g，1 次/日。也可应用氟喹诺酮类抗菌药物，如氧氟沙星、环丙沙星或左氧氟沙星等；病情重者可静脉给药，但不宜用于 18 岁以下的患者和孕妇。

(2)对症和支持：如镇咳和雾化吸入治疗。

(3)出现严重肺外并发症，应给予相应处理。

（孟　亮）

第七节　衣原体肺炎

衣原体是一组专性细胞内寄生物。目前已发现衣原体有 4 种：沙眼衣原体、鹦鹉热衣原体、肺炎衣原体和牲畜衣原体。其中与肺部感染关系最大的是鹦鹉热衣原体和肺炎衣原体，下面分别介绍由这两种衣原体引起的肺炎。

一、鹦鹉热肺炎

鹦鹉热是由鹦鹉热衣原体引起的急性传染病。这种衣原体寄生于鹦鹉、鸽、鸡、野鸡、火鸡、鸭、鹅、孔雀等百余种鸟类体内。由于最先是在鹦鹉体内发现的，并且是最常见的宿主，故得此名。

病原体吸入后首先在呼吸道局部的单核、巨噬细胞系统中繁殖，之后经血液循环播散到肺内及其他器官。肺内病变常位于肺门，并向外周扩散引起小叶性和间质性肺炎，以下垂部位的肺叶、肺段为主。早期肺泡内充满中性粒细胞及渗出液，其后为单核细胞。病变部位可发生突变、小量出血，严重时发生肺组织坏死，或者黏稠的明胶样黏液分泌物阻塞支气管引起严重缺氧。此外本病也可累及肝、脾、心、肾、消化道和脑、脑膜。

(一)临床表现

本病潜伏期多为 7～15 天。起病多隐袭。少数无症状，起病轻者如流感样，中重度者急性起病，寒战、高热，第一周体温可高达 40 ℃。头痛、乏力、肌肉痛、关节痛、畏光、鼻出血。1 周之后咳嗽、少量黏痰，重症者出现精神症状，如嗜睡、谵妄、木僵、抽搐，并出现缺氧、呼吸窘迫。此外还可出现一些消化道症状，如食欲下降、恶心、呕吐、腹痛。主要体征：轻症者只有咽部充血；中、重度者出现类似伤寒的玫瑰疹，相对缓脉，肺部可闻及湿啰音；重症者可出现肺实变体征，此外还可出现黄疸、肝脾肿大、浅表淋巴结肿大。

(二)辅助检查

血白细胞多正常，血沉增快。将患者血及支气管分泌物接种到鸡胚、小白鼠或组织培养液中，可分离到衣原体。特异性补体结合试验或凝集试验呈阳性，急性期与恢复期(发病后 2～3 周)双份血清补体试验滴度增加 4 倍有诊断意义。X 线检查显示从肺门向外周放射状浸润病灶，下叶为多，呈弥漫性支气管肺炎或间质性肺炎表现，偶见粟粒样结节或实变影，偶有少量胸腔积液。

(三)诊断与鉴别诊断

参照禽类接触史、症状、体征、辅助检查结果进行诊断。由于本病临床表现、胸部 X 线检查无特异性，故应注意与各种病毒性肺炎、细菌性肺炎、真菌性肺炎以及伤寒、布氏杆菌病、传染性单核细胞增多症区别。

(四)治疗

四环素 2～3 g/d,分 4～6 次口服,连服 2 周,或退热后再继续服 10 天。必要时吸氧及其他对症处理,重症者可给予支持疗法。如发生急性呼吸窘迫综合征(ARDS),应迅速采取相应措施。

(五)预后

轻者可自愈。重症未经治疗者病死率可达 20%～40%,近年来应用抗生素治疗后病死率明显下降到 1%。

二、肺炎衣原体肺炎

肺炎衣原体目前已经成为社区获得性肺炎的第 3 或第 4 位最常见的致病菌,在社区获得性肺炎住院患者中由肺炎衣原体致病的占 6%～10%。研究发现肺炎衣原体感染流行未找到鸟类引起传播的证据,提示肺炎衣原体是一种人类致病原,属于人-人传播,可能主要是通过呼吸道的飞沫传染,无症状携带者和长期排菌状态者(有时可长达 1 年)可促进传播。该病潜伏期 10～65 天。年老体弱、营养不良、COPD、免疫功能低下者易被感染。据报道近一半的人一生中感染过肺炎衣原体。肺炎衣原体易感性与年龄有关,儿童抗体检出率较低,5 岁者抗体检出率<5%,10 岁时<10%,而青少年时期迅速升高达30%～40%,中老年检出率仍高达 50%。有人报道肺炎衣原体感染分布呈双峰型,第 1 峰在 8～9 岁,第 2 峰从 70 岁开始。感染的性别差异在儿童时期不明显,但进入成年期则男性高于女性,到老年期更明显。肺炎衣原体感染一年四季均可发生,通常持续 5～8 个月。感染在热带国家多见,既可散发也可呈暴发流行(社区或家庭内)。感染后免疫力很弱,易于复发,每隔 3～4 年可有一次流行高峰,持续 2 年左右。

(一)临床表现

肺炎衣原体主要引起急性呼吸道感染,包括肺炎、支气管炎、鼻旁窦炎、咽炎、喉炎、扁桃体炎,临床上以肺炎为主。起病多隐袭,早期表现为上呼吸道感染症状,与支原体肺炎颇为相似,通常症状较轻,发热、寒战、肌痛、咳嗽、肺部可听到湿啰音。发生咽喉炎者表现为咽喉痛、声音嘶哑,有些患者可表现为两阶段病程:开始表现为咽炎,经对症处理好转,1～3 周后又发生肺炎或支气管炎,此时咳嗽加重。少数患者可无症状。肺炎衣原体也可使患有其他疾病的老年住院患者、大手术后患者、严重外伤者罹患肺炎,往往为重症感染。原有 COPD、心力衰竭患者感染肺炎衣原体时症状较重、咳脓痰、呼吸困难,甚或引起死亡。肺炎衣原体感染时也可伴有肺外表现,如中耳炎、结节性红斑、心内膜炎、急性心肌梗死、关节炎、甲状腺炎、脑炎、格林-巴利综合征等。

(二)辅助检查

血白细胞正常或稍高,血沉加快,由于本病临床表现缺乏特异性,所以其诊断主要依据是有关病因的特殊实验室检查,包括病原体分离和血清学检测。

1.病原体分离培养

可从痰、咽拭子、扁桃体隐窝拭子、咽喉分泌物、支气管肺泡灌洗液中直接分离肺炎衣原体。采集标本后立即置于转运保存液中,在 4 ℃下送到实验室进行分离培养。肺炎衣原体培养较困难,培养基包括鸡胚卵黄囊、HeLa229 细胞、HL 细胞等。最近认为 HEP-2 细胞株可以促进肺炎衣原体生长,使临床标本容易分离。

2.酶联免疫吸附法(ELISA)

测定痰标本中肺炎衣原体抗原。其原理是用属特异性脂多糖单克隆抗体对衣原体抗原进行特异性检测,然后用沙眼衣原体种特异性主要外膜蛋白(MOMP)的单克隆抗体对沙眼衣原体进行直接衣原体显像。如果特异性衣原体抗原检测阳性,而沙眼衣原体种特异性检测阴性,则该微生物为肺炎衣原体或鹦鹉热衣原体;如标本对所有检测均呈阳性,则为沙眼衣原体。

3.应用PCR技术检测肺炎衣原体

按照MOMP基因保守区序列设计的引物可检测各种衣原体,按可变区肺炎衣原体种特异性的核酸序列设计的引物可以特异性地检测肺炎衣原体。PCR检测需要注意质量控制,避免出现较多假阳性。

4.血清学实验

有两种,即TWAR株原体抗原的微量免疫荧光(MIF)抗体试验和补体结合(CF)抗体试验。前者是一种特异性检查方法,可用于鉴别3种衣原体;后一种试验属于非特异性,对所有衣原体均可发生反应。MIF抗体包括特异性IgG和IgM,可以鉴别新近感染或既往感染,初次感染或再感染。IgG抗体阳性但效价不高,提示为既往感染。因为IgM和CF抗体通常在感染后2～6个月逐渐消失,而IgG抗体可持续存在。所以IgG抗体可用来普查肺炎衣原体感染。急性感染的抗体反应有两种形式:①初次感染或原发感染后免疫反应,多见于年轻人,早期衣原体CF抗体迅速升高,而MIF抗体出现较慢。其中IgM发病后3周才出现,IgG发病后6～8周才出现。②再次感染或重复感染后免疫反应,多见于年龄较大的成年人,IgG抗体常在1～2周出现,效价可以很高,往往没有衣原体CF抗体及IgM抗体出现,或其效价很低。目前制订的血清学阳性反应诊断标准是:MIF抗体急性感染期双份血清效价升高4倍以上,或单次血清标本IgM≥1∶16,和/或单次血清标本IgG≥1∶512。既往感染史时IgG<1∶512,但是≥1∶16,衣原体CF抗体效价升高4倍以上,或≥1∶64。重复感染者多有CF抗体和IgM抗体。大多数老年人多为再次感染,常无CF抗体反应。如果CF抗体效价升高,常提示为肺炎支原体感染。

5.X线胸片

多显示肺叶或肺部浸润病灶,可见于双肺任何部位,但多见于下叶。

(三)诊断和鉴别诊断

当肺炎患者应用β-内酰胺类抗生素治疗无效,患者仍旧干咳时应警惕肺炎衣原体感染。由于目前临床上缺乏特异性诊断肺炎衣原体感染的方法,所以确诊主要依靠实验室检查。应注意与肺炎支原体肺炎相鉴别。

(四)治疗

对于肺炎衣原体有效的抗生素有米诺环素、多西环素(强力霉素)、红霉素。另外,利福平、罗比霉素(RKM)、罗红霉素(RXM)、克拉霉素(CAM)等效果也很好。喹诺酮类如氧氟沙星、妥舒沙星也有效。通常成人首选四环素,孕妇和儿童首选红霉素。剂量稍大,疗程应充分,如四环素或红霉素2 g/d,10～14天,或1 g/d,连用21天。

(孟　亮)

第八节　军团菌肺炎

一、定义

军团菌肺炎是由革兰氏染色阴性的嗜肺军团杆菌引起的一种以肺炎为主的全身感染性疾病，是军团菌病(LD)的一种临床类型。

二、病因

军团菌是一种无荚膜、不产气、对热耐力强的胞内寄生革兰氏阴性杆菌，广泛存在于人工和天然水环境中。菌株有50个种、70个血清型，其中50%对人有致病性。其中90%军团菌肺炎由嗜肺军团杆菌引起。嗜肺军团菌包括16个血清型，其中血清Ⅰ型是引起军团菌肺炎最常见的致病菌。

三、流行病学

在蒸馏水、河水和自来水的存活时间分别为3～12个月、3个月、1年。静止水源或沉积物浓度高的水源为军团菌生长繁殖的理想场地。可经供水系统、空调或雾化吸入进入呼吸道引起感染。易感人群包括年老体弱，慢性心、肺、肾病，糖尿病、恶性肿瘤、血液病、艾滋病或接受免疫抑制剂治疗者。军团菌流行高峰为每年夏秋，全年均可发病，传染途径有两种：呼吸道吸入，以及误饮含军团菌的水。潜伏期2～10天。军团菌肺炎的危险因素包括近期旅游、接触不洁水流、肝肾衰竭、糖尿病、恶性肿瘤，其他的有高龄、免疫功能下降，特别是AIDS、血液系统肿瘤，以及终末期肾脏病患者中发病率明显增高。

四、发病机制、病理

军团菌进入呼吸道后可被单核细胞吞噬，在细胞内增生逃脱宿主免疫。军团菌与宿主的相互作用结果决定是否致病。病理改变为急性纤维蛋白化脓性肺炎。病变多实变或呈小叶分布，严重者形成小脓肿。显微镜下可见肺泡上皮、内皮弥漫急性损伤，透明膜形成。病灶内可见中性粒细胞、巨噬细胞、红细胞和纤维素样渗出。直接免疫荧光或银染可见军团菌，病变可侵犯血管和淋巴管。肺外病变可见间质性肾炎、血管炎、心肌炎、化脓性心包炎、肌溶解等。

五、临床表现

临床表现差异很大，可无症状至多器官损伤。潜伏期2～10天。典型患者常为亚急性起病，发热(>39 ℃，弛张热)、畏寒、寒战、头痛、无力、肌肉疼痛。

(一)肺部表现

90%的患者有咳嗽，非刺激性干咳，可有少量非脓性痰；40%的患者胸痛，多呈胸膜样胸痛，较为剧烈；17%的患者可出现咯血，痰中带血丝为主；94%的患者有不同程度的呼吸困难。

(二)肺外表现

1.神经系统

发生率为50%,常见神经状态改变,意识模糊、额部头痛、嗜睡、定向力障碍,偶见谵妄。神经系统异常严重程度与发热、低氧、代谢紊乱无明显相关性。脑脊液检查多正常,可有淋巴细胞或蛋白轻度增高。脑电图可呈典型弥漫慢波,偶见颈项强直。

2.消化系统

多在病初发生,25%有恶心、呕吐,30%有腹泻或稀便。多为糊状或水样便,无脓血和黏液便。可有肝功能异常。肝大、腹膜炎、胰腺炎、直肠周围脓肿等和阑尾脓肿罕见。

3.肾脏

25%～30%的患者可出现镜下血尿和蛋白尿,极少数可偶见肌红蛋白尿、急性间质性肾炎、肾盂肾炎、肾脓肿、肾小球肾炎,近10%可发生急性肾衰竭。

4.心脏、血液系统

可出现相对缓脉,偶可出现心肌炎、心包炎、白细胞和血小板计数减少。

(三)体征

查体可见呼吸加快,相对性缓脉,可出现低血压。肺部听诊可闻及湿啰音,部分可闻及哮鸣音;随着疾病的进展出现肺部实变体征;1/3的患者有少量胸腔积液。严重患者有明显呼吸困难和发绀。

(四)肺外表现

军团菌病常有明显的肺外症状。早期出现的消化道症状,约半数有腹痛、呕吐、腹泻,多为水样便,无脓血便。神经症状也较常见,如焦虑、神志迟钝、谵妄。患者可有肌肉疼痛及关节疼痛。部分患者有心包炎、心肌炎和心内膜炎,偶可合并急性肾衰竭、休克和DIC。

六、实验室检查

(一)非特异性检查

白细胞中度升高、血沉增快、低钠血症常见,可有碱性磷酸酶升高、高氮质血症;部分重症患者有肝功能和肾功能损害的表现,出现蛋白尿、显微镜下血尿或转氨酶异常。

(二)胸部X线

无特异性,常表现为进展迅速的非对称、边缘不清的肺实质性浸润阴影。呈肺叶或肺段分布,下叶多见,部分患者出现心包积液、胸腔积液,免疫低下人群可出现空洞,甚至肺脓肿。胸部病灶吸收缓慢,可达1～2个月,有时临床治疗有效的情况下胸部X线仍然呈进展表现。

(三)特异性检查

1.分离和培养

痰液、血液、胸腔积液、气管抽取物、肺活检材料均可作为军团菌培养标本。军团菌在普通培养基上不能生长。需要在活性炭酵母浸液琼脂(BCYE)在2.5%～5% CO_2 环境下培养1周。大多数嗜肺军团菌出现阳性结果需3～7天,非嗜肺军团菌阳性需要10天以上。培养是军团菌诊断的“金标准”。敏感性可达60%,特异性可达100%。

2.直接免疫荧光抗体(DFA)

敏感性为50%～70%,特异性为96%～99%。该方法与其他细菌包括脆弱杆菌、假单胞菌、产黄杆菌属等有交叉反应。

3.尿抗原测定

尿抗原主要检测的抗原是军团菌细胞壁脂多糖成分。具有热稳定性及抗胰蛋白酶活性。最早可在出现症状后1天内检测到,可持续到有效抗生素治疗后数天或数周。尿抗原敏感性与疾病严重程度相关。因采用的俘获抗体是嗜肺军团菌血清Ⅰ型特异的,因此对于检测Ⅰ型军团菌敏感性为70%~100%,特异性接近100%。对于非Ⅰ型军团菌阳性率较低,为14%~69%。

4.血清抗体测定

特异性IgM抗体在感染后1周左右出现。IgG在发病2周开始升高,1个月左右达峰。

(1)间接免疫荧光试验(IFA):双份血清测定,急性期与恢复期血清抗体滴度呈4倍或4倍以上增高,且效价≥1∶128,可作为军团菌诊断依据;单份血清测定:抗体滴度≥1∶256,提示军团菌感染。

(2)微量凝集试验(MAA)与试管凝集试验(TAT):军团菌全菌为抗原,检测患者血中抗体。起病4周和8周分别采血1次,抗体滴度4倍以上升高为阳性。

(3)酶联免疫吸附试验(ELISA):常用于流行病学调查。

七、诊断

军团菌肺炎的诊断应结合患者状况综合判断。典型病例有持续高热、寒战、刺激性干咳、胸痛、相对缓脉。胸片表现为下肺为主的非对称性浸润影。病程早期出现腹泻、ALT升高、低磷血症、尿蛋白阳性、少量红细胞,提示军团菌肺炎的诊断。

诊断标准:①临床表现有发热、寒战、咳嗽、胸痛症状;②胸部X线具有浸润性阴影伴胸腔积液;③呼吸道分泌物、痰、血液、胸腔积液BCYE培养基上有军团菌生长;④呼吸道分泌物荧光抗体检查军团菌抗体阳性;⑤血间接免疫荧光法检查急性期和恢复期两次军团菌抗体4倍或4倍以上增高;⑥尿Ⅰ型军团菌抗原阳性。凡是具有①~②条加③~⑥条任何一项可诊断。

八、鉴别诊断

(一)肺炎支原体肺炎

儿童及青年人居多,冷凝集试验阳性。血清支原体IgM抗体阳性。

(二)肺炎球菌肺炎

冬季与初春季发病,不引起原发组织坏死或形成空洞,早期抗生素治疗效果好。

(三)肺部真菌感染

特有生态史,如潮湿发霉环境。广泛使用抗生素、糖皮质激素、细胞毒药物,痰、咽拭子、胸腔积液涂片发现真菌菌丝或孢子,培养有真菌生长。

(四)病毒性肺炎

冬季多见,前驱症状如上呼吸道感染、皮疹。白细胞降低多见,特定病毒抗体有助于诊断,抗生素治疗无效。

九、治疗

(一)针对军团菌治疗

首选大环内酯类抗生素和喹诺酮类。疗程依据临床表现不同而有所不同,大多数患者为7~14天,对于有肺脓肿、脓胸和肺外感染的患者需要适当延长疗程至3周以上。对于合并细菌感染的患者可同时应用覆盖球菌的药物并根据病原学调整用药(表 4-1)。

表 4-1　针对军团菌治疗

抗生素	用量	用法
大环内酯类		
红霉素	2～4 g/d	静脉滴注或口服
阿奇霉素	500 mg/d	静脉滴注或口服
氟喹诺酮类		
环丙沙星	400 mg/8～12 h	静脉滴注
加替沙星	200～400 mg/d	静脉滴注或口服
左氧氟沙星	500～750 mg/d	静脉滴注或口服
莫西沙星	400 mg/d	静脉滴注或口服

(二)对症支持治疗

止咳、化痰、退热、纠正水电解质紊乱等对症治疗。

十、预后

对于呼吸衰竭、需要气管插管及高龄、合并恶性肿瘤、合并其他细菌感染的患者预后差。肾脏受累患者预后更差。

(孟　亮)

第九节　病毒性肺炎

病毒性肺炎是由不同种类病毒侵犯肺脏引起的肺部炎症，通常是由于上呼吸道病毒感染向下呼吸道蔓延所致。临床主要表现为发热、头痛、全身酸痛、干咳等。本病一年四季均可发生，但冬春季更为多见。肺炎的发生除与病毒的毒力、感染途径及感染数量有关外，还与宿主年龄、呼吸道局部和全身免疫功能状态有关。通常小儿发病率高于成人，婴幼儿发病率高于年长儿童。据报道在非细菌性肺炎中病毒性肺炎占 25%～50%，婴幼儿肺炎中约 60%为病毒性肺炎。

一、流行病学

罹患各种病毒感染的患者为主要传染源，通常以空气飞沫传播为主，患者和隐性感染者说话、咳嗽、打喷嚏时可将病毒播散到空气中，易感者吸入后即可被感染。其次通过被污染的食具、玩具及与患者直接接触也可引起传播。粪-口传播仅见于肠道病毒。此外，也可以通过输血和器官移植途径传播，在新生儿和婴幼儿中母婴间的垂直传播也是一条重要途径。

病毒性肺炎以婴幼儿和老年人多见，流感病毒性肺炎则好发于原有心肺疾病和慢性消耗性疾病患者。某些免疫功能低下者，如艾滋病患者、器官移植者，肿瘤患者接受大剂量免疫抑制剂、细胞毒药物及放射治疗时，病毒性肺炎的发生率明显升高。据报道骨髓移植患者中约 50%可发生弥漫性间质性肺炎，其中约半数为巨细胞病毒(CMV)所致。肾移植患者中约 30%发生 CMV

感染，其中 40％为 CMV 肺炎。

病毒性肺炎一年四季均可发生，但以冬春季节为多，流行方式多表现为散发或暴发。一般认为，在引起肺炎的病毒中以流感病毒最多见。根据近年来我国北京、上海、广州、河北、新疆等地区病原学监测，小儿下呼吸道感染中腺病毒和呼吸道合胞病毒引起者分别占第 1、2 位。北方地区发病率普遍高于南方，病情也比较严重。此外，近年来随着器官移植的广泛开展，CMV 肺炎的发生率有明显增高趋势。

二、病因

(一)流感病毒

流感病毒属正黏液病毒科，系单股 RNA 类病毒，有甲、乙、丙 3 型，流感病毒性肺炎多由甲型流感病毒引起，由乙型和丙型引起者较少。甲型流感病毒抗原变异比较常见，主要是血凝素和神经氨酸酶的变异。当抗原转变产生新的亚型时可引起大流行。

(二)腺病毒

腺病毒为无包膜的双链 DNA 病毒，主要在细胞核内繁殖，耐湿、耐酸、耐脂溶剂能力较强。现已分离出 41 个与人类有关的血清型，其中容易引起肺炎的有 3、4、7、11、14 和 21 型。我国以 3、7 型最为多见。

(三)呼吸道合胞病毒(RSV)

RSV 系具有包膜的单股 RNA 病毒，属副黏液病毒科肺病毒属，仅 1 个血清型。RSV 极不稳定，室温中两天内效价下降 100 倍，为下呼吸道感染的重要病原体。

(四)副流感病毒

副流感病毒属副黏液病毒科，与流感病毒一样表面有血凝素和神经氨酸酶。与人类相关的副流感病毒分为 1、2、3、4 四型，其中 4 型又分为 A、B 两个亚型。在原代猴肾细胞或原代人胚肾细胞培养中可分离出本病毒。近年来，在我国北京和南方一些地区调查结果表明引起婴幼儿病毒性肺炎的病原体排序中副流感病毒仅次于合胞病毒和腺病毒，居第 3 位。

(五)麻疹病毒

麻疹病毒属副黏液病毒科，仅有 1 个血清型。电镜下呈球形或多形性。外壳小突起中含血凝素，但无神经氨酸酶，故与其他副黏液病毒不同。该病毒在人胚和猴肾细胞中培养 5～10 天后可出现多核巨细胞和核内包涵体。本病毒经上呼吸道和眼结膜侵入人体引起麻疹。肺炎是麻疹最常见的并发症，也是引起麻疹患儿死亡的主要原因。

(六)水痘带状疱疹病毒(VZV)

VZV 为双链 DNA 病毒，属疱疹病毒科，仅对人有传染性。其在外界环境中生存力很弱，可被乙醚灭活。该病毒在被感染的细胞核内增生，存在于患者疱疹的疱浆、血液及口腔分泌物中。接种人胚羊膜等组织内可产生特异性细胞病变，在细胞核内形成包涵体。成人水痘患者发生水痘肺炎的较多。

(七)鼻病毒

鼻病毒属微小核糖核酸病毒群，为无包膜单股 RNA 病毒，已发现 100 多个血清型。鼻病毒是人类普通感冒的主要病原，也可引起下呼吸道感染。

(八)巨细胞病毒(CMV)

CMV 属疱疹病毒科，系在宿主细胞核内复制的 DNA 病毒。CMV 具有很强的种族特异性。

人的CMV只感染人。CMV通常是条件致病原。除可引起肺炎外还可引起全身其他脏器感染。

此外，EB病毒、冠状病毒及柯萨奇病毒、埃可病毒等也可引起肺炎，只是较少见。

三、发病机制与病理

病毒性肺炎通常是由于上呼吸道病毒感染向下蔓延累及肺脏的结果。正常人群感染病毒后并不一定发生肺炎，只有在呼吸道局部或全身免疫功能低下时才会发病。上呼吸道发生病毒感染时常损伤上呼吸道黏膜，屏障和防御功能下降，造成下呼吸道感染，甚至引起细菌性肺炎。

单纯病毒性肺炎的主要病理改变为细支气管及其周围炎和间质性肺炎。细支气管病变包括上皮破坏、黏膜下水肿，管壁和管周可见以淋巴细胞为主的炎性细胞浸润，在肺泡壁和肺泡间隔的结缔组织中有单核细胞浸润，肺泡水肿，被覆着含有蛋白和纤维蛋白的透明膜，使肺泡内气体弥散距离增大。严重时出现以细支气管为中心的肺泡组织片状坏死，在坏死组织周边可见包涵体。在由合胞病毒、麻疹病毒、CMV引起的肺炎患者的肺泡腔内还可见到散在的多核巨细胞。腺病毒性肺炎患者常可出现肺实变，以左下叶最多见，实质以外的肺组织可有明显过度充气。

继发细菌性肺炎时肺泡腔可见大量的以中性粒细胞为主的炎性细胞浸润。严重者可形成小脓肿，或形成纤维条索性、化脓性胸膜炎及广泛性出血。

四、临床表现

病毒性肺炎通常起病缓慢，绝大部分患者开始时均有咽干、咽痛，其后打喷嚏、鼻塞、流涕、发热、头痛、食欲减退、全身酸痛等上呼吸道感染症状，病变进一步向下发展累及肺脏发生肺炎时则表现为咳嗽，多为阵发性干咳，并有气急、胸痛、持续高热。此时体征尚不明显，有时可在下肺区闻及细湿啰音。病程多为2周左右，病情较轻。婴幼儿及免疫缺陷者罹患病毒性肺炎时病情多比较严重，除肺炎的一般表现外，还多有持续高热、剧烈咳嗽、血痰、气促、呼吸困难，发绀、心悸等。体检可见三凹征和鼻翼翕动。在肺部可闻及广泛的干、湿啰音和哮鸣音，也可出现急性呼吸窘迫综合征（ARDS）、心力衰竭、急性肾衰竭、休克。胸部X线检查主要为间质性肺炎，两肺呈网状阴影，肺纹理增粗、模糊。严重者两肺中下野可见弥漫性结节性浸润，但大叶性实变少见。胸部X线改变多在2周后逐渐消退，有时可遗留散在的结节状钙化影。

流感病毒性肺炎多见于流感流行时，慢性心肺疾病患者及孕妇为易感人群。起病前流感症状明显，多有高热，呼吸道症状突出，病情多比较严重，病程达3～4周，病死率较高。腺病毒感染所致肺炎表现突然高热，体温达39～40℃，呈稽留热，热程较长。约半数以上患者出现呕吐、腹胀、腹泻，可能与腺病毒在肠道内繁殖有关。合胞病毒性肺炎绝大部分为2岁以内儿童，多有一过性高热，喘憋症状明显。麻疹病毒性肺炎为麻疹并发症，起病初期多有上呼吸道感染症状，典型者表现为起病2～3天后，首先在口腔黏膜出现麻疹斑，1～2天后从耳后发际开始出皮疹，以后迅速扩展到颜面、颈部、躯干、四肢。麻疹肺炎可发生于麻疹的各个病期，但以出疹后一周内最多见。因此在患儿发疹期，尤其是疹后期发热持续不退，或退热后又发热，同时呼吸道症状加重，肺部出现干湿啰音，提示继发肺炎。水痘是由水痘带状疱疹病毒引起的一种以全身皮肤水疱疹为主要表现的急性传染病。成人水痘并发肺炎较为常见。原有慢性疾病和/或免疫功能低下者水痘并发肺炎的机会多。水痘肺炎多发生于水痘出疹后1～6天，高热、咳嗽、血痰，两肺可闻及湿啰音和哮鸣音，很少有肺实变。

五、实验室检查

(一)血液及痰液检查

病毒性肺炎患者白细胞总数一般多正常,也可降低,血沉往往正常。继发细菌感染时白细胞总数增多和中性粒细胞增高。痰涂片所见的白细胞以单核细胞为主,痰培养多无致病细菌生长。

(二)病原学检查

1.病毒分离

由于合胞病毒、流感病毒、单纯疱疹病毒等对外界温度特别敏感,故发病后应尽早用鼻咽拭子取材,或收集鼻咽部冲洗液、下呼吸道分泌物,取材后放置冰壶内尽快送到实验室。如有可能最好床边接种标本,通过鸡胚接种、人胚气管培养等方法分离病毒。上述方法可靠、重复性好、特异性强,但操作繁琐费时,对急性期诊断意义不大。但对流行病学具有重要作用。

2.血清学检查

血清学诊断技术包括补体结合试验、中和试验和血凝抑制试验等。比较急性期和恢复期双份血清抗体滴度,效价升高 4 倍或 4 倍以上即可确诊。本法主要为回顾性诊断,不适合早期诊断。采用急性期单份血清检测合胞病毒、副流感病毒的特异性 IgM 抗体,其敏感性和特异性比较高,可作为早期诊断指标。

3.特异性快速诊断

(1)电镜技术:用于合胞病毒、副流感病毒、单纯疱疹病毒及腺病毒之诊断。由于检查耗时、技术复杂、费用昂贵,难以推广使用。

(2)免疫荧光技术:其敏感性和特异性均与组织培养相近。其合胞病毒抗原检测的诊断准确率达 70%~98.9%,具有快速、简便、敏感、特异性高等特点。

(3)酶联免疫吸附试验及酶标组化法:广泛用于检测呼吸道病毒抗原,既快速又简便。

4.包涵体检测

CMV 感染时可在呼吸道分泌物,包括支气管肺泡灌洗液和经支气管肺活检标本中发现嗜酸性粒细胞核内和胞质内含包涵体的巨细胞,可确诊。

六、诊断

病毒性肺炎的诊断主要依据是其临床表现及相关实验室检查。由于各型病毒性肺炎缺乏明显的特征,因而最后确诊往往需要凭借病原学检查结果。当然某些病毒原发感染的典型表现,如麻疹早期颊黏膜上的麻疹斑、水痘时典型皮疹均可为诊断提供重要依据。

七、鉴别诊断

主要需与细菌性肺炎进行鉴别。病毒性肺炎多见于小儿,常有流行,发病前多有上呼吸道感染和全身不适等前驱表现,外周血白细胞总数正常或偏低,分类中性粒细胞不高。而细菌性肺炎以成人多见,无流行性,白细胞总数及中性粒细胞明显增高。X 线检查时病毒性肺炎以间质性肺炎为主,肺纹理增粗,而细菌性肺炎多以某一肺叶或肺段病变为主,显示密度均匀的片状阴影。中性粒细胞碱性磷酸酶试验、四唑氮盐还原试验、C 反应蛋白水平测定以及疫苗培养和病毒学检查均有助于两种肺炎的鉴别。需要注意的是呼吸道病毒感染基础上容易继发肺部细菌感染,其中以肺炎链球菌、金黄色葡萄球菌、流感嗜血杆菌及溶血性链球菌为多见,通常多发生于原有病毒感染热退 1～4 天后患者再度畏寒、发热，呼吸道症状加剧，咳嗽、咳黄痰、全身中毒症状明显。

此外病毒性肺炎尚需与病毒性上呼吸道感染、急性支气管炎、支原体肺炎、衣原体肺炎和某些传染病的早期进行鉴别。

八、治疗

目前缺少特效抗病毒药物，因而仍以对症治疗为主。

（一）一般治疗

退热、止咳、祛痰、维持呼吸道通畅、给氧，纠正水和电解质、酸碱失衡。

（二）抗病毒药物

金刚烷胺，成人 0.1 g，每天 2 次；小儿酌减，连服 3～5 天。早期应用对防治甲型流感有一定效果。利巴韦林对合胞病毒、腺病毒及流感病毒性肺炎均有一定疗效，每天用量为 10 mg/kg，口服或肌内注射。近来提倡气道内给药。年龄＜2 岁者每次 10 mg，2 岁以上的每次 20～30 mg，溶于 30 mL 蒸馏水内雾化吸入，每天2 次，连续 5～7 天。由 CMV、疱疹病毒引起的肺炎患者可用阿昔洛韦、阿糖腺苷等治疗。

（三）中草药

板蓝根、黄芪、金银花、大青叶、连翘、贯仲、菊花等可能有一定效果。

（四）生物制剂

有报道肌内注射 γ-干扰素治疗小儿呼吸道病毒感染，退热快、体征恢复迅速、缩短疗程、无明显不良反应。雾化吸入从初乳中提取的 SIgA 治疗婴幼儿 RSV 感染也取得良好效果。此外还可试用胸腺素、转移因子等制剂。继发细菌性肺炎时应给予敏感的抗生素。

九、预后

大多数病毒性肺炎预后良好，无后遗症。但是如系流感后发生重症肺炎，或年老体弱、原有慢性病者感染病毒性肺炎后易继发细菌性肺炎，预后较差。另外 CMV 感染者治疗也颇为棘手。

十、预防

接种流感疫苗、水痘疫苗和麻疹疫苗对于预防相应病毒感染有一定效果，但免疫功能低下者禁用麻疹减毒活疫苗。口服 3、4、7 型腺病毒减毒活疫苗对预防腺病毒性肺炎有一定效果。早期较大剂量注射丙种球蛋白对于麻疹和水痘的发病有一定预防作用。应用含高滴度 CMV 抗体免疫球蛋白被动免疫对预防 CMV 肺炎也有一定作用。对于流感病毒性肺炎、CMV 肺炎、水痘疱疹病毒性肺炎患者应予隔离，减少交叉感染。

（孟　亮）

第十节　葡萄球菌肺炎

一、定义

葡萄球菌肺炎是致病性葡萄球菌引起的急性化脓性肺部炎症，主要为原发性（吸入性）金黄色葡萄球菌肺炎和继发性(血源性)金黄色葡萄球菌肺炎。临床上化脓坏死倾向明显,病情严重,细菌耐药率高,预后多较凶险。

二、易感人群和传播途径

多见于儿童和年老体弱者,尤其是长期应用糖皮质激素、抗肿瘤药物及其他免疫抑制剂者,慢性消耗性疾病患者,如糖尿病、恶性肿瘤、再生障碍性贫血、严重肝病、急性呼吸道感染和长期应用抗生素的患者。金黄色葡萄球菌肺炎的传染源主要有葡萄球菌感染病灶,特别是感染医院内耐药菌株的患者,其次为带菌者。主要通过接触和空气传播,医务人员的手、诊疗器械、患者的生物用品及铺床、换被褥都可能是院内交叉感染的主要途径。细菌可以通过呼吸道吸入或血源播散导致肺炎。目前因介入治疗的广泛开展和各种导管的应用,为表皮葡萄球菌的入侵提供了更多的机会,其在院内感染性肺炎中的比例也在提高。

三、病因

葡萄球菌为革兰氏阳性球菌,兼性厌氧,分为金黄色葡萄球菌、表皮葡萄球菌、腐生葡萄球菌,其中金黄色葡萄球菌致病性最强。血浆凝固酶可以使纤维蛋白原转变成纤维蛋白,后者包绕于菌体表面,从而逃避白细胞的吞噬,与细菌的致病性密切相关。凝固酶阳性的细菌,如金黄色葡萄球菌,凝固酶阴性的细菌,如表皮葡萄球菌、腐生葡萄球菌。但抗甲氧西林金黄色葡萄球菌(MRSA)和抗甲氧西林凝固酶阴性葡萄球菌(MRSCN)的感染日益增多,同时对多种抗生素耐药,包括喹诺酮类、大环内酯类、四环素类、氨基糖苷类等。近年来,国外还出现了耐万古霉素金黄色葡萄球菌(VRSA)的报道。目前 MRSA 分为两类,分别是医院获得性 MRSA(HA-MRSA)和社区获得性 MRSA(CA-MRSA)。

四、诊断

(一)临床表现

(1)多数急性起病,血行播散者常有皮肤疖痈史,皮肤黏膜烧伤、裂伤、破损,一些患者有金黄色葡萄球菌败血症病史,部分患者找不到原发灶。

(2)通常全身中毒症状突出,衰弱、乏力、大汗、全身关节肌肉酸痛、急起高热、寒战、咳嗽、由咳黄脓痰演变为脓血痰或粉红色乳样痰、无臭味儿、胸痛和呼吸困难进行性加重、发绀,重者甚至出现呼吸窘迫及血压下降、少尿等末梢循环衰竭的表现。少部分患者肺炎症状不典型,可亚急性起病。

(3)血行播散引起者早期以中毒性表现为主,呼吸道症状不明显。有时虽无严重的呼吸系统症状和高热,而患者已发生中毒性休克,出现少尿、血压下降。

(4)早期呼吸道体征轻微与其严重的全身中毒症状不相称是其特点之一,不同病情及病期体征不同,典型大片实变少见,如有则病侧呼吸运动减弱,局部叩诊浊音,可闻及管样呼吸音。有时可闻及湿啰音,双侧或单侧。合并脓胸、脓气胸时,视程度不同可有相应的体征。部分患者可有肺外感染灶、皮疹等。

(5)社区获得性肺炎中,若出现以下情况需要高度怀疑 CA-MRSA 的可能:流感样前驱症状;严重的呼吸道症状伴迅速进展的肺炎,并发展为 ARDS;体温超过 39 ℃;咯血;低血压;白细胞计数降低;X 线显示多叶浸润阴影伴空洞;近期接触 CA-MRSA 的患者;属于 CA-MRSA 寄殖群体;近 6 个月来家庭成员中有皮肤脓肿或疖肿的病史。

(二)实验室及辅助检查

外周血白细胞在 20×10^9/L 左右,可高达 50×10^9/L,重症者白细胞可低于正常。中性粒细胞数增高,有中毒颗粒、核左移现象。血行播散者血培养阳性率可达 50%。原发吸入者阳性率低。痰涂片革兰氏染色可见大量成堆的葡萄球菌和脓细胞,白细胞内见到球菌有诊断价值。普通痰培养阳性有助于诊断,但有假阳性,通过保护性毛刷采样定量培养,细菌数量 $>10^3$ cfu/mL 时几乎没有假阳性。

血清胞壁酸抗体测定对早期诊断有帮助,血清滴度≥1∶4 为阳性,特异性较高。

(三)影像学检查

肺浸润、肺脓肿、肺气囊肿和脓胸、脓气胸是金黄色葡萄球菌感染的四大 X 线征象,在不同类型和不同病期以不同的组合表现。早期病变发展,金黄色葡萄球菌最常见的胸片异常是支气管肺炎伴或不伴脓肿形成或胸腔积液。原发性感染者早期胸部 X 线表现为大片絮状、密度不均的阴影,可呈节段或大叶分布,也呈小叶样浸润,病变短期内变化大,可出现空洞或蜂窝状透亮区,或在阴影周围出现大小不等的气肿大泡。血源性感染者的胸部 X 线表现呈两肺多发斑片状或团块状阴影或多发性小液平空洞。

五、鉴别诊断

(一)其他细菌性肺炎

如流感嗜血杆菌、克雷伯杆菌、肺炎链球菌引起的肺炎,典型者可通过发病年龄、起病急缓、痰的颜色、痰涂片、胸部 X 线等检查加以初步鉴别。各型不典型肺炎的临床鉴别较困难,最终的鉴别均需病原学检查。

(二)肺结核

上叶金黄色葡萄球菌肺炎易与肺结核混淆,尤其是干酪性肺炎,也有高热、畏寒、大汗、咳嗽、胸痛,X 线胸片也有相似之处,还应与发生在下叶的不典型肺结核鉴别,通过仔细询问病史及相关的实验室检查大多可以区别,还可以观察治疗反应帮助诊断。

六、治疗

(一)对症治疗

休息、祛痰、吸氧、物理或化学降温、合理饮食、防止脱水和电解质紊乱,保护重要脏器功能。

(二)抗菌治疗

1.经验性治疗

治疗的关键是尽早选用敏感有效的抗生素,防止并发症。可根据金黄色葡萄球菌感染的来源(社区还是医院)和本地区近期药敏资料选择抗生素。社区获得性感染考虑为金黄色葡萄球菌感染,不宜选用青霉素,应选用苯唑西林和头孢唑林等第一代头孢菌素,若效果欠佳,在进一步病原学检查时可换用糖肽类抗生素治疗。怀疑医院获得性金黄色葡萄球菌肺炎,则首选糖肽类抗生素。经验性治疗中,尽可能获得病原学结果,根据药敏结果修改治疗方案。

2.针对病原菌治疗

治疗应依据痰培养及药物敏感试验结果选择抗生素。对青霉素敏感株,首选大剂量青霉素治疗,过敏者,可选大环内酯类、克林霉素、半合成四环素类、SMZco 或第一代头孢菌素。甲氧西林敏感的产青霉素酶菌仍以耐酶半合成青霉素治疗为主,如甲氧西林、苯唑西林、氯唑西林,也可选头孢菌素(第一代或第二代头孢菌素)。对 MRSA 和 MRSCN 首选糖肽类抗生素。①万古霉素:1～2 g/d,(或去甲万古霉素1.6 g/d),但要将其血药浓度控制在 20 μg/mL 以下,防止其耳、肾毒性的发生。②替考拉宁:0.4 g,首3 剂每12 小时 1 次,以后维持剂量为 0.4 g/d,肾功能不全者应调整剂量。疗程不少于 3 周。MRSA、MRSCN还可选择利奈唑胺,静脉或口服用药,一次 600 mg,每 12 小时 1 次,疗程 10～14 天。

(三)治疗并发症

如并发脓胸或脓气胸时可行闭式引流,抗感染时间可延至 8～12 周。合并脑膜炎时,最好选用脂溶性强的抗生素,如头孢他啶、头孢哌酮、万古霉素及阿米卡星等,疗程要长。

(四)其它治疗

避免应用可导致白细胞减少的药物和糖皮质激素。

七、临床路径

(1)详细询问近期有无皮肤感染、中耳炎、进行介入性检查或治疗,有无慢性肝肾疾病、糖尿病病史,是否接受放化疗或免疫抑制剂治疗。了解起病急缓、痰的性状及演变,有无胸痛、呼吸困难、程度及全身中毒症状,尤应注意高热、全身中毒症状明显与呼吸系统症状不匹配者。

(2)体检要注意生命体征,皮肤黏膜有无感染灶和皮疹,肺部是否有实变体征,还要仔细检查心脏有无新的杂音。

(3)进行必要的辅助检查,包括血常规、血培养(发热时)、痰的涂片和培养(用抗生素之前)、胸部 X 线检查,并动态观察胸部影像学变化,必要时可行支气管镜检查及局部灌洗。

(4)处理:应用有效的抗感染治疗,加强对症支持,防止并积极治疗并发症。

(5)预防:增强体质,防止流感,可进行疫苗注射。彻底治疗皮肤及深部组织的感染,加强年老体弱者的营养支持,隔离患者和易感者,严格抗生素的使用规则,规范院内各项操作及消毒制度,减少交叉感染。

(孟　亮)

第十一节　铜绿假单胞菌肺炎

铜绿假单胞菌是自然界普遍存在的革兰阴性需氧菌,分布广泛,几乎在任何有水的环境中均可生长,包括土壤、水的表面、植物、食物等。铜绿假单胞菌无芽孢,菌体一端单毛或多毛,有动力,能产生蓝绿色水溶性色素而形成绿色脓液。通过黏附和定植于宿主细胞,局部侵入及全身扩散而感染机体。其感染途径为皮肤、消化道、呼吸道、泌尿生殖道、骨关节、各种检查等。

一、易感因素

由于铜绿假单胞菌是人体的正常菌群之一,很少引起健康人的感染,而多发生于有基础疾病的患儿,包括严重心肺疾病、早产儿、烧伤、中性粒细胞缺乏、原发性免疫缺陷病、支气管扩张症、恶性肿瘤等。接受免疫抑制和长期(至少 7 天以上)广谱抗生素治疗、外科手术和机械通气后的儿童患铜绿假单胞杆菌肺炎的概率增加。故铜绿假单胞菌是院内获得性感染的重要病原菌。最近的研究表明在院内获得性肺炎中铜绿假单胞菌占21%，是继金黄色葡萄球菌之后的第2位常见病原菌。沙特阿拉伯在PICU的一项研究表明，呼吸机相关肺炎中铜绿假单胞菌感染占56.8%。虽然铜绿假单胞菌是院内获得性感染的常见病原菌，但1.5%～5%社区获得性肺炎是铜绿假单胞菌感染引起的。

二、发病机制

铜绿假单胞菌的主要致病物质为铜绿假单胞菌外毒素A(pseudomonas exotoxin A，PEA)及内毒素，后者包括脂多糖及原内毒素蛋白(original endotoxin protein，OEP)，OEP具有神经毒作用。PEA对巨噬细胞吞噬功能有抑制作用。铜绿假单胞菌肺炎的发病机制较复杂，引起感染的原因包括微生物及宿主两方面。而宿主的局部和全身免疫功能低下为主要因素。当人体细胞损伤或出现病毒感染时有利于铜绿假单胞菌的黏附。感染的严重程度依赖于细菌致病因子和宿主的反应。铜绿假单胞菌可以仅仅是定植，存在于碳水化合物的生物被膜中，偶尔有少数具有免疫刺激作用的基因表达。但也可以出现侵袭性感染，附着并损害上皮细胞，注射毒素，快速触发编程性细胞死亡和上皮细胞的完整性。上皮细胞在防御铜绿假单胞菌感染中起重要作用，中性粒细胞是清除细菌的主要吞噬细胞，肺泡巨噬细胞通过激活细胞表面受体产生细胞因子而参与宿主的炎症应答。许多细胞因子在铜绿假单胞菌感染宿主的免疫应答中起重要作用，包括TNF-α、IL-4和IL-10。

由于抗生素的广泛应用可以引起铜绿假单胞菌定植，由于机械通气、肿瘤、前驱病毒感染，使患者气道受损，引起定植在气道的铜绿假单胞菌感染，出现肺炎、脓毒症甚至死亡。囊性纤维化(cystic fibrosis，CF)患者存在气道上皮和黏液下腺跨膜传导调节蛋白功能缺陷，因此CF患者对铜绿假单胞菌易感，而且可以引起逐渐加重的肺部疾病。美国对CF患者的研究数据表明58.7%患者存在铜绿假单胞菌感染。反复铜绿假单胞菌感染引起的慢性气道炎症是CF患者死亡的主要原因。在一项对儿童CF患者的纵列研究中表明，到3岁时97% CF儿童气道存在铜绿假单胞菌定植。接受免疫抑制剂治疗、中性粒细胞缺乏和HIV患者，由于丧失黏膜屏障、减少细菌的清除而感染。

当健康人暴露于严重污染的烟雾、水源时也可以感染，引起重症社区获得性肺炎。

三、病理

一些动物实验的研究表明，铜绿假单胞菌感染的家兔肺部早期病理改变为出血、渗出、中性粒细胞浸润、肺小脓肿形成等急性炎症反应。随着细菌反复吸入，逐渐出现较多的慢性炎症及在慢性炎症基础上急性发作的病理改变，如细支气管纤毛倒伏、部分脱落，管腔有脓栓形成，肺泡间隔增宽，炎细胞浸润以淋巴细胞为主。当停止吸入菌液后，这种慢性炎症改变持续存在，长时间不消失。

四、临床表现

铜绿假单胞杆菌肺炎是一种坏死性支气管肺炎。表现为寒战、中等度发热，早晨比下午高，感染中毒症状重、咳嗽、胸痛、呼吸困难和发绀；咳出大量绿色脓痰，可有咯血；脉搏与体温相对缓慢；肺部无明显大片实变的体征，有弥漫性细湿啰音及喘鸣音；如合并胸腔积液可出现病变侧肺部叩浊音，呼吸音减低或出现胸膜摩擦音；可有低血压、意识障碍、多系统损害表现，出现坏疽性深脓疱病、败血症、感染中毒性休克、DIC。一半患者有吸入病史。

在北京儿童医院收治的铜绿假单胞菌肺炎患儿中部分是社区获得性感染，往往为败血症的一部分。部分患儿存在基础疾病。是否存在感染性休克与肺出血对预测铜绿假单胞菌感染的预后至关重要。根据北京儿童医院对8例社区获得性铜绿假单胞菌败血症的研究发现，5例死亡患儿均死于感染性休克，或合并肺出血。

五、实验室检查

多数患者白细胞轻-中度增高，但1/3患者白细胞计数可减少，并可见贫血、血小板计数减少及黄疸。根据北京儿童医院临床观察铜绿假单胞菌感染患儿外周血白细胞最高可达 $71.9\times10^9/L$，最低 $1.0\times10^9/L$，血小板最低 $24\times10^9/L$。CRP显著增高，大部分患儿＞100 mg/L；痰或胸腔积液中可找到大量革兰氏阴性杆菌，培养阳性。部分患儿血培养阳性。

六、影像学表现

胸部X线和CT：可见结节状浸润阴影及许多细小脓肿，后可融合成大脓肿；一侧或双侧出现，但以双侧或多叶病变为多，多伴有胸腔积液或脓胸。

Winer-Muram等对呼吸机相关铜绿假单胞菌肺炎的影像学研究显示：83%有肺内局限性透光度降低，多为多部位或双侧弥漫性病变；89.7%有胸腔积液，其中约1/4为脓胸；10.3%出现肺气肿；23%患者出现空洞，可单发或多发，可以是薄壁空洞或厚壁空洞，以大空洞（直径＞3 cm）多见。Shah等对铜绿假单胞菌肺炎的胸部CT研究显示：肺内实变见于所有患者，82%为多叶病变或上叶病变；50%为结节状病变，32%呈小叶中心芽孢状分布，18%为随机分布的大结节；31%可见毛玻璃样改变，57%为支气管周围渗出病变，46%双侧、18%单侧胸腔积液，29%为坏死病变（图4-1、图4-2、图4-3）。

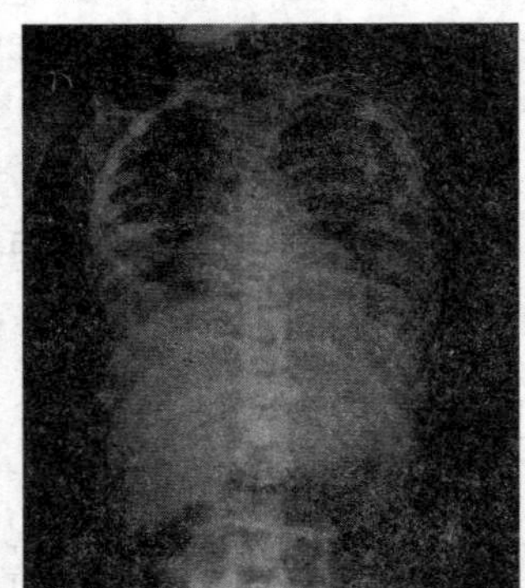

图4-1　铜绿假单胞菌肺炎胸部X线（一）

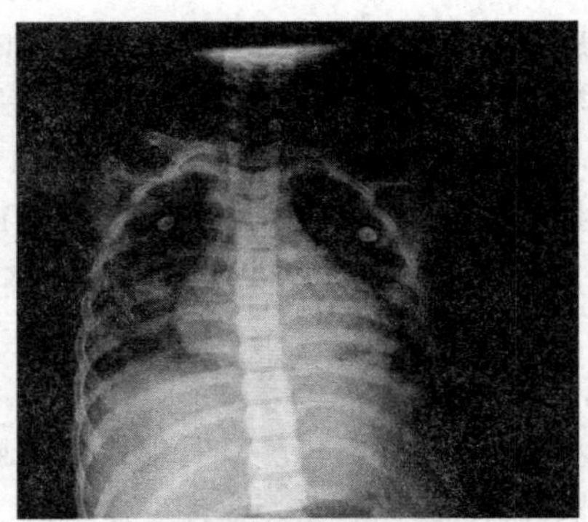

图4-2　铜绿假单胞菌肺炎胸部X线（二）

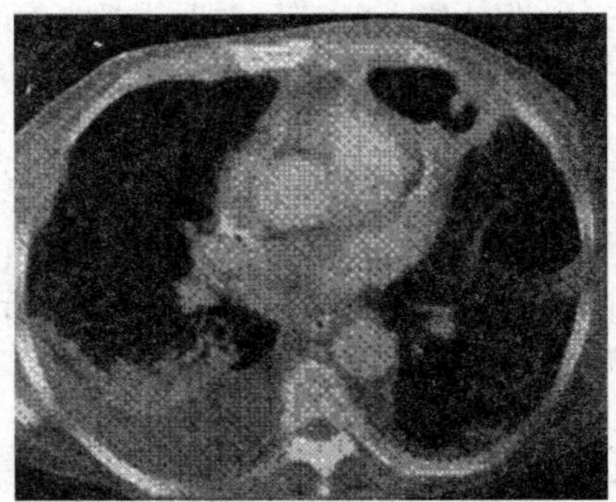

图4-3　胸部CT

肺内实变，毛玻璃样改变，左舌、下叶空洞，右侧胸腔积液和右下叶肺不张

七、鉴别诊断

(1)其他细菌性肺炎:临床和影像学表现与其他细菌性肺炎相似。但如果在高危人群中出现上述表现,应考虑到铜绿假单胞菌肺炎,确诊需要依靠痰、胸腔积液或血培养。

(2)小叶性干酪性肺炎。

八、治疗

提倡早期、及时应用敏感抗生素联合治疗,保护重要脏器功能和加强支持治疗。

美国胸科学会(ATS)于2005年发表的关于《成人医院获得性肺炎经验性治疗指南》,推荐对于有铜绿假单胞菌感染可能的患者使用:氨基糖苷类(阿米卡星、庆大霉素或妥布霉素)或氟喹诺酮类(环丙沙星或左氧氟沙星),联合以下药物中的一种:抗假单胞菌的头孢菌素(头孢吡肟或头孢他啶)或抗假单胞菌的碳青霉烯类(亚胺培南或美罗培南)或β-内酰胺类加酶抑制剂(哌拉西林/他唑巴坦),作为经验性治疗的抗生素选择。但由于喹诺酮类和氨基糖苷类抗生素不良反应严重或可以引起未成熟动物的软骨发育不良,在儿童患者中慎用或禁用。

由于铜绿假单胞菌在自然界普遍存在,具有天然和获得性耐药性,目前耐药菌株有随抗生素使用频率的增加而逐年增多的趋势,存在较严重的交叉耐药现象,因此常给治疗带来困难。有研究表明静脉使用多黏菌素E治疗多重耐药铜绿假单胞菌感染效果良好(有效率61%)。对铜绿假单胞菌无抗菌活性的罗红霉素与β-内酰胺类药物联合治疗后疗效明显增强。阿奇霉素也可以在治疗铜绿假单胞菌生物被膜感染中对亚胺培南起到协同作用。

在成人患者中有雾化吸入妥布霉素和多黏菌素E预防和治疗多重耐药铜绿假单胞菌感染的研究,但缺乏儿童中安全性和有效性的研究。

对铜绿假单胞菌感染的免疫治疗越来越被重视,静脉注射丙种球蛋白可提高重症患者的治愈率。

九、预后

本病的预后与机体的免疫状态、是否存在基础疾病、细菌的接种量、对抗生素的敏感性及是否早期使用有效抗生素治疗有关。社区获得性铜绿假单胞菌肺炎病死率相对较低,约8%,院内获得性感染死亡率较高,铜绿假单胞菌引起的呼吸机相关肺炎的病死率达50%～70%。免疫缺陷患者中铜绿假单胞菌肺炎的死亡率高达40%。

(孟　亮)

第十二节　流感嗜血杆菌肺炎

一、定义

流感嗜血杆菌肺炎是由流感嗜血杆菌引起的肺炎,易发生于3岁以下婴幼儿,近年成人发病逐渐增多,发病率仅次于肺炎链球菌肺炎,位居第二位。

二、病因

(1)人群中流感嗜血杆菌的带菌率很高,多寄生于上呼吸道(鼻咽部),为条件致病菌,通常并不致病,在6个月至5岁的婴幼儿和慢性肺部疾病患者中易诱发肺炎,秋冬季节为发病高峰季节,常发生于上呼吸道感染之后。

(2)流感嗜血杆菌肺炎的传染源为本病患者、恢复期患者及带菌者,主要通过呼吸道在人与人之间进行传播。

三、诊断

流感嗜血杆菌肺炎的临床表现及胸部X线征象与其他病原体引起的肺炎相似。因此,本病的诊断主要依据流感嗜血杆菌的分离。

(一)病史

(1)常见有慢性肺部疾病的患者或者有基础免疫缺陷的患者。

(2)有上呼吸道感染史。

(二)临床表现

(1)起病前多有上呼吸道感染,有高热、咳嗽、咳脓痰,伴气急、胸痛,偶有肌肉疼痛、关节痛。原有慢性阻塞性肺疾病的患者通常起病较为缓慢,表现为咳嗽、咳痰加重,可出现呼吸困难和发绀。严重患者有呼吸衰竭的临床表现。在免疫功能低下患者多数起病急,临床表现与肺炎链球菌肺炎相似。但本病并发脓胸较肺炎链球菌肺炎多见。75%可出现胸腔积液,少数患者并发脑膜炎、败血症。

(2)体征与一般肺炎相似,有实变时可有轻度叩诊浊音,听诊呼吸音减低,可闻及支气管呼吸音、散在或局限的干湿啰音,偶有胸膜摩擦音。

(3)胸部X线检查:3/4的患者可呈斑片状支气管肺炎表现,1/4的患者显示肺段或肺叶实变,很少形成脓肿,但可伴有类肺炎样胸腔积液,肺炎吸收后形成肺气囊。

(三)实验室检查

1.血液检查

白细胞计数总数大多增高,重症患者白细胞计数可减低。

2.病原学检查

用痰液或胸腔积液做细菌培养,分离出流感嗜血杆菌可确诊。近年来,应用DNA探针与外膜蛋白特异性单克隆抗体技术检测流感嗜血杆菌,阳性率与特异性均较高。

四、鉴别诊断

(一)肺炎链球菌肺炎

(1)起病急骤,寒战、高热、咳嗽、咳铁锈色痰。

(2)胸部X线表现大叶性,肺段或亚段分布的均匀密度增高阴影。

(3)病原菌检查:痰直接涂片染色,发现典型的革兰氏染色阳性、带荚膜的双球菌即可初步诊断。痰培养分离出典型的菌落是确诊的主要依据。

(二)军团菌肺炎

(1)典型症状有高热、相对缓脉、肌肉痛、乏力。

(2)肺外表现:恶心、呕吐、腹痛、腹泻、头痛、嗜睡等神经系统症状及肾功能损害。

(3)胸部X线表现:肺外周的斑片状实质浸润阴影,可多叶受累,少数可有空洞形成。

(4)实验室检查:低钠血症,可有血肌酐、转氨酶及乳酸脱氢酶升高。

(5)抗体测定:血清军团菌抗体滴度升高达4倍或4倍以上。

(6)病原菌检查:痰培养,分离出军团杆菌,对本病诊断有决定意义。

五、治疗

(一)抗生素治疗

(1)首选头孢噻肟、头孢曲松或其他第二、三代头孢菌素。

(2)次选大环内酯类、环丙沙星、氧氟沙星、左氧氟沙星、亚胺培南或美罗培南。

(3)对青霉素一般不敏感,非产β-内酰胺酶者经典用药为氨苄西林6～12 g/d,分2～3次静脉滴注;或用阿莫西林1.5～3 g,分3次静脉滴注。

(4)β-内酰胺类药物与β-内酰胺酶抑制剂的复合制剂,如替卡西林-克拉维酸复合制剂(每次3.2 g,每天3～4次静脉滴注),对β-内酰胺酶稳定,目前可作为优先选用的药物。

(二)对症治疗

严重患者应卧床休息,高热者给予退热治疗,气急者给予吸氧,加强营养,维持水、电解质平衡。

(孟　亮)

第十三节　肺奴卡菌病

一、定义及概况

肺奴卡菌病是由腐生性需氧的放线菌纲中的奴卡菌属病原体所引起的亚急性或慢性肺炎,是免疫受损宿主机会感染的主要原因。患者常因吸入病原体至肺部而致病,并可引起全身性播散。易感者以免疫功能受损者为主,其主要表现为咳嗽、咳痰、发热、食欲减退、体重减轻及乏力不适等,而呼吸困难、胸痛及咯血则相对少见。20%～45%的患者可出现肺外受累,并以中枢神经系统、皮肤及软组织多见。病程较长,一般持续1周到数周。本病相对较为少见,但由于严重细胞免疫缺陷患者的增多、器官移植的广泛开展、临床医师对其认识水平升高,以及对病原体检出能力的提高,有关该病的报道相关文献也在逐渐增多,应引起广泛的关注。

二、真菌学

奴卡菌为丝状分枝杆菌,属于原核生物界-厚壁细菌门-放线菌纲-放线菌目-奴卡菌科,广布于世界各地,主要存在于土壤之中,靠分解土壤中的有机物生存,大多需氧,少数厌氧。该菌的共同特性是可形成纤细的气生菌丝,直径0.5～1.0 μm,长10～20 μm。HE、PAS和常规抗酸染色不着色,但革兰、改良抗酸和乌洛托品染色阳性。在室温或37 ℃培养条件下,奴卡菌在血琼脂、普通琼脂、沙氏琼脂及肉骨汤等多种培养基中均易生长,但生长速度较慢,常需时5天至4周以上。由于奴卡菌呈丝状，形态和染色特征类似于真菌，同时，奴卡菌病呈慢性或亚急性，与许多真菌病相似，因而奴卡菌常常被归为真菌。但由于该菌无完整的核和细胞壁成分，对噬菌体及抗生素的反应也不同于真菌，因此，该菌实际上应属于细菌。

引起人类疾病的奴卡菌以星形奴卡菌最为多见，84%～94%奴卡菌病由该菌所致，但其常表现为机会性感染，一般在机体免疫功能降低时致病。现认为星形奴卡菌（N.aster-oides）为种属复合物，其包括 sensu.Stricto 星形奴卡菌、马鼻疽奴卡菌及新星奴卡菌（N.nova）。其他病原菌包括巴西奴卡菌（N.br asiliensis）、假巴西奴卡菌（N. pseudobrasilien-sis）、豚鼠耳炎奴卡菌（N.otitidiscaviarum，以前称为豚鼠奴卡菌）及南非奴卡菌（N.transvalensis），其中巴西奴卡菌在所有致病性奴卡菌中其毒性最强，多引起原发性感染，并可引起暴发流行。

三、流行病学

1888 年，Ed mond Nocard 首次于患慢性鼻疽的病牛体内分离出鼻疽奴卡菌。1890 年，Eppinger 首次描述了表现为肺炎和脑脓肿的人类奴卡菌病。20 世纪上半叶期间人类奴卡菌病少见报道，但此后有关该病的报道明显增加。奴卡菌病散发于世界各地。据 Beaman 等 1976 年报道，美国每年诊断奴卡菌病的病例数在 500～1 000 例，其中 85%为肺部和/或全身受累，Beaman 估计美国奴卡菌病的年发病率为$3.5/10^6$，这与澳大利亚皇后岛（约 $4/10^6$）及法国（约$3.4/10^6$）的报道极其相似。我国自 1962 年后于新疆、江苏、四川、北京、广州、上海、湖北等地也陆续有奴卡菌病的报道，总例数在 34 例以上。

奴卡菌病可发生于任何年龄，但成人多于儿童，男性多于女性，男性发病率比女性高 2～3 倍。无明显季节性。

伴一种或多种危险因素者患奴卡菌病的风险增加。细胞免疫缺陷患者，尤其是患淋巴瘤、获得性免疫缺陷及接受器官移植者发病风险明显增加。本病也与原发性肺泡蛋白沉着症、结核病及其他分枝杆菌病有关，同时，奴卡菌病在慢性阻塞性肺疾病、酒精中毒和糖尿病患者中也常有报道，但由于这些疾病很常见，因而很难证实它们与奴卡菌病是否具有明确相关性。

四、发病机制

大约半数的奴卡菌病发生在健康状况不佳的人群，尤其是机体免疫力低下者，同时，这部分人群并无奴卡菌暴露的增加，这说明完整的宿主防御功能对避免奴卡菌感染相当重要。目前的研究发现，有多种宿主防御机制参与阻止奴卡菌感染。研究发现，中性粒细胞可抑制奴卡菌，尽管其并不能如对普通细菌那样能有效杀灭之。细胞介导的免疫也相当重要，体外研究证实，激活的巨噬细胞能有效地抑制和杀灭奴卡菌，但未经激活的巨噬细胞则无此功能。T 淋巴细胞也能杀灭奴卡菌，同时其对激活巨噬细胞和其他宿主防御机制相当重要。患慢性肉芽肿性病变者极易发生奴卡菌感染，说明吞噬细胞的呼吸爆发也具相当的重要性，中性粒细胞对奴卡菌的抑制作用即源于呼吸爆发产生的溶酶体和其他阳离子蛋白。

另一方面，细菌的毒力也与宿主发病有关，毒力高的菌株能抑制巨噬细胞内的吞噬体，使溶酶体活力发生变化，从而有助于病原菌在细胞内存活。而奴卡菌的毒力又与其生长时期有关，当其呈丝状相时，毒力较强，并对吞噬细胞具有抵抗性。奴卡菌的毒力还与其能产生过氧化氢酶及超氧化物歧化酶有关，可能这正是导致奴卡菌对吞噬细胞的呼吸爆发产物极具抵抗力的原因之一。另外，体外研究发现，奴卡菌容易被诱导成 L-型，同时 L-型奴卡菌已从实验动物及复发的奴卡菌病患者体内分离到，但 L-型奴卡菌是否与奴卡病的持续和复发有关，尚不清楚。

此外，Bea man 尚发现，奴卡菌具有亲小鼠脑的特性，因此，阐明这种倾向性的机制有可能解释为什么播散性奴卡菌感染容易波及脑部。

五、病理学

肺脏为奴卡菌首先感染的部位，其典型病变为脓肿，常为多发性脓肿，脓肿大小不一，可互相融合，中心坏死明显，外围绕以肉芽组织形成脓肿壁，但纤维化及包裹较少见。病变可累及一个或多个肺叶，也可表现为肺叶实变、多发性粟粒状、结节状病变、空洞或粘连等。胸膜被累及时可出现纤维蛋白性胸膜炎、脓胸及胸膜粘连等。肺部病变还可引起代偿性肺气肿。约 50%肺奴卡菌病发生播散性感染，脑部为最常见播散部位，其他常见部位包括皮肤、肾、肌肉及骨骼等。脑脓肿常突入脑室或蛛网膜下腔，皮肤脓肿可形成窦道。镜下可见病灶内大量革兰氏染色阳性的分枝菌丝，直径 0.5～1.0 μm，长 10～20 μm，由中心的核向周围呈放射状扩展，菌丝末端常轻微膨大，但极少像放线菌菌丝那样扩大成明显的杵状。大量的炎症细胞，主要是中性粒细胞，排列在菌丝周围，有时也可见较多的淋巴细胞、浆细胞或成纤维细胞聚集其周。

六、临床表现

星形奴卡菌病呈典型的亚急性或慢性过程，症状常持续 1 周到数周，伴免疫抑制的患者则起病较急。起病时表现为小叶或大叶性肺炎，以后逐渐演变为慢性过程，与肺结核的表现类似。主要表现为咳嗽、咳少许痰，典型痰液呈黏稠脓痰，但不伴恶臭，可有痰中带血；发热，体温 38～40 ℃；食欲缺乏、体重减轻和全身不适也较常见。肺部空洞形成时，可有咯血，甚至出现大咯血，但较少见。呼吸困难和胸痛也少见。病变累及胸膜时，可出现胸膜增厚、胸腔积液或液气胸。肺部奴卡菌病还可直接波及邻近组织，引起心包炎、纵隔炎症及上腔静脉综合征等，但直接扩散到胸壁者少见，其发生率远低于放线菌病。奴卡菌还可侵入血循环而播散到其他部位，引起肺外症状和体征，此约见于 50%的肺部奴卡菌病患者。最常见的播散部位为中枢神经系统，占 25%左右，主要表现为小脑幕上脓肿，常为多个，引起头痛、恶心、呕吐及神志不清，除病程较慢外，其与一般的细菌性脑脓肿并无较大差别。脑膜炎较少见，约半数病例与脑脓肿合并存在。其他常见播散部位为皮肤、皮下组织、肾、骨及肌肉。腹膜炎和心内膜炎也有报道。典型的播散常累及少数部位，表现为亚急性或慢性脓肿，脓肿常保持稳定，很少或没有变化，但也可引起广泛的全身播散性脓肿。奴卡菌脓肿较少发生纤维化或窦道形成，此与放线菌脓肿不同。胸部体格检查：病变部位叩诊呈浊音，呼吸音减低，可闻及湿啰音。

七、实验室检查

（一）影像学检查

胸部 X 线检查无特异性，可表现为中等密度以上的小片状或大片状肺部浸润性病变，单发或多发性结节及单个或多个肺脓肿。可出现空洞，并可伴肺门淋巴结肿大，但少有钙化。胸膜受累时可有胸膜增厚、胸腔积液、气胸或液气胸等表现。CT 扫描常可发现比 X 线更多、更小的结节影。

（二）真菌学检查

1.直接镜检

取痰液、脓液、脑脊液、尿液或组织块等标本经消化后再离心集菌，即可制片作直接镜检。奴卡菌用常规 HE 染色不着色，需进行革兰和改良抗酸染色。镜下见奴卡菌纤细，直径约 1 μm，以二分裂方式增生，但单个细胞仍彼此黏附在一起，因而形成较长的分支菌丝。这些菌丝的革兰氏染色阳性部分在革兰氏染色阴性部分的点缀下，可形成特征性的串珠状外观。最后菌丝分裂成杵状或球菌样。用改良的 Kinyoun 法、Ziehl-Neelsen 法或 Fite-Faraco 法进行弱酸脱色，绝大多数奴卡菌具有抗酸性，但实验室培养可使它们失去这一特性。放线菌和链霉菌革兰氏染色也呈阳性，但无抗酸特性。而使用一些抗酸染色方法，诸如Ziehl-Neelsen的 Putt 改良法，则放线菌仍可保持酚品红染色，从而表现抗酸性。因此，这类染色方法不能用于奴卡菌和放线菌的鉴别。

2.培养

将痰液、脓、血、尿液、脑脊液或其他组织标本进行需氧培养，培养基内避免加入抗生素。痰液宜多次送检，常规血培养常呈阴性，但如果采用两阶段培养瓶接种并进行需氧孵育 30 天以上，则可明显提高培养阳性率。脑脊液或尿液于培养前应进行浓缩，皮肤病损涂片及培养多呈阴性，故需进行活检。

奴卡菌在大多数非选择性介质，包括血琼脂、沙氏琼脂和普通琼脂、肉骨汤和硫乙醇酸盐肉汤中均易生长，但生长速度比大多数细菌缓慢，菌落一般于 2～14 天开始出现，而特征性的菌落则需 4 周以上方始出现。由于奴卡菌是较少的几种可利用石蜡作为其唯一碳源的需氧菌之一，因而对于较难诊断的病例，可采用石蜡诱饵法对其进行培养。接种后将固体石蜡置于琼脂表面，如为阳性标本，则可观察到奴卡菌生长。典型的菌落常硬而皱缩，可产生橘色、红色、粉色、黄色、奶油色或紫色色素。部分菌株可产生较深的棕绿色可溶性色素渗入到琼脂中。奴卡菌可产生气生菌丝，从而使菌落呈干的天鹅绒或粉色样外观。大多数菌株可产生特征性的泥土味。

3.鉴定

(1)传统鉴定法：包括酪蛋白、次黄嘌呤、黄嘌呤、淀粉、腺嘌呤等水解实验及糖利用、硝酸盐还原酶产生等。

(2)抗生素敏感性鉴定：体外实验证实，临床重要的奴卡菌的抗生素敏感性有所不同，因而已有人建议，对于较难诊断的病例，可将其作为该菌鉴别诊断的可行性推断实验。

(3)血清学检查：星形奴卡菌可产生特异的55 kD蛋白，用这种蛋白作抗原，采用酶免疫实验可对奴卡菌进行快速血清学诊断。该法敏感而特异，且不与结核患者血清起交叉反应。Augeles 发现巴西奴卡菌及豚鼠奴卡菌也具有 55 kD 蛋白，并可用点印迹法作奴卡菌感染的诊断，即将含 55 000 硝酸纤维方块放入无菌培养皿中，加入孵育液，再加待检血清，置 37 ℃孵育 1 小时，冲洗后立即用 4-氯-1 萘酚显色。5～10 分钟后用蒸馏水代替溶液终止反应，在抗原位置处出现颜色反应为阳性，准确率可达 100%。

(4)其他方法：近来有人用半巢式 PCR 方法检测血清和内脏的奴卡菌，该方法快速、敏感，并可用于不易在常规培养基介质中生长的 L-型奴卡菌的检测，故明显优于培养法。其他还有用脉冲电子捕捉气液相色谱法检测奴卡菌病患者血清或脑脊液中奴卡菌代谢产物等方法，但皆处于试验阶段，且假阳性率高。

八、诊断与鉴别诊断

由于肺部奴卡菌病起病缓慢，症状和体征无特异性，常造成诊断的延迟。临床医师在考虑到该病可能前，往往已经给予患者短期的抗生素治疗，由此导致奴卡菌培养的阳性率降低，使该病的诊断难度增加。因此，在临床工作中，对于慢性肺炎伴免疫力减低的患者，如淋巴瘤、获得性免疫缺陷综合征、慢性肉芽肿疾病、接受器官移植或糖皮质激素治疗的患者，皆应警惕该病的可能。另外，由于约50%的肺部奴卡菌病伴有肺外播散，因而对上述患者中伴脑、皮肤或肾等感染性炎症而病原体不明者，尤其要考虑到该病的可能。同时，肺部奴卡菌病的确诊取决于实验室检查，病原菌阳性者方可确诊，故对疑为该病者，应进行多途径检查。

肺部奴卡菌病需与肺结核、肺部肿瘤、肺部细菌性脓肿及肺部放线菌病等进行鉴别。

九、治疗和预防

(一)治疗

原则上应进行药敏实验，以选择敏感抗生素，但由于奴卡菌生长缓慢，易凝集及其他特点使其在许多重要检测条件方面皆与普通细菌有所不同，且很少有证据显示药敏检测对临床治疗具有指导意义，故除了药物治疗无效或因特殊原因不能用药的疑难病例外，一般根据临床经验选择有效抗生素。

磺胺药为首选药物，使用较广泛的磺胺类药物为磺胺嘧啶和磺胺甲噁唑，常用剂量为4～6 g/d，分4～6次使用。对疑难病例应监测血浆磺胺水平，使之维持在100～150 μg/mL。甲氧苄啶与磺胺具协同作用，可提高后者的疗效，复方磺胺甲噁唑[TMP 5～20 mg/(kg·d)，SMZ 25～100 mg/(kg·d)，分2～3次使用]治疗肺部奴卡菌病效果良好。

其他抗生素，米诺环素、环丝氨酸、氨苄西林对肺部奴卡菌病也有一定疗效，但多需与其他抗生素如磺胺等联用。推荐剂量分别为：米诺环素100～200 mg/(kg·d)，每天3次，氨苄西林1 g，每天4次。氨苄西林和红霉素500～750 mg，每天4次，也有一定疗效，红霉素单用对新星奴卡菌有一定效果。

经胃肠外给药的抗生素中使用最广泛者为阿米卡星，常用剂量为0.4 g/d，对老年或肾功能减低需进行较长时间治疗者，应监测血浆浓度。β-内酰胺类药物也有一定疗效，以亚胺培南最佳。此外，头孢噻肟、头孢曲松、头孢呋辛也具有较好抗菌活性，头孢唑林、头孢哌酮和头孢西丁等则抗菌活性较差。含β-内酰胺酶抑制剂的氨苄西林-克拉维酸也有一定疗效，但临床经验尚不多。

单用抗生素治疗对肺部脓肿效果良好，但对肺外病变则疗效欠佳，对这些病变，尤其是脑脓肿应进行手术治疗，可采用针吸、切除或引流，具体的方法取决于患者的个体情况。如诊断不清、脓肿较大、脓肿呈进行性发展或药物治疗无效者，皆应进行手术治疗。而对脓肿位于难以手术的部位等则应先尝试药物治疗，同时采用CT或MRI仔细监测脓肿大小。

由于奴卡菌感染易于复发，因而抗生素治疗疗程宜长，无免疫功能低下的肺部奴卡菌病患者，疗程宜达到6～12个月，伴免疫功能低下或伴中枢神经系统感染者，宜持续1年。同时，在治疗结束后，应对患者进行随访，且随访期限应达到6个月。

(二)预防

在磺胺类药物问世之前，肺部和全身奴卡菌病几乎是致死性的，该类药物的应用则明显改善了奴卡菌病的预后。但也有研究发现：1945－1968年所有奴卡菌病患者的病率达到61%，另有文献报道，1948－1975年间所有接受过治疗的奴卡菌病患者，其死亡率为21%，后来又有文献报道，奴卡菌病的死亡率明显取决于疾病的部位，局限于肺部者，死亡率仅为7.6%，而伴有脑脓肿者则高达48%。Simpson和Smego等发现，奴卡菌病如能早期诊断并及时治疗，死亡率可降至5%以下。

药物对奴卡菌病的预防作用，各家报道不一。但总的来说，该病难作特异性预防，关键在于增强人群体质，同时，医务人员应提高对本病的认识。对伴有免疫力低的患者，要警惕该病的发生，以早期诊断，及时治疗，从而改善其预后。

（孟　亮）

第十四节　肺　脓　肿

肺脓肿是由化脓性病原体引起肺组织坏死和化脓，导致肺实质局部区域破坏的化脓性感染。通常早期呈肺实质炎症。后期出现坏死和化脓。如病变区和支气管交通则有空洞形成（通常直径>2 cm），内含由微生物感染引致的坏死碎片或液体，其外周环绕炎症肺组织。和一般肺炎相比，其特点是引致的微生物负荷量多（如急性吸入），局部清除微生物能力下降（如气道阻塞），以及受肺部邻近器官感染的侵及。如肺内形成多发的较小脓肿（直径<2 cm）则称为坏死性肺炎。肺脓肿和坏死性肺炎病理机制相同，其分界是人为的。

肺脓肿通常由厌氧、需氧和兼性厌氧菌引起，也可由非细菌性病原体，如真菌、寄生虫等所致。应注意类似的影像学表现也可由其他病理改变产生，如肺肿瘤坏死后空洞形成或肺囊肿内感染等。

在抗生素出现前，肺脓肿自然病程常表现为进行性恶化，死亡率曾达50%，患者存活后也往往遗留明显的临床症状，需要手术治疗，预后不理想。自有效抗生素应用后，肺脓肿的疾病过程得到显著改善。但近年来随着肾上腺皮质激素、免疫抑制药以及化疗药物的应用增加，造成口咽部内环境的改变，条件致病的肺脓肿发病率又有增多的趋势。

一、病因和发病机制

化脓性病原体进入肺内可有几种途径，最主要的途径是口咽部内容物的误吸。

（一）呼吸道误吸

口腔、鼻腔、口咽和鼻咽部隐匿着复杂的菌群，形成口咽微生态环境。健康人唾液中的细菌含量约10^8/mL，半数为厌氧菌。在患有牙病或牙周病的人群中厌氧菌可增加1 000倍，易感个体中还可有多种需氧菌株定植。采用放射活性物质技术显示，45%健康人睡眠时可有少量唾液吸入气道。在各种因素引起的不同程度神智改变的人群中，约75%在睡眠时会有唾液吸入。

临床上特别易于吸入口咽分泌物的因素有全身麻醉、过度饮酒或使用镇静药物、头部损伤、脑血管意外、癫痫、咽部神经功能障碍、糖尿病昏迷或其他重症疾病，包括使用机械通气者。呼吸机治疗时，虽然人工气道上有气囊保护，但在气囊上方的积液库内容物常有机会吸入到下呼吸道。当患者神智状态进一步受到影响时，胃内容物也可吸入，酸性液体可引起化学性肺炎，促进细菌性感染。

牙周脓肿和牙龈炎时，因有高浓度的厌氧菌进入唾液可增加吸入性肺炎和肺脓肿的发病。相反，仅10%～15%厌氧菌肺脓肿可无明显的牙周疾病或其他促使吸入的因素。没有吸入因素者常需排除肺部肿瘤的可能性。

误吸后肺脓肿形成的可能性取决于吸入量、细菌数量、吸入物的pH和患者的防御机制。院内吸入将涉及 G 菌，特别是在医院获得的抗生素耐药菌株。

（二）血液循环途径

通常由在体内其他部位的感染灶，经血液循环播散到肺内，如腹腔或盆腔以及牙周脓肿的厌氧菌感染可通过血液循环播散到肺。

感染栓子也可起自于下肢和盆腔的深静脉的血栓性静脉炎或表皮蜂窝织炎，或感染的静脉内导管，吸毒者静脉用药也可引起。感染性栓子可含金黄色葡萄球菌、化脓性链球菌或厌氧菌。

（三）其他途径

比较少见。

（1）慢性肺部疾病者，可在下呼吸道有化脓性病原菌定植，如支气管扩张症、囊性纤维化，而并发症肺脓肿。

（2）在肺内原有空洞基础上（肿胀或陈旧性结核空洞）合并感染，不需要有组织的坏死，空洞壁可由再生上皮覆盖。局部阻塞可在周围肺组织产生支扩或肺脓肿。

（3）邻近器官播散，如胃肠道。

（4）污染的呼吸道装置，如雾化器有可能携带化脓性病原体进入易感染着肺内。

（5）先天性肺异常的继发感染，如肺隔离症、支气管囊肿。

二、病原学

肺脓肿可由多种病原菌引起，多为混合感染.厌氧菌和需氧菌混合感染占 90%。社区获得性感染和院内获得性感染的细菌出现频率不同。社区获得性感染中，厌氧菌为 70%，而在院内获得性感染中，厌氧菌和铜绿假单胞菌起重要作用。

（一）厌氧菌

厌氧菌是正常菌群的主要组成部分，但可引起身体任何器官和组织感染。近年来由于厌氧菌培养技术的改进，可以及时得到分离和鉴定。在肺脓肿感染时，厌氧菌是常见的病原体。

引起肺脓肿感染的致病性厌氧菌主要指专性厌氧菌。专性厌氧菌只能在无氧或低于正常大气氧分压条件下才能生存或生长。厌氧菌分为 G^+ 厌氧球菌、G^- 厌氧球菌、G^+ 厌氧杆菌、G^- 厌氧杆菌。其中 G^- 厌氧杆菌包括类杆菌属和梭杆菌属，类杆菌属是最主要的病原菌，以脆弱类杆菌和产黑素类杆菌最常见。G^+ 厌氧球菌主要为消化球菌属和消化链球菌属。G^- 厌氧球菌主要为产碱韦荣球菌。G^+ 厌氧杆菌中产芽孢的有梭状芽孢杆菌属和产气荚膜杆菌；不产芽孢的为放线菌属、真杆菌属、丙酸杆菌属、乳酸杆菌属和双歧杆菌属。外源性厌氧菌肺炎较少见。

（二）需氧菌

需氧菌常形成坏死性肺炎，部分区域发展成肺脓肿，因而其在影像学上比典型的厌氧菌引起的肺脓肿病变分布弥散。

金黄色葡萄球菌是引起肺脓肿的主要 G^+ 需氧菌，是社区获得的呼吸道病原菌之一。通常健康人在流感后可引起严重的金黄色葡萄球菌肺炎，导致肺脓肿形成，并伴薄壁囊性气腔和肺大疱，后者多见于儿童。金黄色葡萄球菌是儿童肺脓肿的主要原因，也是老年人在基础疾病上并发院内获得性感染的主要病原菌。金黄色葡萄球菌也可由体内其他部位的感染灶经血液循环播散，在肺内引起多个病灶，形成血源性肺脓肿，有时很像是肿瘤转移。其他可引起肺脓肿的 G^+ 菌是化脓性链球菌（甲型链球菌，乙型 B 溶血性链球菌）。

最常引起坏死性肺炎伴肺脓肿的 G^- 需氧菌为肺炎克雷伯杆菌，这种肺炎形成一到多个脓肿者占25%，同时常伴菌血症。但需注意有时痰培养结果可能是口咽定植菌，该病病死率高，多见于老年人和化疗患者，肾上腺皮质激素应用者，糖尿病患者也多见。铜绿假单胞菌也影响类似的人群，如免疫功能低下患者、有严重并发症者。铜绿假单胞菌在坏死性过程中形成多发小脓肿。

其他由流感嗜血杆菌、大肠埃希菌、鲍曼不动杆菌、变形杆菌、军团菌等所致坏死性肺炎引起脓肿则少见。

三、病理

肺脓肿时，细支气管受感染物阻塞，病原菌在相应区域形成肺组织化脓性炎症，局部小血管炎性血栓形成、血供障碍，在实变肺中出现小区域散在坏死，中心逐渐液化，坏死的白细胞及死亡细菌积聚，形成脓液，并融合形成1个或多个脓肿。当液化坏死物质通过支气管排出，形成空洞、形成有液平的脓腔，空洞壁表面残留坏死组织。当脓肿腔直径达到2 cm，则称为肺脓肿。炎症累及胸膜可发生局限性胸膜炎。如果在早期及时给予适当抗生素治疗，空洞可完全愈合，胸X线检查可不留下破坏残余或纤维条索影。但如治疗不恰当，引流不畅，炎症进展，则进入慢性阶段。脓肿腔有肉芽组织和纤维组织形成，空洞壁可有血管瘤。脓肿外周细支气管变形和扩张。

四、分类

肺脓肿可按病程分为急性和慢性，或按发生途径分为原发性和继发性。急性肺脓肿通常少于4～6周，病程迁延3个月以上则为慢性肺脓肿。大多数肺脓肿是原发性，通常有促使误吸的因素，或由正常宿主肺炎感染后在肺实质炎症的坏死过程演变而来。而继发性肺脓肿则为原有局部病灶基础上出现的并发症，如支气管内肿瘤、异物或全身性疾病引起免疫功能低下所致。细菌性栓子通过血液循环引致的肺脓肿也为继发性。膈下感染经横膈直接通过淋巴管或膈缺陷进入胸腔或肺实质，也可引起肺脓肿。

五、临床表现

肺脓肿患者的临床表现差异较大。由需氧菌(金黄色葡萄球菌或肺炎克雷白菌)所致的坏死性肺炎形成的肺脓肿病情急骤、严重，患者有寒战、高热、咳嗽、胸痛等症状。儿童在金黄色葡萄球菌肺炎后发生的肺脓肿也多呈急性过程。一般原发性肺脓肿患者首先表现吸入性肺炎症状，有间歇发热、畏寒、咳嗽、咳痰、胸痛、体重减轻、全身乏力、夜间盗汗等，和一般细菌性肺炎相似，但病程相对慢性化，症状较轻，可能和其吸入物质所含病原体致病力较弱有关。甚至有的起病隐匿，到病程后期多发性肺坏死、脓肿形成，与支气管相交通，则可出现大量脓性痰，如为厌氧菌感染则伴有臭味。但痰无臭味并不能完全排除厌氧菌感染的可能性，因为有些厌氧菌并不产生导致臭味的代谢终端产物，也可能是病灶尚未和气管支气管交通。咯血常见，偶尔可为致死性的。

继发性肺脓肿先有肺外感染症状(如菌血症、心内膜炎、感染性血栓静脉炎、膈下感染)，然后出现肺部症状。在原有慢性气道疾病和支气管扩张的患者则可见痰量显著改变。

体格检查无特异性，阳性体征出现与脓肿大小和部位有关。如脓肿较大或接近肺的表面，则可有叩诊浊音，呼吸音降低等实变体征，如涉及胸膜则可闻胸膜摩擦音或胸腔积液体征。

六、诊断

肺脓肿诊断的确立有赖于特征性临床表现及影像学和细菌学检查结果。

(一)病史

原发性肺脓肿有促使误吸因素或口咽部炎症和鼻窦炎的相关病史。继发性肺脓肿则有肺内原发病变或其他部位感染病史。

(二)症状与体征

由需氧菌等引起的原发性肺脓肿呈急性起病,如以厌氧菌感染为主者则呈亚急性或慢性化过程,脓肿破溃与支气管相交通后则痰量增多,出现脓痰或脓性痰,可有臭味,此时临床诊断可成立。体征则无特异性。

(三)实验室检查

1.血常规检查

血白细胞和中性粒细胞计数升高,慢性肺脓肿可有血红蛋白和红细胞计数减少。

2.胸部影像学检查

影像学异常开始表现为肺大片密度增深、边界模糊的浸润影,随后产生1个或多个比较均匀低密度阴影的圆形区。当与支气管交通时,出现空腔,并有气液交界面(液平),形成典型的肺脓肿。有时仅在肺炎症渗出区出现多个小的低密度区,表现为坏死性肺炎。需氧菌引起的肺脓肿周围常有较多的浓密炎性浸润影,而以厌氧菌为主的肺脓肿外周肺组织则较少见浸润影。

病变多位于肺的低垂部位和发病时的体位有关,侧位胸X线片可帮助定位。在平卧位时吸入者75%病变见于下中位背段及后基底段,侧卧位时则位于上叶后外段(由上叶前段和后段分支形成,又称腋段)。右肺多于左肺,这是受重力影响吸入物最易进入的部位。在涉及的肺叶中,病变多分布于近肺胸膜处,室间隔鼓出常是肺炎克雷伯杆菌感染的特征。病变也可引起胸膜反应、脓胸或气胸。

当肺脓肿愈合时,肺炎性渗出影开始吸收,同时脓腔壁变薄,脓腔逐渐缩小,最后消失。在71例肺脓肿系列观察中,经适当抗生素治疗,13%脓腔在2周消失,44%为4周,59%为6周,3个月内脓腔消失可达70%,当有广泛纤维化发生时,可遗留纤维条索影。慢性肺脓肿脓腔周围有纤维组织增生,脓腔壁增厚,周围细支气管受累,继发变形或扩张。

血源性肺脓肿则见两肺多发炎性阴影,边缘较清晰,有时类似转移性肿瘤,其中可见透亮区和空洞形成。

胸部CT检查对病变定位,坏死性肺炎时肺实质的坏死、液化的判断,特别是对引起继发性肺脓肿的病因诊断均有很大的帮助。

3.微生物学监测

微生物学监测的标本包括痰液、气管吸引物、经皮肺穿刺吸引物和血液等。

(1)痰液及气管分泌物培养:在肺脓肿感染中,需氧菌所占比例正在逐渐增加,特别是在院内感染中。虽然有口咽菌污染的机会,但重复培养对确认致病菌还是有意义的。由于口咽部厌氧菌内环境,痰液培养厌氧菌无意义,但脓肿性痰标本培养阳性,而革兰氏染色却见到大量细菌,且形态较一致,则可能提示厌氧菌感染。

(2)应用防污染技术对下呼吸道分泌物标本采集:是推荐的方法,必要时可采用。厌氧菌培养标本不能接触空气,接种后应放入厌氧培养装置和仪器以维持厌氧环境。气相色谱法检查厌氧菌的挥发脂肪酸,迅速简便,可用于临床用药选择的初步参考。

(3)血液标本培养:因为在血源性肺脓肿时常可有阳性结果,需要进行血培养,但厌氧菌血培养阳性率仅5%。

4.其他

(1)CT引导下经胸壁脓肿穿刺吸引物厌氧菌及需氧菌培养,以及其他无菌体腔标本采集及培养。

(2)纤维支气管镜检查,除通过支气管镜进行下呼吸道标本采集外,也可用于鉴别诊断,排除支气管肺癌、异物等。

七、鉴别诊断

(一)细菌性肺炎

肺脓肿早期表现和细菌性肺炎相似,但除由一些需氧菌所致的肺脓肿外,症状相对较轻,病程相对慢性化。后期脓肿破溃与支气管相交通后则痰量增多,出现脓痰或脓性痰,可有臭味,此时临床诊断则可成立。胸部影像学检查,特别是CT检查,容易发现在肺炎症渗出区出现多个小的低密度区。当与支气管交通时,出现空腔,肝有气液交界面(液平),形成典型的肺脓肿。

(二)支气管肺癌

在50岁以上男性出现肺空洞性病变时,肺癌(通常为鳞癌)和肺脓肿的鉴别常需考虑。由支气管肺癌引起的空洞性病变(癌性空洞),无吸入病史,其病灶也不一定发生在肺的低垂部位。而肺脓肿则常伴有发热、全身不适、脓性痰、血白细胞和中性粒细胞计数升高,对抗生素治疗反应好。影像学上显示偏心空洞,空洞壁厚,内壁不规则,则常提示恶性病变。痰液或支气管吸引物的细胞学检查以及微生物学涂片和培养对鉴别诊断也有帮助。如对于病灶的诊断持续存在疑问,情况允许时,也可考虑手术切除病灶及相应肺叶。其他肺内恶性病变,包括转移性肺癌和淋巴瘤也可形成空洞病变。

需注意的是肺癌和肺脓肿可能共存,特别在老年人中。因为支气管肿瘤可使其远端引流不畅,分泌物潴留。引起阻塞性肺炎和肺脓肿。一般病程较长,有反复感染史,脓痰量较少。纤维支气管镜检查对确定诊断很有帮助。

(三)肺结核

空洞继发感染肺结核常伴空洞形成,胸部X线检查空洞壁较厚,病灶周围有密度不等的散在结节病灶。合并感染时空洞内可有少量液平,临床出现黄痰,但整个病程长,起病缓慢,常有午后低热、乏力、盗汗、慢性咳嗽、食欲缺乏等慢性症状,经治疗后痰中常可找到结核杆菌。

(四)局限性脓胸

局限性脓胸常伴支气管胸膜漏和肺脓肿有时在影像学上不易区别。典型的脓胸在侧位胸片呈“D”字阴影,从后胸壁向前方鼓出。CT对疑难病例有帮助,可显示脓肿壁有不同厚度,内壁边缘和外表面不规则;而脓胸腔壁则非常光滑,液性密度将增厚的壁层胸膜和受压肺组织下的脏层胸膜分开。

(五)大疱内感染

患者全身症状较胸X线片显示状态要轻。在平片和CT上常可见细而光滑的大疱边缘,和肺脓肿相比其周围肺组织清晰。以往胸片将有助于诊断。大疱内感染后有时可引起大疱消失,但很少见。

(六)先天性肺病变继发感染

支气管脓肿及其他先天性肺囊肿可能无法和肺脓肿鉴别,除非有以往胸X线片进行比较。支气管囊肿未感染时,也不和气管支气管交通,但囊肿最后会出现感染,形成和气管支气管的交通,气体进入囊肿,形成含气囊肿,可呈单发或多发含气空腔,壁薄而均一;合并感染时,其中可见气液平面。如果患者一开始就表现为感染性支气管囊肿,通常清晰的边界就会被周围肺实质炎症和实变所遮掩。囊肿的真正本质只有在周围炎症或渗血消散吸收后才能显示出来。

先天性肺隔离症感染也会同样出现鉴别诊断困难,可通过其所在部位(多位于下叶)及胸部CT扫描和磁共振成像(MRI)及造影剂增强帮助诊断,并可确定异常血管供应来源,对手术治疗有帮助。

(七)肺挫伤血肿和肺撕裂

胸部刺伤或挤压伤后,影像学可出现空洞样改变,临床无典型肺脓肿表现,有类似的创伤病史常提示此诊断。

(八)膈疝

通常在后前位胸X线片可显示"双重心影",在侧位上在心影后可见典型的胃泡,并常有液平。如有疑问可进行钡剂及胃镜检查。

(九)包囊肿和其他肺寄生虫病

包囊肿可穿破,引起复合感染,曾在羊群牧羊分布的区域居住者需考虑此诊断。乳胶凝聚试验,补体结合和酶联免疫吸附试验,也可检测血清抗体,帮助诊断。寄生虫中如肺吸虫也可有类似症状。

(十)真菌和放线菌感染

肺脓肿并不全由厌氧菌和需氧菌所致,真菌、放线菌也可引起肺脓肿。临床鉴别诊断时也需考虑。

(十一)其他

易和肺脓肿混淆的还有空洞型肺栓塞、Wegener肉芽肿、结节病等,偶尔也会形成空洞。

八、治疗

肺脓肿的治疗应根据感染的微生物种类以及促使产生感染的有关基础或伴随疾病而确定。

(一)抗感染治疗

抗生素应用已有半个世纪,肺脓肿在有效抗生素合理应用下,加上脓液通过和支气管交通向体外排出,因而大多数对抗感染治疗有效。

近年来,某些厌氧菌已产生β-内酰胺酶,在体外或临床上对青霉素耐药,故应结合细菌培养及药敏结果,及时合理选择药物。但由于肺脓肿患者很难及时得到微生物学的阳性结果,故可根据临床表现,感染部位和涂片染色结果分析可能性最大的致病菌种类,进行经验治疗。由于大多数和误吸相关,厌氧菌感染起重要作用,因而青霉素仍是主要治疗药物,但近年来情况已有改变,特别是院内获得感染的肺脓肿。常为多种病原菌的混合感染,故应联合应用对需氧菌有效的药物。

1.青霉素G

为首选药物,对厌氧菌和G^+球菌等需氧菌有效。

用法:240万U/d肌内注射或静脉滴注;严重病例可加量至1 000万U/d静脉滴注,分次使用。

2.克林霉素

克林霉素是林可霉素的半合成衍生物,但优于林可霉素,对大多数厌氧菌有效,如消化球菌、消化链球菌、类杆菌梭形杆菌、放线菌等。目前有10%～20%脆弱类杆菌及某些梭形杆菌对克林霉素耐药。主要不良反应是假膜性肠炎。

用法：0.6～1.8 g/d，分2～3次静脉滴注，然后序贯改口服。

3.甲硝唑（灭滴灵）

该药是杀菌药，对G厌氧菌，如脆弱类杆菌有作用。多为联合应用，不单独使用。通常和青霉素、克林霉素联合用于厌氧菌感染。对微需氧菌及部分链球菌如密勒链球菌效果不佳。

用法：根据病情，一般6～12 g/d，可加量到24 g/d。

4.β-内酰胺类抗生素

某些厌氧菌如脆弱类杆菌可产生β-内酰胺酶，故青霉素、羧苄西林、三代头孢中的头孢噻肟、头孢哌酮效果不佳。对其活性强的药物有碳青霉烯类，替卡西林克拉维酸、头孢西丁等，加酶联合制剂作用也强，如阿莫西林克拉维酸或联合舒巴坦等。

院内获得性感染形成的肺脓肿，多数为需氧菌，并行耐药菌株出现，故需选用β-内酰胺抗生素的第二代、第三代头孢菌素，必要时联合氨基糖苷类。

血源性肺脓肿致病菌多为金黄色葡萄球菌，且多数对青霉素耐药，应选用耐青霉素酶的半合成青霉素的药物，对耐甲氧西林的金黄色葡萄球菌（MRSA），则应选用糖肽类及利奈唑胺等。

给药途径及疗程尚未有大规模的循证医学证据，但一般先以静脉途径给药。

和非化脓性肺炎相比，其发热呈逐渐下降，7天达到正常。如1周未能控制体温，则需再新评估。影像学改变时间长，有时达数周，并有残余纤维化改变。

治疗成功率与治疗开始时症状、存在的时间以及空洞大小有关。对治疗反应不好者，还需注意有无恶性病变存在。总的疗程要4～6周，可能需要3个月，以防止反复。

（二）引流

（1）痰液引流对于治疗肺脓肿非常重要，体位，引流有助于痰液排出。纤维支气管镜除作为诊断手段，确定继发性脓肿原因外，还可用来经气道内吸引及冲洗，促进引流，利于愈合。有时脓肿大、脓液量多时，需要硬质支气管镜进行引流，以便于保证气道通畅。

（2）合并脓胸时，除全身使用抗生素外，应局部胸腔抽脓或肋间置入导管水封并引流。

（三）外科手术处理

内科治疗无效，或疑及有肿瘤者为外科手术适应证。包括治疗4～6周后脓肿不关闭、大出血、合并气胸、支气管胸膜瘘。在免疫功能低下、脓肿进行性扩大时也需考虑手术处理。有效抗生素应用后，目前需外科处理病例已减少，＜10%，手术时要防止脓液进入对侧，麻醉时要置入双腔导管，否则可引起对侧肺脓肿和ARDS。

九、预后

取决于基础病变或继发的病理改变，治疗及时、恰当者，预后良好。厌氧菌和G杆菌引起的坏死性肺炎，多表现为脓腔大（直径＞6 cm），多发性脓肿，临床多发于有免疫功能缺陷，年龄大的患者。并发症主要为脓胸、脑脓肿、大咯血等。

十、预防

应注意加强个人卫生，保持口咽内环境稳定，预防各种促使误吸的因素。

（孟　亮）

第五章

弥漫性肺部疾病

第一节　外源性过敏性肺泡炎

外源性过敏性肺泡炎（extrinsic allergic alveolitis，EAA）也称为过敏性肺炎（hypersensitivity pneumonitis，HP），是指易感个体反复吸入有机粉尘抗原后诱发的肺部炎症反应性疾病，以肺脏间质单核细胞性炎症渗出、细胞性细支气管炎和散在分布的非干酪样坏死性肉芽肿为特征性病理改变。各种病因所致 EAA 的临床表现相同，可以是急性、亚急性或慢性。临床症状的发展依赖于抗原的暴露形式、强度、时间、个体敏感性及细胞和体液免疫反应程度。急性期以暴露抗源后 6～24 小时出现短暂发热、寒战、肌肉关节疼痛、咳嗽、呼吸困难和低氧血症，脱离抗原暴露后 24～72 小时症状消失为临床特征。持续抗原暴露将导致肺纤维化。

一、流行病学

随着对广泛存在的环境抗原认识，更加敏感的诊断手段的出现，越来越多的 EAA 被认识和诊断，因此近来流行病学研究提示 EAA 是仅次于特发性肺纤维化（IPF）和结节病的一种常见的间质性肺疾病。由于抗原暴露强度、频率和时间不一样，可能也存在疾病诊断标准不一致和认识不够的宿主因素，EAA 在不同人群的患病率差异很大。农民肺在苏格兰农业地区的患病率是 2.3%～8.6%；美国威斯康星暴露到霉干草的人群的男性患病率是 9%～12%。芬兰农村人口的年发病率是 44/10 万，瑞典是 23/10 万。在农作业工人中 EAA 症状的发生率远高于疾病的患病率。蘑菇工人中 20%严重暴露者有症状；嗜鸟者人群中估计的患病率是 0.5%～21%。一项爱鸽俱乐部人员的调查显示鸽子饲养者肺（pigeon breeder's disease，PBD）的患病率是 8%～30%。有关化学抗原暴露的人群中 EAA 的流行病学资料很少。不同的 EAA，其危险人群和危险季节都不一样。农民肺发病高峰在晚冬和早春，患者多是男性农民，与他们在寒冷潮湿气候使用储存干草饲养牲口有关。PBD 没有明显的季节性，在欧洲和美国多发生于男性，而在墨西哥则多发生于女性。欧洲和美国的嗜鸟者肺主要发生于家里养鸟的人群，无明显的性别差异。日本夏季型 EAA 高峰在日本温暖潮湿地区的 6 月到 9 月间，多发生于无职业的家庭妇女。

80%～95%的 EAA 患者都是非吸烟者。这可能是因为吸烟影响了血清抗体的形成，抑制肺脏的免疫反应，但是相关机制不是很清楚。虽然现吸烟者患 EAA 的可能性小，但也不绝对。

人群对 EAA 的易感性也不一样。除了与暴露的不一样有关外，也与宿主的易感性（遗传或获得）有关。虽然早期的研究没有证实 EAA 患者和无 EAA 的暴露人群中 HLA 表型的明显差异，但是有研究证实 PBD 患者和无症状的暴露人群及普通人群的 HLA-DR 和 HLA-DQ 表型存在差异。TNF-α 启动子在 PBD 患者较对照组增多，但是血清 TNF-α 水平无明显差异。

二、病因

许多职业或环境暴露可以引起 EAA，主要是这些环境中含有可吸入的抗原，包括微生物（细菌、真菌和它们的组成部分），动物蛋白和低分子量化合物。最近研究提示有些引起 EAA 的暴露抗原是混合物，疾病并不总是由单一抗原所致。根据不同的职业接触和病因，EAA 又有很多具体的疾病命名。农民肺（farmer's lung disease，FLD）是 EAA 的典型形式，是农民在农作中吸入霉干草中的嗜热放线菌或热吸水链霉菌孢子所致。表 5-1 列出了不同名称的 EAA 及相关的环境抗原和可能的病因。在认识到 EAA 与职业环境或粉尘暴露的关系后，一些减少职业暴露的措施已经明显降低了许多职业环境中 EAA 的发生。虽然，现在由于传统职业所致的 EAA 已经不是像 20 多年前常见，但是，新的环境暴露抗原和疾病还在不断被认识，尤其家庭环境暴露引起的 HP 是目前值得重视的问题，如暴露于宠物鸟（鸽子、长尾鹦鹉），污染的湿化器，室内霉尘都可以引起 EAA，而且居住环境的暴露很难识别。北京朝阳医院确诊的 31 例 EAA 中，27 例（87.09%）是宠物饲养或嗜好者（鸽子 20 例，鹦鹉 2 例，猫 2 例，狗 2 例，鸡 1 例），蘑菇种植者1 例，制曲工 1 例，化学有机物2 例（其中 1 例为染发剂，1 例为甲苯二氰酸酯）。另有 6 例（19.4%）为吸烟者。

表 5-1　过敏性肺炎的常见类型和病因

疾病	抗原来源	可能的抗原
微生物		
农民肺	霉干草，谷物，饲料	嗜热放线菌热吸水链霉菌
蔗尘肺	发霉的蔗渣	嗜热放线菌
蘑菇肺	发霉的肥料	嗜热放线菌
空调/湿化器肺	污染的湿化器、空调、暖气系统	嗜热放线菌、青霉菌、克雷伯杆菌
夏季过敏性肺泡炎	室内粉尘	皮肤毛孢子菌
软木尘肺	发霉的软木塞	青霉菌
麦芽工人肺	污染的大麦	棒曲霉
乳酪工人肺	发霉的乳酪	青霉菌
温室肺	温室土壤	青霉菌
动物蛋白		
鸟饲养或爱好者肺（鸽子、鹦鹉）	鸟分泌物、排泄物、羽毛等	蛋白
鸡饲养者肺	鸡毛	鸡毛蛋白
皮毛工人肺	动物皮毛	动物皮毛
垂体粉吸入者肺	垂体后叶粉	后叶加压素
化学物质		
二异氢酸	二异氢酸酯	变性蛋白

三、发病机制

EAA 主要是吸入抗原后引起的肺部巨噬细胞-淋巴细胞性炎症并有肉芽肿形成，以 $CD8^+$ 淋巴细胞增生和 $CD4^+$ Th_1 淋巴细胞刺激浆细胞产生大量抗体尤其是 IgG 为特征。在暴露早期 BALF 的 $CD4^+$ Th_1 细胞增加，但是之后多数病例是以 $CD8^+$ 细胞增加为主。巨噬细胞和 $CD8^+$ 毒性淋巴细胞参与的免疫机制还没有完全阐明。

EAA 的急性期主要是吸入抗原刺激引起的巨噬细胞-淋巴细胞反应性炎症，涉及外周气道及其周围肺组织。亚急性期主要聚集的单核细胞成熟为泡沫样巨噬细胞，形成肉芽肿，但是在亚急性过程中，也形成包括浆细胞的淋巴滤泡，伴携带 CD40 配体的 $CD4^+$ Th_1 淋巴细胞增生，后者可以激活 B 细胞，提示部分抗体是在肺部局部形成。慢性阶段主要是肺纤维化。引起急性、亚急性和慢性的免疫机制相互重叠。

（一）Ⅲ型免疫反应

早期认为 EAA 是由免疫复合物介导的肺部疾病，其理论依据包括：①一般于暴露后 2～9 小时开始出现 EAA 症状。②有血清特异沉淀抗体。③病变肺组织中发现抗原、免疫球蛋白和补体。④免疫复合物刺激 BAL 细胞释放细胞因子增加，激活巨噬细胞释放细胞因子。然而，进一步研究发现：①同样环境抗原暴露人群中，50％血清沉淀抗体阳性者没有发病，而且血清沉淀抗体与肺功能无关。②抗原吸入刺激后血清补体不降低。③抗原-抗体复合物介导的血管炎不明显。④EAA 也可发生于低球蛋白血症患者。

（二）Ⅳ型（细胞）免疫反应

细胞免疫反应的特征是肉芽肿形成。EAA 的肺组织病理学改变特点之一是淋巴细胞性肉芽肿性炎症，肉芽肿是亚急性期 EAA 的主要病理改变，而且抑制细胞免疫的制剂可以抑制实验性肉芽肿性肺炎。抗原吸入后刺激外周血淋巴细胞重新分布到肺脏，局部淋巴细胞增生，以及淋巴细胞凋亡减少使得肺脏淋巴细胞增多。因此抗原刺激几天后，局部免疫反应转向 T 细胞为主的肺泡炎，淋巴细胞占 60％～70％。在单核细胞因子，主要是 MIP-1 的激活下，幼稚巨噬细胞转化成上皮样细胞和多核巨细胞，形成肉芽肿。然而，这种单核细胞转化成多核巨细胞形成肉芽肿的生物学细节还不是很清楚。

（三）细胞-细胞因子

目前认识到 EAA 的发生需要反复抗原暴露，宿主对暴露抗原的免疫致敏，免疫反应介导的肺部损害。然而，涉及 EAA 免疫机制的细胞之间的交互作用还不是十分清楚。抗原吸入后，可溶性抗原结合到 IgG，免疫复合物激活补体途径，通过补体 C_5 激活巨噬细胞，巨噬细胞被 C_5 激活或活化抗原颗粒激活后，释放趋化因子，包括白介素-8（interleukin-8，IL-8）、巨噬细胞炎症蛋白-1α（macrophage inflammatory protein-1α，MIP-1α）、调节激活正常 T 细胞表达和分泌因子（regulated on activation normal T cell expressed and secreted，RANTES）和细胞因子，包括 IL-1、IL-6、IL-12、肿瘤坏死因子（tumor necrosis factor-α，TNF-α）、转化生长因子（TGF-β）。首先趋化中性粒细胞，几个小时后趋化和激活循环 T 淋巴细胞和单核细胞移入肺脏。

IL-8 对淋巴细胞和中性粒细胞都有趋化性。MIP-1α 不仅对单核/巨噬细胞和淋巴细胞有趋化性，也促进 $CD4^+$ Th_0 细胞转化成 Th_1 细胞。IL-12 也促进 Th_0 转化成 Th_1 细胞。$CD4^+$ Th_1 淋巴细胞产生 IFN-γ，促进肉芽肿形成。EAA 鼠模型证实 IFN-γ 是激活巨噬细胞发展形成肉芽肿的关键。IL-1 和 TNF-α 引起发热和其他急性反应，TNF-α 促进其他因子如 IL-1、IL-8 及

MIP-1 的产生，促进细胞在肺内的聚集与激活及肉芽肿形成。EAA 患者 BALF 中可溶性 TNFR1、TNFR2 和 TNF-α 水平增高，同时肺泡巨噬细胞的 TNFR1 表达也增强，提示 TNF-α 及其受体在 EAA 的作用。IL-6 促进 B 细胞向浆细胞转化和 $CD8^+$ 细胞成熟为毒性淋巴细胞。激活的肺泡巨噬细胞分泌 TGF-β，可以促进纤维化形成和血管生成。

巨噬细胞除了通过释放细胞因子产生作用外，还通过增强表达附着分子促进炎症反应。激活的巨噬细胞增强表达 CD80 和 CD86，激活的 T 淋巴细胞增强表达 CD28。CD80/86（也称之为 B-7）及其配体 CD28 是抗原呈递和 $CD4^+$ Th 细胞激活 B 细胞必需的共同刺激分子，阻止这种结合可以抑制鼠 HP 模型的炎症反应。内皮附着分子是炎症细胞进入肺组织的关键。激活的巨噬细胞不仅表达CD18/11（ICAM-1的配体），也增强表达 ICAM-1。抑制 ICAM-1 可以阻止淋巴细胞聚集。

EAA 患者 BALF 的自然杀伤细胞也增加，抗原暴露后肥大细胞增加，脱离抗原后 1～3 个月回到正常。大多数 EAA 的 BALF 肥大细胞具有结缔组织特征，与纤维化有关，而不是黏液型，如哮喘患者。虽然 EAA 没有组胺相关的症状，但是肥大细胞可能也产生细胞因子，参与单核细胞和淋巴细胞聚集和成熟，促进纤维化。EAA 早期 BALF 包括玻璃体结合蛋白，纤维连接蛋白，前胶原Ⅲ多肽，前胶原Ⅲ多肽和肥大细胞相关，EAA 鼠模型和患者资料都显示 BALF 的肥大细胞增加，而肥大细胞缺陷的鼠不发展成肺部炎症。

（四）其他

BAL 显示致敏宿主暴露抗原后 48 小时内中性粒细胞在肺脏聚集，这可能是气道内免疫复合物刺激，补体旁路途径的激活和吸入抗原的内毒素效应或蛋白酶效应。这些因素造成的肺损伤促进肺脏的抗原暴露，促进免疫致敏和进一步的肺损害。我们曾经通过热吸水链霉菌胞外蛋白酶诱发 EAA，48 小时内主要是肺脏中性粒细胞聚集，3 周后形成肉芽肿和慢性淋巴细胞性炎症。

吸烟和病毒感染也影响 EAA 肺炎的发展。现行吸烟者可以保护免得 EAA。而病毒感染可以增加患 EAA 的可能。呼吸道合胞病毒和仙台病毒增加小鼠的 EAA。这可能涉及抗原提呈细胞或 T 细胞共同刺激分子的变化和肺泡巨噬细胞抑制炎症的能力减低。有些患者虽然已经暴露多年，但只是在最近的急性呼吸道感染后出现。鼠 EAA 模型显示呼吸道合胞病毒感染增加肉芽肿形成和 IL-8 和 IFN-γ 的产生。然而，促进更加复杂的人类免疫反应机制发展的因素还不清楚。

只有不到 10％的常规暴露人群发病，大多数暴露人群仅有正常的抗体反应。抗体单独存在不足以产生疾病，而是涉及 $CD8^+$ 细胞毒性淋巴细胞的迟发性变态反应共同参与。$CD8^+$ 激活需要T 细胞受体结合到抗原提呈细胞的Ⅰ类 MHC 分子上，但是试图联系 EAA 与Ⅰ类 MHC 分子的研究结果是不一致的。

总之，临床研究和动物实验结果提示 EAA 是易感个体受到环境抗原刺激后通过Ⅲ型和Ⅳ型免疫反应引起的肺脏慢性炎症伴肉芽肿形成，然而，确切的免疫机制还不很清楚。此外，个体易感性差异、炎症吸收和纤维化的机制也不清楚。

四、病理改变

EAA 的特征性病理改变包括以淋巴细胞渗出为主的慢性间质性肺炎，细胞性细支气管炎（气道中心性炎症）和散在分布的非干酪样坏死性小肉芽肿，但是依发病形式和所处的疾病阶段不同，组织病理学改变也有各自的特点。

急性期的组织病理特点，主要是肺泡间隔和肺泡腔内有淋巴细胞、肥大细胞、中性粒细胞、单核-巨噬细胞浸润。早期病变主要位于呼吸性细支气管周围，其后呈肺部弥散性改变。浸润的细胞大多数是淋巴细胞，聚集在肺泡腔内，多数淋巴细胞是 $CD8^+$ 的 T 淋巴细胞。常见中央无坏死的肉芽肿和多核巨细胞，可见局灶性闭塞性细支气管炎伴机化性肺炎样改变。

亚急性期主要组织学特点是非干酪样坏死性肉芽肿，主要由上皮样组织细胞、多核巨细胞和淋巴细胞组成的一种松散的边界不清楚的小肉芽肿病变，通常单个存在于细支气管或邻近肺泡腔。肉芽肿一般于抗原暴露后 3 周左右形成，避免抗原接触后 3～4 个月内可消失。其次，组织学可见肺泡间隔和肺泡腔内有由淋巴细胞、浆细胞、肥大细胞等组成的炎性细胞渗出呈现时相一致的以细支气管为中心的非特异性间质性肺炎（NSIP）改变，虽然急性暴露后早期可以见到中性粒细胞，但是中性粒细胞和嗜酸性粒细胞通常不明显。急性期一般无纤维化改变。间质纤维化和蜂窝肺主要见于疾病晚期或慢性 EAA。Reyes 等对 60 例农民肺进行病理研究发现间质性肺炎占 100%，肉芽肿 70%，机化性肺炎 65%，间质纤维化 65%，泡沫样细胞 65%，外源性异物 60%，孤立巨细胞 53%，细支气管炎 50%。闭塞性细支气管炎伴机化性肺炎 10%～25%。

慢性 EAA 或停止抗原暴露后数年，细支气管炎和肉芽肿病变可能消失，仅遗留间质性炎症和纤维化或伴蜂窝肺样改变，这种间质纤维化可能是气道中心性或与普通型间质性肺炎（UIP）难以鉴别。因此，EAA 可能代表一部分病理证实的 NSIP、BOOP、UIP。

引起 EAA 的环境也含有 G^- 杆菌内毒素尘埃，急性暴露后出现发热和咳嗽；慢性暴露引起支气管炎和肺气肿。这种混合暴露的结果是工人可以患 EAA，一种淋巴细胞性疾病，也可以患 COPD，一种中性粒细胞性疾病，或二者都有。

五、临床表现

急性形式是最常见和具有特征的表现形式。一般在明确的职业或环境抗原接触后 2～9 小时开始出现“流感”样症状，如畏寒、发热、全身不适伴胸闷、呼吸困难和咳嗽，症状于 6～24 小时最典型。两肺底部可闻及细湿啰音或细小爆裂音，偶闻哮鸣音。反应强度或临床表现与吸入抗原的量与暴露时间有关。如果脱离抗原接触，病情可于 24～72 小时内恢复。如果持续暴露，接触和症状发作的关系可能不明显，反复急性发作导致几周或几个月内逐渐出现持续进行性发展的呼吸困难，伴咳嗽，表现为亚急性形式。

慢性形式是长期暴露于低强度抗原所致，也可以是反复抗原暴露导致急性或亚急性反复发作后的结果。主要表现为隐匿性发展的呼吸困难伴咳嗽和咳痰及体重减轻。肺底部可以闻及吸气末细小爆裂音，少数有杵状指。晚期有发绀、肺动脉高压及右心功能不全征象。

20%～40%的慢性 EAA 表现为慢性支气管炎的症状，如慢性咳嗽伴咳痰，有些甚至在普通胸部X 线上不能发现肺实质的病变。病理学研究证实了农民肺存在支气管炎症。嗜鸽者也经常表现支气管炎的症状和黏液纤毛清除系统功能降低。因为多数 EAA 患者是非吸烟患者，没有其他原因解释其慢性支气管炎的原因，因此，这可能是 EAA 本身的结果，与慢性 EAA 的气道高反应性相关。

六、胸部影像学

(一)胸部 X 线

急性形式主要表现为以双侧中下肺野分布为主的弥散性分布的边界不清的小结节影，斑片磨玻璃影或伴实变(图 5-1,图 5-2),病变倾向于下叶肺。在停止抗原暴露后 4～6 周急性期异常结节或磨玻璃影可以消失。因此急性发作缓解后的胸片可以无异常。影像学的变化与症状的关系不明显。

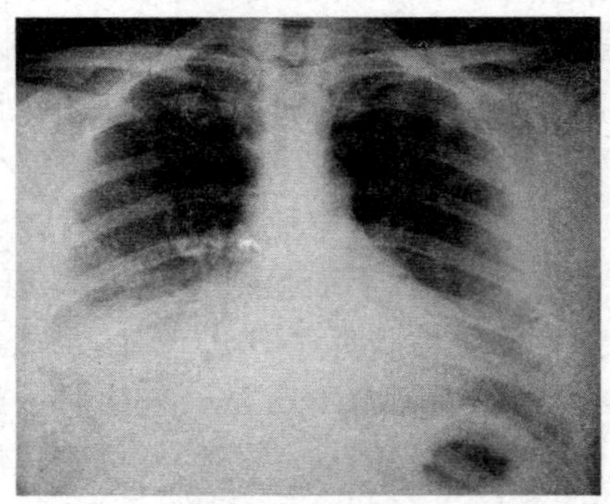

图 5-1　急性期 EAA

胸部 X 线显示双肺弥散性分布斑片磨玻璃影,下叶肺及外周分布为主

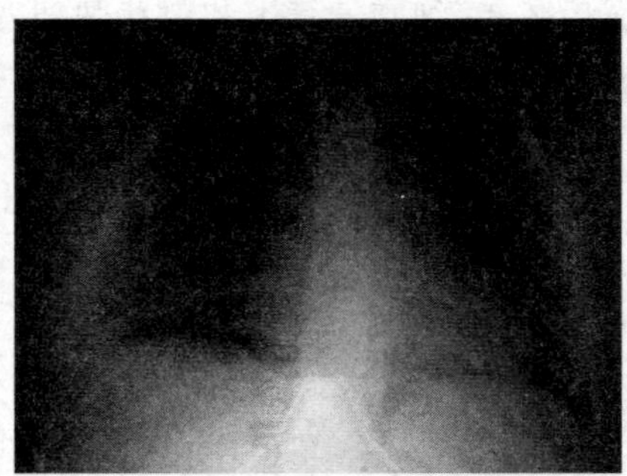

图 5-2　胸片示双下肺磨玻璃影

亚急性主要是细线条和小结节形成的网结节影(图 5-3)。慢性形式主要表现为以上中肺野分布为主的结节、粗线条或网状影(图 5-4),疾病晚期还有肺容积减小、纵隔移位以及肺大疱形成或蜂窝肺。一些病例表现急性、亚急性和慢性改变的重合。罕见的异常包括胸腔积液、胸膜肥大、肺部钙化、空洞、不张、局限性阴影(如钱币样病变或肿块)以及胸内淋巴结增大。

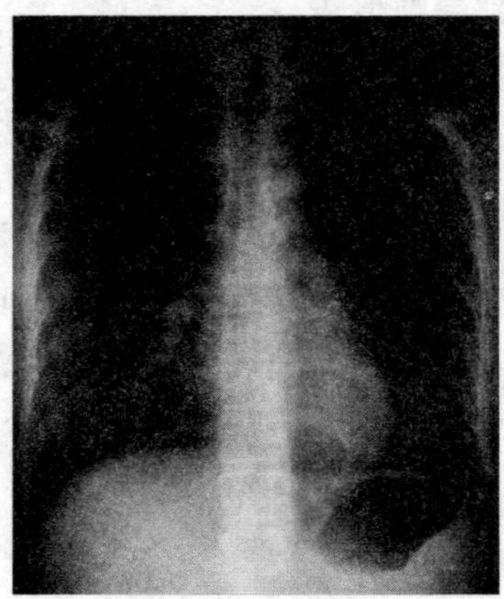

图 5-3　亚急性期 EAA

胸部 X 线显示双肺弥散性分布的边界不清的小结节影,以中下叶肺明显

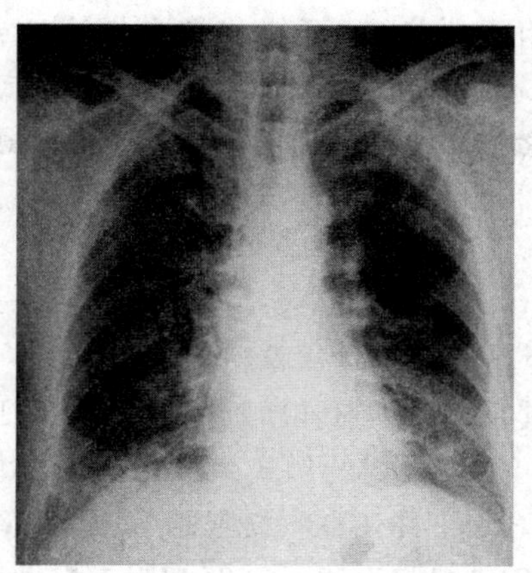

图 5-4 慢性期 EAA

胸部 X 线显示双肺弥散性分布的网结节影，下肺磨玻璃影

(二)胸部 CT/HRCT

急性形式的胸部 HRCT 表现为大片状或斑片性磨玻璃和气腔实变阴影，内有弥散性分布的边界难以区分的小结节影，直径<5 mm，沿小叶中心和细支气管周围分布；斑片性磨玻璃样变和肺泡过度充气交错形成马赛克(mosaic)征象。

亚急性形式主要显示弥散性分布的边界不清的小结节影沿小叶中心和细支气管周围分布，这些结节代表细支气管腔内肉芽组织或细胞性细支气管周围炎症。细支气管炎引起支气管阻塞引起气体陷闭，形成小叶分布的斑片样过度充气区。

慢性形式主要表现小叶间隔和小叶内间质不规则增厚，蜂窝肺伴牵拉性支气管或细支气管扩张和肺大疱；间或混有斑片性磨玻璃样变。蜂窝肺见于 50%的慢性 EAA。肺气肿主要见于下肺野，见于亚急性和慢性非吸烟者，可能与细支气管炎或阻塞有关。这种改变类似于 IPF，不同的是前者的纤维化一般不影响肋膈角。轻度反应性纵隔淋巴结增大也比较常见。

七、辅助检查

(一)血液化验

急性 EAA 的外周血白细胞(中性粒细胞)一过性和轻度增高，血沉、C 反应蛋白也经常升高。外周血嗜酸性粒细胞和血清 IgE 正常。一些 EAA 患者血清可以检测到针对特异性抗原的沉淀抗体(IgG、IgM 和 IgA)。由于抗原准备尚没有标准化，因此很难确认阴性的意义，除非抗原用 EAA 患者或非 EAA 患者血清检验过，因此，商品 EAA 抗体组合试验阴性不能除外 EAA 的诊断。但是，血清特异性沉淀抗体阳性也见于无症状的抗原接触者，如 30%～60%的无症状饲鸽者存在对鸽子抗原的抗体；2%～27%的农民的血清存在抗 M.Faeni 抗体。此外，停止暴露后血清沉淀抗体会消失，在停止抗原暴露后 6 年，50%的农民肺患者血清抗体转阴；50%的 PBD 或嗜鸟者肺在停止抗原暴露后 2～3 年，其血清沉淀抗体转阴。因此，这种特异抗体的存在只说明有过敏原接触史，并无诊断特异性，反过来抗体阴性也不能排除诊断。

(二)肺功能试验

疾病早期可能仅表现弥散功能障碍、肺泡-动脉氧分压差($A\text{-}aDO_2$)增加和运动时低氧血症，随着疾病进展出现限制性通气功能障碍，肺容积减低，气流速度正常或增加，肺弹性回缩增加。

也可以有轻度气道阻塞和气道阻力增加，这可能与细支气管炎或肺气肿有关。20%～40%的EAA患者存在非特异气道高反应性。5%～10%的EAA患者临床有哮喘发作。停止抗原暴露后，气道高反应性和哮喘减轻。北京朝阳医院的资料分析显示31例EAA患者中，92.9%有DL_{CO}降低，85.2%小气道病变，72.4%限制性通气功能障碍，50%有低氧血症，36.7%出现呼吸衰竭。

(三)支气管肺泡灌洗

当支气管肺泡灌洗(BAL)距离最后一次暴露超过5天，40%～80%的患者BALF中T淋巴细胞数呈现2～4倍的增加，尤其是$CD8^+$细胞增加明显，导致$CD4^+/CD8^+<1$或正常，但是有时$CD4^+/CD8^+>1$或正常。这可能与暴露的形式、疾病的形式(急性或慢性)、BAL离最后一次暴露的时间有关，有些研究提示BALF中$CD8^+$细胞的增加与肺纤维化相关。$CD4^+$细胞为主见于EAA的纤维化阶段。许多$CD8^+$细胞表达CD57(细胞毒性细胞的标记)和CD25(IL-2受体)及其他活性标记，当抗原暴露持续存在，这些活性标记细胞增加。BALF的淋巴细胞与持续的抗原暴露有关，不提示疾病和疾病的预后。此外，肺泡巨噬细胞也呈激活状态。当在暴露后48小时内进行BAL或吸入抗原后的急性期BALF的中性粒细胞的比例可以呈中度增加，表现一过性的中性粒细胞性肺泡炎。肥大细胞时有增加。

八、诊断与鉴别诊断

根据明确的抗原接触史，典型的症状发作及与抗原暴露的明确关系，胸部影像学和肺功能的特征性改变，BAL检查显示明显增加的淋巴细胞(通常淋巴细胞>40%和$CD4^+/CD8^+<1$)，可以做出明确的诊断。TBLB取得的合格病理资料将进一步支持诊断，一般不需要外科肺活检。

由于抗原制备没有标准化，含有非特异成分，因此用可疑抗原进行的皮肤试验不再具有诊断价值。特异性抗原吸入激发试验难以标准化，并且有一定的危险性，也不常规采用。表5-2列出了建立外源性过敏性肺泡炎诊断的主要标准和次要标准，如果满足4个主要标准和2个次要标准或除外结节病、IPF等，EAA诊断可以确定。有时组织学提示EAA而胸片正常。但是正常HRCT降低了急性或慢性EAA的可能，但是2次急性发作之间的HRCT可能正常。正常BALF也有利于排除EAA。

表5-2 建立外源性过敏性肺泡炎的诊断标准

主要诊断标准	次要诊断标准
EAA相应的症状(发热、咳嗽、呼吸困难)	两肺底吸气末爆裂音
特异性抗原暴露(病史或血清沉淀抗体)	DLOO降低
EAA相应的胸部X线或HRCT改变(细支气管中心结节，斑片磨玻璃影间或伴实变，气体陷闭形成的马赛克征象等)	低氧血症
BALF淋巴细胞增加，通常>40%(如果进行了BAL)	
相应的组织病理学变化(淋巴细胞渗出为主的间质性肺炎，细支气管炎，肉芽肿)(如果进行了活检)	
自然暴露刺激阳性反应(暴露于可疑环境后产生相应症状和实验室检查异常)或脱离抗原接触后病情改善	

急性EAA需要与感染性肺炎(病毒、支原体等)鉴别，另外也需要与职业性哮喘鉴别。慢性

EAA需要与各种其他原因所致的间质性肺炎、结节病和肺结核进行鉴别。需要与EAA进行鉴别的疾病列于表5-3。

表5-3　EAA不同阶段的鉴别诊断

急性

A.急性气管支气管炎，支气管炎，肺炎

B.急性内毒素暴露

C.有机粉尘毒性综合征

D.变应性支气管肺曲霉菌病(ABPA)

E.反应性气道功能异常综合征

F.肺栓塞

G.吸入性肺炎

H.隐源性机化性肺炎(COP)

I.弥散性肺损害

亚急性

A.反复肺炎

B.ABPA

C.肉芽肿性肺疾病

D.感染：结核，真菌

E.铍病

F.硅沉着病

G.滑石沉着病

H.朗格汉斯细胞组织细胞增生症

I.Churg Strauss综合征

J.韦格纳肉芽肿

K.结节病

慢性

A.特发性肺纤维化(IPF)

B.COPD合并肺纤维化

C.支气管扩张

D.鸟型分枝杆菌肺疾病

九、治疗

根本的预防和治疗措施是脱离或避免抗原接触。改善作业卫生、室内通风和空气污染状况，降低职业性有机粉尘和环境抗原的吸入可以有效预防EAA的发生。单纯的轻微呼吸道症状在避免抗原接触后可以自发缓解，不必特殊治疗。但对于急性重症和慢性进展的患者则需要使用糖皮质激素，其近期疗效是肯定的，但是其远期疗效还没能确定。急性重症伴有明显的肺部渗出和低氧血症，经验性使用泼尼松30～60 mg/d，1～2周或直到临床、影像学和肺功能明显改善后减量，疗程4～6周。亚急性经验性使用泼尼松30～60 mg/d，2周后逐步减量，疗程3～6个月。

如果是慢性，维持治疗时间可能需要更长。

十、预后

如果在永久性影像或肺功能损害出现之前完全脱离抗原暴露，EAA 的预后很好。但是如果持续暴露，10%～30%会进展成弥散性肺纤维化、肺源性心脏病，甚至死亡。农民肺的病死率是0～20%，与发作的次数相关。虽然急性大量暴露导致死亡的报告也有几例，但是死亡多发生于症状反复发作 5 年以上者。预后与 EAA 的形式或抗原的种类不同、暴露的性质不同有关。长期低水平暴露似乎与不良预后有关，而短期间歇暴露的预后较好。如在美国和欧洲的 PBD 有好的预后，而墨西哥的 PBD 预后较差，5 年病死率达 30%。不幸的是许多慢性 EAA 表现肺纤维化和肺功能异常，停止暴露后也只能部分缓解，因此早期诊断 EAA，脱离或避免抗原的接触是改善预后的关键。

（吴晓卉）

第二节　肺泡蛋白沉着症

肺泡蛋白沉着症（PAP）是一种以肺泡内有不可溶性磷脂蛋白样物质沉积为特点的弥散性肺部疾病，原因至今未明。其临床症状主要表现为气短、咳嗽和咳痰。胸部 X 线呈双肺弥散性肺部浸润阴影。病理学检查以肺泡内充满有过碘酸雪夫（PAS）染色阳性的磷脂蛋白样物质为特征。该病由 Rosen 于1958 年首次报道。肺泡蛋白沉着症可分为原发性或特发性（iPAP，约占90%）、继发性（sPAP，<10%）和先天性（cPAP，2%）。

一、发病机制

肺泡蛋白沉着症的发病机制尚不完全清楚，电镜观察发现肺泡蛋白样沉积物和全肺灌洗物在结构上与由Ⅱ型肺泡上皮细胞分泌的含有层状体的肺泡表面活性物质（SF）非常相似，提示肺泡蛋白沉积物可能与肺泡表面活性物质代谢障碍有关。目前，大多数证据表明肺泡蛋白沉积物是由于肺泡表面活性物质清除障碍所致，而不是产生过多。正常情况下肺泡表面活性物质的产生与清除是一个复杂的动态过程，肺泡Ⅱ型上皮细胞不仅合成和分泌肺泡表面活性物质，而且还与肺泡巨噬细胞一道参与肺泡表面活性物质的清除。当某些因素导致肺泡巨噬细胞和肺泡Ⅱ型细胞功能发生改变，肺泡表面活性物质的清除能力降低，从而引发了表面活性物质在肺泡内的沉积。

（一）特发性 PAP

iPAP 患者体内存在粒细胞巨噬细胞集落刺激因子（GM-CSF）中和抗体，导致维持肺泡巨噬细胞功能的 GM-CSF 不足，肺泡巨噬细胞功能出现障碍，不能有效清除肺泡表面活性物质。

1994 年 Dranoff 等发现在去除 GM-CSF 基因的小鼠肺泡有蛋白样物质沉积，其病理表现与人类 PAP 相似。之后有许多学者对此进行了研究。目前已证实：GM-CSF 基因敲除小鼠肺泡巨噬细胞功能存在缺陷，表现在：细胞直径变大、吞噬功能降低、表面活性物质代谢能力降低、细胞表面的整合素、Toll 样受体-2、Toll 样受体-4 和黏附分子的表达降低、细胞因子（IFN-r、PGE_2、

TNF-a、IL-6、IL-18、白三烯-C、白三烯-D、白三烯-E4)产生下降。给 GM-CSF 基因敲除小鼠吸入 GM-CSF 可以逆转肺部 PAP 病变，提示GM-CSF在 PAP 发病机制中起重要作用。

在人类，GM-CSF 与 iPAP 之间的关系也已被许多研究所证实。1996 年 Seymour 及其同事首先报道了用 GM-CSF 成功治疗 iPAP 的案例，并发现 iPAP 患者的疗效与给予 GM-CSF 的剂量存在着一定相关性，提示 iPAP 患者体内存在着相对 GM-CSF 不足。通过进一步的研究，Kitamura 及其同事发现，在11 名iPAP 患者的支气管肺泡灌洗液(BALF)和 5 名患者的血清中存在抗GM-CSF的 IgG 型中和抗体，但是在继发性 PAP、健康对照者以及其他肺部疾病的血清和 BALF 中均未发现 GM-CSF 抗体的存在。随后克利夫兰临床医院进行了系列研究，在 40 例 iPAP 患者的 BALF 和血清中均检测到抗 GM-CSF 中和性抗体存在，其中血清最低滴度为 1∶400，最高滴度为1∶25 600。而正常健康者中最高滴度仅为1∶10，当血清滴度的 cutoff 值为 1∶400 时，对 iPAP 的敏感性是 100％，特异性为 100％，20 例 BALF 标本中均存在抗 GM-CSF 抗体，并且滴度均不低于 1∶100，而正常健康者和其他肺部疾病者均未检测到此抗体，这提示 iPAP 患者出现的相对 GM-CSF 不足是由于体内中和抗体的存在。

(二)先天性 PAP

肺泡表面活性物质相关蛋白 B(SP-B)基因突变已被证实与先天性肺泡蛋白沉着症(cPAP)有关，目前，已经证实 SP-B 基因至少存在 2 个突变位点，一个是第 121 位碱基 C 被三个碱基 GAA 所替代，另一个是第 122 位点上缺失了一个碱基 T，两种基因突变均可导致肺泡表面活性物质中 SP-B 缺失，但先天性肺泡蛋白沉着症的临床表现差异很大，提示可能还有其他位点或新的 SP 基因突变参与。另外GM-CSF /IL-3/IL-5受体 βc 链缺陷，导致 GM-CSF 不能与其受体结合也是先天性 PAP 的原因之一。

(三)继发性 PAP

某些感染、理化因素和矿物粉尘吸入，如马利兰、苯丁酸氮芥、矽尘和铝尘等可能与肿泡蛋白沉着症有关，另外有些疾病特别是血液系统恶性肿瘤，如髓白血病、淋巴瘤、Fanconi 氏贫血以及 IgG 型免疫球蛋白病等也可发生肺泡蛋白沉着症。其发病机制目前尚不完全清楚，可能与上述状态下，导致肺泡巨噬细胞功能受损有关。

总之，肺泡蛋白沉着症的发病机制目前尚不完全清楚，上述任何一种病因均不能完全解释所有病例。需要今后进一步研究。

二、病理表现

(一)肉眼观察

肺大部呈实变，胸膜下可见弥散性黄色或灰黄色小结节或小斑块，结节直径由数毫米到 2 cm不等，切面可见黏稠黄色液体流出。如不合并感染，胸膜表面光滑。

(二)光镜检查

肺泡及细支气管腔内充满无形态的、过碘酸雪夫(PAS)染色阳性的富磷脂物质。肺泡间隔正常或肺泡隔数目增多，但间隔内无明显的纤维化。肺泡腔内除偶尔发现巨噬细胞外无炎症表现(图 5-5)。

(三)电镜检查

肺泡腔内碎片中存在着大量的层状结构，由盘绕的三层磷脂构成，其结构类似肺泡表面活性物质。

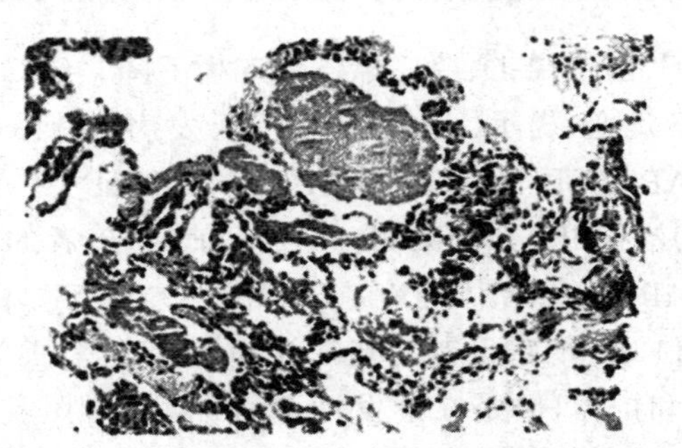

图 5-5 肺泡及细支气管腔内充满无形态的 PAS 染色阳性物质

三、临床表现

本病发病率约为 0.37/10 万，患病率约为 3.7/100 万。男性多于女性，男女比约 2.5∶1，任何年龄均可发病，但 30～50 岁的中年人常见，平均 40 岁，约占病例数的 80%。3/4 的患者有吸烟史。

本病的临床表现差异很大，有的可无任何临床症状，仅在体检时发现，此类约占 1/3；约有 1/5的患者则以继发性肺部感染症状为首发表现，有咳嗽、发热、胸部不适等；另有约 1/2 的患者隐匿起病，表现为咳嗽、呼吸困难、乏力，少数病例可有低热和咯血，呼吸道症状与肺部病变受累范围有一定关系。体格检查一般无特殊阳性发现，肺底有时可闻及少量捻发音，虽然呼吸道症状与肺部病变受累范围有关，但临床体征与胸部 X 线表现不平衡是本病的特征之一。重症患者可出现发绀、杵状指和视网膜斑点状出血。极少数病例可合并肺源性心脏病。

肺泡蛋白沉着症患者合并机会感染的概率较大，为 15%左右，除了常见的致病菌外，一些特殊的病原菌如奴卡菌属、真菌、组织胞浆菌、分枝杆菌及巨细胞病毒等较为常见。

四、X 线表现

常规的胸部 X 线表现为双肺弥散性细小的羽毛状或结节状浸润影，边界模糊，并可见支气管充气症。这些病变往往以肺门区密度较高，外周密度较低，酷似心源性肺水肿。病变一般不发生钙化，也不伴有胸膜病变或肺门及纵隔淋巴结肿大。

胸部 CT 检查，尤其高分辨 CT(HRCT)可呈磨玻璃状和/或网状及斑片状阴影，可为对称或不对称性，有时可见支气管充气症。病变与周围肺组织间常有明显的界限且边界不规则，形成较特征性的“地图样”改变。病变部位的小叶内间隔和小叶间间隔常有增厚，表现为多角形态，称为“疯狂的堆砌”(图 5-6)。

五、实验室检查

(一)血常规

多数患者血红蛋白正常，仅少数轻度增高，白细胞一般正常。血沉正常。

(二)血生化检查

多数患者的血清乳酸脱氢酶(LDH)明显升高，而其特异性同工酶无明显异常。一般认为血清 LDH 升高与病变程度及活动性有关，其升高的机制可能与肺泡巨噬细胞和肺泡Ⅱ型上皮细胞死亡的增多有关。少数患者还可有球蛋白的增高，但无特异性。近年来，有学者发现肺泡蛋白沉着症患者血清中肺泡表面活性物质相关蛋白A(SP-A)和肺泡表面活性物质相关蛋白D(SP-D)较正常人明显升高,但SP-A在特发性肺纤维化(IPF)、肺炎、肺结核和泛细支气管炎患者也有不同程度地升高,而SP-D仅在IPF、PAP和结缔组织并发的肺间质纤维化(CTD-ILD)患者中明显升高,因此,对不能进行支气管镜检查的患者,行血清SP-A和SP-D检查可有一定的诊断和鉴别诊断意义。

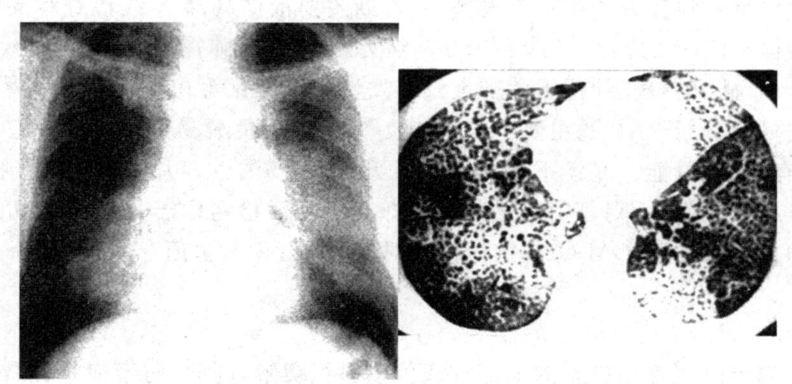

图5-6 肺泡蛋白沉积症患者的胸部X线和胸部CT

(三)痰检查

虽然早在20世纪60年代,就有学者发现PAP患者痰中PAS染色阳性,但由于其他肺部疾病(如慢性支气管炎、支气管扩张、肺炎)和肺癌患者的痰液也可出现阳性,加之PAP患者咳痰很少,故痰的检查在PAP患者的使用受到很大限制。近年来,有学者报道,在PAP患者痰中SP-A浓度较对照组高出约400倍,此对照组疾病包括慢性支气管炎、支气管哮喘、肺气肿、IPF、肺炎和肺癌患者,提示痰SP-A检查在肺部鉴别诊断中有一定意义,但需进一步研究证实。

(四)GM-CSF抗体检测

特发性PAP患者血清和BALF中均可检测到抗GM-CSF抗体,而在先天性PAP、继发性PAP以及其他肺疾病中无此抗体存在,因此.对临床诊断有实用价值,但目前尚无商品化的试剂盒。

(五)支气管肺泡灌洗液检查

典型的支气管肺泡灌洗液呈牛奶状或泥浆样。肺泡蛋白沉积物的可溶性很低,一般放置20分钟左右,即可出现沉淀。支气管肺泡灌洗液的细胞分类对PAP诊断无帮助。BALF中可以以巨噬细胞为主,也可以淋巴细胞为主,CD4/CD8比值可以增高也可降低。BALF的生化检查如SP-A、SP-D可明显升高。将BALF加福尔马林离心沉淀后,用石蜡包埋,进行病理切片检查。可见独特的组织学变化:在弥散性的嗜酸颗粒的背景中,可见大的、无细胞结构的嗜酸性小体;PAS染色阳性,而奥星蓝染色及黏蛋白卡红染色阴性。

(六)肺功能

可呈轻度的限制性通气功能障碍,表现为肺活量和功能残气量的降低,但肺弥散功能降低最为显著,可能是由于肺泡腔内充满蛋白样物质有关。动脉血气分析示动脉血氧分压和氧饱和度降低,动脉CO_2也因代偿性过度通气而降低。Martin等报道PAP患者吸入纯氧时测得的肺内分流可高达20%,较其他弥散性肺间质纤维化患者的8.9%明显升高。

(七)经纤支镜肺活检和开胸肺活检

病理检查可发现肺泡腔内有大量无定型呈颗粒状的嗜酸性物质沉积,PAS染色阳性,奥星蓝染色及黏蛋白卡红染色阴性。肺泡间隔可见轻度反应性增厚和肺泡Ⅱ型上皮细胞的反应型增生。但由于经纤支镜肺活检的组织较小，病理阴性并不能完全排除该病。

六、诊断

由于肺泡蛋白沉着症患者的症状不典型，故诊断主要依据胸部 X 线检查和支气管肺泡灌洗或经纤支镜肺活检。PAP 的胸部 X 线表现需与肺水肿、肺炎、肺霉菌病、结节病、结缔组织疾病相关的间质性肺病、硅沉着病、肺孢子菌肺炎及特发性肺纤维化等相鉴别。支气管肺泡灌洗和经纤支镜肺活检是目前诊断 PAP 的主要手段。如支气管肺泡灌洗液外观浑浊，呈灰黄色，静置后可分层，则提示有 PAP 可能。光镜下若见到大量无定型、嗜酸性碎片，PAS 染色阳性，而奥星蓝染色及黏蛋白卡红染色阴性，则可明确诊断。经纤支镜肺活检组织若见到典型病理表现也可明确诊断。血清和 BALF 中抗 GM-CSF 抗体检查对 iPAP 有诊断价值。

七、治疗

由于部分肺泡蛋白沉着症患者的肺部浸润可以自行缓解，因此，对于症状轻微或无临床症状的患者，可以不马上进行治疗，适当观察一段时间，当患者症状明显加重或患者不能维持正常活动时，可以考虑进行治疗。

(一)药物治疗

对于症状轻微或生理功能损害较轻的患者，可以考虑使用溶解黏液的气雾剂或口服碘化钾治疗，但效果均不可靠。有人曾试用胰蛋白酶雾化吸入，虽然可使部分患者症状有所改善，但体外试验发现胰蛋白酶并不能消化肺泡蛋白沉着症患者的肺泡内沉积物，加之胰蛋白酶雾化吸入疗程长。可引起支气管痉挛、发热、胸痛、支气管炎等不良反应，因而逐渐被临床放弃。糖皮质激素对肺泡蛋白沉着症无治疗作用，而且由于本病容易合并感染，糖皮质激素的使用可能会促进继发感染，所以临床上不提倡使用糖皮质激素。

(二)全肺灌洗

全肺灌洗是治疗肺泡蛋白沉着症最为有效的方法。虽然到目前为止尚无随机对照研究，但有足够的证据表明全肺灌洗可以改善患者的症状、运动耐受能力、提高动脉血氧分压、降低肺内分流，改善肺功能。近年来还有学者证实全肺灌洗可以改善肺泡巨噬细胞功能，降低机会感染的发病率。

全肺灌洗的适应证：只要患者诊断明确，日常活动受到明显限制，均可认为具有全肺灌洗的指征。Rogers 等提出的指征是：①诊断明确；②分流率大于 10%；③呼吸困难等症状明显；④显著的运动后低氧血症。

全肺灌洗需在全身麻醉下进行，患者麻醉后经口插入双腔气管插管，在确定双腔管的位置正确后，分别向支气管内套囊(一般位于左主支气管内)和气管套囊充气，以确保双侧肺完全密闭，然后用 100%的纯氧给双肺通气至少 20 分钟，以洗出肺泡内的氮气。患者可取平卧位，也可取侧卧位。在用 100%的纯氧给双肺通气 20 分钟后，在呼气末，夹闭待灌洗侧肺的呼吸通路，接通灌洗通路，以 100 mL/min 左右的速度向肺内注入加温至 37 ℃的生理盐水，当肺充以相当于功能残气量(FRC)的生理盐水后，再滴入大概相当于肺总量(通常 500～1200 mL)盐水，然后吸出同量的肺灌洗液。这个过程反复进行，直至流出液完全清亮，总量一般 10～20 L。灌洗结束前，应将患者置头低脚高位进行吸引。

在进行全肺灌洗过程中应密切监测患者的血压、血氧饱和度及灌洗肺的液体平衡。一侧肺灌洗之后，是否立即行对侧肺灌洗，需取决于患者的当时情况而定。如果患者情况不允许，可予2～3 天后再行另一侧肺灌洗。全肺灌洗的主要优点是灌洗较为彻底，患者可于灌洗后 48 小时内症状和生理指标得到改善，一次灌洗后可以很长时间不再灌洗。其缺点是所需技术条件较高，具有一定的危险性。全肺灌洗的主要并发症：①肺内分流增加，影响气体交换；②灌注的生理盐水流入对侧肺；③低血压；④液气胸；⑤支气管痉挛；⑥肺不张；⑦肺炎等。

(三)经纤维支气管镜分段支气管肺泡灌洗

经纤维支气管镜分段支气管肺泡灌洗具有安全、简便、易推广使用、可反复进行以及患者易接受等优点。一组对 7 例肺泡蛋白沉着症的患者进行了经纤维支气管镜分段支气管肺泡灌洗，除 1 例效果不好，改用全肺灌洗外，其余 6 例的临床症状均明显好转，劳动耐力增加，肺部浸润影明显减少，肺一氧化碳弥散量由治疗前的 54.23％±15.81％上升到 90.70％±17.95％，动脉血氧分压由治疗前的6.95 kPa±0.98 kPa上升到 10.52 kPa±0.73 kPa。灌洗液一般采用无菌温生理盐水。每次灌洗时，分段灌洗一侧肺，每一肺段或亚段每次灌入温生理盐水100～200 mL，停留数秒钟后，以适当负压将液体吸出，然后反复进行2～3 次，再进行下一肺段灌洗。全肺灌洗液总量可达 2 000～4 000 mL。每次灌洗前应局部给予少量 2％利多卡因以减轻刺激性咳嗽，吸引时可拍打肺部或鼓励患者咳嗽，以利于液体咳出。由于整个灌洗过程较长，可给予患者鼻导管吸氧。灌洗后肺部常有少量细湿啰音，第 2 天常可自动消失。必要时可适当使用口服抗生素，以预防感染。经纤维支气管镜分段支气管肺泡灌洗与全肺灌洗相比，前者对肺泡蛋白沉积物的清除不及后者，因而常需反复多次灌洗。

(四)GM-CSF 疗法

到目前为止 GM-CSF 治疗 iPAP 例数最多的一组报道来源于美国克利夫兰临床医院，他们于2004 年应用重组人 GM-CSF 对 25 例 iPAP 患者进行了治疗研究，有 21 例完成了治疗方案。结果显示：9 例(43％)无效，12 例(57％)有效。在有效组，所有患者胸片评分均有改善，肺总量(TLC)平均增加了0.9 L，一氧化碳弥散量(DLco)平均提高了 5 mL/(min · mmHg)，平均肺泡-动脉氧分压差降低了2.7 kPa(20 mmHg)，在 5 μg/(kg · d)皮下注射剂量下，GM-CSF 疗法总体耐受良好，局部红斑和硬结的发生率为 36％，一例出现了嗜中性粒细胞减少，但停药后嗜中性粒细胞数天恢复。没有使用 GM-CSF 出现迟发性反应报道。

综合国外现有资料，GM-CSF 治疗 iPAP 总有效率为 50％左右，并且存在着剂量递增现象(有些患者需要在加大剂量情况下，才能取得临床疗效)，剂量从 5 μg/(kg · d)到 18 μg/(kg · d)不等，疗程 3 到12 个月。有个别报道应用 GM-CSF 吸入治疗 iPAP 的案例。

虽然 GM-CSF 治疗 iPAP 取得了一定的疗效，但仍然有一些重要的问题，如：GM-CSF 的合适剂量是多少？疗程多长？GM-CSF 剂量与抗体的滴度有何相关性？以及给予 GM-CSF 的途径等没有解决，故这种新疗法的疗效尚需更多临床实验证实。

(五)血浆置换

血浆置换可以去除血液中各种分子，包括抗体、冷球蛋白、免疫复合物，因此该方法被用在自身免疫性疾病的治疗。iPAP 患者由于体内存在 GM-CSF 抗体，理论上说，可以进行血浆置换。目前仅有 1 例报道，iPAP 患者应用血浆置换后抗体滴度从 1 : 6 400 下降到 1 : 400，同时伴随着胸部影像学和氧合的改善。如果今后有更多的临床病例证实该方法有效，将为 iPAP 的治疗提供另一条途径。

(六)基因治疗

由于肺泡蛋白沉着症可能与SP-B基因突变、GM-CSF表达低下以及GM-CSF/IL-3/IL-5受体β链缺陷等有关,因而存在着基因治疗的可能性。目前已有学者将正常SP-B基因、GM-CSF基因通过病毒载体转入动物体内,并且成功表达,今后能否用于临床治疗尚需进一步研究。

八、预后

20%～25%的肺泡蛋白沉着症患者可以自行缓解,大部分患者需要进行治疗。肺泡灌洗使肺泡蛋白沉着症患者的预后有了明显改善。有60%的患者经灌洗治疗后,病情可以改善或痊愈。有少数患者尽管反复灌洗,病情仍呈进行性发展,最终可发展为肺间质纤维化。影响肺泡蛋白沉着症预后的另一重要因素是肺部继发感染,由于肺泡蛋白沉着症患者肺泡巨噬细胞功能障碍、肺泡表面活性物质异常导致下呼吸道防御功能降低以及肺泡腔内蛋白样物质沉积易于细菌生长等因素共同存在,使得肺泡蛋白沉着症患者发生肺部感染,尤其是机会感染的概率大大增加,是导致死亡的重要因素。

(吴晓卉)

第三节　结　节　病

一、流行病学

结节病发生于世界各国,发病率因地域、人种及环境不同,差异较大,欧洲发病率最高,非洲及亚洲则较低,波动于1/10万～50/10万。黑人多于白人,美国白人发病率10.9/10万,而美国的黑人发病率高达35.5/10万。寒冷地区发病率高,如日本的寒、温、亚热带地区发病率之比是4∶2∶1。近年来日本和我国的发患者数明显增多,自1982年中华结核和呼吸杂志编委会综合报道北京地区129例后,2001年文献报道累计超过3 000例。结节病可发生于任何年龄,文献报道多见于青、中年,女性多于男性。在日本和斯堪的纳维亚的结节患者,50岁以上的女性是发病的第二高峰。卫生部北京医院(以下简称北京医院)经病理确诊的胸内结节病121例中,男性37例、女性84例。按确诊时统计,15岁及17岁各1例。21～35岁24例、36～49岁48例、50～59岁27例、60～70岁16例、71～75岁4例。35岁以下青年占21.5%、36～59岁中年占62%。

二、病因

结节病的病因迄今未明。目前认为遗传、感染、化学因素、环境及职业、自身免疫反应等均可能为本病的潜在病因,但缺乏确切证据说明它们与结节病发病有直接关系;其中遗传因素的客观证据较多;结节病的易感性及临床表现、自然病程、严重程度和预后,与人类白细胞组织相容性抗原(HLA)的不同等位基因具有相关性。如急性起病伴结节性红斑及关节炎者,HLA_{B8}出现频率高,结节病性眼葡萄膜炎患者的HLA_{B27},检出率较其他葡萄膜炎高。英国报道10%结节患者有家族遗传史,62例患者中,含5对双胞胎(4对为单卵孪生)。北京医院诊治过6例有血缘关系的结节患者(同胞兄妹及同胞姐妹各2例、母女2例)。该6例发病前5年内均分居两地,可排除环境职业因素。他们的HLA检测结果:仅姐妹俩人均被检出HLA_{A11},余4例的HLA型分散无规律。结节病发病的种族差异和家族聚集现象均提示结节病的遗传倾向。但国内外有关报道差异较大,缺乏显著一致性。可能与HLA表型不同、易感基因呈多态性分布有关。总之,遗传因素在结节病发病中的作用,仍存在争议。

三、病理组织学改变

结节病的基本病理改变是由类上皮细胞、巨噬细胞、散在的多核巨细胞(郎汉斯细胞及异物巨细胞)和淋巴细胞组成的境界清楚,无干酪样坏死的肉芽肿。有时巨细胞内可见两种包涵体(星形体和舒曼体)。早期病变,结节形态结构单一、大小一致且分布均匀。晚期病变可见结节互相融合,并见纤维化及玻璃样变性。病理诊断采用除外性诊断方法,需排除一切与结节病相似的肉芽肿性疾病,如结核、非典型分枝杆菌病、真菌感染、布氏杆菌病及铍病等疾病。结合临床特点,方能作出结节病诊断。病理标本应常规进行抗酸染色及免疫组化检查。

四、免疫学改变与发病机制

因结节病病因未明,很难用精辟简练的文字,阐明该病的发病机制。多数学者认为,当未知抗原进入人体后,被肺泡巨噬细胞(AM)吞噬,由抗原递呈细胞的溶酶体在细胞膜递呈抗原并持续存在,使细胞内代谢增强,产生一系列活性介质,如白介素(IL)-12、IL-1、IL-2、干扰素-r(IFN-r)、氧自由基及花生四烯酸代谢产物等,参与细胞的激活和趋化。活化的T淋巴细胞(TLC)释放细胞因子如单核细胞趋化因子(MCF)和单核细胞移动抑制因子(MIF)等,使周围血液中的T抑制细胞(Ts)相对占优势,而T辅助细胞(Th)相对减少。在BALF中Th增多,Ts细胞相对减少,这代表病变部位的Th细胞增多而Ts细胞减少。TLC、AM和单核细胞等炎症细胞在肺内的聚集浸润,形成了结节病早期的肺泡炎阶段。T细胞和巨噬细胞、肥大细胞和自然杀伤细胞等通过释放细胞因子、化学趋化、黏附分子和生长因子形成复杂的炎症反应。募集在炎症部位的单核细胞,分泌多种细胞因子,如IL-1、IL-2、TNFa及IFNr等参与激活、趋化自身和TLC并转化为类上皮细胞、多核巨细胞和郎汉斯巨细胞、构成无干酪坏死性肉芽肿。由上皮细胞、多核巨细胞和巨噬细胞产生的ACE抑制巨噬细胞移行,亦促使肉芽肿形成。结节病患者的AM释放IFNr和IL-1,产生纤维连接蛋白及分泌纤维母细胞生长因子。IFNr和IL-1及纤维母细胞生长因子促使成纤维细胞在肺部聚集和增生;纤维连接蛋白吸收大量纤维母细胞并和细胞外基层黏附。与此同时,周围的炎症细胞和免疫效应细胞进一步减少以致消失;胶原蛋白和基质蛋白产生。最终纤维母细胞慢性收缩,破坏了肺的正常结构使肺泡变形。这种肺实质细胞的修复反应,导致纤维化及瘢痕组织形成。

五、临床表现

结节病的全身症状无特异性,15%~60%的患者无症状,常在胸部X线检查时偶被发现双侧肺门淋巴结肿大而就医。自觉症状和体征取决于病变累及的脏器和部位,表现多种多样。北欧的斯堪的纳维亚、瑞典、爱尔兰及波多黎各的女性常以急性发病,病程在2年以内者称亚急性,约半数以上患者属此型。病程2年以上者称慢性型,此型常伴不同程度的肺纤维化。我国的结节病以慢性及隐匿性起病为多,症状轻微者多见,急性起病者少见。

(一)结节病对各脏器的受侵率

结节病是多系统肉芽肿性疾病,人体的任何器官、任何部位均可受累。由于受地区、人种不同、疾病自然发展过程的个体差异以及研究者搜集病例的专业、时间、调查方式和研究深度不同等因素的影响,文献对各器官受侵率的报道差异较大。如欧洲一组眼科医师报道眼结节病占结节病患者的 9%;另一组眼科医师将某医院各科住院患者进行眼科检查并结膜活检。确诊眼受侵率高达54.1%。综合1994—1999年WASOG 汇总的文献报道,受侵率最高的是肺门及纵隔淋巴结,依次是肺、眼、皮肤、肝、脾、表浅淋巴结、唾液腺、肾、神经系统、心脏、骨关节及骨骼肌、消化道、内分泌器官及生殖器。

(二)胸内结节病

1.症状

(1)全身症状 Tanoue:LT 等报道,患者就诊时主诉疲劳、体重减轻各占 20%～30%、低热 15%～22%、盗汗 15%、眼症状 10%～20%、皮肤病变 10%～28%、关节症状 5%～17%、神经系统症状 2% ～ 5% 及心脏症状 1%～5%。北京医院曾见 2 例 Ⅱ 期肺结节病,主诉高热(39.2～39.4 ℃)住院。

(2)呼吸道症状:20%～40%患者有刺激性咳嗽或少量白痰、少数患者轻度胸痛、喘息及活动后呼吸困难。胸部影像改变显著而无症状或症状轻微者门诊屡见不鲜。国外一组报道 433 例肺结节病患者中,25 例咯血,占 6%;其中 19 例轻度咯血、4 例中度咯血、2 例大量咯血。咯血患者常合并曲霉菌感染、支气管扩张或肺囊肿。不足 5%患者单侧或双侧胸腔积液,包括胸膜增厚在内的胸膜受累占 3%～20%。国内报道 14 例胸腔积液均为渗出液。

(3)典型的 Löfgren 综合征:双侧对称性肺门淋巴结肿大,呈马铃薯状,常伴皮肤结节性红斑、发热及关节肿痛。可伴眼葡萄膜炎或虹膜炎,常为急性发病。此类患者 60%～80%在 2 年内自愈,预后良好。见图 5-7。

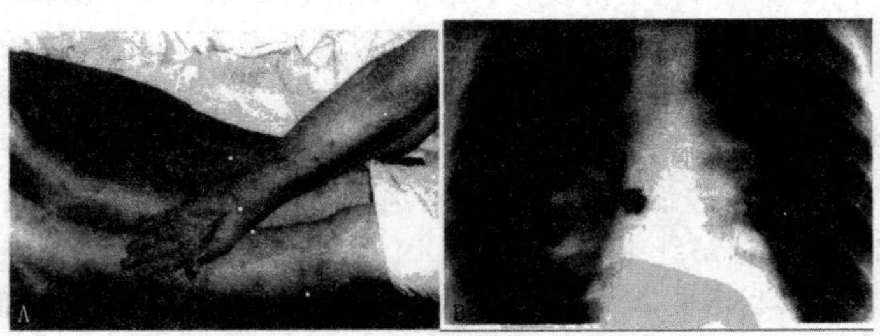

图 5-7　Löfgren 综合征

女性,30 岁。A.双上下肢结节性红斑;B.胸部正位片示双侧较对称的肺门淋巴结肿大。箭头所指显示肿大淋巴结与肺门之间有清晰的空隙。该患者结膜活检确诊结节病

(4)肺外脏器受累表现:常见者为眼部症状、皮肤结节性红斑、皮下结节、表浅淋巴结肿大、肝脾大等,肿大的纵隔淋巴结压迫食管时可出现吞咽困难。肺外结节病的临床表现与受累器官的关系详见表 5-4。

2.体征

(1)胸部阳性体征:多数患者无阳性发现。两肺弥散性纤维化时可听到爆裂音,约占 20%。胸内淋巴结显著肿大时可出现压迫肺血管的征象,如肺动脉及肺静脉高压、左无名静脉受压时可致左侧胸腔积液。如心脏受累,可出现心动过速、心律不齐、传导阻滞、心包积液、心力衰竭等。

表 5-4　结节病临床表现与受累器官的关系

受累器官	临床表现
上呼吸道	呼吸困难、鼻黏膜充血及息肉致鼻塞不通气、喉肉芽肿、炎症致声音嘶哑
皮肤	丘疹、斑疹、皮下缩节、狼疮样皮损
眼	畏光、视物模糊、眼痛、低视力、泪腺肿大(考虑裂隙灯显微镜检查)
关节及骨骼肌	结节病风湿病表现：多关节炎、单关节炎、肌病
神经系统	颅神经麻痹、常见面瘫、感觉异常、癫痫、脑病、颅内占位病灶(考虑做 MRI)
心脏	晕厥、呼吸困难、传导阻滞、心力衰竭、心律不齐、心肌梗死、猝死(考虑做 EKG 及 UCG)
消化系统	吞咽困难、腹痛、黄疸、肝脾大及肝功能异常血液系统淋巴结肿大、脾功能亢进(血小板减少、白细胞减少、贫血)
肾脏	肾功能异常、肾衰竭、肾结石
内分泌代谢	尿崩症、高钙斑症、高尿钙症、附睾炎

(2)胸外阳性体征：约 1/4 患者体重减轻、结节性红斑占 16.3%。有些表现皮肤丘疹、冻疮样皮损及皮下结节。表浅淋巴结肿大均为孤立不融合、活动无压痛。杵状指(趾)罕见。约 1/4 患者肝脾大。

3.肺功能检查

肺功能检查在辅助结节病的诊断、病程的动态观察、使用皮质激素的适应证、疗效判断、剂量调整及预后评估等诸方面均有重要价值，是诊治结节病不可缺少的检查。早期患者因支气管、细支气管和血管周围肉芽肿对气道和肺泡的影响，可出现阻塞性通气障碍或小气道功能障碍。严重的肺泡炎可出现弥散量(DLco)下降。肺纤维化常出现以限制为主的混合性通气功能障碍。特征性改变是肺活量(VC)、肺总量(TLC)和 DLco 下降。低氧血症和肺泡-动脉氧压差增加仅见于严重的肺纤维化。

肺功能异常与 X 线影像的范围与严重程度常呈一定相关性，但并非完全一致，可结合临床相互弥补。若多次 DLco 下降且呈进行性恶化的肺外结节病，虽 X 线影像无异常，仍应警惕早期肺泡炎的可能性。

4.旧结核菌素(OT 1：2 000)及结核杆菌纯化蛋白(PPD5U)皮内试验

结节病活动期常为阴性或弱阳性。

5.BALF 细胞成分的改变

结节病患者的 BALF 中淋巴细胞显著增多(正常人小于 10%)、巨噬细胞增多(正常人 90%)、T 淋巴细胞增多(正常人占淋巴细胞的 47%)可高达 80%。CD4/CD8 比值增加(正常人与周围血常规相同，为0.7～2.1)。

6.实验室检查

(1)血液学改变：周围血中淋巴细胞显著下降是活动期结节病的特征之一。约 50%患者血常规正常、CD8 增高、CD4/CD8 下降。Sweden 报道 181 例结节病患者血常规结果：淋巴细胞减少占 60%、白细胞总数下降占 40%、血红素降低占 30%，单核细胞增多占 10%、血小板减少占 10%，骨髓活检上皮细胞肉芽肿占 0.3%～2.2%。

(2)SACE 活性测定：活动期结节病患者的 SACE 活性增高，其特异性 90.5%，敏感性 57%～75%，因其他疾病(如粟粒结核、铍肺、淋巴瘤、戈谢病及甲状腺亢进等)也可表现 SACE 增高，故不能单凭 SACE 增高作为诊断结节病的指标。非活动期结节病患者的 SACE 可在正常范围，故 SACE 不高，不能作为排除结节病的指标。北京医院曾测定 4 例结节病胸腔积液的 ACE 活性，

2/4 例 SACE 和胸腔积液 ACE 均升高，而胸腔积液 ACE 明显高于同一天测定的 SACE。

(3)血钙和尿钙测定：钙代谢紊乱是肾结节病常见特征之一。主要表现高钙血症、高尿钙症、泌尿系统结石和高钙性肾病。文献报道结节病并高钙血症占 10%～20%。因血钙增高，致肾小球滤液中钙浓度增加、甲状旁腺因高血钙的抑制使分泌减少，致肾小管对钙重吸收减少，尿钙排泄增加，故高尿钙症发生率为高钙血症的 3 倍。国内报道结节病并高钙血症占 2%～10%。北京医院对结节病患者 98 例，1 个月内测血钙 2 次，血钙增高者仅占 4%。

(4)其他实验室检查：①血沉增快占 30%～40%，可能与贫血或血清球蛋白增高有关。②高 γ 球蛋白血症占 25%。③急性期 IgM 和 IgA 升高。④慢性期 IgG 升高。少数患者血清溶菌酶、β_2 微球蛋白及C 反应蛋白增高、类风湿因子阳性。血浆总胆固醇及高密度脂蛋白降低，这类改变在诊断中无确定性意义。肝损害可出现肝功能异常、骨破坏者可出现碱性磷酸酶增高。

六、影像学改变及分期

(一)胸部 X 线

胸部 X 线异常，常是结节病的首要发现和就诊主要原因，主要表现如下。

1.肺门及纵隔淋巴结肿大

两侧肺门淋巴结对称性肿大是该病主要特征。典型者呈马铃薯状，边缘清楚、密度均匀，占 75%～90%。单侧肺门淋巴结肿大仅占 1%～3%，常以此与结核和淋巴瘤鉴别。在 Kirks 报道的150 例结节病患者中，两侧肺门淋巴结肿大(BHL)、BHL 伴一侧气管旁淋巴结肿大及 BHL 伴两侧气管旁淋巴结肿大各占 30%。后纵隔淋巴结肿大占 2%～20%。仅有气管旁或主动脉窗淋巴结肿大无 BHL 者少见。

2.肺内病变

(1)网结节型：多数结节伴有网影，称网结节影，占 75%～90%；结节 1～5 mm；不足 2 mm 结节聚合一起常呈磨玻璃影。结节大多两侧对称，可分布在各肺野，以上中野居多。结节沿支气管血管束分布，为该病的特征之一。

(2)肺泡型(又称腺泡型)：典型者两侧多发性，边缘模糊不规则致密影 1～10 cm 大，以肺中野及周边部多见；2/3 患者以网结节及肺泡型共存，此型占 10%～20%。

(3)大结节型：0.5～5 cm 大，有融合倾向(图 5-8)，结节内可见支气管空气征，占2%～4%；结节可伴纵隔淋巴结肿大，少数结节可形成空洞。

(4)肺部浸润阴影呈小片状或融合成大片实变影占 25%～60%，由于肉芽肿聚集，亦可致叶间裂胸膜增厚。

(5)两肺间质纤维化：结节病晚期两肺纤维化、肺大疱、蜂窝肺、囊性支气管扩张并可伴一般细菌或真菌感染，最终导致肺源性心脏病。

3.气道病变

结节病可侵犯气管、支气管和细支气管。肉芽肿阻塞支气管致阻塞性肺炎及肺不张、以中叶不张多见。大气道狭窄占 5%。纤维支气管镜发现气道内肉芽肿约占 60%。

4.胸膜病变

国外一组 3 146 例结节病资料中，胸腔积液发生率 2.4%，约 1/3 为双侧；多数是少量胸腔积液，右侧(49%)多于左侧(28%)，多数在 6 个月内吸收。20%残留胸膜肥大。自发气胸常因肺纤维化、肺大疱破裂所致，占 2%～3%。

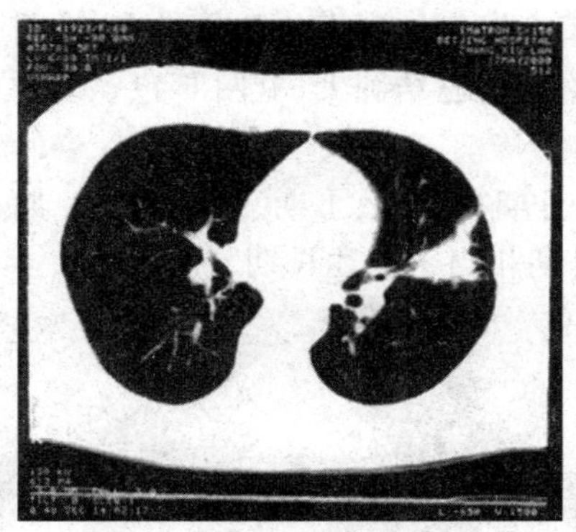

图 5-8 **大结节型肺结节病**

女性，60 岁，健康查体胸片左肺团块影，胸部 CT 左肺上叶舌段大结节 3.5 cm×2.1 cm，与一小结节融合，周围有毛刺，肺门及纵隔各区无肿大淋巴结，疑诊肺癌，开胸活检，病理诊断结节病

5.结节病性心脏病

致心影增大者小于 5%。

(二)胸部 CT 和高分辨薄层胸部 CT(HRCT)

CT 平扫，以淋巴结短径大于 1 cm 为淋巴结肿大的标准。CT 可提高纵隔内淋巴结肿大的检出率，如主动脉旁(6 区)、隆突下(7 区)和食管旁(8 区)的肿大淋巴结在胸片未能检出者，CT 可以检出。CT 和胸片对肿大淋巴结的检出率各为 78.1%和 65.6%。胸部 HRCT 对肺磨玻璃影、微结节、特别是间质病变的检出率比胸片明显提高。对疾病动态观察、疗效估价有重要意义。

(三)胸外影像学阳性改变

累及骨骼占 1%～13%，主要表现为：①伴有骨小梁吸收的弥散性骨髓浸润，形成圆形或卵圆形骨质疏松区。②骨骼孔状病变。③骨皮质隧道状病变，形成囊肿状或骨折，多累及肋骨。

(四)结节病分期

目前，ATS/ERS/WASOG 均采用如下分期方法，即以胸部 X 线为依据，将结节病分为五期。

0 期：胸部 X 线正常。

Ⅰ期：双侧肺门、纵隔或气管旁淋巴结肿大，肺野无异常，见图 5-9。

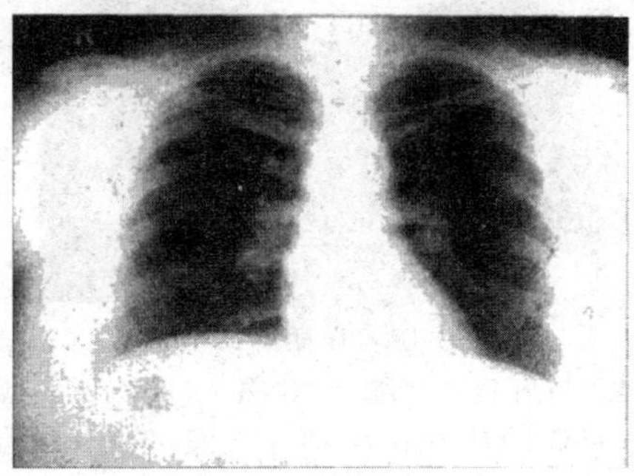

图 5-9 **Ⅰ期肺结节病**

女性，36 岁。双侧肺门淋巴结对称性肿大。不伴肺内病变。右侧颈前斜角肌脂肪垫淋巴结活检确诊结节病

Ⅱ期：双侧肺门、纵隔或气管旁淋巴结肿大伴肺内病变，见图 5-10。

Ⅲ期：仅有肺内病变，不伴胸内淋巴结肿大，见图 5-11。

Ⅳ期：双肺纤维化，见图 5-12。

我国 1993 年曾制定结节病分期为 0 期、Ⅰ期、$Ⅱ_A$ 期、$Ⅱ_B$ 期和Ⅲ期，其中 $Ⅱ_A$ 期相当于上述Ⅱ期、$Ⅱ_B$ 期相当于上述Ⅲ期、Ⅲ期相当于上述Ⅳ期。

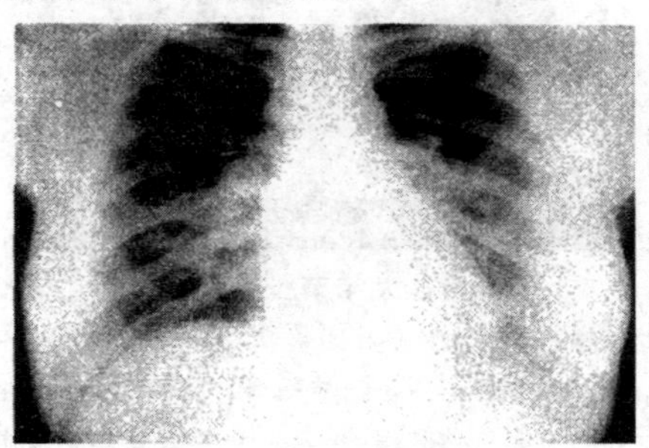

图 5-10　Ⅱ期肺结节病

女性，41 岁。双侧肺门淋巴结对称性肿大。两肺较密集的微结节，中下野多见。经纤支镜支气管内膜活检确诊结节病

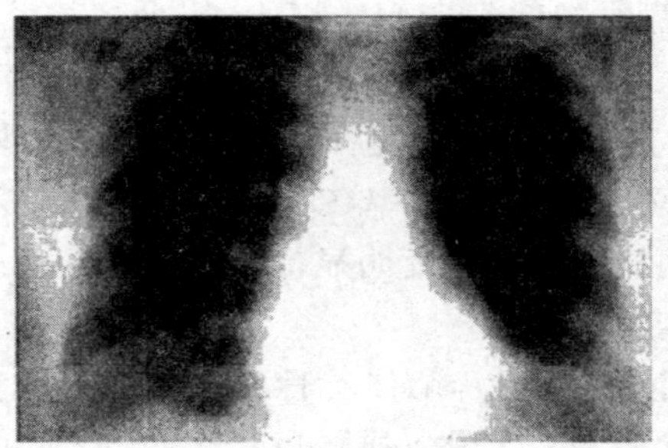

图 5-11　Ⅲ期肺结节病

女性，38 岁。两肺大小不等结节影，不伴肺门纵隔淋巴结肿大。颈部淋巴结及皮下结节活检病理诊断结节病

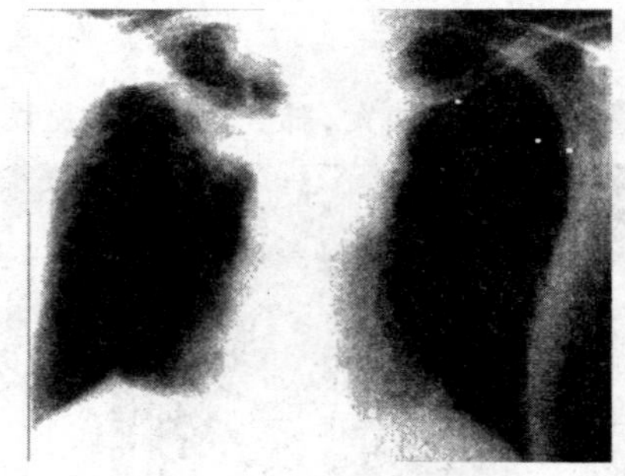

图 5-12　Ⅳ期肺结节病

女性，54 岁。患结节病 14 年，两肺容积减小，双肺纤维化。以限制为主的通气功能障碍、TLC 占预计值 61%，DLco 64%。Kveim 皮试阳性

（五）放射性核素 ^{67}Ga 显像

结节病患者肺门“人”影像征占 72%、腮腺和泪腺对 ^{67}Ga 对称性摄取增高时，其影像酷似“熊猫”头形，称“熊猫”征，占 79%。其特异性及敏感性均较低，不能依靠 ^{67}Ga 显像作为诊断结节病

的主要手段。典型“人”征或“熊猫”征，可认为结节病活动表现。肉芽肿性血管炎引起的血管局部闭锁或破坏，可在核素扫描时表现为灌注缺损，但在胸部 X 线常无阳性表现。

七、诊断与鉴别诊断

(一)诊断

当临床及 X 线征象符合结节病，OT 1∶2 000 或 PPD 5U 皮试阴性或弱阳性、SACE 活性增高或 BALF 中 C4/CD8 不低于 3.5 时，结节病的可能性很大，应积极争取活组织检查；如组织学证实为非干酪坏死性肉芽肿病变或 Kveim 皮试阳性，可排除其他肉芽肿性疾病，结节病诊断可以确立。遇到不典型病例时，强调临床、X 线影像结合病理组织学综合判断；必要时需进行两个以上部位的组织活检确定。

1.活体组织学检查

该检查是确诊结节病的必要手段。选择适宜的活检部位是获得阳性结果的关键。常采用的部位及其阳性率和注意事项参考表 5-5。

表 5-5　选择性活检部位及其阳性率

活检部位	阳性率(%)	注意事项
皮肤黏膜	30～90	高出皮表，不规则斑丘疹或皮下、黏膜结节阳性率高。结节性红斑常为脂膜炎改变，不宜选择
表浅淋巴结	65～81	
颈前斜角肌脂肪垫淋巴结	40～86	如标本仅有脂肪垫，不含淋巴结，则无意义
眼睑、结膜、泪腺	21～75	
唾液腺	40～58	“熊猫”征者阳性率高
经纤支镜膜活检(FOB)	19～68	镜下见黏膜充血，有结节处阳性率高
经纤支镜肺活检(TBLB)	40～97	阳性率与活检块数成正比
胸腔镜	90 以上	切口小，并发症小于开胸活检
电视辅助下纵隔镜肺或淋巴结		
CT 引导下经皮肺活检	90 以上	
开胸肺或淋巴结活检	95 以上	
经皮肝穿刺	54～70	
经皮肾穿刺	15～40	

2.Kveim-Siltzbach 皮肤试验

以往，对于找不到可供活检病损部位的疑似结节病患者，该试验提供了确诊结节病的重要措施。当前诊断手段有较大进展，如 FOB 和 TBLB 方便易行，并可将 BAL、FOB 及 TBLB 一次完成。鉴于很难获得制作 Kveim 抗原的标本、且皮试需 4～6 周时间方能完成，目前，很少采用 Kveim 皮试方法。

(二)结节病活动性的判断指标

(1)症状加重，如发热、新近出现的肺外受累表现，如眼葡萄膜炎、结节性红斑、关节痛、肝脾大、心脏及神经系统受累表现等。

(2)SACE 增高或伴血沉及免疫球蛋白增高。

(3)BALF 中淋巴细胞 20%以上或 CD4/CD8 不低于 3.5。

(4)胸部影像病变增加或^{67}Ga 显示“入”征或“熊猫”征。

(5)高血/尿钙症。

(6)肺功能 TLC 及 DLco 进行性下降。

(三)鉴别诊断

结节病需与多种疾病鉴别，Ⅰ期需与淋巴结核、淋巴瘤、中心型肺癌和肺门淋巴结转移癌鉴别。Ⅱ期应与肺结核、肺真菌感染及尘肺鉴别。Ⅲ期需与过敏性肺炎、感染性间质肺炎及嗜酸细胞肺浸润等鉴别。Ⅳ期需与其他原因致肺纤维化鉴别。

1.肺门淋巴结核及肺结核

肺门淋巴结核常为单侧或不对称性两侧肺门淋巴结肿大见图 5-13。原发型肺结核儿童及青少年多见。67%的成年肺结核在胸片上可见陈旧结核灶。Ⅱ期结节病如两肺密集小结节影，需与粟粒结核鉴别，见图 5-14。活动性肺结核伴发热盗汗等中毒症状、血沉快、OT 或 PPD 皮试阳性。病理组织学可见新旧不一、形态多样的干酪样坏死性肉芽肿、抗酸染色可找到抗酸杆菌。胸部增强 CT 时，肿大淋巴结出现环形强化(CT 值 101～157 HU)、中心密度减低(CT 值 40～50 HU)时，提示淋巴结坏死液化，支持结核。反之，淋巴结均匀强化，则支持结节病诊断。由于增生性结核与结节病的病理组织学极为相似，同一张病理切片在某医院病理诊断“结核”，而另一医院的病理诊断是结节病，此情况并非罕见。遇此现象时需临床、放射与病理多科室讨论，综合判断。

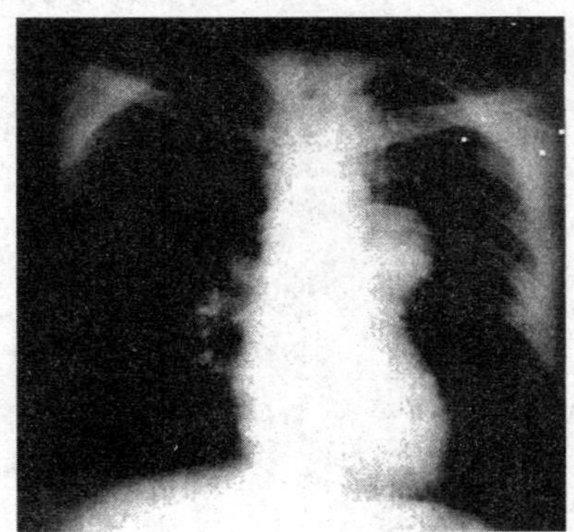

图 5-13　左侧肺门淋巴结核

男性，16 岁。低热 37.6 ℃，胸片左侧肺门淋巴结肿大。血沉 78 mm/1 h，OT 试验 1∶2 000 强阳性。颈部淋巴结活检病理诊断结核，抗酸染色找到抗酸杆菌

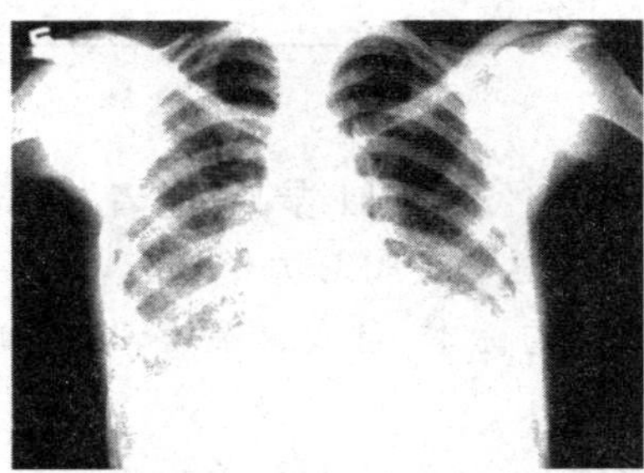

图 5-14　两侧肺门淋巴结不对称肿大，伴两肺粟粒结节

女性，26 岁。因刺激性干咳两周，拍胸片诊断粟粒性肺结核，OT 试验 1∶2 000 阳性，直至 1∶100 阴性，血沉 21 mm/1 h，SACE 68 U，纤维支气管镜下支气管黏膜充血，有结节，活检诊断结节病

据文献报道，结节病合并结核占2%～5%，日本1983年全国普查中发现，Ⅰ～Ⅲ期结节病并陈旧结核占2%，Ⅳ期合并浸润型肺结核占2.4%。中国为结核病发病率较高的国家，应给予足够的重视。

2.淋巴瘤

常为两侧不对称性肺门淋巴结肿大呈波浪状，反复高热、全身淋巴结肿大及肝脾大。病程进展快、预后差。骨髓活检可见Read-stenberg细胞，淋巴结活检可确诊，见图5-15。

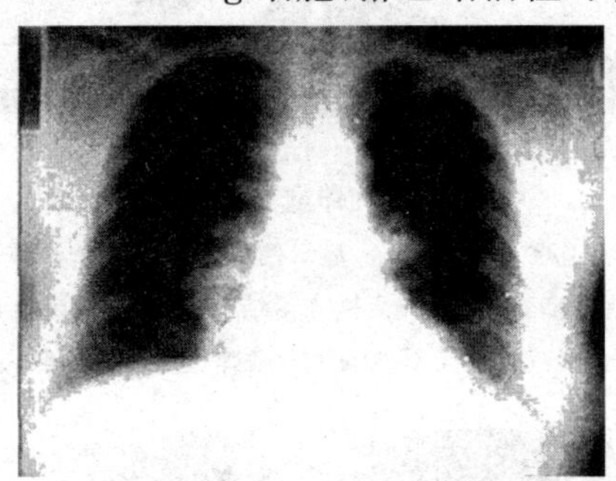

图 5-15　Hodgkin's **淋巴瘤**

男性，52岁。不规则高热20天，双侧肺门淋巴结肿大，右侧肺内有浸润，骨髓活检找到Read-stenberg细胞。SACE正常。淋巴结活检确诊淋巴瘤

3.肺癌

中心型肺癌常见于40岁以上中老年，单侧肺门影肿大呈肿块状。同侧肺野可见原发病灶，痰、纤支镜刷片或活检找到癌细胞可确诊，见图5-16。肺泡型结节病的影像学酷似肺泡癌，需依靠活检病理确诊，见图5-17。肺外癌瘤经淋巴管转移至肺门或纵隔的转移性肺癌，常为单侧或不对称性双侧肺门影增大伴有肺外肿瘤的相应表现，病情发展快，应寻找可疑病灶，争取活检病理确诊。

4.肺真菌感染

以组织胞浆菌病常见，胸部X线与Ⅱ期结节病相似，有鸟禽、畜类排泄物接触史，SACE不增高、组织胞浆菌抗原阳性或痰培养、组织活检找到真菌可确诊

5.尘肺

胸部X线显示两肺小结节伴不对称肺门淋巴结肿大，与Ⅱ期结节病相似。前者有长期粉尘接触史、长期咳嗽咳痰、渐进性呼吸困难，后期肺门淋巴结呈蛋壳样钙化，见图5-18。。

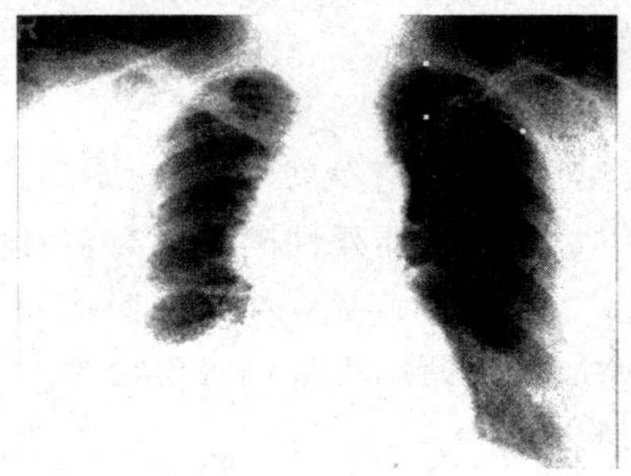

图 5-16　**小细胞肺癌**

男性，54岁。因咯血、胸痛1周，拍胸部X线显示右侧肺门肿大。同侧有胸腔积液，心缘旁可见一肿块影，部分被胸腔积液掩盖，痰及胸腔积液中均找到癌细胞

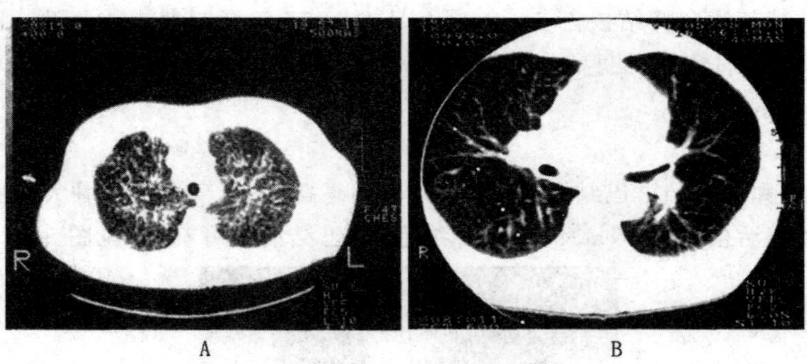

图 5-17　肺泡型结节病

A.女性，51 岁。因活动后呼吸困难，拍胸部 X 线显示两肺浸润影及小结节影，胸部 CT 见片状浸润影与结节互相融合，某肿瘤医院诊断肺泡癌，肺活检确诊结节病；B.同一病例口服泼尼松 40 mg/d×2 个月，病变吸收，逐渐递减剂量。治疗后 7 个月复查 CT 两肺病灶明显吸收。右肺门淋巴结略肿大

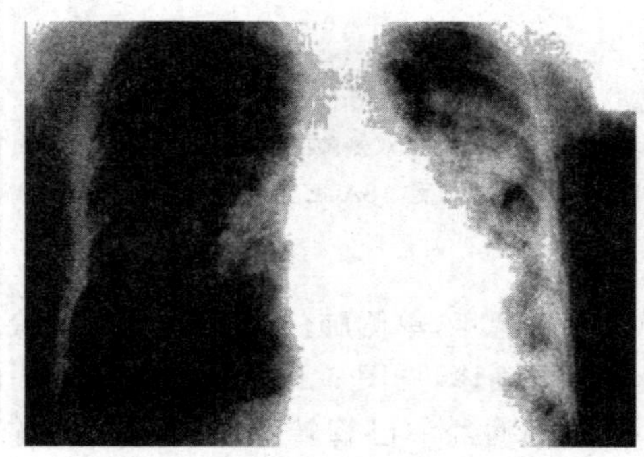

图 5-18　尘肺

男性，58 岁。接触粉尘 32 年。两肺小结节，两侧肺门不对称性淋巴结肿大。右侧肺门淋巴结呈典型的蛋壳样钙化

6.铍肺

胸部 X 线显示两肺境界不清的结节影伴不对称性肺门淋巴结肿大、病理改变与结节病相似，但从铍接触职业史、铍皮肤贴布试验阳性可与结节病鉴别。

7.肺组织细胞增多症

胸部 X 线改变与Ⅳ期结节病相似，呈蜂窝状及弥散性结节，如以囊状改变为主，则更像前者。SACE 不高，组织活检可与结节病鉴别。

8.Wegener 肉芽肿

该病非两侧对称性肺门淋巴结肿大、病情发展快、死亡率高、为多系统化脓性病变，抗中性粒细胞胞质抗体（ANCA）阳性，组织学改变为坏死性肉芽肿与多发性血管炎改变。

9.淋巴瘤样肉芽肿

该病可侵犯肺、皮肤、中枢神经系统和肾，无肺门淋巴结肿大，病理特征为血管壁淋巴网织细胞和嗜酸细胞浸润，不是结节性肉芽肿。

10.变应性血管炎性肉芽肿

主要为肺浸润，偶有非对称性肺门淋巴结肿大。临床特征为哮喘、过敏体质、周围血液及病变部位嗜酸细胞显著增多，组织学改变为肉芽肿性血管炎及广泛凝固性坏死。

11.支气管中心性肉芽肿

该病的胸部X线仅有肺内浸润及结节、无肺门淋巴结肿大。临床表现为发热、哮喘及较重的咳嗽咳痰、周围血液及病变部位嗜酸细胞增多,组织学改变除肉芽肿结节外,有广泛凝固性坏死。

12.特发性肺间质纤维化

该病无肺门淋巴结肿大病史,突出表现为进行性呼吸困难及低氧血症。杵状指(趾)阳性、两肺可闻及爆裂音、SACE不增高、应用排除诊断法,排除已知原因引起的肺纤维化,肺组织活检可确诊。

13.结缔组织病致肺部纤维化

从临床病史及免疫学检查,如抗免疫球蛋白抗体滴度升高、类风湿因子阳性、抗DNA抗体阳性、抗双链DNA和抗Sm核抗原抗体增高或找到LE细胞等有助于鉴别诊断。

14.莱姆病

该病和结节病均可出现结节性红斑、表浅淋巴结肿大、眼葡萄膜炎、多关节炎、脑及周围神经病变、束支传导阻滞及心包炎,且结节病患者血清抗布氏疏螺旋体抗体可呈阳性,需要鉴别。莱姆病无肺门淋巴结肿大及肺浸润,SACE不高,根据流行病学及病原学不难鉴别。

八、治疗

结节病的病因未明,缺乏根治性特效治疗方法。自1952年应用皮质激素治疗结节病已50余年;多数学者认为,皮质激素仍是治疗结节病的首选药物,用药后可在短期内减轻症状、改善肺功能及X线影像病变;但迄今无确凿证据,证明皮质激素一定能够改变结节病的自然病程并预防肺纤维化及提高患者生存时间。相反,英国胸科协会(BTS)报道,皮质激素治疗无症状的肺结节病患者185例10年追随结果:胸片持续异常者多于非皮质激素治疗组、停药后复发率高于非皮质激素治疗组。鉴于皮质激素的不良反应明显,故对结节病治疗适应证一直存在争议。近年来BTS及美国的多篇文献显示,对无症状的肺结节病(包括Ⅱ期及Ⅲ期),暂不给予皮质激素治疗而严密观察,其中不少患者,病情可能自愈,避免了皮质激素的不良反应。

(一)皮质激素

1.适应证

胸内结节病。

(1)Ⅰ期(包括Löfgren综合征):无需皮质激素治疗,可给予非甾体抗炎药及对症治疗。需观察症状、胸部X线、肺功能、SACE及血/尿钙测定等。1～3个月追随1次,至少观察6个月。

(2)无症状的Ⅱ期及Ⅲ期:暂不给予治疗,先观察2～4周,如病情稳定,继续观察。如出现症状并持续或胸部X线征象加重或肺功能VC及DLco下降超过15%,应开始皮质激素治疗。

(3)Ⅳ期伴活动性证据者,可试用皮质激素。

(4)肺结节病伴肺外脏器损害,属多脏器结节病,应给予皮质激素治疗。

2.皮质激素的剂量、用法及疗程

一般首选短效泼尼松。Gianfranco Rizzato报道702例肺结节病泼尼松治疗并追随16年结果显示:开始剂量40 mg/d足够,显著疗效出现在第2～3个月,如治疗3个月无效,提示该患者对皮质激素无反应;即使加大剂量或延长治疗时间亦无作用。当出现显著疗效后,应该逐渐递减剂量。递减至10 mg/d时,维持6个月以上者,复发率明显减低。减药剂量过快、疗程不足1年者,复发率36.6%。一般主张开始剂量20～40 mg/d[或0.5 mg/(kg·d)]持续1个月后评估疗效，如效果不明显，原剂量继续 2～3 个月。如疗效显著，逐渐递减剂量，开始每 2 周减 5 mg/d，减至 15 mg/d 时，持续 2～3 个月后每 2 周减2.5 mg/d，直至 10 mg/d 时，维持 3～6 个月；亦可采用隔天 1 次日平均剂量。为避免复发，建议总疗程18 个月，不少于 1 年。停药后或减少剂量后复发病例，应加大剂量至少是开始时的每天剂量。待病情明显好转后再递减剂量，递减速度应更缓慢。严重的心或脑结节病，开始剂量宜增至60～80 mg/d。

3.皮质激素吸入治疗

丹麦学者 Nils Milman 选择Ⅰ～Ⅲ期患者，没安慰剂双盲随机对照，治疗组吸入布地奈德 1.2～2.0 mg/d连续 6～12 个月后评估疗效：结果两组的症状、胸片、肺功能及生化指标均无显著性差异。但治疗组的肺容量明显增加。另一组的Ⅱ～Ⅲ期患者分成两组。试验组口服泼尼松 10 mg/d 加吸入布地奈德 1.2～2.0 mg/d 持续 6 个月；对照组单服泼尼松 10 mg/d，结果两组无显著性差异。ERS/ARS/BTS均认为吸入皮质激素不能作为结节病的常规治疗。可考虑在泼尼松维持最小剂量时，改用吸入治疗。也可考虑用于有呼吸道症状而不宜口服皮质激素治疗者。

4.皮质激素的不良反应

常见的是医源性肾上腺皮质功能亢进现象，如血压增高、水钠潴留、肥胖、低钾、血糖增高及骨质疏松等，应在治疗前开始监测体重、血压、电解质、血糖及骨密度等，直至治疗结束并做相应处理。

(二)其他免疫抑制药

甲氨蝶呤、羟氯喹、硫唑嘌呤、苯丁酸氮芥、环磷酰胺、环孢素 A 及沙利度胺等均可用于结节病，但不作为首选药。国外文献报道，当皮质激素治疗有效，但因某种原因不能继续治疗时，可选用以上药物和小剂量皮质激素联合治疗或皮质激素无效时试用该类药物。适应证及剂量参考表 5-6。

表 5-6　非皮质激素类治疗结节病药物的适应证、剂量及毒副作用

药物名称	适应证	剂量	常见毒副作用	监测内容
羟氯喹	急慢性	200～400 mg/d	视网膜损害，胃肠道反应，皮疹	眼科检查，6～12 个月 1 次
氯喹	急慢性	250～500 mg/d	以上不良反应较重	眼科检查
甲氨蝶呤	慢性、难治性	10～15 mg/周	胃肠道反应，肝损害，骨髓抑制	血常规、肝肾功 1～3 个月 1 次
硫唑嘌呤	慢性、难治性	50～200 mg/d	肝功异常，感染骨髓抑制	血常规、肝功 1～3 个月 1 次
吗替麦考酚酯	慢性、难治性	500～3 000 mg/d	恶心、腹泻，骨髓抑制，感染	血常规，肝功 1～3 个月 1 次
环磷酰胺	难治性	500～2 000 mg/2～4 周	骨髓抑制，感染，出血性膀胱炎，致癌	治疗前后血常规、肾功、尿常规 1 个月 1 次。必要时膀胱镜检查
沙利度胺	慢性，难治性	50～200 mg/每晚一次	致畸、嗜睡、便秘、末梢神经炎	妊娠试验每月 1 次
米诺环素	急慢性	100～200 mg/d	恶心、贫血、皮疹	
英利西单抗	慢性难治性	开始 2 周 3～5 mg/kg，以后 1～2 个月 3～5 mg/kg	感染、变态反应，致畸	治疗前 PPD 皮试治疗期间观察有无血管渗漏

对急性单器官(神经或心)及多器官结节病，治疗方案见图 5-19。对慢性结节病的治疗策略见图 5-20。

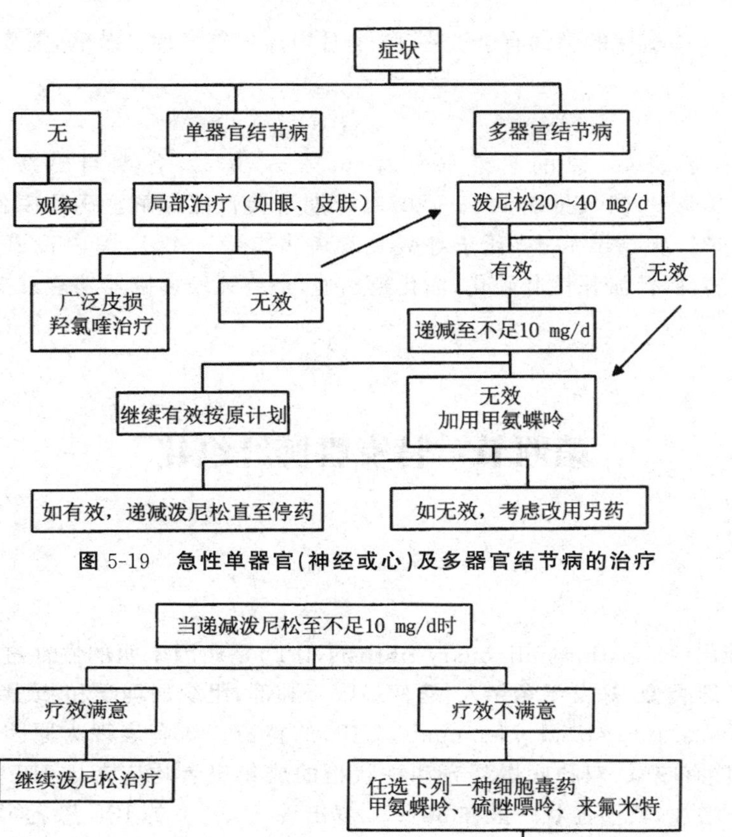

图 5-19　急性单器官(神经或心)及多器官结节病的治疗

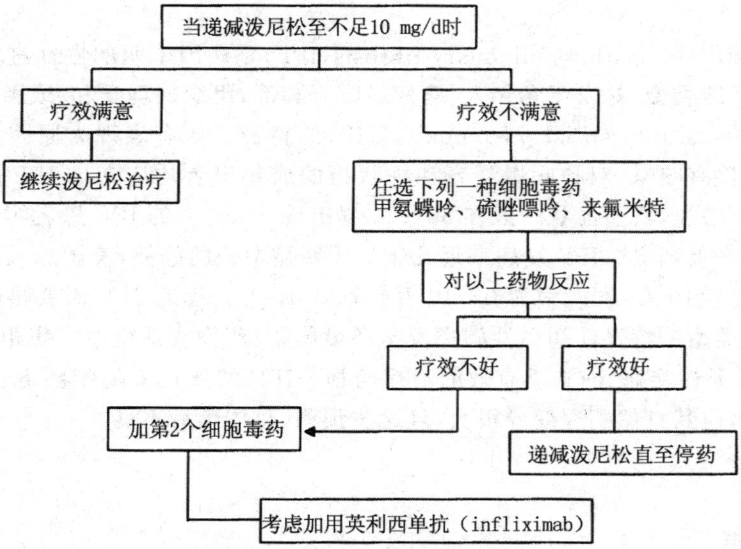

当递减泼尼松至不足10 mg/d时
疗效满意
疗效不满意
继续泼尼松治疗
任选下列一种细胞毒药
甲氨蝶呤、硫唑嘌呤、来氟米特
对以上药物反应
疗效不好
疗效好
加第2个细胞毒药
递减泼尼松直至停药
考虑加用英利西单抗（infliximab）

图 5-20　慢性结节病的治疗策略

(三)高钙血症的治疗

血钙增高可用阿仑膦酸钠 10 mg/d,早餐前半小时口服,并大量饮水。防止日晒,限制钙和维生素 D 摄入。禁服噻嗪类利尿药。血钙浓度超过 3.7 mmol/L(15 mg/dL)并伴高钙血症状时,可用帕米二膦酸钠 15 mg 稀释于不含钙离子的生理盐水 125 mL 中,2 小时内滴完,同时监测血钙,调整剂量。

(四)结节病合并肺结核的治疗

确诊为活动性肺结核,应首先抗结核治疗。如为皮质激素治疗适应证的Ⅱ～Ⅳ期结节病,不能排除合并肺结核时,考虑皮质激素与抗结核药联合治疗。

(五)肺移植及心肺移植

有报道Ⅳ期肺结节病行单肺、双肺及心肺移植后,患者症状缓解,心肺功能改善,排异现象同其他器官移植一样。移植后的肺约有 2/3 在 15 个月内出现复发性结节病，需皮质激素治疗。

九、预后

多数结节病预后良好，总的自然缓解率 60%～70%。各期自然缓解率不同，Ⅰ期 60%～90%，Ⅱ期 40%～70%，Ⅲ期 10%～20%；Ⅳ期不会自然缓解。病死率各家报道不一致，总的死亡率 1%～6%，肺结节病中，死于呼吸衰竭者占 5%～10%，国内报道较少。北京医院 1 例Ⅳ期并肝结节病，胆汁淤积性肝硬化，消化道出血，最终死于多脏器功能衰竭。

（吴晓卉）

第四节　特发性肺纤维化

一、概述

特发性肺纤维化（idiopathic pulmonary fibrosis，IPF）是病因未明的慢性进展型纤维化性间质性肺炎的一种特殊类型，好发于老年人，病变局限于肺部，组织病理学和/或影像学表现具有普通型间质性肺炎（usual interstitial pneumonia，UIP）的特征。所有表现为原因不明的慢性劳力性呼吸困难，并且伴有咳嗽、双肺底爆裂音和杵状指的成年患者均应考虑 IPF 的可能性。其发病率随年龄增长而增加，典型症状一般在 60～70 岁出现，<50 岁的 IPF 患者罕见。男性明显多于女性，多数患者有吸烟史。IPF 发病率近几年呈现明显增长的趋势，美国总人口中 IPF 患病率为 14.0/10 万～42.7/10 万，发病率为6.8/10 万～16.3/10 万。诊断 IPF 需要排除其他各种间质性肺炎，包括其他类型的特发性间质性肺炎及与环境暴露、药物或系统性疾病相关的间质性肺疾病。IPF 是一种致死性疾病，尚缺乏有效的治疗药物。IPF 的死亡率随年龄增长而增加，IPF 中位生存期 2～3 年，但其自然病程变异很大，且无法预测，总体预后不良。

二、诊断

（一）诊断依据

IPF 是病因未明的慢性进展性纤维化型间质性肺炎的一种特殊类型，好发于老年人，病变局限于肺部，组织病理学和/或影像学表现具有 UIP 的特征。

对于成人患者，诊断间质性肺疾病（interstitial lung disease，ILD）和疑诊 IPF 的诊断需要符合：①排除其他已知病因的 ILD（例如家庭和职业环境暴露、结缔组织疾病和药物）。②未行外科肺活检的患者，HRCT 呈现 UIP 型表现。③接受外科肺活检的患者，HRCT 和肺活检组织病理类型符合特定的组合。通过有丰富 ILD 诊断经验的呼吸内科医师、影像科医师和病理科医师之间的多学科讨论，仔细排除其他可能的病因，是获得准确诊断最为重要的环节。在多学科讨论不可行的情况下，建议把患者推荐给对 ILD 有丰富经验的临床专家。由于有高质量证据表明，高分辨率 CT（high resolution computed tomography，HRCT）表现对诊断 UIP 有高度的特异性，外科肺活检对于诊断 IPF 并非必要。结合一定的临床资料（包括完整的病史、职业和环境接触史、家族史、体格检查、肺功能测试和实验室检查），若 HRCT 表现为典型的 UIP 型时足以诊断 IPF。

1.临床表现

(1)所有表现为原因不明的慢性劳力性呼吸困难，并且伴有咳嗽、双肺底爆裂音和杵状指的成年患者均应考虑IPF的可能性。其发病率随年龄增长而增加，典型症状一般在60～70岁出现，<50岁的IPF患者罕见。男性明显多于女性，多数患者有吸烟史。起病隐袭，主要表现为干咳、进行性呼吸困难，活动后明显。本病少有肺外器官受累，但可出现全身症状，如疲倦、关节痛及体重下降等，发热少见。晚期出现发绀，偶可发生肺动脉高压、肺源性心脏病和右心功能不全等。

(2)IPF的急性加重：近期研究结果表明，每年5%～10%的IPF患者会发生急性呼吸功能恶化，这些急性发作可继发于一些常见的临床状况，如肺炎、肺栓塞、气胸或心力衰竭。在没有明确诱因下，这种急性呼吸功能恶化被称为“IPF急性加重”。目前尚不清楚IPF急性加重仅仅是一种隐匿的呼吸系统并发症的表现(如肺栓塞、感染)，还是IPF疾病本身的病理生理学变化导致的病情进展。

IPF急性加重的诊断标准包括：1个月内出现不能解释的呼吸困难加重；存在低氧血症的客观证据；影像学表现为新近出现的肺部浸润影；除外其他诊断(如感染、肺栓塞、气胸或心力衰竭)。急性加重可在IPF病程的任何时候发生，有时还可是本病的首发症状；临床表现主要为咳嗽加重，发热，伴或不伴有痰量增加。有研究认为，胸部手术和支气管肺泡灌洗术可能诱发IPF急性加重，但尚不明确这种情况是真正的IPF急性加重还是与操作相关的并发症。

IPF急性加重的组织学表现为急性或机化性弥漫性肺泡损伤(diffuse alveolar damage，DAD)，少数病例表现为远离纤维化区域的相对正常肺组织内的机化性肺炎。极少数情况下，肺活检标本中仅有单纯的UIP或仅有DAD的机化期改变而无典型UIP型表现。

2.检查

(1)HRCT是IPF诊断流程中的重要组成部分。HRCT上UIP的特征为胸膜下和肺基底部的网格状阴影和蜂窝影，常伴有牵张性支气管扩张，尤其是蜂窝影对IPF的诊断有很重要的意义。HRCT上的蜂窝影指成簇的囊泡样气腔，蜂窝壁边界清楚。囊泡直径在3～10 mm之间，偶尔可大至25 mm。磨玻璃影常见，但病变范围少于网格状影。胸腔积液，则提示UIP型病变可能由其他疾病所致。HRCT上出现大量微结节、气体陷闭、非蜂窝样囊泡、大量磨玻璃样改变、肺实变或者病变以沿支气管血管束分布为主，应该考虑其他诊断。部分患者可伴纵隔淋巴结轻度增大(短径通常<1.5 cm)。

HRCT诊断UIP的阳性预测值为90%～100%。若HRCT无蜂窝影，但其他影像特征符合UIP标准，定义为可能UIP，需进行外科肺活检确诊。HRCT不符合UIP型的患者，外科肺活检的病理表现仍有可能是UIP型表现。

根据HRCT表现进行IPF诊断分级如下。

“典型UIP”(符合以下四项)：①病灶以胸膜下，基底部为主。②异常网状影。③蜂窝肺伴或不伴牵张性支气管扩张。④缺少第三级中任何一项(不符合UIP条件)。

“UIP可能”(符合以下三项)：①病灶以胸膜下，基底部为主。②异常网状影。③缺少第三级中任何一项(不符合UIP条件)。

“不符合UIP”(具备以下七项中任何一项)：①病灶以中上肺为主。②病灶以支气管周围为主。③广泛的毛玻璃影(程度超过网状影)。④多量的小结节(两侧分布，上肺占优势)。⑤囊状病变(两侧多发，远离蜂窝肺区域)。⑥弥散性马赛克征/气体陷闭(两侧分布，3叶以上或更多肺叶受累)。⑦支气管肺段/叶实变。

(2)组织病理:UIP的组织病理学特征和主要诊断标准:低倍镜下病变的不均一性,即瘢痕形成和蜂窝样改变的纤维化区域与病变轻微或正常的肺实质区域交替出现。病变主要位于胸膜下和间隔旁的肺实质,一般情况下炎症反应轻,表现为淋巴细胞和浆细胞在肺间质中的斑片状浸润伴Ⅱ型肺泡上皮细胞和细支气管上皮细胞增生。纤维化区域主要由致密胶原组成,伴上皮下散在的成纤维母细胞灶。蜂窝样改变区域由囊状纤维化气腔构成,这些气腔内衬细支气管上皮细胞,充满黏液和炎症细胞。纤维化和蜂窝样改变区域的间质内常有平滑肌上皮细胞化生。病理学上需要与UIP鉴别的疾病相对较少,尤其是病理改变符合UIP型表现时。主要的鉴别诊断在于与其他可引起UIP样病变的疾病的鉴别,如结缔组织疾病、慢性外源性过敏性肺泡炎和尘肺(尤其是石棉肺)。"不可分类的纤维化"指肺活检标本镜下表现为纤维化,但不符合上述UIP型的诊断标准;若其镜下表现缺乏典型的某些疾病(如外源性过敏性肺泡炎、结节病等)的组织病理学特征,但有典型的IPF的临床表现和影像学表现时,经仔细的多学科讨论后仍有可能诊断为IPF。

UIP病理诊断标准分级:分为典型UIP、可能UIP、疑似UIP和非UIP 4个等级。①"典型UIP",满足以下4条:明显结构破坏和纤维化,伴或不伴胸膜下蜂窝样改变;肺实质呈现斑片状纤维化;现成纤维细胞灶;缺乏不支持UIP诊断特征(非UIP)。②"可能UIP",满足以下条件中的3条:明显结构破坏和纤维化,伴或不伴胸膜下蜂窝样改变;缺少斑片受累或成纤维细胞灶,但不能二者均无;缺乏不支持UIP诊断的特征(非UIP);或仅有蜂窝肺改变。③"疑似UIP",满足以下3条:斑片或弥漫肺实质纤维化,伴或不伴肺间质炎症;缺乏典型UIP的其他标准;缺乏不支持UIP诊断的依据(非UIP)。④"非UIP",满足以下任1条:透明膜形成;机化性肺炎;肉芽肿;远离蜂窝区有明显炎性细胞浸润;显著的气道中心性病变;支持其他诊断的特征。

(3)肺功能检查:IPF的肺功能检测在判断、检测疾病进展、估计预后方面意义重大。典型肺功能改变为限制性通气功能障碍,表现为肺总量(TLC)、功能残气量(functional residual capacity,FRC)和残气量(residual volume,RV)下降。1秒钟用力呼气容积/用力肺活量(FEV_1/FVC)正常或增加。单次呼吸法一氧化碳弥散(DL_{CO})降低,即在通气功能和肺容积正常时,DL_{CO}也可降低。

(4)血气检测:IPF的血气检测在判断、检测疾病进展、估计预后方面意义重大。IPF患者的通气/血流比例失调,PaO_2、$PaCO_2$下降,肺泡动脉血氧分压差[$P(A-a)O_2$]增大。

(5)肺泡灌洗液检查:BAL的细胞学分析可能有助于诊断某些特定类型的ILD。对疑诊IPF的患者,BALF最主要的作用是排除慢性外源性过敏性肺泡炎;BALF中淋巴细胞增多(≥40%)时应该考虑慢性外源性过敏性肺泡炎的可能。因此,绝大多数IPF患者的诊断流程中不应该进行BALF细胞学分析,但可能适用于少数患者。

(6)经支气管镜肺活检(transbronchial lung biopsy,TBLB):TBLB有助于某些疾病的诊断(例如结节病等肉芽肿性疾病),但HRCT表现为UIP型时,可以大致排除这些疾病。对于怀疑UIP而需要进行组织病理学分析的病例,TBLB的特异度和阳性预测值尚不明确。虽然TBLB的标本有时可以见到UIP的组织学特征,但对UIP诊断的敏感度和特异度尚不明确,TBLB的取材部位和取样数目也不明确。因此,绝大多数IPF患者的诊断评价中不应该使用经支气管镜肺活检,但可能适用于少数患者。

(7)结缔组织疾病相关血清学检查:关于血清学筛查对疑诊IPF患者的评估价值,目前尚无明确的研究结论。结缔组织疾病可以出现 UIP 型表现,绝大多数疑诊的 IPF 患者应该进行结缔组织疾病相关的血清学检测,但可能不适用于少数患者。

3.病因诊断

部分慢性外源性过敏性肺泡炎的表现与 IPF 很相似,需要特别注意通过全面评价来明确该患者是否有慢性外源性过敏性肺泡炎的可能。BALF 中淋巴细胞增多(≥40%)提示该病的存在,进一步调查患者的环境暴露因素,必要时安排外科肺活检。符合结缔组织疾病诊断标准的患者不能诊断 IPF。目前没有临床或血清学特征性表现的年轻患者,尤其是年轻女性,可能在以后的观察中逐渐表现出结缔组织疾病的临床特征。所以,对于较年轻(<50 岁)的患者,需高度警惕存在结缔组织病的可能。

4.诊断注意事项

IPF 需要与脱屑型间质性肺炎(desquamative interstitial pneumonia,DIP)、急性间质性肺炎(acute interstitial pneumonitis,AIP)、弥散性肺泡损伤(diffuse alveolar damage,DAD)、非特异性间质性肺炎(nonspecific interstitial pneumonia, NSIP)、特发性闭塞性机化性肺炎(bronchiolitis obliterans with organizing pneumonia,BOOP)相鉴别。

(1)脱屑型间质性肺炎:男性多发,绝大多数为吸烟者。起病隐袭、干咳、进行性呼吸困难。半数患者有杵状指(趾)。肺功能呈限制性通气功能障碍,弥散功能降低,但不如 IPF/UIP 显著。RBILD 临床表现同 DIP,杵状指(趾)相对少见。DIP 最显著的病理学改变是肺泡腔内肺泡巨噬细胞(alveolar macrophage,AM)均匀分布,见散在多核巨细胞。与此相伴的是轻、中度肺泡间隔增厚,伴少量炎性细胞浸润,无明显的纤维化和成纤维细胞灶。低倍镜下病变均匀分布,时相一致,与 UIP 分布多样性形成鲜明对比。AM 聚积以细支气管周围气腔为主,而远端气腔不受累时,这一病理便称为 RBILD。影像学早期出现双肺磨玻璃样改变,后期出现线状、网状、结节状间质影像,通常不出现蜂窝样改变。RBILD 患者,HRCT 出现网状结节影,未见磨玻璃影。

(2)急性间质性肺炎:病因不明,起病急剧,临床表现为咳嗽、严重呼吸困难,很快进入呼吸衰竭。多数病例发病前有“感冒”样症状,半数以上患者发热。病理学表现为弥散性肺泡损伤(DAD)机化期改变。影像学表现为双侧弥散性网状、细结节及磨玻璃样阴影,急骤进展可融合成斑片乃至实变影。

(3)非特异性间质性肺炎:可发生于任何年龄,男多于女,主要表现为咳嗽、气短,少数患者有发热。病理学表现为肺泡壁明显增厚,呈不同程度的炎症和纤维化,病变时相一致,但缺乏 UIP、DIP 或 AIP 的特异性改变。肺泡结构破坏较轻,肺泡间隔内由淋巴细胞和浆细胞混合构成的慢性炎症细胞浸润是 NSIP 的特点。影像学显示双侧间质性浸润影,双肺斑片磨玻璃阴影是本病 CT 特征性所见。

(4)慢性外源性过敏性肺泡炎:急性期暴露于大量抗原物质后 4～6 小时后出现咳嗽、寒战和肌肉疼痛,症状可持续 8～12 小时,白细胞总数和嗜酸粒细胞计数增加。亚急性期为吸入少量抗原后发生的亚急性过敏性肺泡炎,其临床症状极似慢性支气管炎。慢性期为长期暴露在抗原下,可发生不可逆的肺部纤维化。病理学病变主要累及肺泡、肺泡间隔、血管和终末细支气管,其病理改变与病期有关。①急性期:肺泡壁和细支气管壁水肿,有大量淋巴细胞浸润,浆细胞也明显增加,尚有单核细胞、组织细胞,而嗜酸粒细胞浸润较少。2 周左右水肿消退,大量瘤样上皮性肉芽肿和朗格汉斯细胞产生,许多肉芽肿被胶原纤维包裹。肺肉芽肿为急性期典型病变。②慢性期:以间质纤维化,肺泡壁淋巴细胞浸润,胶原纤维增生为主,尤其在细支气管和所属小动脉有时因肌纤维和内皮细胞增生而增厚。而肉芽肿病变此时基本消失。支气管肺泡灌洗显示中淋巴细胞比例增高，IgG 和 IgM 的比例也增高。血清学检查阴性患者，可做激发试验。肺功能典型改变为限制性通气障碍。影像学早期或轻症患者可无异常发现，有时临床表现和 X 线改变不相一致。典型病例急性期在中、下肺野见弥散性肺纹理增粗，或细小、边缘模糊的散在小结节影。病变可逆转，脱离接触后数周阴影吸收。慢性晚期，肺部呈广泛分布的网织结节状阴影，伴肺体积缩小。常有多发性小囊性透明区，呈蜂窝肺。怀疑本病因仔细询问接触史，行血清沉淀抗体测定，支气管肺泡灌洗，肺功能检查等进行综合分析，必要时行肺活检。

(5)特发性闭塞性机化性肺炎：多发于 40～60 岁，最常见症状是持续性干咳，其次为轻度呼吸困难和体重减轻。约有 1/3 的患者表现为咽痛、发热、乏力等流感样症状。约 2/3 的患者肺部可闻及爆裂音。病理学病变主要累及终末和呼吸性细支气管、肺泡管，管壁内常有单核细胞浸润，管腔内则可有水肿性肉芽组织充填，肉芽组织栓内常有巢状慢性炎症细胞浸润。肺功能主要表现为限制性通气功能障碍和弥散功能障碍，很少表现为阻塞性通气功能障碍。影像学检查表现无特异性，多种多样。典型改变是双侧斑片状或磨玻璃样肺泡性浸润影，可呈游走性，类似肺嗜酸细胞增多症。有时也可呈孤立性肺炎型，或弥散性间质性肺炎型。开胸肺活检对确诊 BOOP 有重要价值。

(二)临床分型

IPF 临床无分型。根据静息状态下的肺功能结果和/或影像学的病变程度，把 IPF 分为“轻度”“中度”“重度”以及“早期”和“晚期”，但目前尚不明确上述分期是否与临床决策直接相关。

三、治疗

(一)康复措施

1.门诊治疗

患者临床症状轻，不影响生活与工作者，可采取门诊治疗。

2.住院治疗

有并发症或病情进行性加重的患者需住院治疗。

(二)非药物治疗

1.氧疗

有静息低氧血症的 IPF 患者应该接受长期氧疗。多数 IPF 患者应该接受肺康复治疗，但对于少数患者肺康复治疗可能是不合理的选择。多数 IPF 引起的呼吸衰竭应该接受机械通气，但对于少数患者机械通气可能是合理的选择。

2.外科治疗

某些合适的 IPF 患者应该接受肺移植治疗(强推荐，低质量级别)，术前是否需要机械通气已成为判别肺移植后早期病死率的危险因素，因此呼吸机依赖已被许多中心认为是肺移植的相对或绝对禁忌证。

3.活动

适当活动，避免过度劳累。

4.饮食

无特殊要求。

(三)药物治疗

1.药物治疗原则

目前尚无治疗 IPF 的有效药物,但一些临床药物试验的结果提示某些药物可能对 IPF 患者有益。用于治疗 IPF 的药物有糖皮质激素、免疫抑制剂、秋水仙碱、环孢素、干扰素、抗氧化药物(乙酰半胱氨酸)、抗凝药物和降低肺动脉压等。目前尚缺乏足够证据支持应该常规使用这些药物治疗。

2.药物选择

根据患者病情及委员会推荐级别,对一些治疗的推荐意见是弱反对,表明这些治疗的收益与风险尚不明确,还需要更高质量的研究结果来证实。弱反对的药物可能适用于一些特定的患者,对于充分知情并强烈要求药物治疗的患者,推荐选用这些弱反对的药物。

(1)IPF 患者不应该接受糖皮质激素单药、秋水仙碱以及环孢素治疗(强推荐,很低质量证据)。

(2)IPF 患者不应该接受糖皮质激素与免疫抑制剂(如硫唑嘌呤、环磷酰胺)的联合治疗(强推荐,低质量证据)。

(3)多数 IPF 患者不应该接受糖皮质激素、硫唑嘌呤及乙酰半胱氨酸联合治疗,不应该接受乙酰半胱氨酸单药治疗,但对于少数患者可能是合理的治疗措施(弱推荐,低质量证据)。

(4)PF 患者不应该接受干扰素 γ-1b 治疗(强推荐,高质量证据)。

(5)IPF 患者不应该接受波生坦、益赛普治疗(强推荐,中等质量证据)。

(6)多数 IPF 患者不应该接受抗凝治疗,但对少数患者抗凝治疗可能是合理的选择(弱推荐,很低质量证据)。

(7)多数 IPF 患者不应该接受吡非尼酮治疗,但对少数患者该药物可能是合理的选择(弱推荐,低-中等质量证据)。

(四)特发性肺纤维化复发的预防与治疗

特发性肺纤维化因原因不明,可能的高危因素有吸烟、环境暴露、微生物感染、胃食管反流和遗传因素。因此,戒烟、避免危险环境暴露、避免反复感染、积极治疗反流性食管炎等可能有助于 IPF 的预防和急性加重。

(五)特发性肺纤维化并发症和伴发疾病的治疗

IPF 患者的常见并发症和伴发疾病越来越受到人们的关注,主要包括 IPF 急性加重、肺动脉高压、胃食管反流、肥胖、肺气肿和阻塞性睡眠呼吸暂停。目前尚不明确治疗这些伴发的疾病是否会影响 IPF 患者的预后。

1.IPF 急性加重

多数 IPF 急性加重时应该接受糖皮质激素治疗,但对少数患者来说,糖皮质激素治疗可能是不合理的选择(弱推荐,很低质量证据)。

2.IPF 合并肺动脉高压

多数 IPF 患者不应该接受针对肺动脉高压的治疗,但对少数患者来说可能是合理的选择(弱推荐,很低质量证据)。

3.反流性食管炎

多数 IPF 患者应该接受针对无症状胃食管反流的治疗,但对少数患者来说可能是不合理的选择(弱推荐,很低质量证据)。

4.肥胖、肺气肿和阻塞性睡眠呼吸暂停

迄今为止尚无 IPF 患者伴发肥胖、肺气肿和阻塞性睡眠呼吸暂停治疗方面的研究资料，因此无法给予推荐意见。

(六)特发性肺纤维化姑息治疗

姑息治疗旨在减轻患者症状和减少痛苦，而不是治疗疾病。姑息治疗的目标是减轻患者生理与精神上的痛苦，为患者及其家属提供心理与精神上的支持。这些治疗措施均需个体化，是疾病辅助治疗的一部分。

IPF 患者咳嗽和呼吸困难等症状的恶化很常见且疗效差。有限的研究结果提示，糖皮质激素和沙利度胺可能缓解 IPF 患者的慢性咳嗽；慢性阿片类药物可用于治疗严重呼吸困难和咳嗽，但需要严密监测药物不良反应。

(吴晓卉)

第六章

肉芽肿性肺部疾病

第一节　浆细胞肉芽肿

浆细胞肉芽肿是炎性假瘤的一种，是一种炎症性肉芽肿。

一、病因及病理

浆细胞肉芽肿发生原因不明，伴有明显感染症状的也有，但更多的是没有明显的临床炎症表现。考虑是浸润的浆细胞，淋巴细胞和组织细胞在炎症过程中有免疫反应与炎症的修复而形成的。以前根据瘤内所含细胞的种类及多少不同而又称为组织细胞瘤、黄色瘤、纤维黄色瘤和浆细胞瘤等。

二、临床表现

从一学者收集的181例看，发病年龄1～73岁，平均29.5岁，比恶性肿瘤年轻，男女各半。日本64例的发病年龄是5～71岁，平均40.2岁，男性45例，女性19例，男性明显的多。在肺的发生部位，左右没有明显差别。其症状有咳嗽、咳痰、发热、胸痛和咯血等，约半数病例有这些症状。另半数没有症状，多为体检发现。

胸片表现为边缘清晰的单发性均匀球状阴影的多，但也有与恶性肿块相似的毛刺和胸膜牵引征的，也有呈浸润样影的。肿块内也有钙化或空洞的。尚未见有胸腔积液报告的。

少见的也有，有学者报告1例11个月间发展为2 cm大小肿块。还有报告，6个月间迅速长大且有血痰的，呈浸润影及广泛的病例，在部分切除后1个月或5年自然消退的也有。

三、实验室检查

血白细胞上升、血沉升高。CRP阳性的病例只是少数。从免疫学检查看，淋巴细胞亚群，PHA幼化率、NK活性均无异常，只见IL-2水平低。

四、诊断

经支气管肺活检往往因标本小，难以诊断。因此，常需要开胸肺活检或胸腔镜下活检才行。

五、治疗

(一)轻中度患者

轻中度患者单独口服免疫抑制剂,首选烷化剂。

1.苯丁酸氮芥(瘤可宁)

苯丁酸氮芥(瘤可宁)对淋巴细胞有较高的选择性抑制作用,口服 3～6 mg/d,早饭前 1 小时或晚饭后 2 小时服用,持续至出现疗效后 1 周开始减量,这一过程需要 1～3 个月,总量为 350～500 mg。

2.硫唑嘌呤

硫唑嘌呤通常不作为首选用药,患者不能耐受苯丁酸氮芥或者单纯肾上腺皮质激素不能控制病情时应用。口服 1～4 mg/(kg・d),连用 1～3 个月后改为维持量 0.5～2 mg/(kg・d)。

(二)中重度患者

中重度患者需要免疫抑制剂和肾上腺皮质激素联合应用。

1.环磷酰胺

口服 1～2 mg/(kg・d),应用 3～6 个月。病情缓解后仍应维持治疗满 1 年,剂量递减,每 2～3 个月减 25 mg。

2.肾上腺皮质激素

泼尼松口服 1～2 mg/(kg・d),见效后逐渐减量,至 6 个月时减至 10 mg/d。

3.维持治疗

维持治疗对环磷酰胺不能耐受的患者维持治疗可以改为硫唑嘌呤 2 mg/(kg・d)和泼尼松 5～10 mg/d联合应用,疗程 6～12 个月。

六、预后

尚未见恶性变的报告。

(魏中振)

第二节　肺嗜酸性肉芽肿

一、定义及概况

1953 年,Lichtenstein 把一组单核-巨噬细胞系统疾病包括骨嗜酸细胞肉芽肿、汉-许-克病和累-赛病统一命名为组织细胞增多病 X,以 X 表示病因不明。这三种疾病的组织病理方面相同,主要为组织细胞浸润,而临床表现有很大差异。

肺嗜酸性肉芽肿又称之为原发性肺组织细胞增多症 X。如同时有骨病变或发展过程中出现骨病变,则不应列入原发性。故原发性肺组织细胞增多症 X 是指局限于肺部的病变,多发生在 20～40 岁,为成人型。

二、病因

此病的病因不明，但可能与下列因素有关，在诊断上要给予注意。研究认为，约有 93.4%患者吸烟，因此认为该病与吸烟关系密切；此外可能与感染、免疫反应有关。

三、病理

病肺大体标本可见不规则结节播散于肺的周边，呈灰白色或黄色，直径<20 mm，结节剖面有空腔形成。

显微镜下肺组织随病变程度而异。早期肉芽肿为细胞性，以组织细胞、巨噬细胞、嗜酸细胞和淋巴细胞，沿肺泡间隔浸润蔓延，呈星状肉芽肿，主要局限在支气管周围，管壁增厚；进而因闭塞性细支气管炎导致开放性的支气管显著减少。肺泡腔内亦填充了大量的组织细胞，巨噬细胞和淋巴细胞，类似脱屑性间质肺炎的表现。其中，具有诊断特征的细胞是含有细致皱褶或锯齿状核仁的嗜酸性胞质的细胞。

肺血管呈不同程度的肉芽肿反应，轻者仅表现为少量的内膜增殖，严重明显的病灶浸润，可引起小动静脉闭塞，使开放的血管腔广泛丢失，肺组织坏死，囊性改变，继而发生肺心病。

肺嗜酸性肉芽肿的炎症和纤维化的不同时期，均可出现大量的星状结节，纤维化牵缩引起的肺气肿和蜂窝肿，星状瘢痕具有诊断意义。

电镜可见组织细胞呈网球拍样的 X 小体，X 小体并非肺嗜酸性肉芽肿的特异表现。但是，结合临床症状与病理特征的综合分析，有助于嗜酸性肉芽肿的诊断。

四、临床表现

本病好发于 20～40 岁年龄的人，男性多于女性(男∶女为 5∶1)。但也有老年人原发性肺组织细胞增多症 X 的报告。常见的胸部症状为：咳嗽、咳脓性痰和气急，可伴有咯血，14%的患者可发生自发性气胸。晚期有呼吸困难、发绀、肺动脉高压、肺心病体征，偶有杵状指、全身症状有发热、消瘦和乏力等。

五、诊断

(一)X 射线改变

X 射线改变典型表现为两肺弥漫分布的网状阴影(82%)，结节阴影(76%)，空腔阴影(55%)。早期在炎症细胞浸润期可表现绒毛状阴影；中期两肺弥漫性结节性或网状结节性阴影，病变以两肺的上、中野为明显，两侧肋膈角很少受累，病变可以一侧肺或双肺。晚期两肺呈粗大的条索状阴影，有明显的囊泡形成，最后变为“蜂窝肺”，偶尔表现为肺不张，伴有空洞的结节或肿块，可并发胸腔积液或肺门淋巴结肿大。

(二)CT 及高分辨 CT

CT 片比 X 射线片更能显示空腔及小结节阴影，而其为肺嗜酸性肉芽肿主要及特征性表现，具有较大的诊断价值。高分辨 CT 的结果还反映了组织病理学改变，肺组织细胞增多病 X 的特征是不同病变期的囊性和结节性改变同时存在，与平片相比，高分辨 CT 能证实 5 mm 以下的结节更有价值，胸片因叠加效应呈现网状结节或气肿样改变，而高分辨 CT 呈现囊状阴影。

(三)肺功能

病变早期,肺容量缩小,弥散功能降低,肺顺应性降低。晚期病变,囊性纤维化,蜂窝肺发生,可出现阻塞性通气功能障碍。

六、鉴别诊断

(一)肺结节病

本病应首先与具有弥漫性结节类型的肺结节病相鉴别,其相似处较多,两者的呼吸道症状与全身症状都十分轻微或无症状,往往于体格检查拍 X 射线胸片时发现,发展比较缓慢,早期两者都有自行缓解或痊愈的可能。两者虽为弥漫性阴影,但肺体积都不缩小。本病胸部 X 射线阴影分布较均匀,结节病以中上肺病变明显,且绝大多数伴两侧对称性肺门淋巴结肿大,其他脏器常同时受累。实验室检查有血清清蛋白、球蛋白倒置、γ 球蛋白升高、血管紧张素转换酶阳性,如有皮肤和浅表淋巴结受累,活检即可诊断。而前者病变局限于肺部,没有阳性实验结果,必须依靠支气管肺泡灌洗或肺活检才能确诊。

(二)特发性肺间质纤维化

虽然两者都为局限性肺部病变,但临床症状与预后迥然不同。两者虽有弥漫性阴影,但前者早期为小点,片状阴影混杂,分布比较均匀,纤维化程度较轻,肺体积无明显缩小,而特发性肺间质纤维化阴影首先出现在中下肺野外带,病变集中在中下肺,使下肺缩小,肺门下降并向纵隔靠拢,病变持续加重,晚期形成蜂窝肺,肺体积明显缩小,膈肌上抬。此外,临床症状亦有巨大差别,前者症状轻微,有自愈倾向;而后者持续恶化,自起病早期即出现进行性加重的运动性呼吸困难,可出现杵状指,肺部常听到细撕裂音。皮质激素虽有一定疗效,亦多限于临床症状的好转,两者实验室检查皆无阳性改变,故诊断都依靠肺活检。

(三)慢性外源性过敏性肺泡炎

慢性外源性过敏性肺泡炎是由于长期小量有机尘埃的吸入刺激所引起,此病往往仅有轻微咳嗽,于劳动后出现轻微的呼吸困难,少数无呼吸道症状,并无急性期的典型症状,脱离接触尘埃抗原后,于数月内呼吸道症状逐渐消退,因此常不引起患者重视,胸部 X 射线检查可见散在的弥漫性结节阴影,分布较均匀,两者有不少相似之处,但后者必须有长期接触过敏原的历史,再次接触病情可复发。

(四)弥漫性肺泡细胞癌

此病早期症状很轻微,随病情发展出现咳嗽、呼吸困难,并逐渐加重不能缓解,少数患者咳大量白色泡沫痰,每天多达 200 mL。胸部 X 射线阴影早期可发生在一侧肺,然后逐渐向对侧发展。而原发性肺组织细胞增多症 X 射线开始即为对称性阴影,其 X 射线阴影虽增多,而呼吸道症状仍十分轻微。肺泡细胞癌痰中可找到癌细胞,两者均可通过肺泡灌洗找到癌细胞或组织细胞(X 细胞),必要时需经肺活检。

七、治疗

本病治疗较好的药物为皮质激素,早期应用可取得良好的效果。泼尼松常规用量基本与特发性肺间质纤维化相似,开始 30 mg/d,可以顿服,或分 3 次口服。视病情及 X 射线阴影吸收的情况,可逐渐减量,其维持量在 7.5 mg/d 左右,疗程 1～2 年。通过治疗,特别早期病变,应用激素后,可促使肺部病变吸收,防止肺间质纤维化。但病变的中、晚期疗效并不理想。对激素治疗无效后，应用青霉胺可使部分患者呼吸功能及其症状得以改善。雷公藤有抗炎及免疫抑制作用，部分患者也可应用。胸腺浸出液对伴免疫功能低下者有效。在疾病进展期也有部分患者应用细胞毒药物，如环磷酰胺、苯丁酸氮芥。局部病灶放射治疗可延缓病情。

此病多数预后良好，其中有部分患者不经任何治疗即能自行缓解。经过治疗部分患者可获得痊愈，部分患者可吸收好转，治疗可防止病情继续恶化。也有部分患者逐渐向弥漫性肺间质纤维化发展致呼吸衰竭，最后死于呼衰。

（魏中振）

第三节 Wegener 肉芽肿

Wegener 肉芽肿（Wegener granulomatosis，WG）是一种原因不明、累及全身多个系统的坏死性、肉芽肿性血管炎，属自身免疫性疾病，主要侵犯上、下呼吸道和肾脏。WG 通常以鼻黏膜和肺组织的局灶性肉芽肿性炎症为开始，继而进展为血管的弥漫性坏死性肉芽肿性炎症。临床常表现为鼻和鼻窦炎、肺部病变和进行性肾衰竭。可累及关节、眼、皮肤，亦可侵及眼、心脏、神经系统及耳等。WG 分为局限型和危重型，局限型常见，病变只限于上、下呼吸道，预后好。但实际上许多患者在其疾病过程中，终将累及到肾脏。危重型可表现为系统性血管炎，肾组织病理呈坏死性新月体肾小球肾炎，肺毛细血管炎及其伴随的临床综合征，多因急性肾衰竭而死亡。

一、流行病学

1931 年，有学者报道了 1 例以脉管炎和肉芽肿为病理特征，以破坏性鼻窦炎、多发肺脓肿和尿毒症为主要临床表现的病理，并命名为“结节性周围动脉炎的边界型”。1934—1935 年间，有学者先后观察到3 例临床过程疑是感染中毒性疾病、病变累及上呼吸道、肺脏和肾脏等多个器官的患者。1936 年 9 月，德国病理学会第 29 届会议上，有学者详细报告了这 3 例患者的病理特征，命名为“广泛性感染中毒性血管病”。1947 年，有学者描述了结节性周围动脉炎中这种特殊类型患者的病理改变，并首次命名为“Wegener 肉芽肿”。1948 年，有学者将 Wegener 肉芽肿从结节性周围动脉炎中分离出来，确认 Wegener 肉芽肿是一个独立的疾病。1954 年，有学者报道了 7 例 Wegener 肉芽肿，在复习公开报道的 22 例病例基础上，提出了诊断本病的三联征：呼吸道坏死性肉芽肿、广泛分布的局灶性坏死性血管炎、坏死和肉芽肿病变的肾小球肾炎。

该病从儿童到老年人均可发病，年龄范围 5～91 岁，但 30～50 岁是本病的高发年龄，平均年龄为41 岁。男性略多于女性，男女比例约 1.6∶1.0。平均发病率为 0.4/10 万，未经治疗的 WG 病死率高达 90%以上，经激素和免疫抑制剂治疗后，WG 的预后明显改善。

二、病因

WG 病因至今未明，目前认为 WG 的发病可能与下列因素有关。

（一）遗传因素

有研究表明 WG 患者人类白细胞抗原（HLA）-B50 和 B55，以及 DR1、DR2、DR4、DR8、DR9 和 DQ7 表达的频率明显增加，而 HLA-DR3、DR6、DR13 和 DRB1-13 表达的频率减少。遗传因素可能与 WG 有一定关系。

(二)感染因素

有学者发现,63%的 WG 患者鼻腔内长期携带金黄色葡萄球菌,而且携带金黄色葡萄球菌的患者 WG 复发率明显高于鼻腔金黄色葡萄球菌阴性的患者。但由于不能直接在病变部位找到病原体,认为感染因素在 WG 发病中的作用不是直接病因,可能是 WG 发病的促发因素。

(三)免疫因素

多数 WG 患者的自身免疫抗体中抗中性粒细胞胞质抗体(ANCA)阳性,且糖皮质激素和细胞毒性药物等免疫抑制剂治疗有效,因而认为该病的发生与免疫功能紊乱有关。

三、发病机制

WG 可能的发病机制如下:感染或其他原因等因素激活淋巴细胞释放淋巴因子,如肿瘤坏死因子(TNF)、白细胞介素(IL)-1、IL-2、IL-8 和干扰素(IFN)等,淋巴因子作用于中性粒细胞,使中性粒细胞内的蛋白酶 3 和髓过氧化物酶(MPO)等转移到细胞表面。

诱导机体产生抗体(ANCA)的机制如下。

(1)ANCA 活化中性粒细胞,使后者释放蛋白酶 3 和 MPO 及其他氧自由基。蛋白酶 3 能降解细胞外基质蛋白,如弹性蛋白、纤连蛋白、Ⅵ型胶原、层连蛋白等;MPO 可以催化过氧化氢(H_2O_2),产生超氧阴离子。上述过程循环放大,最终结果是损伤血管内皮,引起血管炎。

(2)血管内皮细胞在特定条件下,也可合成蛋白酶 3,ANCA 直接与内皮细胞结合,导致内皮细胞功能失调或溶解。

(3)活化中性粒细胞表面的抗原蛋白酶 3 和 MPO 等带有阳电荷,可吸附于带有阴电荷的血管内皮如肾小球基底膜。ANCA 与蛋白酶 3 结合后,一方面可在肾脏局部形成免疫复合物,激活补体,引起组织损伤;另一方面促进溶酶体酶释放,对细胞本身广泛溶解引起严重而持久的损伤。

(4)ANCA 可抑制对活化中性粒细胞释放毒性产物的中和反应,加重细胞损害。

四、病理

典型 WG 受累器官的基本病理改变有三种:①小、中等口径动静脉的坏死性血管炎;②坏死性肉芽肿;③炎症细胞浸润。炎症细胞以中性粒细胞、淋巴细胞和单核细胞为主,嗜酸性粒细胞较少。炎症细胞浸润最常见,见于所有病例;坏死性血管炎或肉芽肿见于 90%～95%的病例。不同的病例中,三种病理改变可以呈现不同组合,即可以表现为其中任两种病理改变或三种病理改变同时存在。

(一)上呼吸道

病变可以侵犯鼻、鼻旁窦、喉、咽、口腔和耳,眼眶也可受累。病变初期为鼻旁窦黏膜增厚、鼻甲肥大和鼻旁窦软组织增生,随病情发展,可以出现坏死性溃疡和骨质破坏,少数病例鼻中隔穿孔。病理改变可见血管炎、肉芽肿或炎症细胞浸润。

(二)支气管和肺

病变可以侵犯支气管壁、支气管黏膜,也可以侵犯肺实质。可见 WG 的三种基本病理改变中两种或三种病理改变同时存在。

(三)肾脏

肾脏的主要病理变化是局灶性、坏死性和节段性肾小球肾炎,呈急进性、新月体形成肾小球肾炎改变。肉芽肿少见。

五、临床表现

WG 可累及多个系统,起病可急可缓,临床表现呈多样性。典型的 WG 有三联征:上呼吸道、下呼吸道和肾脏病变。

(一)一般症状

病初症状包括发热、疲劳、抑郁、纳差、体重下降、关节痛、盗汗、尿色改变和虚弱。其中,发热最常见。

(二)上呼吸道症状

大部分患者以上呼吸道病变为首发症状。通常表现是持续地流清涕或脓涕,且不断加重。有时有上呼吸道的阻塞和疼痛症状,也可伴有鼻黏膜溃疡和结痂,鼻出血、唾液中带血丝。严重者可出现鼻中隔穿孔,鼻骨破坏,出现鞍鼻。咽鼓管的阻塞能引发中耳炎,导致听力减退或听力丧失。部分患者可因声门下狭窄出现声音嘶哑及呼吸喘鸣。

(三)下呼吸道症状

肺部受累是 WG 基本特征之一。约 50%的患者在起病时即有肺部表现,80%以上的患者将在整个病程中出现肺部病变。

胸闷、气短、咳嗽、咯血以及胸闷、胸痛是最常见的症状,可出现胸腔积液及肺内阴影。约 1/3 的患者肺部影像学检查有肺内阴影,但无临床症状。严重者可发生弥漫性肺泡出血,出现呼吸困难和呼吸衰竭。查体可有叩诊浊音、呼吸音减低以及湿啰音等体征。

(四)肾脏损害

大部分病例有肾脏病变,出现蛋白尿,红、白细胞及管型尿,严重者伴有高血压和肾病综合征,导致肾衰竭,是 WG 的重要死因之一。无肾脏受累者称为局限型 WG,应警惕部分患者在起病时无肾脏病变,随病情进展可逐渐发展至肾小球肾炎。

(五)眼部受累

眼受累的最高比例可至 50%以上,约 15%的患者为首发症状。WG 可累及眼的任何区域,表现为眼球突出、视神经及眼肌损伤、结膜炎、角膜溃疡、巩膜外层炎、虹膜炎、视网膜血管炎和视力障碍等。

(六)皮肤黏膜表现

多数患者有皮肤黏膜损伤,表现为下肢可触性紫癜、多形红斑、斑疹、瘀点(斑)、丘疹、皮下结节、坏死性溃疡形成以及浅表皮肤糜烂等。皮肤紫癜最为常见。

(七)神经系统表现

很少有 WG 患者以神经系统病变为首发症状。约 1/3 的患者在病程中出现神经系统病变。以外周神经病变为常见,多发性单神经炎是主要的病变类型,临床表现为对称性的末梢神经病变。肌电图以及神经传导检查有助于外周神经病变的诊断。少部分患者出现癫痫或精神异常。

(八)关节病变

关节病变在 WG 中较为常见,发病时约 30%的患者有关节病变,约 70%患者病程中可有关节受累。多数表现为关节疼痛以及肌痛,1/3 的患者可出现对称性或非对称性以及游走性关节炎(可为单关节或多关节的肿胀和疼痛)。

(九)其他

WG 也可累及心脏而出现心包炎、心肌炎。胃肠道受累时可出现腹痛、腹泻以及消化道出血;罕见病例以急性胰腺炎为首发症状。尸检时可发现脾脏受损(包括坏死、血管炎以及肉芽肿形成)。泌尿生殖系统(不包括肾脏)如膀胱炎、睾丸炎和附睾炎等受累较少见。

六、实验室和其他检查

(一)影像学检查

上呼吸道影像学检查可见鼻旁窦黏膜增厚、鼻旁窦骨质破坏等改变。胸部影像学表现多种多样,典型的 WG 表现为两肺多发、大小不等的结节状影,以两下肺多见。肺结节大小多在 2~10 cm,多分布在支气管血管周围,结节外缘不规则,有时在结节与肺门之间可见“滋养血管”影、长毛刺征和胸膜牵拉征。约 50%的患者可以发现有厚壁空洞,洞壁内缘不规则,极少有液平和钙化。少部分患者可见弥漫性粟粒样表现或弥漫性磨玻璃影。

(二)肺功能检查

因为支气管内膜受累以及瘢痕形成,55%以上的患者在肺功能检测时可出现阻塞性通气功能障碍,另有 30%~40%的患者可出现限制性通气功能障碍以及弥散功能障碍。

(三)纤维支气管镜检查

纤维支气管镜检查主要是用于发现气道内病变,包括声门下狭窄和溃疡性气管-支气管炎。由于 WG 病变分布常为局灶性,而且纤维支气管镜下经支气管肺活检所获组织标本量小,所以肺活检意义有限。

(四)组织活检

活体组织病理检查是诊断 WG 的主要措施。WG 的主要组织学特点是血管炎、肉芽肿和坏死。其典型的血管炎改变为累及小、中动脉的坏死性或肉芽肿型血管炎;有时有血管阻塞或血管腔内血栓形成;少见的表现有小动脉、静脉、毛细血管中性粒细胞浸润和管壁破坏。上呼吸道活体组织病理检查创伤性相对较小,常作为首选,但阳性率较低:具有血管炎和肉芽肿 2 项病变者 21%~23%,具有血管炎、肉芽肿和坏死 3 项病变者 16%。肺活体组织病理检查室诊断 WG 阳性率较高。纤维支气管镜下经支气管肺活体组织病理检查虽然创伤小,但阳性率仅 7%左右;开胸肺活检阳性率可达 91%,其缺点是创伤性较大;电视辅助胸腔镜外科肺活检也可获得较高阳性率。肾脏活检主要用于除外其他肾脏疾病。肾脏活检主要病变为 80%的患者呈节段性坏死性肾小球炎,仅 8%的患者可以发现血管炎改变。皮肤活检可见到三种病理改变,即坏死性血管炎或白细胞碎片性血管炎、坏死性肉芽肿以及肉芽肿性血管炎。

(五)血液检查

少数患者红细胞和血红蛋白降低,白细胞和血小板增多。活动性 WG 患者可见血沉增快、C 反应蛋白增高,抗核抗体和类风湿因子阳性。所有这些改变都没有特异性。肾脏受累导致肾功能受损时,血肌酐、尿素氮升高,并可以发生水电解质紊乱和酸碱平衡失调。

(六)尿常规检查

所有 WG 患者都应进行尿液检查,以期发现肾脏受损情况。肾脏受累时可以有蛋白尿和/或镜下血尿、细胞管型等。

七、诊断

对有典型上、下呼吸道和肾脏受损的“三联征”患者，诊断并不困难。如只有一个或两个部位累及时，常易误诊或漏诊。WG 的诊断时间为 5～15 个月。有报道显示 40%的诊断是在不到 3 个月的时间里得出的，10%可长达 5～15 年才被确诊。WG 早期诊断至关重要。无症状患者可通过血清学检查 ANCA 以及鼻旁窦和肺脏的影像学检查有助于诊断。皮肤、上呼吸道、肺及肾脏活检可提供诊断依据，病理显示纤维蛋白变性、血管壁有中性粒细胞浸润、局灶性坏死性血管炎，上、下呼吸道有坏死性肉芽肿形成，以及肾脏病理为局灶性、节段性、新月体性、坏死性肾小球肾炎，免疫荧光检测无或很少免疫球蛋白以及补体沉积。必要时，可进行胸腔镜或开胸活检以提供诊断的病理依据。

八、鉴别诊断

WG 主要与以下几种疾病鉴别。

(一)显微镜下多血管炎(MPA)

1993 年以前将显微镜下多血管炎作为韦格纳肉芽肿的一个亚型，现认为显微镜下多血管炎为一独立的系统性血管炎，是一种主要累及小血管的系统性坏死性血管炎，可侵犯肾脏、皮肤和肺等脏器的小动脉、微动脉、毛细血管和小静脉。常表现为坏死性肾小球肾炎和肺毛细血管炎。累及肾脏时出现蛋白尿、镜下血尿和红细胞管型。ANCA 阳性是 MPA 的重要诊断依据，60%～80%为 p-ANCA 阳性，胸部 X 射线检查在早期可发现无特征性肺部浸润影或小片状浸润影，中晚期可出现肺间质纤维化。

(二)变应性肉芽肿性血管炎[Churg-Strauss 综合征(CSS)]

变应性肉芽肿性血管炎常有重度哮喘；肺和肺外脏器有中小动脉、静脉炎及坏死性肉芽肿；外周血嗜酸性粒细胞增高。WG 与 CSS 均可累及上呼吸道，但 WG 常有上呼吸道溃疡，胸片显示肺内有结节、空洞形成，CSS 则不多见。WG 病灶中很少有嗜酸性粒细胞浸润，周围血嗜酸性粒细胞增高不明显，也无哮喘发作。

(三)淋巴瘤样肉芽肿病

淋巴瘤样肉芽肿病系多形细胞浸润性血管炎和血管中心性坏死性肉芽肿病，病变浸润细胞多为小淋巴细胞、浆细胞、组织细胞等，主要累及肺、皮肤、神经系统及肾间质，不侵犯上呼吸道。

(四)肺出血-肾炎综合征(Goodpasture syndrome)

肺出血-肾炎综合征以肺出血和急进性肾小球肾炎为特征的综合征，常有抗肾小球基底膜抗体阳性，并由此引致弥漫性肺泡出血及肾小球肾炎综合征，临床突出表现为发热、咳嗽、咯血及肾炎改变，一般无其他血管炎征象。常缺乏上呼吸道病变，肾病理可见基底膜有免疫复合物沉积。

(五)复发性多软骨炎

复发性多软骨炎以软骨受累为主要表现，临床表现可有鼻塌陷、听力障碍和气管狭窄等，一般均有耳郭受累，而无鼻旁窦受累。实验检查 ANCA 阴性，抗Ⅱ型胶原抗体阳性有助诊断。

九、治疗

未经治疗的 WG 患者的预后很差，90%以上的患者在 2 年内死亡，死因通常是呼吸衰竭和/或肾衰竭。早期诊断、早期治疗，对预后有明显改善。通常治疗可分为3期，即诱导缓解、维持缓解以及控制复发。循证医学(EBM)显示糖皮质激素+环磷酰胺(CTX)联合治疗有显著疗效，特别是累及肾脏以及具有严重呼吸系统疾病的患者，应作为首选治疗方案。

(一)糖皮质激素

活动期时泼尼松1.0～1.5 mg/(kg·d)，用4～6周或病情缓解后减量并以小剂量维持。对严重病例如中枢神经系统血管炎、弥漫性肺泡出血、进行性肾衰竭，可冲击疗法；甲泼尼龙1.0 g/d，3天；第4天改口服泼尼松1.0～1.5 mg/(kg·d)，然后根据病情逐渐减量。

(二)免疫抑制剂

1.环磷酰胺

环磷酰胺为首选免疫抑制剂，每天口服CTX 1.5～2 mg/kg，也可用CTX 200 mg，隔天1次。病情平稳时可用1 mg/kg维持。严重病例可给予CTX 1.0 g冲击治疗，每3～4周1次，同时给予每天口服CTX 100 mg。可使用1年或数年，撤药后患者可长期缓解。用药期间注意观察不良反应，如骨髓抑制等。研究显示，CTX能显著改善WG患者的生存期，但不能完全控制肾脏等器官损害的进展。

2.硫唑嘌呤

硫唑嘌呤有抗炎和免疫抑制双重作用，有时可替代CTX。用量为1～4 mg/(kg·d)，总量不超过200 mg/d。需根据病情及个体差异而定。用药期间应监测不良反应。

3.甲氨蝶呤(MTX)

MTX一般用量为10～25 mg，1周1次，口服、肌内注射或静脉注射疗效相同，如CTX不能控制可合并使用MTX。

4.环孢素(CsA)

CsA作用机制为抑制IL-2合成，抑制T细胞活化。常用剂量为3～5 mg/(kg·d)，但免疫抑制作用也较弱。

(三)其他治疗

1.复方磺胺甲噁唑片

对于病变局限于上呼吸道以及用泼尼松和CTX控制病情者，可用复方磺胺甲噁唑片进行抗感染治疗(2～6片/日)，能预防复发，延长生存时间。特别具有预防卡氏肺囊虫感染作用。

2.生物制剂

新近研究发现TNF-α受体阻滞剂与泼尼松和/或CTX联合治疗能增加疗效，减少后者的毒副作用；有报道，对泼尼松和CTX治疗无效的患者可试用TNF-α受体阻滞剂，能收到理想的疗效。

3.血浆置换

对活动期或危重型病例，可用血浆置换治疗作为临时治疗。但需与激素及其他免疫抑制剂合用。

4.透析治疗

急性期患者如出现肾衰竭时需要透析治疗。

5.外科治疗

对于声门下狭窄、支气管狭窄等患者可以考虑外科治疗。

十、预后

WG 通过药物治疗，尤其是糖皮质激素加 CTX 联合治疗，以及严密的随诊，能诱导和维持长期的缓解。以往，未经治疗的 WG 平均生存期是 5 个月，82%的患者 1 年内死亡，90%多的患者两年内死亡。目前，大部分患者在正确治疗下能维持长期缓解。影响预后的主要因素是难以控制的感染和不可逆的肾脏损害。早期诊断、早期治疗，力争在肾功能损害之前给予积极治疗，可明显改善预后。

（魏中振）

第七章

胸膜疾病

第一节　气　　胸

胸膜腔是由壁层和脏层两层胸膜构成的一个密闭的不含空气的潜在性腔隙，任何原因致胸膜破损，空气进入胸膜腔即形成气胸。气胸分为自发性气胸和创伤性气胸。自发性气胸又可分为原发性和继发性两种；原发性气胸主要发生在既往无基础肺疾病的健康人，继发于原有基础肺或胸膜疾病的则称继发性气胸。创伤性气胸是指胸部直接或间接创伤所引起，也包括诊断和治疗操作过程中引起的医源性气胸。本节主要叙述自发性气胸。

一、病因和发病机制

原发性气胸又称特发性气胸，多发生在30～40岁，男多于女，发病比例为4∶1～6∶1；有侧发病多于左侧，约10%为双侧；肺部常规X射线检查常无异常发现，其发病主要是由于胸膜下肺表面的气肿泡或肺尖部肺内大疱破裂所致，发病机制尚不清楚。有人解释：由于肺本身的重力作用，整个肺内机械张力的分布不均匀，肺尖部肺泡壁的张力比肺底部的大，此处的肺泡壁易于扩张破裂。原发性气胸患者多为瘦长体型身材较高者，这一人群从肺底到肺尖的压力梯度比正常人大，肺尖部肺泡壁所承受的张力相对较高，因而更易引起肺尖部胸膜下局限性气肿泡而发生气胸。吸烟人群中原发性气胸发病率较高，停止吸烟可以减少气胸复发。上述病变也可能是吸烟、支气管或肺部炎症所致的纤维组织牵拉或通气不畅引起，或肺纤维组织先天发育不全（如马方综合征）所致。有报道认为，原发性自发性气胸可能有遗传因素，11.5%患者有家族史，人类白细胞抗原（HLA）单连体A2B40可能与原发性自发性气胸的发生有关，女性患者的家族史更明显，发病平均年龄较男性早2～5岁。

继发性自发性气胸，是在肺脏和胸膜各种疾病的基础上形成的气胸，因此临床症状较原发性气胸重，发病年龄也较高。最常见的病因是慢性阻塞性肺疾病（COPD）和肺结核并发肺大疱时，引流的小气道炎症狭窄、扭曲，肺泡内压急骤升高，导致大泡破裂，引起气胸。金黄色葡萄球菌、厌氧菌、革兰阴性杆菌等引起的肺化脓性病灶溃破入胸膜腔则引起脓气胸。近年获得性免疫缺陷综合征（AIDS）伴随的卡氏肺孢子菌感染引起的自发性气胸已受到重视。肺包虫囊肿破裂，肺吸虫等感染均可引起气胸。严重的支气管哮喘、肺癌、肺转移性肿瘤等疾病均可并发气胸。有时胸膜上具有异位子宫内膜,在月经期可以破裂而发生气胸(月经性气胸)。

气胸的发生大多数无明显诱因,凡能增加胸内压,尤其存在上述病因时病变区肺泡内压力增高因素均可诱发自发性气胸,剧烈运动、咳嗽、费力大便,甚至打哈欠、举物欢呼时,均可成为自发性气胸的诱因。乘坐飞机或潜水,因飞机迅速升高或潜水快速浮出水面,外界气压突然降低.肺内大泡胀大易于破裂。机械通气时,气道压力超过肺泡(尤其是病变组织)所能承受的压力时,也可诱发气胸。

二、病理生理

气胸时,胸膜腔内的负压消失使肺发生萎陷,可引起下述病理生理变化:①对通气功能的影响,主要表现为肺活量和最大通气量减少,属限制性通气功能障碍。一般肺压缩 20%以上,就可影响通气功能。②对气体交换功能的影响,气胸初始时,通气/血流(VA/Q)比值下降,解剖分流增加,产生低氧血症,表现为动脉血氧饱和度(SaO_2)和动脉血氧分压(PaO_2)降低,但对动脉血二氧化碳分压($PaCO_2$)影响不太大,$PaCO_2$ 甚至低于正常。气胸发生数小时后,由于重新调整了 VA/Q 比例,使之恢复或接近正常比值,因此,PaO_2 和 $PaCO_2$ 可恢复正常,患者缺氧现象可能缓解。③对循环功能的影响,一般气胸对循环功能的影响不大或无影响,但张力性气胸可使回心血量减少,影响心脏搏出量,可引起血压下降,甚至发生休克。

三、临床类型

根据脏层胸膜破裂情况及胸腔内压力的变化将气胸分为 3 种类型。

(一)闭合性气胸

由于脏层胸膜裂口随着肺脏萎陷而关闭,空气停止继续进入胸膜腔,胸内压接近或稍超过大气压。抽气后,胸内压下降,留针 1~2 分钟压力不再上升。

(二)开放性气胸

破裂口开放,空气从破裂口随呼吸自由进出胸膜腔,实际是支气管胸膜瘘,胸膜腔内压力接近大气压力,测压表上显示在“0”上下,抽气后压力不变。

(三)张力性气胸

破裂口形成单向活瓣,吸气时,胸膜腔内压力降低,活瓣开放,空气进入胸膜腔,呼气时胸膜腔内压力升高,关闭活瓣,空气不能逸出,胸膜腔内压急骤上升,常在 0.78~0.98 kPa(8~10 cmH_2O),有时可高达 1.96 kPa(20 cmH_2O)以上,致呼吸困难严重,纵隔被推向健侧,循环受到影响。抽气后胸内压下降,后又迅速上升为正压。

四、临床表现

气胸的临床表现与气胸发生的快慢、肺萎陷程度和胸膜腔内压力大小、原有肺功能基础三个因素有关。

(一)症状

发病前可有咳嗽、提重物、剧烈运动等诱因,但许多是在正常活动或安静休息时发病。剧烈运动时发病不足 10%。典型表现为患侧突发胸痛,呈尖锐持续性刺痛或刀割痛,吸气加剧,多在前胸、腋下部,可放射到肩、背、上腹部。持续性胸骨后痛提示纵隔气肿的存在。因气体刺激胸膜,可产生短暂的刺激性干咳。这些症状多在 24 小时内缓解。继之出现呼吸困难,老年患者特别是既往肺功能严重减退者，在气胸量不大时，即可出现明显的呼吸困难；而既往无基础肺疾病的年轻人即使肺压缩80%以上，呼吸困难也可不明显。张力性气胸患者由于胸内压骤升，纵隔移位，呼吸困难显著并进行性加重，常伴有心动过速、恐惧、烦躁以及大汗、皮肤湿冷等休克表现。发绀多见于张力性气胸和原有肺功能不全者。

（二）体征

气胸患者的体征视积气量和有无积液而定，少量气胸时体征不明显，肺压缩在30%以上，可见患侧胸廓膨隆，呼吸运动减弱，叩诊呈鼓音，心、肝浊音区消失，语颤和呼吸音均减弱或消失。左侧少量气胸或纵隔气肿时，可在左心缘或左胸骨缘处听到与心跳同步的噼拍声，称为黑曼征，于左侧卧位呼气时最清楚；其产生机制可能为心跳挤压纵隔和左胸膜腔内的空气，或心跳使分开的脏壁层胸膜突然接触而产生。大量气胸可使心脏、气管向健侧移位。若颈、胸部触及握雪感，为皮下气肿的表现，也提示可能有纵隔气肿。

五、X射线检查

气胸的典型X射线表现为肺向肺门萎陷呈圆球形阴影，气体常聚集于胸腔外侧或肺尖，局部透亮度增加，无肺纹理；压缩的肺外缘可见发线状的阴影。少量气胸往往局限于肺尖，常被骨骼掩盖，嘱患者深呼气，使萎缩的肺更为缩小，密度增高，与外带积气透光区呈更鲜明对比，从而显示气胸带。局限性气胸在后前位X射线检查时易遗漏，需X射线透视转动体位方能见到气胸。CT扫描可以确诊局限性气胸，并有助于肺大疱和气胸的鉴别，前者在透光增强区域可见肺大疱间隔的存在。在肺复张后，CT检查可以进一步明确基础肺部疾病。

六、诊断和鉴别诊断

根据患者突然发生胸痛、呼吸困难并有气胸体征，即可做出初步诊断。X射线显示胸膜腔积气带是确诊的依据。在无条件或病情危重不允许作X射线检查时，可在患侧胸膜腔积气体征最明显处行诊断性穿刺，抽气测压，若为正压且抽出气体，说明有气胸存在，即应抽出气体以缓解症状，并观察抽气后胸膜腔内压力的变化以判断气胸的类型。自发性气胸有时酷似其他心、肺疾患，应予鉴别。

（一）严重阻塞性肺气肿

有气急和呼吸困难，体检两肺叩诊反响增强，呼吸音减弱。呼吸道感染加重时，气急、发绀可加重，应仔细比较两侧叩诊和呼吸音是否对称，及时行X射线检查可以鉴别。

（二）肺大疱

位于肺周边部位的肺大疱有时在X射线检查时可误诊为气胸。肺大疱可因先天发育形成，也可因支气管内活瓣阻塞而形成张力性囊腔或巨型空腔，起病缓慢，气急不剧烈。从不同角度作胸部透视或CT检查，可见肺大疱为圆形或卵圆形透光区，疱内有细小的条纹，为肺小叶或肺血管的残遗物，肺大疱向周围膨胀，将肺压向周围；而气胸则见胸外侧的含气带，其中无肺纹理所见。肺大疱内压力与大气压相仿，抽气后，大泡容积无显著改变。

（三）急性心肌梗死

急性心肌梗死可突然发生胸痛、胸闷，甚至呼吸困难犹似气胸，但患者常有高血压及冠状动脉硬化性心脏病史，体征、心电图和X射线检查有助于诊断。

(四)肺栓塞

肺栓塞有胸痛、呼吸困难和发绀等酷似气胸的表现,但患者常有咯血,并常有下肢或盆腔血栓性静脉炎、骨折、严重心脏病和房颤等病史,或发生在长期卧床的老年患者或肿瘤患者,体检或X射线检查有助于鉴别。

七、治疗

自发性气胸的治疗旨在消除症状,明确并发症,促进肺复张,防止复发和慢性气胸的发生。治疗方法的选择取决于症状的严重程度和持续时间,是否有基础肺部疾病,既往发作史以及患者的职业。应选择能让患者尽早恢复正常生活和工作,并且复发率最低、痛苦最小的治疗方法。

(一)一般治疗

闭合性小量气胸(≤20%)患者若无症状,可不予特殊处理。但在发病后的 24～48 小时内应密切观察,以保证气胸不再发展;嘱患者卧床休息,少讲话,减少肺活动。以利破口愈合和气体吸收。每天约有1.25%的胸膜腔内气体容积被吸收,如吸入高浓度氧(面罩呼吸或持续吸入),氧流量为每分钟 3 L,可使每天气胸气体吸收的速度提高达 4.2%,肺复张时间明显缩短。若复张延迟,气体进行性增多,症状加重,则需引流排气。

(二)排气疗法

1.穿刺抽气法

穿刺抽气法适用于闭合性气胸。患者取坐位或仰卧位,于第 2 肋间锁骨中线外或第 4 肋间腋前线处(如为局限性气胸,则根据气胸部位)消毒、局部麻醉,气胸针穿刺进入胸膜腔,测定初压,抽气至呼吸困难缓解或使胸膜内压在－0.20～－0.40 kPa(－2～－4 cmH_2O)停止;留针3 分钟观察压力变化,判定气胸类型。一般抽气 1～2 次即可。抽气不能太快,以防复张性肺水肿。

2.胸腔闭式引流术

在上述部位局部麻醉后应用带针芯的粗套管针或用手术方法将引流导管插入胸膜腔,另一端接在水封瓶玻璃管上。①正压连续排气:将胸腔引流管连接于床旁的单瓶水封正压排气装置(图 7-1),引流的玻璃管端置于水面下 2 cm。闭合性气胸穿刺后观察数天肺未复张或交通性气胸和张力性气胸,用此方法可获良好效果。②持续负压排气法:对于闭式引流 1～2 周肺仍未复张,复发性或慢性气胸,可采用此法。胸腔引流管连接于负压连续排气装置(图 7-2),使胸膜腔内压力保持负压水平[－0.78～－1.37 kPa(－8～－14 cmH_2O)]为宜。本法可迅速排气并能引流胸腔积液,促使肺脏迅速复张。

(三)外科治疗

原发性气胸第 1 次发作后复发率为 30%,以后的复发率持续增加。气胸的反复发作往往给患者的正常工作和生活造成较大影响。10%～20%的自发性气胸需外科治疗。自发性气胸的手术指征:①长期气胸;②复发性气胸;③双侧同时气胸;④自发性血气胸;⑤特殊职业等。一些特殊职业首次气胸亦应手术治疗,如飞行员、潜水员、远洋船员以及地质队员等需要长期野外或边远地区工作者。手术治疗成功率高,复发率低。

1.开胸手术

开胸手术包括完整肺大疱切除、部分肺大疱切除加胸膜粘连固定术。若肺内原有明显病变,可考虑将肺叶或肺段切除。

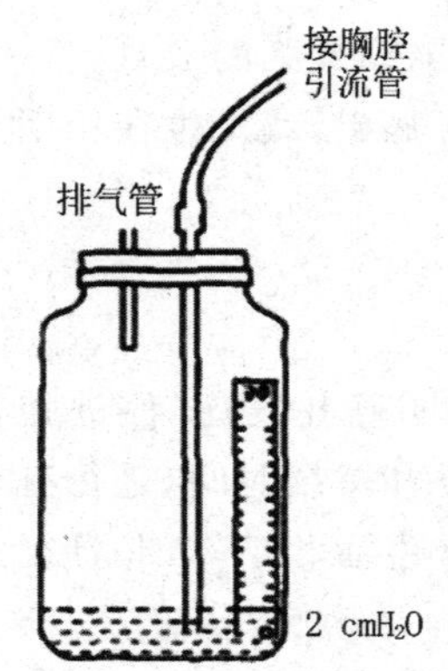

图 7-1 单瓶水封正压排气装置

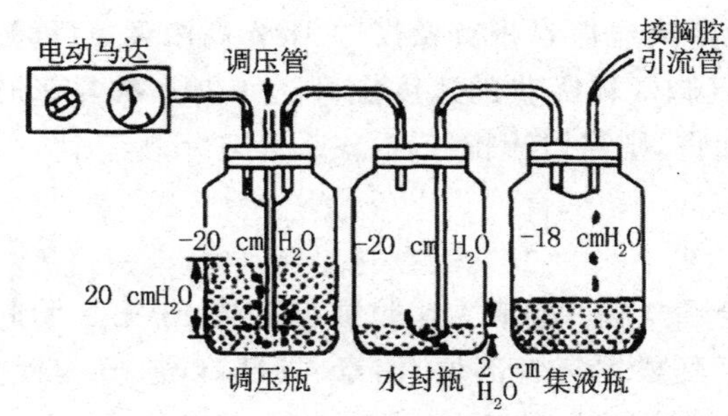

图 7-2 负压连续排气装置

2.电视胸腔镜(video assisted thoracic surgery,VATS)

电视胸腔镜已被广泛地应用于自发性气胸的治疗。其优点为手术效果确实,复发率低,切口小,创伤少,术后恢复快。

(四)其他治疗

由于气胸的存在,出现限制通气功能障碍,肺活量及其他肺容量减少,严重者可出现呼吸衰竭。要根据患者情况适当给氧,并治疗原发病。防治胸腔感染,镇咳、祛痰、镇痛、休息、支持疗法也应予以重视。

八、并发症及其处理

(一)复发性气胸

约 1/3 气胸 2～3 年内可同侧复发。对于多次复发的气胸,能耐受手术者作胸膜修补术;对不能耐手术者,可考虑胸膜粘连疗法。可供选用的粘连剂有四环素粉针剂、凝血酶等。其作用机制是通过生物、理化刺激产生无菌性胸膜炎症,使两层胸膜粘连,胸膜腔闭锁,达到防治气胸的目的。胸膜腔注入粘连剂前,应用闭式引流负压吸引,务必使肺完全复张。为避免药物所致的剧烈胸痛,先注入适量利多卡因,让患者转动体位,充分麻醉胸膜,15～20 分钟后注入粘连剂。嘱患者反复转动体位,让药液均匀涂布胸膜(尤其是肺尖)。夹管观察数小时(如有气胸症状随时开管排气),吸出胸腔内多余药物。若一次无效,可重复注药。观察 2～3 天,经透视或摄片证实气胸治愈,可拔除引流管。

(二)血气胸

自发性气胸伴有胸膜腔内出血称血气胸,是由于胸膜粘连带内的血管断裂。肺完全复张后,出血多能自行停止。若继续出血不止,除抽气排液和适当输血外,应考虑手术结扎出血的血管。

(三)纵隔气肿和皮下气肿

高压气胸或抽气或进行闭式引流后,可沿针孔切口出现胸壁皮下气肿。逸出的气体还可蔓延至腹壁和上肢皮下。高压的气体进入肺间质,循血管鞘经肺门进入纵隔。纵隔气体又可沿着筋膜进入颈部皮下组织以及胸腹部皮下。X 射线片上可见到皮下和纵隔边缘含气带。纵隔内大血管受压,患者感到胸骨后疼痛,气短和发绀,甚至血压下降。

皮下气肿和纵隔气肿随胸膜腔内气体排出减压而能自行吸收,吸入浓度较高的氧气可以加大纵隔内氧的浓度,有利于气体的消散。纵隔气肿张力过高而影响呼吸和循环者,可作胸骨上穿刺或切开排气。

(四)张力性气胸并发循环障碍

病情危重危及生命,必须尽快排气。紧急时将消毒针头从患侧肋间隙插入胸膜腔,使大量积气得以由此自行排出,缓解症状。紧急时,还可用大注射器接连三路开关抽气,或者经胸壁插针,尾端用胶管连接水封瓶引流,使大量气体得以单向排出。亦可用一粗注射针,在其尾部扎上橡皮指套,指套末端剪一小裂缝,插入气胸腔作临时简易排气,气体从小裂缝排出,待胸腔内压减至负压时,套囊即塌陷,小裂缝关闭,外界空气不能进入胸膜腔。对张力性气胸应尽早行胸腔闭式引流术。

(五)复张性肺水肿

由于气胸或胸腔积液引流过速,包括负压吸引,致单侧萎陷的肺组织复张过快时可出现肺水肿,有时也可累及对侧。患者可有不同程度的低氧血症和低血压,常有顽固性咳嗽和胸闷,治疗主要给予吸氧和利尿剂,必要时行持续正压通气,可加快临床症状的缓解。复张性肺水肿严重时可危及生命,预防是重要环节。

(车　艳)

第二节　脓　　胸

脓胸是指脓性渗出液积聚于胸膜腔内的化脓性感染。按胸膜受累的范围,可分为局限性脓胸和全脓胸,单侧性脓胸或双侧性脓胸,局限性脓胸又称为包裹性脓胸。按病理发展过程可分为急性脓胸和慢性脓胸两大类。按病原菌不同可分为化脓性脓胸、结核性脓胸以及其他特殊病原性脓胸。

一、急性脓胸

(一)病因

致病菌以肺炎球菌、链球菌多见。但由于抗生素的应用,这些细菌所致肺炎和脓胸已较前少见,而葡萄球菌特别是耐药性金黄色葡萄球菌却大大增多。尤以小儿更为多见,且感染不易控制。此外,还有大肠杆菌、铜绿假单胞杆菌、真菌、厌氧菌、阿米巴原虫等。

致病菌进入胸膜腔的途径：①肺部化脓性病灶侵及胸膜或病灶破裂直接扩散到胸膜腔。②膈下脓肿、肝脓肿、纵隔脓肿、纵隔淋巴结炎和化脓性心包炎等邻近器官的化脓性感染直接穿破或经淋巴途径侵犯胸膜腔。③在全身败血症或脓毒血症时，致病菌可经血液循环进入胸膜腔。④胸部穿透伤带入细菌和/或异物引起胸腔内感染或化脓。⑤血胸的继发感染。⑥胸腔内手术后胸膜腔感染。⑦支气管瘘或食管吻合口瘘多种细菌引起的胸膜腔混合感染。⑧其他：自发性气胸引流后并发感染等均可形成脓胸。

(二)病理

感染侵犯胸膜后，引起胸腔积液大量渗出。初期为浆液性渗液，胸膜充血水肿，胸液含有白细胞和纤维蛋白，脓液稀薄。在此期若能排出渗液，肺易复张。随着病情的进展，脓液中纤维蛋白和脓细胞增多，沉积于壁层和脏层胸膜形成纤维素膜和多房性脓腔。纤维素韧性增强，纤维层逐渐增厚并覆盖胸膜，使肺膨胀受到限制。

(三)临床表现

急性炎症和呼吸困难是急性脓胸的两个主要症状。患者常有高热、胸痛、气急、食欲缺乏、深呼吸或咳嗽时胸痛加剧、白细胞总数和中性粒细胞增高等症状，积脓较多者尚有胸闷、咳嗽、咳痰症状。

查体可见急性病容及胸腔积液体征，即患侧呼吸运动减弱，全胸或下胸部肋间饱满，语颤减弱，叩诊呈浊音，听诊呼吸音减弱或消失。严重者可伴有发绀和休克。局限性脓胸，在病变部位可有些体征，叶间裂或纵隔的局限性脓胸，体征多不明显。

(四)X射线检查

X射线检查可见胸腔积液或包裹积液。少量积液仅表现为肋膈角变钝或模糊；大量积液，患侧呈现大片浓密阴影，纵隔向健侧移位；中等量以上积液时，显示外高内低的弧形浓密阴影。伴有气胸时则出现液面。若未经胸腔穿刺而出现液面者，应高度怀疑气管、食管瘘。

(五)实验室检查

胸腔积液为脓性，随病原不同，脓性质也不同，肺炎链球菌感染为黄色或黄绿色黏稠的脓性胸腔积液，链球菌感染为淡黄稀薄的脓性胸腔积液，金黄色葡萄球菌感染为黄色稠厚的胸腔积液，铜绿假单胞杆菌感染为淡绿色脓性胸腔积液，大肠杆菌、粪产碱杆菌感染则胸腔积液有粪臭味，厌氧菌感染则有腐败臭味，阿米巴感染引起者为巧克力状脓性胸腔积液。胸腔积液中白细胞数超过 10×10^9/L，胸腔积液 pH 小于 7.2，葡萄糖浓度低于 2.24 mol/L(40 mg/dL)，乳酸脱氢酶活力高于 1 000 U/L，胸腔积液涂片见大量细菌。胸腔积液的 pH 与胸膜的炎症程度相关性最好。胸腔积液中的蛋白质含量和比重缺乏特异性。

(六)诊断与鉴别诊断

发热、胸痛、气短，查体和 X 射线检查为胸腔积液的征象，胸腔积液化验为脓性可确定诊断，抽得的脓液应分别送细菌涂片、细菌培养和抗菌药物敏感试验。根据脓液的性状和涂片染色显微镜检查结果可初步检出病原菌，以便及早选用敏感的抗生素。

类风湿性关节炎、急性胰腺炎和癌症患者的胸腔积液，有时酷似脓性胸腔积液。但恶性胸腔积液的 pH 极少低于 7.0，风湿病和胰腺炎胸腔积液的 pH 也很少低于 7.2，且风湿病的免疫试验阳性，胰腺炎的胸腔积液的淀粉酶升高。

(七)治疗

急性脓胸的治疗原则：①根据致病菌对药物的敏感性，选用有效抗生素。②彻底排净脓液，使肺早日复张。③控制原发感染，全身支持治疗，如补充营养和维生素、注意水和电解质的平衡、纠正贫血等。排除脓液的方法有以下两种。

1.胸腔穿刺抽液

胸腔穿刺抽液适用于脓液相当稀薄且液量较少的患者。反复胸腔穿刺，尽量抽净脓液，每次抽吸后向胸膜腔内注入抗生素。

2.胸腔闭式引流

对于脓液较稠厚、穿刺不易抽净，或经过治疗脓量不见减少，患者症状无明显改善，应及早施行肋间闭式引流术；对于有多个脓腔、脓液稠厚，肋间闭式引流不能控制中毒症状的多房性脓腔，应用肋床闭式引流，即切开一段肋骨，切入脓腔，分开多房腔成为一个脓腔，放置大口径引流管做闭式引流。对于脓气胸、食管瘘或腐败性脓胸者，也应及早施行胸腔闭式引流。

脓液排出后，肺逐渐膨胀，两层胸膜靠拢，空腔逐渐闭合。若空腔闭合缓慢或不够满意，可尽早行胸腔扩清及纤维膜剥除术。如脓腔长期不能愈合，则成为慢性脓胸。

二、慢性脓胸

(一)定义

急性脓胸病程超过 6 周，逐渐转入慢性期，脓腔壁硬结，脓腔容量固定，称为慢性脓胸。

(二)病因

形成慢性脓胸的主要原因有以下情况。

(1)急性脓胸就诊过迟，未及时治疗，逐渐进入慢性期。

(2)急性脓胸处理不当，如引流太迟，引流管拔除过早，引流管太细，引流管位置不当，造成排脓不畅。

(3)合并有支气管胸膜瘘或食管胸膜瘘而未及时处理，细菌及污染物质不断进入胸膜腔。

(4)脓腔内有异物存留，如弹片、死骨、棉球、引流管残端等，使胸膜腔感染难以控制。

(5)胸腔毗邻的慢性感染病灶，如膈下脓肿、肝脓肿等溃破入胸膜腔引起脓胸。

(6)某些特殊感染，如结核菌、放线菌等慢性炎症所致的纤维层增厚，肺膨胀不全，使脓腔长期不愈。

(三)病理

附着在脓腔的纤维素，在初期尚易与胸膜分离，随着成纤维细胞和血管内皮细胞的侵入，纤维素层日益增厚，逐渐机化形成瘢痕，厚达数厘米，病程久者常有钙化。故慢性脓胸的主要特征是脏、壁层胸膜纤维性增厚，肺脏不能膨胀，脓腔不能缩小，感染也不能控制。壁层胸膜增厚的纤维板使肋骨聚拢，肋间隙变窄，胸廓塌陷。胸壁收缩内陷，脊柱侧凸，膈肌也因增厚的纤维板而固定，限制肺的呼吸运动，纵隔受瘢痕收缩牵引而向患侧移位，长期肺萎缩可引起支气管变形，排痰不畅而并发感染，也可并发支气管扩张和肺纤维化。这些都严重影响呼吸功能。长期慢性缺氧，可出现杵状指(趾)。慢性脓胸患者长期感染中毒，肝、肾、脾等脏器可有淀粉样变，功能减退。

(四)临床表现

慢性脓胸患者常有全身中毒症状，如长期低热、食欲减退、消瘦、乏力、贫血、低蛋白血症等，有时可有气促、咳嗽、咳脓痰等症状。

查体：胸廓内陷，呼吸运动减弱或无呼吸运动。肋间隙变窄，叩诊实音，呼吸音减弱或消失。严重者脊椎凸向健侧，纵隔和气管移向患侧，杵状指(趾)。从脓腔引流管注入美蓝，若患者咳出的痰中有美蓝的颜色，可证明有支气管胸膜瘘存在。让患者服美蓝后，如发现自引流管排出，即可诊断食管胸膜瘘。

(五)X 射线检查

X 射线检查可见胸膜增厚，胸廓内陷，肋间隙变窄，膈肌抬高，纵隔向患侧移位，胸膜可有钙化。

(六)治疗

慢性脓胸治疗原则：改善全身情况，缓解中毒症状和营养不良，消除致病原因和脓腔，去除坏死组织，尽力使受压的肺复张，保存和恢复肺功能。

1.全身治疗

增强患者对疾病作斗争的信心，尽快改善患者的营养状态。可输入氨基酸、多种维生素、多次少量输血，应用适量、有效的抗生素控制感染。

2.改进脓胸的引流

改进管腔较大的引流管，调整引流管的位置，不宜过深或太浅，有些患者经过改进引流后获得痊愈。

3.手术治疗

慢性脓胸经保守疗法久治不愈，肺部已有器质性改变或明显的胸膜肥厚引起的严重肺功能障碍者应考虑手术。术前应改善患者的一般情况，根据具体病情决定手术方法和选择手术时机。

(1)胸膜纤维板剥脱术：最大限度地恢复肺功能，是治疗慢性脓胸的主要原则之一。剥脱脓腔壁层胸膜和脏层胸膜上增厚的纤维板，使肺得以复张，消灭脓腔，改善胸廓呼吸运动，从而改善肺功能，又可免除胸廓畸形，是最理想的手术。

(2)胸廓成形术：目的是去除胸廓局部的坚硬组织，使胸壁内陷，以消灭两层胸膜间的无效腔。将脓腔顶部相应的肋骨和壁层胸膜内的纤维层切除，保留肋骨骨膜和肋间组织。适用于病程长、肺部不易复原的慢性脓胸患者。

(3)胸膜肺切除术：适用于慢性脓胸合并广泛而严重的肺内病变，如空洞、支气管高度狭窄或扩张、广泛纤维化、肺不张，或伴有不易修补成功的支气管胸膜瘘，可将纤维板剥除术加病肺切除术一次完成。但这一手术技术要求高、难度大、出血多、创伤重，必须严格掌握适应证。

(车 艳)

第三节 乳糜胸

乳糜胸于 1933 年首次由 Bartolet 报告，临床上虽不常见，但随着胸腔手术的增加，这一疾病更为常见。但随着现代诊断和治疗水平的不断提高，乳糜胸患者的病死率已下降到 10%以下。

一、定义

由于胸导管或其分支的损伤及病变造成乳糜在胸膜腔内积聚，称为乳糜胸。胸导管经膈肌主动脉裂孔进入后纵隔右侧上行于主动脉和奇静脉之间，于第 5 胸椎水平走向脊柱左侧。该管沿食管的左缘上行至第 1 胸椎水平汇入左颈内静脉和锁骨下静脉的交界部。因此第 5 胸椎水平以下的胸导管损伤可出现右侧乳糜胸，病损若在第5胸椎以上可引起左侧乳糜胸。乳糜胸约占所有胸腔积液的2%。

二、病因

(一)创伤性

创伤性占病因的25%，其中医源性损伤占创伤病因的30%。最常见于胸腔手术。据统计，其发病率占胸腔内手术的0.24%～0.5%。包括食管、主动脉、纵隔、心脏、肺和交感神经系统的手术可能引起胸导管或其分支的损伤。偶见于颈部手术、腹部交感神经切除术和根治性淋巴结清除术、腰部主动脉造影术、锁骨下静脉和左颈内静脉插管术后。

颈、胸部的刀、枪伤等穿透性损伤累及胸导管，致乳糜胸。肺脏外伤和脊柱骨折亦较易引起乳糜胸。外伤性乳糜胸以右侧多见，损伤的位置常为第9、第10胸椎。有时脊柱突然过度伸展，举重、咳嗽、呕吐等剧烈动作，均可发生乳糜胸。

(二)肿瘤性

肿瘤性为最常见的病因，占50%，其中以淋巴瘤最多见，约占恶性肿瘤患者的75%。癌肿纵隔转移侵及胸导管或其分支也可引起乳糜胸。文献报告艾滋病并发Kaposi肉瘤，胸导管受累时可出现乳糜胸。

(三)特发性

特发性较少见，在病因中占15%，先天性乳糜胸是新生儿早期胸腔积液的最常见原因。发生于产后1～7天内，可伴有先天愚型综合征、Noonan综合征、母体羊水过多、淋巴管瘤、先天性淋巴管扩张、H型气管食管瘘及胸导管发育不良和闭锁等。

(四)其他

其他原因约占10%，包括丝虫病、淋巴结肿大、结核病、结节病、淀粉样变性、狼疮、静脉血栓形成、二尖瓣狭窄、肝硬化、心力衰竭、各种良性肿瘤、肺淋巴管肌瘤病、淋巴管瘤、肠淋巴管扩张、蛋白丢失性肠病等，其中大多数很少引起乳糜胸。肺淋巴管肌瘤病极少见，但发生乳糜胸的概率较高，约75%患者伴有乳糜胸。

三、发病机制

肠道形成的淋巴液进入胸导管，会同其中的其他成分就称为乳糜。其富含三酰甘油和乳糜微粒，呈乳白色。每天有1 500～2500 mL的乳糜液进入血液循环。进食脂肪后，胸导管内淋巴流动较进食前增加。产生乳糜胸的机制：①对胸导管或其分支的直接损伤。②肿瘤或炎症直接侵蚀。③外压性或放疗后使管腔闭塞，或先天性发育不良及闭锁，使淋巴管压力升高，产生淋巴、乳糜反流。④静脉压力升高使淋巴管压力升高，导致淋巴管破裂。

先天性乳糜胸一般与分娩时胎儿先天薄弱的胸导管过度伸展、撕拉或淋巴管发育异常有关；或分娩时胎儿静脉压突然增高引起先天性薄弱的胸导管破裂。

四、临床表现

乳糜胸患者临床上除原发病所见的症状外，主要表现为乏力、体重减轻、尿少和脂溶性维生素缺乏、严重脱水、消瘦等营养不良的症状。胸膜腔内大量乳糜液的积贮，使肺组织受压，纵隔向对侧移位，胸闷、呼吸困难、心悸等，重者可出现休克。由于乳糜液有制菌作用，对胸膜腔的刺激性小，故患者多无发热、胸痛。

先天性淋巴管发育不良或扩张表现为“黄甲综合征”，即黄色甲、淋巴水肿、乳糜性胸腔积液三联症。查体有胸腔积液的体征。

五、X 射线检查

X 射线检查呈胸腔积液征，常可见纵隔淋巴结肿大。

六、实验室检查

乳糜静置后可以分成 3 层：上层呈乳膏样，为乳糜微粒；中层呈乳状，为蛋白质及少量脂质成分；下层主要为细胞成分，多为小淋巴细胞。乳糜外观呈乳白色，为无臭的渗出液，比重为 1.012～1.025，pH＞7.40，总蛋白在 30 g/L 以上，白细胞计数平均为 5×10^9/L，以淋巴细胞为主，脂肪含量超过 4 g/L，主要为三酰甘油。

乳糜中加入苏丹Ⅲ酒精液呈红色，显微镜下见多数淋巴球和苏丹Ⅲ阳性的脂肪球。加乙醚于乳糜液中，震荡后静置，乳糜溶于乙醚层中，胸腔积液便见澄清。

胸液三酰甘油测定：高于 1.2 mmol/L，胆固醇/三酰甘油小于 1。

七、淋巴管造影

淋巴管造影用 30%油碘剂碘苯酯从下肢淋巴管注入，可发现淋巴管、胸导管阻塞和破裂部位，观察淋巴管有无畸形、扩张、迂曲及造影剂外漏情况，24 小时后了解淋巴管病变部位。

八、胸、腹部 CT 检查

胸部 CT 能在乳糜胸出现前显示后纵隔影增宽（乳糜胸存在）；能发现纵隔及腹主动脉旁淋巴结病变。

九、开胸探查

开胸探查对乳糜胸持续存在，上述检查不能明确病因诊断，CT 显示异常，此时需考虑开胸探查。

十、诊断

详细询问病史对诊断十分重要，询问近日有无胸外科手术史，有无胸部钝伤或隐性外伤。加上患者有大量胸腔积液、进行性呼吸困难，抽出胸液呈牛奶状，则具有高度诊断价值。但呈此典型外观者仅约 50%，有 12%病例胸液呈浆液性或血性，尤其在刚手术后禁食或刚出生后新生儿未喂养时。若混浊液离心后上层液呈云雾状，提示有乳糜胸的可能。若混浊液离心后变清晰，则非乳糜液。诊断时还需明确胸导管破裂或堵塞的部位，并寻找原发病。

十一、鉴别诊断

乳糜胸需与假性乳糜胸、脓胸等相鉴别。

（一）假性乳糜胸

假性乳糜胸常见病因为结核、类风湿性关节炎、充血性心力衰竭、梅毒等。这是由于胸腔积液在胸腔内停留时间较长(多大于 1 年),胸腔积液内的细胞成分分解、坏死,或产生胆固醇的细胞释放胆固醇,使胸液中的胆固醇含量相对较高,而三酰甘油的含量相对较低,增厚的胸膜又难以将此大量的胆固醇移去。与乳糜胸的鉴别,见表 7-1。

表 7-1　乳糜液与假性乳糜液的鉴别

	乳糜液	假性乳糜液
外观	乳状	乳状
静置后的奶油层	有	没有
臭味	无臭味	无味或有臭味
pH	碱性	变化较大
脂肪球(苏丹Ⅲ染色)	有	没有
加乙醚	变清亮,容积变小	无变化
比重	＞1.012	＜1.012
微生物检查	无菌	一般无菌
三酰甘油	高(＞1.2 mmol/L)	低
胆固醇	低	高(10.4～26 mmol/L)
胆固醇/三酰甘油	＜1	＞1
脂蛋白电泳	有乳糜微粒带	无
口服嗜碱性染料	胸液中有染料	无
显微镜检	淋巴细胞,油滴	各类细胞,胆固醇结晶
病因	外伤、肿瘤或结核等损害或压迫胸导管、先天性	长期胸腔积液、胸膜肥厚,如结核性胸膜炎、类风湿性关节炎
起病	较急	慢性、长期胸腔积液史

(二)脓胸

急性脓胸时可伴有全身中毒症状,患侧胸壁水肿、红热、压痛等体征。慢性脓胸患者常有胸痛、发热,白细胞增多。由于胸液中有大量的脓细胞,或脓细胞分解,发生脂肪变性、坏死,呈乳糜样外观。离心沉淀后上层变为清亮液,下层细胞沉渣或有形成分沉渣。胸液涂片和培养常可查到致病菌。

十二、治疗

(一)病因治疗

按引起乳糜胸的原因治疗。

(二)内科治疗

内科治疗的原则是既要维持足够的营养,又要减少乳糜的生成。经过治疗促进破裂口早期愈合,或经 2～3 周后淋巴管侧支扩张,侧支循环建立,最终达到乳糜胸的治愈。

1.饮食治疗

食物中的脂肪在小肠分解吸收,长链脂肪酸(碳原子 12 个以上)脂化后是经淋巴管、胸导管进入左锁骨下静脉,而短链脂肪酸(碳原子 10 个以下)不脂化则经门静脉吸收。故采用低脂肪饮食,推荐使用中链三酰甘油(MCT),不仅能维持营养,而且降低胸导管的乳糜流量和胸腔乳糜液的贮积，从而促进破口愈合。如需进一步减少淋巴流量，可禁食，而行静脉高营养。

2.静脉高营养

静脉输入多种氨基酸、多种维生素、各种电解质及足量水分，以维持患者的营养。

3.胸腔引流

大量乳糜胸液致呼吸困难时应行胸腔引流，引流和大气压相等时中止，不再加负压吸引，以免胸腔内压差增大反而促进乳糜漏出、营养状态恶化和胸腔漏修复困难。

（三）手术治疗

1.手术指征

（1）成人每天平均丢失乳糜液超过 1 500 mL 或儿童超过 1 000 mL，并持续 5 天。

（2）经过 2 周保守治疗，乳糜量未见减少。

（3）保守治疗期间，营养状况急剧恶化。

2.手术方法

常用的手术方法有：直接结扎胸导管、大块结扎胸导管、胸腹膜腔分流术、胸膜切除术、肺包膜剥脱术等，而最多见的是直接结扎胸导管法。

（车　艳）

第四节　胸腔积液

胸膜腔是位于肺和胸壁之间的一个潜在的腔隙。在正常情况下脏层胸膜和壁层胸膜表面上有一层很薄的液体，在呼吸运动时起润滑作用。胸膜腔和其中的液体并非处于静止状态，在每一次呼吸周期中胸膜腔的形状和压力均有很大变化，使胸膜腔液体持续滤出和吸收并处于动态平衡，任何因素使胸膜腔内液体形成过快或吸收过缓，即产生胸腔积液。

一、病因与发病机制

胸腔积液是常见的内科问题，肺、胸膜和肺外疾病均可引起。临床上常见的病因和发病机制如下所述。

（一）胸膜毛细血管内静水压增高

胸膜毛细血管内静水压增高如充血性心力衰竭、缩窄性心包炎、血容量增加、上腔静脉或奇静脉受阻，产生胸腔漏出液。

（二）胸膜通透性增加

胸膜通透性增加如胸膜炎症（肺结核、肺炎）、结缔组织病（系统性红斑狼疮、类风湿关节炎）、胸膜肿瘤（恶性肿瘤转移、间皮瘤）、肺梗死、膈下炎症（膈下脓肿、肝脓肿、急性胰腺炎）等，产生胸腔渗出液。

（三）胸膜毛细血管内胶体渗透压降低

胸膜毛细血管内胶体渗透压降低如低蛋白血症、肝硬化、肾病综合征、急性肾小球肾炎、黏液性水肿等，产生胸腔漏出液。

(四)壁层胸膜淋巴引流障碍

癌性淋巴管阻塞、发育性淋巴管引流异常等，产生胸腔渗出液。

(五)损伤

主动脉瘤破裂、食管破裂、胸导管破裂等，产生血胸、脓胸和乳糜胸。

二、临床表现

(一)症状

呼吸困难是最常见的症状，可伴有胸痛和咳嗽。呼吸困难与胸廓顺应性下降、患侧膈肌受压、纵隔移位、肺容量下降刺激神经反射有关。病因不同，其症状有所差别。结核性胸膜炎多见于青年人，常有发热、干咳、胸痛，随着胸腔积液量的增加胸痛可缓解，但可出现胸闷、气促；恶性胸腔积液多见于中年以上患者，一般无发热，胸部隐痛，伴有消瘦和呼吸道或原发部位肿瘤的症状，炎症积液多为渗出性，常伴有咳嗽、咳痰、胸痛及发热；心力衰竭所致胸腔积液多为漏出液，有心功能不全的其他表现；肝脓肿所伴右侧胸腔积液可为反应性胸膜炎，亦可为脓胸，多有发热和肝区疼痛。症状也与积液量有关，积液量少于 0.5 L 时，症状多不明显；大量积液时，心悸呼吸困难更加明显。

(二)体征

体征与积液量有关。少量积液可无明显体征，或可触及胸膜摩擦感及听到胸膜摩擦音。中至大量积液时，患侧胸廓饱满，触觉语颤减弱，局部叩诊呈浊音，呼吸音减低或消失。可伴有气管、纵隔向健侧移位。肺外疾病如胰腺炎和类风湿关节炎等，引起胸腔积液多有原发病的体征。

三、实验室与特殊检查

(一)诊断性胸腔穿刺和胸腔积液检查

诊断性胸腔穿刺和胸腔积液检查对明确积液性质及病因诊断均至关重要。疑为渗出液必须做胸腔穿刺，如有漏出液病因则避免胸腔穿刺。不能确定时应做胸腔穿刺抽液检查。

1.外观

漏出液透明清亮，静置不凝固，相对比重＜1.016。渗出液可呈多种颜色，以草黄色多见，易有凝块，相对比重＞1.018。血性胸腔积液呈洗肉水样或静脉血样，多见于肿瘤、结核和肺栓塞。乳状胸腔积液多为乳糜胸。巧克力色胸腔积液考虑阿米巴肝脓肿破溃入胸腔的可能。黑色胸腔积液可能为曲霉感染。黄绿色胸腔积液见于类风湿关节炎。

2.细胞

胸膜炎症时，胸腔积液中可见各种炎症细胞及增生与退化的间皮细胞。漏出液的细胞数少于 100×10^6/L，以淋巴细胞与间皮细胞为主。渗出液的白细胞数常超过 500×10^6/h。脓胸时白细胞多达10×10^9/L以上。中性粒细胞增多时提示急性炎症；淋巴细胞为主则多为结核性或肿瘤性；寄生虫感染或结缔组织病时嗜酸粒细胞常增多。胸腔积液中红细胞超过 5×10^9/L 时可呈淡红色，多由恶性肿瘤或结核所致。胸腔穿刺损伤血管亦可引起血性胸腔积液，应谨慎鉴别。红细胞超过 100×10^9/L 时，应考虑创伤、肿瘤或肺梗死。胸腔积液血细胞比容＞外周血的 50%以上时为血胸。

恶性胸腔积液中有 40%～90%可查到恶性肿瘤细胞，反复多次检查可提高检出率。胸腔积液标本有凝块时，应固定及切片行组织学检查。胸腔积液中恶性肿瘤细胞常有核增大且大小不一、核畸变、核深染、核浆比例失常及异常有丝分裂等特点，胸腔积液中间皮细胞常有变形，易误认为肿瘤细胞。结核性胸腔积液中间皮细胞常低于 5%。系统性红斑狼疮并发胸腔积液时，可找到狼疮细胞。

3.pH

正常胸腔积液 pH 接近 7.6。pH 降低见于多种原因的胸腔积液，如脓胸、食管破裂、类风湿性关节炎时积液；pH＜7.0 仅见于脓胸及食管破裂所致的胸腔积液。结核性和恶性积液的 pH 也可降低。pH 对感染的鉴别诊断价值优于葡萄糖。

4.病原体

胸腔积液涂片查找细菌及培养，有助于病原诊断。结核性胸膜炎胸腔积液沉淀后做结核菌培养，阳性率仅 20%。巧克力色胸腔积液应镜检阿米巴滋养体。

5.蛋白质

渗出液的蛋白含量较高（＞30 g/L），胸腔积液/血清比值大于 0.5。漏出液的蛋白含量较低（＜30 g/L），以清蛋白为主，黏蛋白试验（Rivelta 试验）阴性。

6.类脂

乳糜胸的胸腔积液呈乳状，离心后不沉淀，苏丹Ⅲ染成红色；三酰甘油含量＞1.24 mmol/L，胆固醇不高，脂蛋白电泳可显示乳靡微粒，多见于胸导管破裂，假性乳糜胸的胸腔积液呈淡黄或暗褐色，含有胆固醇结晶及大量退变细胞（淋巴细胞，红细胞），胆固醇多大于 5.18 mmol/L，三酰甘油含量正常。与陈旧性积液的胆固醇积聚有关，见于陈旧性结核性胸膜炎、恶性胸腔积液、肝硬化和类风湿关节炎胸腔积液等。

7.葡萄糖

正常胸腔积液葡萄糖含量与血中含量相近，随血葡萄糖的升降而改变。测定胸腔积液葡萄糖含量，有助于鉴别胸腔积液的病因。漏出液与大多数渗出液的葡萄糖含量正常；而脓胸、类风湿关节炎、系统性红斑狼疮、结核和恶性胸积液中含量可＜3.3 mmol/L。若胸膜病变范围较广，使葡萄糖及酸性代谢产物难以透过胸膜，葡萄糖和 pH 均较低。若由肿瘤引起，提示肿瘤广泛浸润，其胸腔积液肿瘤细胞发现率高，胸膜活检阳性率高，胸膜固定术效果差，患者存活时间亦短。

8.酶

渗出液乳酸脱氢酶（LDH）含量增高，大于 200 U/L，且胸腔积液/血清 LDH 比值率大于 0.6。LDH 是反映胸膜炎症程度的指标，其值越高，表明炎症越明显。LDH＞500 U/L 常提示为恶性肿瘤或胸腔积液已并发细菌感染。

胸腔积液淀粉酶升高可见于急性胰腺炎、恶性肿瘤等。急性胰腺炎伴胸腔积液时，淀粉酶溢漏致使该酶在胸腔积液中的含量高于血清中含量。部分患者胸痛剧烈、呼吸困难，可能掩盖腹部症状，此时胸腔积液淀粉酶已升高，临床诊断应予注意。淀粉酶同工酶测定有助于肿瘤的诊断，如唾液型淀粉酶升高而非食管破裂，则恶性肿瘤的可能性极大。

腺苷脱氨酶（ADA）在淋巴细胞内含量较高。结核性胸膜炎时，因细胞免疫受刺激，T 细胞活性增强，故胸腔积液中 ADA 多高于 45 U/L，其诊断结核性胸膜炎的敏感度较高。但 HIV 合并结核性胸膜炎患者，胸腔积液 ADA 不升高。

9.免疫学检查

结核性与恶性胸腔积液中 T 细胞增高，尤以结核性胸膜炎为显著，可高达 90%，且以 $CD4^+$ 为主。结核性胸膜炎胸腔积液 γ-干扰素多大于 200 pg/mL。恶性胸腔积液中的 T 细胞功能受抑制，其对自体肿瘤细胞的杀伤活性明显较外周血淋巴细胞低，提示恶性胸腔积液患者胸腔局部免疫功能呈抑制状态。系统性红斑狼疮及类风湿关节炎引起的胸腔积液中补体 C_3、C_4 成分降低，免疫复合物含量增高。系统性红斑狼疮胸腔积液中抗核抗体滴度可达 1∶160 以上。

10.肿瘤标志物

癌胚抗原(CEA)在恶性胸腔积液中早期即可升高，且比血清更显著。若胸腔积液 CEA ＞20 μg/L或胸腔积液/血清 CEA＞1，常提示为恶性胸腔积液，其敏感性为 40%～60%，特异性为 70%～88%。胸腔积液端粒酶测定诊断恶性胸腔积液的敏感性和特异性均大于 90%。近年还开展了许多肿瘤标志物检测，如肿瘤糖链相关抗原、细胞角蛋白 19 片段、神经元特异性烯醇酶等，可作为鉴别诊断的参考。联合检测多种肿瘤标志物，可提高阳性检出率。

(二)X 射线检查

其改变与积液量和是否有包裹或粘连有关。极小量的游离性胸腔积液，胸部 X 射线仅见肋膈角变钝；积液量增多时显示向外、向上的弧形上缘的积液影。平卧时积液散开，使整个肺野透亮度降低。大量积液时患侧胸部有致密影，气管和纵隔推向健侧(图 7-3)。液气胸时有气液平面，积液时常遮盖肺内原发病灶，故复查胸片应在抽液后，可发现肺部肿瘤或其他病变。包裹性积液不随体位改变而变动，边缘光滑饱满，多局限于叶间或肺与膈之间。肺底积液可仅有假性膈肌升高和/或形状的改变。CT 检查可显示少量胸腔积液、肺内病变、胸膜间皮瘤、胸内转移性肿瘤、纵隔和气管淋巴结等病变，有助于病因诊断。

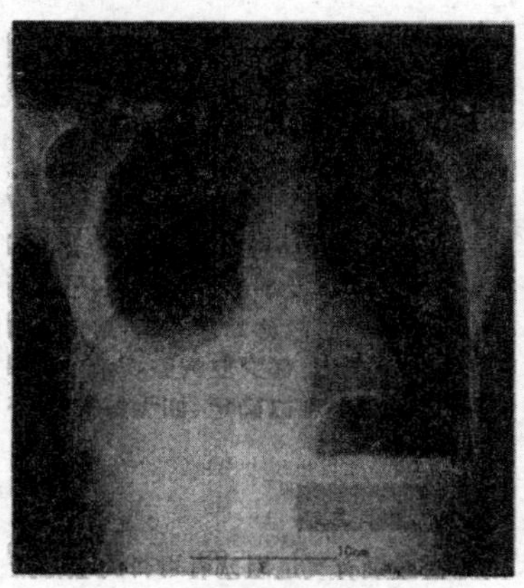

图 7-3　右胸腔积液 X 射线胸片

(三)超声检查

超声探测胸腔积液的灵敏度高，定位准确。临床用于估计胸腔积液的深度和积液量，协助胸腔穿刺定位。B 超引导下胸腔穿刺用于包裹性和少量胸腔积液(图 7-4)。

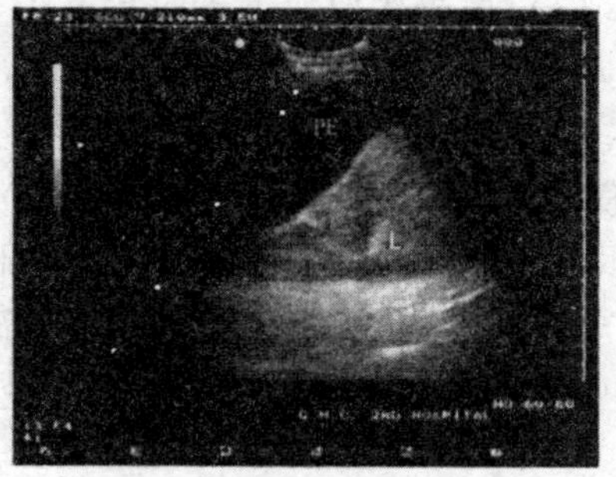

图 7-4　胸腔积液超声声像图

PE.胸腔积液；L.肝脏

(四)胸膜活检

经皮闭式胸膜活检对胸腔积液的病因诊断有重要意义,可发现肿瘤、结核和其他胸膜病变。拟诊结核病时,活检标本除做病理检查外,还应作结核分枝杆菌培养。胸膜针刺活检具有简单、易行、损伤性较小的优点,阳性诊断率为40%~75%。CT或B超引导下活检可提高成功率。脓胸或有出血倾向者不宜做胸膜活检。如活检证实为恶性胸膜间皮瘤,在1个月内应对活检部分行放射治疗,以防止针道种植。

(五)胸腔镜或开胸活检

对上述检查不能确诊者,必要时可经胸腔镜或剖胸直视下活检。由于胸膜转移性肿瘤87%在脏层,47%在壁层,故此项检查有积极的意义。胸腔镜检查对恶性胸腔积液的病因诊断率最高,可达70%~100%,为拟定治疗方案提供了依据。通过胸腔镜能全面检查胸膜腔,观察病变的形态特征、分布范围及邻近器官受累情况,且可在直视下多处活检,故诊断率较高,肿瘤的临床分期较准确。临床上有少数胸腔积液的病因虽经上述诸种检查仍难以确定,如无特殊禁忌,可考虑剖胸探查。

(六)支气管镜

对咯血或疑有气道阻塞者可行此项检查。

四、诊断

根据病史,临床表现及体征,结合胸部X射线表现,一般可以做出胸腔积液诊断,但需进一步明确积液原因,进行胸腔积液的多项实验室检查,进行对因治疗。

五、治疗

胸腔积液为胸部或全身疾病的一部分,病因治疗尤为重要。

(一)结核性胸膜炎

1.一般治疗

一般治疗包括休息、营养支持和对症治疗。

2.抽液治疗

由于结核性胸膜炎的胸腔积液蛋白含量高,容易引起胸膜粘连,原则上应尽快抽尽胸腔内积液。抽液还可以解除肺、心脏、血管受压,改善呼吸,使肺功能免受损伤。抽液后减轻毒性症状,体温下降,有助于使被压迫的肺迅速复张。大量胸腔积液者每周抽液2~3次,直至胸腔积液完全消失。首次抽液不超过700 mL,以后每次抽液量不应超过1 000 mL,过快、过多抽液可使胸腔压力骤降,发生复张后肺水肿或循环衰竭。表现为剧咳、气促,咳大量泡沫状痰,双肺满布湿啰音,PaO_2下降,X射线显示肺水肿征,应立即吸氧,酌情应用糖皮质激素及利尿药,控制液体入量,严密检测病情与酸碱平衡,有时需气管插管机械通气。若抽液时发生头晕、冷汗、心悸、面色苍白、脉细等表现应考虑"胸膜反应",应立即停止抽液,使患者平卧,必要时皮下注射0.1%肾上腺素0.5 mL,密切观察病情,注意血压变化,防止休克。一般情况下,抽胸腔积液后没必要胸腔内注射抗结核药物,但可注入链霉素等防止胸膜粘连。

3.糖皮质激素

疗效不肯定。有全身毒性症状严重、大量胸腔积液者,在抗结核药物治疗的同时,可尝试加用泼尼松30 mg/d,分3次口服。待体温正常、全身毒性症状减轻、胸腔积液量明显减少时,即应逐渐减量以至停用。停药速度不宜过快，否则易出现反跳现象，一般疗程 4～6 周。注意不良反应或结核播散，应慎重掌握适应证。

(二)类肺炎性胸腔积液和脓胸

前者一般积液量少，经有效的抗生素治疗后可吸收，积液多者应胸腔穿刺抽液，胸腔积液 pH<7.2 时应肋间插管闭式引流。脓胸的治疗原则是控制感染、引流胸腔积液及促进肺复张，恢复肺功能。抗菌药物要足量，体温恢复正常后再持续用药 2 周以上，防止脓胸复发，急性期联合抗厌氧菌的药物，全身及胸腔内给药。引流是脓胸最基本的治疗方法，应反复抽脓或闭式引流。可用 2%碳酸氢钠或生理盐水反复冲洗脓腔，然后注入适量抗生素及链激酶，使脓液稀释，便于引流。少数脓胸可采用肋间插管闭式引流。对有支气管胸膜瘘者不宜冲洗胸腔，以免细菌播散。慢性脓胸应改进原有的脓腔引流，也可考虑外科胸膜剥脱术等治疗。此外，一般支持治疗亦相当重要，应给予高能量、高蛋白及富含维生素的食物，纠正水电解质紊乱及维持酸碱平衡，必要时可予少量多次输血。

(三)恶性胸腔积液

恶性胸腔积液包括原发病和胸腔积液的治疗。例如，部分小细胞肺癌所致胸腔积液全身化疗有一定疗效，纵隔淋巴结有转移者可行局部放射治疗。胸腔积液多为晚期恶性肿瘤的常见并发症，其胸腔积液生长迅速，常因大量积液压迫引起严重呼吸困难，甚至导致死亡。常需反复胸腔穿刺抽液，但反复抽液可使蛋白丢失太多，效果不理想。可选择化学性胸膜固定术，在抽吸胸腔积液或胸腔插管引流后，胸腔内注入博来霉素、顺铂、丝裂霉素等抗肿瘤药物，也可注入胸膜粘连剂，如滑石粉等，可缓解胸腔积液的产生。也可胸腔内注入生物免疫调节剂，如短小棒状杆菌疫苗、白介素-2、干扰素、淋巴因子激活的杀伤细胞、肿瘤浸润性淋巴细胞等，可抑制恶性肿瘤细胞，增强淋巴细胞局部浸润及活性，并使胸膜粘连。此外，可胸腔内插管持续引流，目前多选用细管引流，具有创伤小、易固定、疗效好、可随时胸腔内注入药物等优点。对插管引流后肺仍不复张者，可行胸-腹腔分流术或胸膜切除术。虽经上述多种治疗，恶性胸腔积液的预后不良。

(车 艳)

第五节 胸膜间皮瘤

胸膜间皮瘤是主要的胸膜原发肿瘤，发病率较低，仅占所有胸膜肿瘤的 5%，包括良性和恶性胸膜间皮瘤，其中后者更常见。恶性胸膜间皮瘤预后较差，自诊断起患者的中位生存期仅 12 个月，5 年生存率不到 5%，随着综合治疗措施的进展以及新药的应用，恶性胸膜间皮瘤的预后有望改善。

一、病因

世界范围内间皮瘤的发病率为 19/100 万，其中男性发病率是女性的 3 倍，间皮瘤发病率没有种族差异，多数患者发病前有石棉接触史。石棉是胸膜间皮瘤最主要的致病因素，石棉中纤维较大的闪石是主要的致癌物，由于纤维体积大，吸入后不能被肺泡巨噬细胞吞噬，经过多年后移行到胸膜、心包膜和腹膜，导致肿瘤。石棉接触后发生间皮瘤的临床潜伏期是 35～40 年，这时出现发病高峰，患病年龄多在50～70 岁。除了间皮瘤外，石棉还可以引起多种疾病，如良性胸膜斑块、弥散性胸膜增厚、良性渗出性胸膜炎和石棉沉着病等。并不是所有的石棉接触者均易患间皮瘤，在长期大量石棉接触者中，仅有2%～10%的个体发生恶性胸膜间皮瘤，但80%的恶性胸膜间皮瘤患者有石棉接触史。

由于一些恶性间皮瘤患者没有石棉接触史，并且不是所有的石棉接触者会发生间皮瘤，研究者试图寻找间皮瘤的其他致病因素或共患因素。曾有研究发现超过50%的上皮型恶性胸膜间皮瘤中可以检测到SV40病毒基因序列，并且实验室及动物实验证明SV40病毒有导致细胞恶性转化的作用，但流行病学资料显示SV40病毒在人类间皮瘤的发病过程中并不起主要作用。此外，偶有接触放射线后引起胸膜间皮瘤的报道，潜伏期7～36年，平均16年。

二、病理

组织学上，胸膜间皮瘤可分为良性间皮瘤与恶性间皮瘤，良性间皮瘤表现为胸膜孤立乳头状、多囊性间皮细胞增生和孤立纤维瘤。恶性间皮瘤更常见，组织学上分为3种类型：上皮型、肉瘤型和混合型，三者分别占55%～65%、10%～15%、20%～35%。上皮型间皮瘤的预后好于其他两种类型的间皮瘤，其中位生存期为12.5个月，肉瘤型9.4个月，混合型11个月。

弥散性恶性间皮瘤肉眼可见在脏层或壁层胸膜上有大量白色或灰色颗粒和结节或薄板块，随着肿瘤的发展，胸膜表面结节增大，连接成片，胸膜增厚，受累胸廓塌陷，肺脏扩张受限、体积缩小。间皮瘤晚期，肿瘤可累及膈肌、肋间肌、纵隔结构、心包及对侧胸膜。

起源于肺、乳腺、卵巢、胃、肾脏或前列腺的腺癌常转移到胸腔，通过细胞学或组织学的方法很难与上皮型胸膜间皮瘤鉴别，肉瘤型间皮瘤也需和纤维肉瘤鉴别，免疫组织化学是间皮瘤鉴别诊断的重要方法。

三、临床表现

胸膜间皮瘤起病隐匿，症状没有特异性，容易漏诊，多数患者有石棉暴露史，仔细询问患者的职业对本病的诊断有提示意义。常见症状见表7-2。持续性胸痛是最常见的症状，甚至可是本病早期的唯一症状。与结核性胸膜炎等胸膜性疼痛不同，胸痛呈持续性，与呼吸无关，并且不随胸腔积液增加而缓解，相反随着病程进展，胸痛逐渐加重。晚期胸痛剧烈，影响睡眠和饮食，一般镇痛剂难以缓解。若病变侵犯纵隔胸膜，则有胸骨后闷痛；若病变位于膈胸膜，则有同侧肩胛区或上腹部疼痛。呼吸困难是胸膜间皮瘤的另一种常见症状，随疾病进展逐渐加重，有时伴有干咳，偶有咯血。上皮型和混合型胸膜间皮瘤常有大量胸腔积液，其中血性胸腔积液占3/4。全身症状包括消瘦、乏力、低热、盗汗。有些患者出现周期性低血糖和肥大性肺性骨关节病，但这些症状多见于良性间皮瘤。局限性间皮瘤症状出现较晚，多在体检时被发现。

表7-2　胸膜间皮瘤常见症状

胸痛和/或呼吸困难	90%
体重下降	29%
咳嗽、乏力、发热、食欲缺乏	3%
咯血、声嘶、吞咽困难、Horner综合征	<1%
胸腔积液	84%
无症状	3%

弥散性间皮瘤侵犯胸壁，可形成所谓的“冰冻胸”，胸廓活动受限，胸膜明显增厚，却不伴有肋间或胸壁凹陷，反有局部胸壁膨隆。体检时患侧胸部表现为胸膜增厚或胸腔积液的体征，侵犯心包时有心脏压塞的表现。

四、实验室检查

间皮瘤合并的胸腔积液属渗出液，超过半数的胸腔积液为血性，由于含有大量透明质酸（>0.8 mg/mL），胸腔积液较黏稠，甚至可拉成细丝或堵塞针头。胸腔积液比重高，可达1.020～1.028，如果肿瘤体积巨大，胸腔积液中的血糖含量和pH可能降低。胸腔积液中含有多种细胞成分，包括正常的间皮细胞，分化好或未分化的恶性间皮细胞以及不同量的淋巴细胞和多形核白细胞。胸腔积液细胞学检查对诊断恶性病有肯定价值，但对间皮瘤确诊率低，结合盲式胸膜活检和免疫组化检查可以提高诊断率。

间皮素是一种细胞表面糖蛋白，它在胸膜间皮瘤、卵巢癌和胰腺癌中高表达，而在正常间皮组织中表达十分有限。血清间皮素相关蛋白（serum mesothelin-related protein，SMRP）是可溶性的间皮素，84%的恶性间皮瘤患者有SMRP升高，而只有不到2%其他肺部或胸膜疾病患者SMRP升高，SMRP的水平随着间皮瘤的发展而升高，随着间皮瘤的衰退或切除而减少，是恶性间皮瘤的筛查以及治疗效果监测的较好的指标，联合检测血清CA125、CA15-3和透明质酸骨桥蛋白可以提高恶性间皮瘤检测的特异性。

其他的实验室检查可能发现一些非特异性表现如血小板增多症，个别报道血小板高达10×10^{11}/L，肝功能异常在恶性胸膜间皮瘤比较常见，晚期清蛋白降低导致全身水肿。此外可以出现ESR增快，贫血，血清γ球蛋白升高，具体原因不明。

五、影像学检查

常规胸部X射线检查胸膜病变常被胸腔积液掩盖，抽去胸腔积液后可以更好地发现胸膜病变。典型的表现是胸膜广泛增厚，表面高低不平，局限性间皮瘤表现为孤立结节影；此外，还可以见到接触石棉的其他表现，如胸膜斑、胸膜钙化等。病变多局限在一侧胸腔，虽有大量胸腔积液，纵隔移位不明显。晚期肿瘤侵犯心包导致心包积液，心影增大，侵犯肋骨导致肋骨破坏。

胸部CT检查可发现胸膜不规则增厚或突入胸腔的块状增厚，典型的弥散性间皮瘤在肺的周围形成软组织壳，并延伸到叶间胸膜，增强CT能够更好地显示肿瘤侵犯胸壁的情况。此外CT检查可以发现肿瘤对邻近脏器的侵犯情况以及有无肺门、纵隔淋巴结转移。

胸部磁共振检查对于确定恶性间皮瘤的范围较CT检查更敏感，尤其容易发现肿瘤对局部结构如肋骨、膈肌的侵犯情况，对于确定手术范围很有帮助。PET除了可以鉴别胸部结节的良恶性以外，还可以发现CT或MRI正常的淋巴结转移或其他转移灶，对肿瘤分期很有帮助。

六、病理学检查

胸腔积液细胞学检查具有创伤小，可以反复进行检查的优点，但对间皮瘤诊断的敏感性不高，只有20%～33%患者可以通过胸腔积液细胞学检查确诊。CT引导下的胸部结节穿刺活检的阳性率可以达到87%，电视胸腔镜直视下的胸壁结节活检的阳性率在95%以上。胸腔镜活检可以获得足够的肿瘤组织用于肿瘤的免疫组化检查，有助于与其他胸壁肿瘤的鉴别以及肿瘤的分型，其主要缺陷是容易导致肿瘤沿手术切口和胸腔引流管播散，发生率约20%。

七、诊断与鉴别诊断

对于长时间胸痛、胸腔积液伴胸膜不规则增厚的中老年患者均应怀疑胸膜间皮瘤，石棉接触史更有利于本病的诊断。排除结核性胸腔积液后，对于反复胸腔积液检查未见肿瘤细胞的患者，有条件的医院应尽早进行胸腔镜检查，胸壁结节明显的患者也可以在B超或CT引导下进行穿刺活检以明确诊断。

胸膜间皮瘤与感染性胸腔积液如结核性胸膜炎、脓胸的鉴别不难，难以区分的是胸膜腔转移性恶性肿瘤。上皮型间皮瘤需要与转移性腺癌鉴别。最常用的鉴别方法是免疫组化检查，目前没有对间皮瘤或腺癌完全特异性的抗体，因此常联合应用几种抗体提高诊断的特异性。腺癌阳性标志物为CEA、B72.3、Leu-M1、BER-EP4，间皮相关抗原为hBME-1，血栓调节蛋白（thrombomodulin）和肌钙网蛋白（calretinin），敏感性和特异性均较腺癌相关抗体低，但联合应用两种肿瘤的抗体几乎可将所有的间皮瘤与腺癌正确区分开来。肉瘤型间皮瘤表达低分子量角蛋白，肉瘤、局限性纤维瘤和反应性浆膜纤维化则不表达任何形式角蛋白。用广谱角蛋白标志物aE1/aE3和低分子量角蛋白cAM5.2可以将肉瘤样间皮瘤与局限性纤维瘤、硬纤维瘤样间皮瘤及反应性浆膜纤维化区分开来。肉瘤型间皮瘤不表达hBME-1、thrombomodulin、calretinin等间皮相关抗原，在肉瘤样间皮瘤的鉴别诊断中没有价值。

电镜检查也是间皮瘤鉴别诊断的方法。间皮瘤细胞表面有细长的蓬发样微绒毛，绒毛细长，胞质内张力丝及糖原颗粒较丰富，有双层或断续的基膜，瘤细胞间有较多的桥粒。转移性腺癌具有内在的组织变形，腺癌细胞微绒毛粗而短，胞质内有分泌颗粒，细胞外有腺腔形成。

八、分型

和其他肿瘤一样，准确的分期是确定胸膜间皮瘤治疗方案的关键。有多种分期的方法，目前常用的分期有两种：Butchart分期（表7-3）和国际间皮瘤学会（IMIG）TNM分期（表7-4）。

表7-3 Butchart分期

Ⅰ期	肿瘤局限于壁层胸膜，只累及同侧胸膜、肺、心包和纵隔
Ⅱ期	肿瘤侵犯胸壁或累及纵隔结构，即食管、心脏和对侧胸膜。仅胸部淋巴结受累
Ⅲ期	肿瘤穿过膈肌累及腹膜，侵犯对侧胸膜和双侧胸部，累及胸部外淋巴结
Ⅳ期	远处血源性转移

表7-4 国际间皮瘤学会(IMIG)分期

原发肿瘤(T)	
T_{1a}	肿瘤局限于同侧壁层胸膜，包括纵隔和膈胸膜，脏层胸膜未受累
T_{1b}	肿瘤局限于同侧壁层胸膜，包括纵隔和膈胸膜，脏层胸膜有散在病灶
T_2	肿瘤侵犯同侧各胸膜表面，并至少有下列一种情况：
	膈肌受累；
	脏层胸膜有肿瘤融合（包括叶间裂）；
	脏层胸膜肿瘤扩展至其下的肺实质

续表

T_3	局限的进展期肿瘤，但仍有可能切除。肿瘤侵犯同侧各胸膜表面，并至少有下列一种情况： 胸内筋膜受累； 扩展至纵隔脂肪； 扩展至胸壁软组织； 心包非跨壁受累
T_4	局限的进展期肿瘤，不能手术切除。肿瘤侵犯同侧各胸膜表面，并至少有下列一种情况： 弥漫的或多发的胸壁肿瘤，有或无肋骨受累； 肿瘤直接跨膈侵犯； 直接扩展到对侧胸膜； 直接扩展到一个或多个纵隔器官； 直接扩展到脊柱； 肿瘤侵犯心包内面，伴或不伴心包积液； 侵犯心肌
淋巴结(N)	
N_X	局部淋巴结无法评价
N_0	无局部淋巴结转移
N_1	同侧支气管肺或肺门淋巴结转移
N_2	转移至隆突下或同侧纵隔淋巴结，包括同侧乳房内结节
N_3	转移至对侧纵隔、对侧乳房，同侧或对侧锁骨上淋巴结转移(M)
M_X	有不能评价的远处转移
M_0	没有远处转移
M_1	有远处转移
分期	
$Ⅰ_a$期	$T_{1a}N_0M_0$
$Ⅰ_b$期	$T_{1b}N_0M_0$
Ⅱ期	$T_2N_0M_0$
Ⅲ期	任何 T_3M_0、任何 N_1M_0 和任何 N_2M_0
Ⅳ期	任何 T_4、任何 N_3 和任何 M_1

九、治疗

由于发病率低，针对胸膜间皮瘤的治疗方案缺乏大规模的随机对照研究，至今尚没有公认的治疗方案，但可以确定的是，任何单一的治疗均不能显著延长患者的生存期，故目前主张采用多种治疗方法联合治疗。

早期病例应以手术为治疗首选，即使是进展期的恶性胸膜间皮瘤也可以通过手术使生活质量改善，结合术后化疗和局部放疗延长患者的生存期、改善生活质量。手术方式有 3 种：胸膜切除术、胸膜外肺切除术(extrapleural pneumonectomy，EPP)和胸膜固定术。EPP 是损伤最大的术式,手术切除范围包括脏层和壁层胸膜、肺、心包、同侧的膈肌以及纵隔淋巴结。近年来随着医学的发展以及严格的病例选择,EPP 的手术死亡率已经由 31%下降至 5%以下。EPP 由于是全肺切除,所以术后患者可以耐受较为大剂量的放射治疗,从而提高了局部的治疗效果。胸膜切除术也可以有效缓解肿瘤症状,抑制胸腔积液的复发,但由于弥散性胸膜间皮瘤广泛浸润,胸膜切除术实际上很难完全切除肿瘤组织,并且由于保留肺脏,限制了术后放疗的剂量,和 EPP 相比,其术后肿瘤局部复发率达 80%~90%。胸膜固定术通过药物注入引起胸膜表面的炎性、粘连反应来闭塞胸膜腔,可以有效地缓解患者的症状,提高患者的生活质量,是一种有效的姑息性治疗方法。恶性间皮瘤弥散性生长,要达到足够的放射剂量(>60 Gy),并且避免对周围脏器造成放射性损伤(肺 20 Gy,肝脏 30 Gy,脊髓 45 Gy,心脏 45 Gy,食管 45~50 Gy)非常困难。因此,目前放疗仅用于进行活检、吸引术、引流术后,种植转移的肿瘤、浸润生长引起的疼痛以及 EPP 后的辅助治疗。

化疗包括全身化疗和局部化疗,单药治疗有效的药物有多柔比星、顺铂、丝裂霉素、吉西他滨、长春瑞滨、培美曲塞等,有效率不超过 20%。为提高疗效,临床上多采用 2~3 种药物联合化疗,有效率不超过 50%,中位生存期 8~15 个月。常用化疗方案见表 7-5。胸腔内化疗可以提高局部药物浓度,同时能减轻全身毒副作用。但 MPN 患者胸膜腔可能有不同程度闭塞,并且药物在肿瘤组织中的渗透性有限,因而腔内化疗的长期疗效有限。临床上常用药物有顺铂、多柔比星、丝裂霉素和甲氨蝶呤。腔内注入剂量与静脉一次用量相似或略高,经过治疗 60%~90%患者胸腔积液减少,症状可有不同程度改善。

表 7-5　恶性胸膜间皮瘤常用化疗方案

化疗方案	剂量(mg/m²)	用药时间	时间及周期
CAP 方案			
多柔比星	40~60	第 1 天	
环磷酰胺	600	第 1 天	
顺铂	70	第 1 天(水化 3 天)	每周期 21 天×4~6 周期
化疗方案	剂量(mg/m²)	用药时间	时间及周期
PaC 方案			
紫杉醇	135	第 1 天	
顺铂	75	第 1 天(水化 3 天)	每周期 21 天×4 周期
GC 方案			
吉西他滨	1 000	第 1,8,15 天	
顺铂	100	第 1 天(水化 3 天)	每周期 28 天×4 周期
PeC 方案			
培美曲塞	500(配合应用叶酸和维生素 B_{12})	第 1 天	每周期 21 天×4 周期
顺铂	75	第 1 天	每周期 21 天×4 周期

(车　艳)

第八章

结核疾病

第一节 支气管结核

支气管结核是发生在气管、支气管黏膜或黏膜下层的结核病，因此也称支气管内膜结核。

支气管结核在抗结核化疗前时代发病率很高。Auerbach 曾报道对 1 000 例肺结核尸体解剖，发现有 41.0%患者有支气管结核。黄家驷在 1943 年亦曾报道，肺结核患者中 42.7%有支气管结核。但是在抗结核化疗时代，支气管结核的发病率较前明显减少。1984 年有作者报告对 1 000 例结核病患者尸检中发现支气管结核者仅 42 例，占 4.2%。值得指出的是，支气管结核的发病率与病例选择有明显关系。如果对结核患者无选择性地进行支气管镜检查，则支气管结核的发病率低，如选择有支气管结核症状的患者作检查，则发病率高。支气管结核的发病率又与肺结核病情有关，重症结核、有空洞者及痰结核菌阳性的肺结核患者，支气管结核的发病率较轻症、无空洞，痰菌阴性者高了 3 倍。另据国外统计，支气管结核发病率农村高于城郊，城郊高于城市，这可能与农村重症结核患者较多，且治疗不规则有关。

支气管结核女性多于男性，男女比例为 1∶4.2，各年龄组均可发生。多数支气管结核继发于肺结核，以 20～29 岁年龄组占多数，少数继发于支气管淋巴结结核，以儿童及青年为多。近年由于肺结核患病趋向老年化，老年患支气管结核有增加的趋势。

一、发病机制及病理

(一)发病机制

支气管结核均为继发性，多数继发于肺结核，少数继发于支气管淋巴结结核，经淋巴和血行播散引起支气管内膜结核者极少见。

1.结核菌接触感染

此为支气管结核最常见的感染途径。气管支气管是呼吸通道，结核患者含有大量结核菌的痰液通过气管，或空洞、病灶内的含结核菌的干酪样物质通过引流支气管时，直接侵及支气管黏膜，或经黏液腺管口侵及支气管壁。

2.邻近脏器结核病波及支气管

肺实质结核病进展播散时波及支气管，肺门及纵隔淋巴结发生结核性干酪样坏死时，可浸润穿破邻近支气管壁，形成支气管结核或支气管淋巴瘘，个别脊柱结核患者的椎旁脓肿可波及气管、支气管，形成脓肿支气管瘘。

3.淋巴血行感染

结核菌沿支气管周围的淋巴管、血管侵及支气管，病变首先发生在黏膜下层，然后累及黏膜层，但这种淋巴血行感染的发生机会较少。

(二)病理改变

支气管结核早期组织学改变为黏膜表面充血、水肿，分泌物增加，黏膜下形成结核结节和淋巴细胞浸润。此种改变与一般非特异性炎症不易区别。当病变继续发展，可产生支气管黏膜萎缩及纤维组织增生，当病变发生干酪样坏死时，可形成深浅不一、大小不等的结核性溃疡，底部充满肉芽组织，表面覆以黄白色干酪样物，肉芽组织向管腔内生长，可造成管腔狭窄或阻塞。

通过合理有效的抗结核治疗，随着炎症消退，溃疡愈合，少数狭窄或阻塞的支气管可获得缓解，但多数随着支气管壁弹性组织破坏和纤维组织增生，狭窄或阻塞情况反而加重，引起肺不张、肺气肿、张力性空洞及支气管扩张等并发症。

当气管支气管旁淋巴结干酪样坏死时，淋巴结可发生破溃穿透支气管壁，形成支气管一淋巴瘘，瘘孔多为单发，亦可数个同时或相继发生。干酪样物排空后，淋巴结可形成空洞，成为排菌源泉。

二、临床表现

支气管结核患者的临床症状视病变范围、程度及部位有所不同。

(一)咳嗽

几乎所有的支气管结核患者都有不同程度的咳嗽。典型的支气管结核的咳嗽是剧烈的阵发性干咳。镇咳药物不易制止。

(二)喘鸣

支气管结核时，黏膜可发生充血、水肿、肥厚等改变，常造成局部的管腔狭窄，气流通过狭窄部时，便会发生喘鸣。发生于小支气管狭窄所致的喘鸣，只有用听诊器才能听到，发生于较大支气管的喘鸣，患者自己就能听到。

(三)咯血

气管支气管黏膜有丰富的血管供血。支气管结核时，黏膜充血，毛细血管扩张，通透性增加。患者剧烈咳嗽时，常有痰中带血或少量咯血，溃疡型支气管结核或支气管淋巴瘘患者可因黏膜上的小血管破溃而发生少量或中等量咯血，个别患者发生大咯血。

(四)阵发性呼吸困难

呼吸困难程度因病情而异。有支气管狭窄的患者，如有黏稠痰液阻塞了狭窄的管腔，患者可发生一时性的呼吸困难。当痰液咯出后，支气管又通畅，呼吸困难即可解除。淋巴结内干酪样物质突然大量破入气管内腔时，可导致严重呼吸困难，甚至可发生窒息。

三、各项检查

(一)纤维支气管镜检查

纤维支气管镜检查是诊断支气管结核的主要方法。支气管镜不但能直接窥视支气管黏膜的各种病理改变，而且通过活检、刷检、灌洗等检查手段，可获得病因学诊断的依据。但是支气管镜检查时支气管结核的发现率各作者的报告有很大的差别。造成这种情况的原因很多，其中一个很重要的原因是不同作者对纤维支气管镜下支气管结核诊断标准的认识和理解常有很大的不同。例如，同样的支气管黏膜充血、水肿、不同医师可能作出不同的诊断。因此每个进行支气管镜检查的医师应当认真考虑自己在支气管镜检查时所采用的诊断标准，其正确性到底如何？最好的鉴定办法是肺切除标本病理检查和/或支气管黏膜活体组织检查与支气管镜诊断作对照。北京市结核病研究所气管镜室曾对208例患者进行了肺切除标本病理检查与气管镜诊断的对照研究，结果显示，支气管镜诊断正确率为62.9%，诊断不正确者37.1%，其中结核误诊率为4.3%，而结核漏诊率为32.8%。分析漏诊的原因主要为：支气管结核的结核病变位于黏膜下，而黏膜完全正常，因此支气管镜无法发现病变（占有28.9%）；黏膜及黏膜下均有结核病变，但黏膜病变是微小结核结节，而主要病变位于黏膜下层（占13.2%）；仅黏膜有微小、局限的结核结节（占57.9%）。国内外文献曾有作者称这种支气管镜难以发现的微小黏膜或黏膜下结核病变为“隐性支气管结核”。

支气管结核的纤支镜所见通常可分为以下五种类型。

1.浸润型

表现为局限性或弥漫性黏膜下浸润。急性期黏膜高度充血、水肿、易出血，慢性期黏膜苍白、粗糙呈颗粒状增厚，软骨环模糊不清，可产生不同程度的狭窄，黏膜下结核结节或斑块常呈黄白色乳头状隆起突入管腔，可破溃坏死，也可痊愈而遗留瘢痕。

2.溃疡型

可继发于浸润型支气管结核或由支气管淋巴结核溃破而引起，黏膜表面有散在或孤立的溃疡，溃疡底部有肉芽组织，有时溃疡被一层黄白色干酪样坏死物覆盖，如坏死物质阻塞管腔或溃疡底部肉芽组织增生，常可引起管腔阻塞。

3.增殖型

主要是增生的肉芽组织呈颗粒状或菜花状向管腔凸出，易出血，可发生支气管阻塞或愈合而形成瘢痕。

4.纤维狭窄型

为支气管结核病变的愈合阶段。支气管黏膜纤维性病变，常造成管腔狭窄，严重者管腔完全闭塞。

5.淋巴结支气管瘘

(1)穿孔前期：支气管镜下可见局部支气管因淋巴结管外压迫而管壁膨隆，管腔狭窄，局部黏膜充血、水肿或增厚。

(2)穿孔期：淋巴结溃破入支气管腔，形成瘘孔，支气管腔除有管外压迫外，局部黏膜可见小米粒大小的白色干酪样物质冒出，犹如挤牙膏状，用吸引器吸除干酪样物后，随着咳嗽又不断有干酪样物从此处冒出，瘘孔周围黏膜可有严重的充血水肿。

(3)穿孔后期：原瘘孔处已无干酪样物冒出，呈光滑的凹点，周围黏膜大致正常，有时瘘孔及周围黏膜有黑灰色炭疽样物沉着，呈现“炭疽样”瘘孔，此种陈旧性瘘孔可持续数年不变。

(二)X线检查

1.直接影像

胸部透视或X线平片不易显示气管、支气管结核。断层摄影可能显示支气管内有肉芽、息肉。管腔狭窄等改变。支气管造影术不但可以清晰显示上述改变，有时还可显示溃疡性病变及淋巴结支气管瘘。

2.间接影像

胸部X线检查发现张力性空洞、肺不张、局限性阻塞性肺气肿、不规则支气管播散病变，提示可能有支气管结核。

四、诊断

根据病史、症状、体征、X线胸片及痰结核菌检查，多数患者可以确诊支气管结核。对于尚不能确诊的病例，可作纤维支气管镜检查，必要时通过活检，刷检及支气管灌洗等检查进一步明确诊断。

凡是原因不明的咯血、咳嗽持续2周以上或胸部经常出现局限性或一侧性哮鸣音，或胸片上出现肺不张、肺门浸润、肺门肿块影、肺门附近张力性空洞或不规则支气管播散病灶者，应做痰涂片检查和进一步的选择性X线检查，除外支气管结核。

原因不明的下列患者应作纤维支气管镜检查以了解有无支气管结核存在：①剧烈干咳或伴有少量粘稠痰超过1个月，胸片上无活动性病灶，抗生素、平喘药治疗无效者；②反复咯血超过1个月，尤其是肺门有钙化灶者；③经常出现局限性或一侧性哮鸣音者；④反复在肺部同一部位发生炎症者；⑤肺不张者。

五、治疗

（一）全身抗结核治疗

无论是单纯的或并发于肺结核的气管、支气管结核均应进行有效的、合理的全身抗结核药物治疗。

（二）局部治疗

由于支气管黏膜有丰富的血运供应，因此全身治疗时，支气管黏膜多能达到有效的药物浓度，因此局部治疗并不是必须的。但如经一定时期的常规抗结核药物治疗而效果不够理想，病变仍较严重，或临床症状明显时，可并用下述局部治疗：

1.雾化吸入

可选用局部刺激性较小的药物，如异烟肼0.2 g和链霉素0.25～0.5 g溶于生理盐水3～5 mL进行雾化吸入，每天1～2次，疗程1～2个月。

2.支气管镜下治疗

深而广泛的溃疡型和肉芽肿型支气管结核，可在全身化疗的同时配合纤支镜下局部给药治疗，每周1次，纤支镜下用活检钳或刮匙，分次清除局部干酪样坏死物和部分肉芽组织，局部病灶黏膜下注入利福霉素每次125 mg，8～12次为1个疗程。

北京市结核病胸部肿瘤研究所1985—1998年对62例支气管内膜结核患者给予全身化疗合并支气管镜下局部给药治疗，取得较好的疗效。其中溃疡型内膜结核18例，肉芽肿型内膜结核44例，气管内注入利福霉素每周每次125 mg，经注药5～12次，62例患者中50例(82.5%)管腔阻塞解除或改善，12例(17.5%)无效。本组患者中17例患者气管内给药前痰菌阳性已持续1年以上，经气管内注药治疗后12例管腔复通，痰菌阴转。

3.其他

近年来，对于瘢痕狭窄型支气管内膜结核，国内外开展安置镍钛合金支气管支架的治疗方法，对于缓解阻塞性炎症及肺不张，改善肺功能有一定疗效。

（朱亚楠）

第二节 肺 结 核

一、病原学

结核菌在分类学上属于放线菌目、分枝杆菌科、分枝杆菌属，分人型、牛型、非洲型和鼠型4型。对人类致病的主要为人型结核菌，牛型菌很少，非洲分枝杆菌见于赤道非洲，是一种过度类型，西非国家分离菌株倾向于牛型分枝杆菌，而东非国家分离株更类似于人型分枝杆菌。田鼠分枝杆菌对人无致病力。结核菌细长而稍弯，约0.4 μm×4.0 μm，两端微钝，不能运动，无荚膜、鞭毛或芽孢；严格需氧；不易染色，但经品红加热染色后不能被酸性乙醇脱色，故称抗酸杆菌。结核菌对不利环境和某些理化因子有抵抗力。在阴湿处能生存5个月以上，干燥痰标本内可存活6～8个月，－6～－8 ℃下能存活4～5个月。结核菌不耐热，对紫外线亦甚敏感，故常采用加热或紫外线进行消毒，而高压蒸汽(120 ℃)持续30分钟是最佳的灭菌方法。结核菌培养的营养要求较高、生长缓慢，人型菌的增殖周期15～20小时，至少需要2周才有可见菌落。菌落多呈粗糙型，光滑型菌落大多表示毒力减低。结核菌细胞壁富含脂质，约占细胞壁的60%，是抗酸着色反应的主要物质基础，具有介导肉芽肿形成和促进细菌在吞噬细胞内存活的作用。细胞壁中尚含脂多糖，其中脂阿拉伯甘露聚糖(lipoarabanmannan，LAM)具有广泛的免疫原性，生长中的结核菌能大量产生，是血清学诊断中应用较多的一类抗原物质。结核菌的菌体主要是蛋白质，占菌体干重的50%。依据蛋白抗原定位结核蛋白可区分为分泌蛋白、胞壁蛋白和热休克蛋白。结核蛋白被认为是变态反应的反应原，已鉴定出数十个蛋白抗原，部分已用于免疫血清学诊断，但迄今尚缺少特异性很高的蛋白抗原。目前结核菌标准菌株H37RV全染色体测序已经完成，全基因组约由4 411 532个碱基对组成，鸟嘌呤/胞嘧啶(G+C)高达65.6%，约含4 000个基因，但病原性的分子基础即病原性基因及其编码的致病因子(蛋白质表型)尚不清楚。

二、流行病学

(一)流行环节

1.传染源

传染性肺结核患者排菌是结核传播的主要来源。带菌牛乳曾是重要传染源，现已很少见。但我国牧区仍需重视牛乳的卫生消毒和管理。

2.传播途径

主要为患者与健康人之间经飞沫传播。排菌量愈多，接触时间越长，危害越大；直径1～5 μm大小的飞沫最易在肺泡沉积，情绪激昂的讲话、用力咳嗽，特别是打喷嚏所产生的飞沫直径小、影响大。患者随地吐痰，痰液干燥后结核菌随尘埃飞扬，亦可造成吸入感染。经消化道、胎盘、皮肤伤口感染均属罕见。

3.易感人群

生活贫困、居住拥挤、营养不良等是经济不发达社会中人群结核病高发的原因。婴幼儿、青春后期和成人早期尤其是该年龄期的女性以及老年人结核病发病率较高，可能与免疫功能不全或改变有关。某些疾病如糖尿病、矽肺、胃大部分切除后、麻疹和百日咳等常易诱发结核病;免疫抑制者,尤其好发结核病。

(二)流行现状和控制目标

目前,估计全球有20亿例结核菌感染者,现患结核病2 000万例,年新发病例800万～900万例,其中半数以上为传染性肺结核,每年约有300万例死于结核病,占各种原因死亡数的7%、各类传染病死亡数的19%。WHO1995年发布《全球结核病紧急状态宣言》,2000年又召开22个结核病高负担国家"结核病控制与可持续发展部长会议",明确指出结核病对经济和社会发展的威胁,并阻碍人类发展,要求各国政府予以重视并作出承诺。WHO要求2005年达到全球结核病控制目标为发现70%的"涂阳"结核患者,85%的患者得到WHO正式推荐的直接督导下短程化疗(directly observed treatment short-course,DOTS)。据有关调查推算,20世纪20年代末全中国有结核病1 000余万例,每年死于结核病120余万例;1949年,结核病患病率为1750/10万,死亡率为200/10万例。2000年,全国流行病学调查显示,活动性肺结核患病率为367/10万,菌阳患病率为160/10万,涂阳患病率为122/10万,估算全国活动性肺结核患者约500万例,传染性肺结核患者200万例,肺结核病死亡率为8.8/10万。虽然我国结核病控制取得很大成绩,但仍然是世界结核病的高负担国家。目前,我国正面临HIV/AIDS流行,与结核病形成双重夹击的严重威胁,加之在管理方面还存在不足,形势非常严峻。我国政府正履行承诺,运用现代控制技术,并实施治疗费用的减免政策,推进全国防治工作。

三、发病机制

(一)结核菌感染的宿主反应及其生物学过程

结核菌入侵宿主体内,从感染、发病到转归均与多数细菌性疾病有显著不同,宿主反应具有特殊意义。结核菌感染引起的宿主反应分为4期。

1.起始期

入侵呼吸道的结核菌被肺泡巨噬细胞吞噬,因菌量、毒力和巨噬细胞非特异性杀菌能力的不同,被吞噬结核菌的命运各异,若在出现有意义的细菌增殖和宿主细胞反应之前结核菌即被非特异性防御机制清除或杀灭,则不留任何痕迹或感染证据,如果细菌在肺泡巨噬细胞内存活和复制,便扩散至邻近非活化的肺泡巨噬细胞,形成早期感染灶。

2.T细胞反应期

由T细胞介导的细胞免疫(cell mediated immunity,CMI)和迟发型变态反应(delay type hypersensitivity,DTH)在此期形成,从而对结核病发病、演变及转归产生决定性影响。

3.共生期

生活在流行区的多数感染者发展至T细胞反应期,仅少数发生原发性结核病,大部分感染者结核菌可以持续存活,细菌与宿主处于共生状态,纤维包裹的坏死灶干酪样中央部位被认为是结核杆菌持续存在的主要场所,低氧、低pH和抑制性脂肪酸的存在使细菌不能增殖。宿主的免疫机制亦是抑制细菌增殖的重要因素,倘若免疫受到损害便可引起受抑制结核菌的重新活动和增殖。

4.细胞外增殖和传播期

固体干酪灶中包含具有生长能力但不繁殖的结核菌,干酪灶一旦液化便给细菌增殖提供了理想环境,即使免疫功能健全的宿主,从液化干酪灶释放的大量结核杆菌亦足以突破局部免疫防御机制，引起播散。

（二）CMI 和 DTH

CMI 是宿主获得性抗结核保护作用的最主要机制。结核杆菌经 C_3 调理作用而被巨噬细胞吞噬，在细胞内酸性环境下其抗原大部分被降解，一部分则与胞体内的Ⅰa 分子耦联成复合物而被溶酶体酶消化，并被转移至细胞膜和递呈给 Th 细胞，作为第一信号。在这一过程中伴随产生的淋巴细胞激活因子（LAF）即 IL-1 成为第二信号，两者共同启动 T 细胞应答反应。CMI 以 $CD4^+$ 细胞最重要，它产生和释放多种细胞因子放大免疫反应。$CD8^+$ 参与 Th1/Th2 调节。与 CMI 相伴的 DTH 是结核病免疫反应另一种形式，长期以来认为两者密不可分，只是表现形式不同。近年来大量的研究表明，DTH 和 CMI 虽然有些过程和现象相似，但两者本质不同：①刺激两种反应的抗原不同，结核菌核糖体 RNA 能激发 CMI，但无 DTH；结核蛋白及脂质 D 仅引起 DTH，而不产生 CMI；②介导两种反应的 T 细胞亚群不同，DTH 是由 TDTH 细胞介导的，而介导 CMI 的主要是 Th 细胞，Tc 在两种反应都可以参与作用；③菌量或抗原负荷差异和Th1/Th2 偏移，感染结核菌后机体同时产生 Th1＋Th2 介导的免疫反应，在菌量少、毒力低或感染早期 Th1 型反应起主导作用，表现为 CMI 为主；而菌量大、毒力强或感染后期，则向 Th2 型反应方向偏移，出现以 DTH 为主的反应；④起调节作用的细胞因子（cytokines，CKs）不同，调节 CMI 效应的 CKs 很多，而 DTH 引起组织坏死的主要是 TNF；⑤对结核菌的作用方式不同，CMI 通过激活巨噬细胞来杀灭细胞内吞噬的结核菌，而 DTH 则通过杀死含菌而未被激活的巨噬细胞及其邻近的细胞组织，以消除十分有利于细菌生长的细胞内环境。关于 DTH 是否对抗结核保护反应负责或参与作用，在很大程度上取决于 DTH 反应的程度。轻度 DTH 可以动员和活化免疫活性细胞，并能直接杀伤靶细胞，使感染有结核菌的宿主细胞死亡而达到杀菌功效。比较剧烈的 DTH 则造成组织溃烂、坏死液化和空洞形成，已被吞噬的结核菌释放至细胞外，取得养料，从而进行复制和增殖，并引起播散。总体上 DTH 的免疫损伤超过免疫保护作用。

四、病理

（一）渗出型病变

渗出型病变表现为组织充血、水肿，随之有中性粒细胞、淋巴细胞、单核细胞浸润和纤维蛋白渗出，可有少量类上皮细胞和多核巨细胞，抗酸染色可见到结核菌。其发展演变取决于 DTH 和 CMI，剧烈 DTH 可导致病变坏死，进而液化，若 CMI 强或经有效治疗，病变可完全吸收，不留痕迹或残留纤维化，或演变为增生型病变。

（二）增生型病变

增生型病变典型表现为结核结节，其中央为巨噬细胞衍生而来的朗罕巨细胞，周围由巨噬细胞转化来的类上皮细胞成层排列包绕。在类上皮细胞外围还有淋巴细胞和浆细胞散在分布与覆盖。增生型病变另一种表现是结核性肉芽肿，多见于空洞壁、窦道及其周围以及干酪坏死灶周围，由类上皮细胞和新生毛细血管构成，其中散布有朗罕巨细胞、淋巴细胞及少量中性粒细胞。

（三）干酪样坏死

干酪样坏死为病变恶化的表现。干酪样坏死灶可以多年不变，坏死病变中结核菌很少。倘若局部组织变态反应剧烈，干酪样坏死组织发生液化，经支气管排出即形成空洞，其内壁含有大量代谢活跃、生长旺盛的细胞外结核菌，成为支气管播散的来源。在有效化疗作用下，空洞内结核菌的消灭和病灶的吸收使空洞壁变薄并逐渐缩小，最后空洞完全闭合。有些空洞不能完全关闭，但结核的特异性病变均告消失，支气管上皮细胞向洞壁内伸展，成为净化空洞，亦是空洞愈合的良好形式。有时空洞引流支气管阻塞，其中坏死物浓缩，空气被吸收，周围逐渐为纤维组织所包绕，形成结核球，病灶较前缩小并可以保持稳定，但一旦支气管再通，空洞出现，病灶重新活动。

由于机体反应性、免疫状态和局部组织抵抗力的不同，入侵菌量、毒力、类型和感染方式的差别，以及治疗措施的影响，上述3种基本病理改变可以互相转化、交错存在，很少单一病变独立存在，而以某一种改变为主。

五、临床表现

(一)发病过程和临床类型

1.原发型肺结核

原发型肺结核指初次感染即发病的肺结核，又称初染结核。典型病变包括肺部原发灶、引流淋巴管和肺门或纵隔淋巴结的结核性炎症，三者联合称为原发综合征。有时X射线上仅显示肺门或纵隔淋巴结肿大，也称支气管淋巴结结核。多见于儿童，偶尔见于未受感染的成年人。原发性病灶多好发于胸膜下通气良好的肺区如上叶下部和下叶上部。其时机体尚未形成特异性免疫力，病菌沿所属淋巴管到肺门淋巴结，进而可出现早期菌血症。4～6周后免疫力形成，原发灶和肺门淋巴结炎消退，90%以上不治自愈。倘若原发感染机体不能建立足够免疫力或变态反应强烈，则发展为临床原发性肺结核。少数严重者肺内原发灶可成为干酪性肺炎；淋巴结干酪样坏死破入支气管引起支气管结核和沿支气管的播散；肿大淋巴结压迫或大量坏死物破入和阻塞支气管可出现肺不张；早期菌血症或干酪性病变蚀及血管可演进为血行播散性结核病。

2.血行播散型肺结核

大多伴随于原发性肺结核，儿童较多见。在成人，原发感染后隐潜性病灶中的结核菌破溃进入血行，偶尔由于肺或其他脏器继发性活动性结核病灶侵蚀邻近淋巴血道而引起。本型肺结核发生于免疫力极度低下者。急性血行播散型肺结核常伴有结核性脑膜炎和其他脏器结核。

3.继发型肺结核

由于初染后体内潜伏病灶中的结核菌重新活动和释放而发病，少数可以为外源性再感染，特别是HIV/AIDS时。本型是成人肺结核的最常见类型。常呈慢性起病和经过，但也有呈急性发病和急性临床过程者。由于免疫和变态反应的相互关系及治疗措施等因素影响，继发型肺结核在病理和X射线形态上又有渗出浸润型肺结核、增生型肺结核、纤维干酪型肺结核、干酪型肺炎、空洞型肺结核、结核球(瘤)和慢性纤维空洞型肺结核等区分。继发型肺结核好发于两肺上叶尖后段或下叶尖段，肺门淋巴结很少肿大，病灶趋于局限，但易有干酪坏死和空洞形成，排菌较多，在流行病学上更具重要性。

(二)症状和体征

1.全身症状

发热为肺结核最常见的全身性毒性症状，多数为长期低热，每于午后或傍晚开始，次晨降至正常，可伴有倦怠、乏力和夜间盗汗。当病灶急剧进展扩散时则出现高热，呈稽留热或弛张热热型，可以有畏寒，但很少寒战。其他全身症状有食欲减退、体重减轻、妇女月经不调、易激惹、心悸和面颊潮红等轻度毒性和自主神经功能紊乱症状。

2.呼吸系统症状

(1)咳嗽、咳痰：浸润性病灶咳嗽轻微，干咳或仅有少量黏液痰。有空洞形成时痰量增加，若伴继发感染,痰呈脓性。合并支气管结核时则咳嗽加剧,可出现刺激性呛咳,伴局限性哮鸣或喘鸣。

(2)咯血:1/3～1/2 患者在不同病期有咯血。结核性炎症使毛细血管通透性增高,常表现血痰;病变损伤小血管则血量增加;若空洞壁的动脉瘤破裂则引起大咯血,出血可以源自肺动脉,亦可来自支气管动脉。凡合并慢性气道疾患、心肺功能损害、年迈、咳嗽反射抑制和全身衰竭等,使气道清除能力减弱,咯血容易导致窒息。咯血易引起结核播散,特别是中大量咯血时,咯血后的持续高热常是有力提示。

(3)胸痛:部位不定的隐痛为神经反射引起。固定性针刺样痛随呼吸和咳嗽加重,而患侧卧位症状减轻,常是胸膜受累的缘故。

(4)气急:重度毒血症状和高热可引起呼吸频率增加。真正气急仅见于广泛肺组织破坏、胸膜增厚和肺气肿,特别是并发肺心病和心肺功能不全时。

3.体征

体征取决于病变性质、部位、范围或程度。病灶以渗出型病变为主的肺实变且范围较广或干酪性肺炎时,叩诊浊音,听诊闻及支气管呼吸音和细湿音。继发型肺结核好发于上叶尖后段,于肩胛间区闻及细湿啰音,极大提示有诊断价值。空洞性病变位置浅表而引流支气管通畅时,有支气管呼吸音或伴湿啰音;巨大空洞可出现带金属调的空瓮音,现已很少见。慢性纤维空洞性肺结核的体征有患侧胸廓塌陷、气管和纵隔间向患侧移位、叩诊音浊、听诊呼吸音降低或闻及湿啰音,以及肺气肿征象。支气管结核有局限性哮鸣音,特别是于呼气或咳嗽末。

4.特殊表现

(1)变态反应:多见于青少年女性。临床表现类似风湿热,故有人称其为结核性风湿症。多发性关节痛或关节炎,以四肢大关节较常受累。皮肤损害表现为结节性红斑及环形红斑,前者多见,好发于四肢尤其是四肢伸侧面及踝关节附近,此起彼伏,间歇性地出现。常伴有长期低热。水杨酸制剂治疗无效。其他变态反应表现有类白塞病、滤泡性结膜角膜炎等。

(2)无反应性结核:一种严重的单核-吞噬细胞系统结核病,亦称结核性败血症。肝、脾、淋巴结或骨髓以及肺、肾等呈严重干酪样坏死,其中有大量成簇结核菌,而缺乏类上皮细胞和巨细胞反应,渗出性反应亦极轻微,见于极度免疫抑制的患者。临床表现为持续高热、骨髓抑制或见类白血病反应。呼吸道症状和胸部 X 射线表现往往很不明显或者缺如。无反应性结核病易误诊为败血症、白血病、伤寒和结缔组织疾病等。

六、实验室和辅助检查

(一)病原学检查

1.痰涂片显微镜检查

痰标本涂片萋-尼染色找抗酸杆菌具有快速、简便等优点。厚涂片可提高检测阳性率。荧光染色检查不需油镜,视野范围广、敏感性高,但容易有假阳性。抗酸染色直接镜检不能区分结核和非结核分枝杆菌(nontuberculous mycobacteria,NTM),但在我国非结核分枝杆菌病相对较少,涂片找到抗酸杆菌绝大多数为结核杆菌,可以提示诊断。

2.结核菌培养

敏感性和特异性高。培养后可进行药敏测试,随着耐多药结核菌增多,药敏愈显重要。结核菌培养传统方法至少 1 个月,近来应用 BactecTB 系统进行培养和早期鉴定,可以缩短至两周左右,药敏通常在培养阳性后的 4～6 天即可完成。

3.分子生物学检测

聚合酶链反应(PCR)技术可以将标本中微量的结核菌DNA加以扩增。一般镜检仅能检测每毫升104~105条菌,而PCR可检出1~100 fg结核菌DNA(相当于每毫升1~20条菌)。但DNA提取过程遭遇污染等技术原因可以出现假阳性,而且PCR无法区别活菌和死菌,故不能用于结核病的治疗效果评估、流行病学调查等。目前,PCR检测仅推荐在非结核分枝杆菌病高发地区涂片抗酸杆菌阳性病例,用来快速区分结核与非结核分枝杆菌。

4.结核菌抗原和抗体检测

采用ELISA方法检测痰标本中结核菌抗原的结果差异甚大,可能与痰标本中结核菌抗原分布不甚均匀有关。采用不同的抗原(如A60、LAM等)检测肺结核患者血标本中结核菌IgG的诊断价值尚不肯定。

5.γ-干扰素释放试验(interferon-gamma release assays,IGRA)

采用结核杆菌比较特异性抗原(卡介苗和绝大多数非结核分枝杆菌所不具有),包括早期分泌性抗原靶6(ESAT-6)和培养滤过蛋白-10(CFP-10),在体外刺激血液单核细胞释放干扰素-γ,对后者加以测定。操作过程很少受干扰,报告结果快(24小时)。IGRA敏感性70%左右,虽然尚欠理想,但特异性大多在95%以上。

(二)影像学检查

后前位普通X射线胸片是诊断肺结核十分有用的辅助方法。它对了解病变部位、范围、性质及其演变有帮助,典型X射线改变有重要诊断参考价值。X射线胸片诊断肺结核缺乏特异性,尤其病变在非好发部位及形态不典型时更是如此。胸部CT检查有助于微小或隐蔽性肺结核病灶的发现和结节性病灶的鉴别诊断。耐多药肺结核病考虑外科手术治疗时,需要比较精确地了解病变累及范围,可考虑胸部CT检查。

(三)结核菌素(简称结素)皮肤试验(tuberculin skin test,TST)

结素是结核菌的代谢产物,从长出结核菌的液体培养基提炼而成,主要成分为结核蛋白,目前国内均采用国产结素纯蛋白衍生物(purified protein derivative,PPD)。我国推广的试验方法是国际通用的皮内注射法(Mantoux法)。将PPD 5 IU(0.1 mL)注入左前臂内侧上中1/3交界处皮内,使局部形成皮丘。48~96小时(一般为72小时)观察局部硬结大小。判断标准为:硬结直径<5 mm为阴性反应,5~9 mm为一般阳性反应,10~19 mm为中度阳性反应,≥20 mm或不足20 mm但有水疱或坏死为强阳性反应。美国则根据不同年龄、免疫状态、本土居民还是移民(来自何地)等对TST判断有不同标准。结素试验的主要用途有:①社区结核菌感染的流行病学调查或接触者的随访;②监测阳转者,适用于儿童和易感高危对象;③协助诊断。目前所用结素(抗原)并非高度特异。许多因素可以影响反应结果,如急性病毒感染或疫苗注射、免疫抑制性疾病或药物、营养不良、结节病、肿瘤、其他难治性感染和老年人迟发变态反应衰退者,可以出现假阴性。尚有少数患者已证明活动性结核病,并无前述因素影响,但结素反应阴性,即“无反应性”。尽管结素试验在理论和解释上尚存在困惑,但在流行病学和临床上仍是有用的。阳性反应表示感染,在3岁以下婴幼儿按活动性结核病论;成人强阳性反应提示活动性结核病可能,应进一步检查;阴性反应特别是较高浓度试验仍阴性则可排除结核病;菌阴肺结核诊断除典型X射线征象外,必须辅以结素试验阳性以佐证。

(四)纤维支气管镜检查

经纤支镜对支气管或肺内病灶钳取活组织作病理学检查,同时采取刷检、冲洗或吸引标本用于结核菌涂片和培养，有利于提高肺结核的诊断敏感性和特异性，尤其适用于痰涂阴性等诊断困难患者。纤支镜对于支气管结核的诊断和鉴别诊断尤其具有价值。

七、诊断与鉴别诊断

（一）病史和临床表现

轻症肺结核病例可以无症状而仅在X射线检查时发现，即使出现症状亦大多缺少特异性，但病史和临床表现仍是诊断的基础，凡遇下列情况者应高度警惕结核病的可能性：①反复发作或迁延不愈的咳嗽咳痰，或呼吸道感染经抗生素治疗3～4周仍无改善；②痰中带血或咯血；③长期低热或所谓“发热待查”；④体检肩胛间区有湿啰音或局限性哮鸣音；⑤有结核病诱因或好发因素，尤其是糖尿病、免疫抑制性疾病和接受激素或免疫抑制剂治疗者；⑥有关节疼痛和皮肤结节性红斑、滤泡性结膜角膜炎等变态反应性表现；⑦有渗出性胸膜炎、肛瘘、长期淋巴结肿大既往史以及婴幼儿和儿童有家庭开放性肺结核密切接触史者。

（二）诊断依据

1.菌阳肺结核

痰涂片和/或培养阳性，并具有相应临床和X射线表现，确诊肺结核。

2.菌阴肺结核

符合以下4项中至少3项临床诊断成立：①典型肺结核临床症状和肺部X射线表现；②临床可排除其他非结核性肺部病患；③PPD(5 IU)阳性或血清抗结核抗体阳性；④诊断性抗结核治疗有效。必要时应作纤维支气管镜采集微生物标本和活检标本通过微生物学和/或组织病理学确诊。

（三）活动性判定

确定肺结核有无活动性对治疗和管理十分重要，是诊断的一个重要内容。活动性判断应综合临床、X射线表现和痰菌决定，而主要依据是痰菌和X射线。痰菌阳性肯定属活动性。X射线胸片上凡渗出型和渗出增生型病灶、干酪型肺炎、干酪灶和空洞(除净化空洞外)都是活动性的征象；增生型病灶、纤维包裹紧密的干酪硬结灶和纤维钙化灶属非活动性病变。由于肺结核病变多为混合性，在未达到完全性增生或纤维钙化时仍属活动性。在X射线上非活动性应使病变达到最大限度吸收，这就需要有旧片对比或经随访观察才能确定。初次胸片不能肯定活动性的病例可作为“活动性未定”，给予动态观察。

（四）分类和记录程序

为适应我国目前结核病控制和临床工作的实际，中华医学会结核病学分会《结核病新分类法》将结核病分为原发型肺结核、血行播散型肺结核、继发型肺结核、结核性胸膜炎和其他肺外结核5型。在诊断时应按分类书写诊断，并注明范围(左侧、右侧和双侧)、痰菌和初治、复治情况。

（五）鉴别诊断

肺结核临床和X射线表现可以酷似许多疾病，必须详细搜集临床及实验室和辅助检查资料，综合分析，并根据需要选择侵袭性诊断措施如纤维支气管镜采集微生物标本和活组织检查。不同类型和X射线表现的肺结核需要鉴别的疾病不同。

1.肺癌

中央型肺癌常有痰中带血，肺门附近有阴影，与肺门淋巴结结核相似。周围型肺癌可呈球状、分叶状块影，需与结核球鉴别。肺癌多见于40岁以上嗜烟男性，常无明显毒性症状，多有刺激性咳嗽、胸痛及进行性消瘦。在X射线胸片上结核球周围可有卫星灶、钙化，而肺癌病灶边缘常有切迹、毛刺。胸部CT扫描对鉴别诊断常有帮助。结合痰结核菌、脱落细胞检查及通过纤支镜检查与活检等,常能及时鉴别。肺癌与肺结核可以并存,亦需注意发现。

2.肺炎

原发综合征的肺门淋巴结结核不明显或原发灶周围存在大片渗出,病变波及整个肺叶并将肺门掩盖时,以及继发型肺结核主要表现为渗出性病变或干酪性肺炎时,需与肺炎特别是肺炎链球菌肺炎鉴别。细菌性肺炎起病急骤、高热、寒战和胸痛伴气急,X射线上病变常局限于一个肺叶或肺段,血白细胞总数及中性粒细胞增多,抗生素治疗有效,可资鉴别;肺结核尚需注意与其他病原体肺炎进行鉴别,关键是病原学检测有阳性证据。

3.肺脓肿

肺脓肿空洞多见于肺下叶,脓肿周围的炎症浸润较严重,空洞内常有液平面。肺结核空洞则多发生在肺上叶,空洞壁较薄,洞内很少有液平面或仅见浅液平。此外,肺脓肿起病较急、高热和大量脓痰,痰中无结核菌,但有多种其他细菌,血白细胞总数及中性粒细胞增多,抗生素治疗有效。慢性纤维空洞合并感染时易与慢性肺脓肿混淆,后者痰结核菌阴性。

4.支气管扩张

支气管扩张有慢性咳嗽、咳脓痰及反复咯血史,需与继发型肺结核鉴别。X射线胸片多无异常发现或仅见局部肺纹理增粗或卷发状阴影,CT有助确诊。应当警惕的是化脓性支气管扩张症可以并发结核感染,在细菌学检测时应予顾及。

5.慢性支气管炎

症状酷似继发型肺结核。近年来老年人肺结核的发病率增高,与慢性支气管炎的高发年龄趋近,需认真鉴别,及时X射线检查和痰检有助确诊。

6.非结核分枝杆菌肺病

非结核分枝杆菌(nontuberculous mycobacteria,NTM)指结核和麻风分枝杆菌以外的所有分枝杆菌,可引起各组织器官病变,其中NTM肺病临床和X射线表现类似肺结核。鉴别诊断依据菌种鉴定。

7.其他发热性疾病

伤寒、败血症、白血病和纵隔淋巴瘤等与结核病有诸多相似之处。伤寒有高热、血白细胞计数减少及肝脾大等临床表现,易与急性血行播散型肺结核混淆。但伤寒热型常呈稽留热,有相对缓脉、皮肤玫瑰疹,血清肥达试验阳性,血、粪便培养伤寒杆菌生长。败血症起病急,有寒战及弛张热型,白细胞及中性粒细胞增多,常有近期皮肤感染,疖疮挤压史或尿路、胆道等感染史,皮肤常见瘀点,病程中出现迁徙病灶或感染性休克,血或骨髓培养可发现致病菌。结核病偶见血象呈类白血病反应或单核细胞异常增多,需与白血病鉴别。后者多有明显出血倾向,骨髓涂片及动态X射线胸片随访有助确立诊断。支气管淋巴结结核表现为发热及肺门淋巴结肿大,应与结节病、纵隔淋巴瘤等鉴别。结节病患者结素试验阴性,肺门淋巴结肿大常呈对称性,状如"土豆";而淋巴瘤发展迅速,常有肝脾及浅表淋巴结肿大,确诊需组织活检。

八、治疗

(一)抗结核化学治疗

1.化疗药物

(1)异烟肼(isoniazid,INH):具有强杀菌作用、价格低廉、不良反应少、可口服等特点,是治疗肺结核病的基本药物之一。INH 抑制结核菌叶酸合成，包括 3 个环节：①INH 被结核菌摄取；②INH 被结核菌内触酶-过氧化酶活化；③活化的 INH 阻止结核菌叶酸合成。它对于胞内和胞外代谢活跃、持续繁殖或近乎静止的结核菌均有杀菌作用。INH 可渗入全身各组织中，容易通过血-脑脊液屏障，胸腔积液、干酪样病灶中药物浓度很高。成人剂量每天 300 mg(或每天 4～8 mg/kg)，一次口服；儿童每天 5～10 mg/kg(每天不超过 300 mg)。急性血行播散型肺结核和结核性脑膜炎，剂量可以加倍。主要不良反应有周围神经炎、中枢神经系统中毒，采用维生素 B_6 能缓解或消除中毒症状。但维生素 B_6 可影响 INH 疗效；常规剂量时神经系统不良反应很少，故无需服用维生素 B_6。肝脏损害(血清 ALT 升高等)与药物的代谢毒性有关，如果 ALT 高于正常值上限 3 倍则需停药。通常每月随访一次肝功能，对于肝功能已有异常者应增加随访次数，且需与病毒性肝炎相鉴别。

(2)利福平(rifampin，RFP)：对胞内和胞外代谢旺盛、偶尔繁殖的结核菌均有杀菌作用。它属于利福霉素的半合成衍生物，通过抑制 RNA 聚合酶，阻止 RNA 合成发挥杀菌活性。RFP 主要在肝脏代谢，胆汁排泄。仅有 30%通过肾脏排泄，肾功能损害一般不需减量。RFP 能穿透干酪样病灶和进入巨噬细胞内。在正常情况下不通过血-脑脊液屏障，而脑膜炎症可增加其渗透能力。RFP 在组织中浓度高，在尿、泪、汗和其他体液中均可检测到。成人剂量空腹 450～600 mg，每天 1 次。主要不良反应有胃肠道不适、肝功能损害(ALT 升高、黄疸等)、皮疹和发热等。间歇疗法应用高剂量(600～1200 mg/d)易产生免疫介导的流感样反应、溶血性贫血、进行肾衰竭和血小板减少症，一旦发生，应予以停药。

(3)吡嗪酰胺(pyrazinamide，PZA)：类似于 INH 的烟酸衍生物，但与 INH 之间无交叉耐药性。PZA 能杀灭巨噬细胞内尤其酸性环境中的结核菌，已成为结核病短程化疗中不可缺少的主要药物。胃肠道吸收好，全身各部位均可到达，包括中枢神经系统。PZA 由肾脏排泄。最常见的不良反应为肝毒性反应(ALT 升高和黄疸等)、高尿酸血症，皮疹和胃肠道症状少见。

(4)链霉素(streptomycin，SM)和其他氨基糖苷类：通过抑制蛋白质合成来杀灭结核菌。对于空洞内胞外结核菌作用强，pH 中性时起效。尽管链霉素具有很强的组织穿透力，而对于血-脑脊液屏障仅在脑膜炎时才能透入。主要不良反应为不可逆的第Ⅷ对脑神经损害，包括共济失调、眩晕、耳鸣、耳聋等。与其他氨基糖苷类相似，可引起肾脏毒性反应。变态反应少见。成人每天 15～20 mg/kg，或每天 0.75～1.0 g(50 岁以上或肾功能减退者可用 0.5～0.75 g)，分 1～2 次肌内注射。目前已经少用，仅用于怀疑 INH 初始耐药者。其他氨基糖苷类如阿米卡星(AMK)、卡那霉素(KM)也有一定抗结核作用，但不用作一线药物。

(5)乙胺丁醇(ethambutol，EMB)：通过抑制结核菌 RNA 合成发挥抗菌作用，与其他抗结核药物无交叉耐药性，且产生耐药性较为缓慢。成人与儿童剂量均为每天 15～25 mg/kg，开始时可以每天25 mg/kg，2 个月后减至每天 15 mg/kg。可与 INH、RFP 同时 1 次顿服。常见不良反应有球后视神经炎、变态反应、药物性皮疹和皮肤黏膜损伤等。球后视神经炎可用大剂量维生素 B_1 和血管扩张药物治疗，必要时可采用烟酰胺球后注射治疗，大多能在 6 个月内恢复。

(6)对氨基水杨酸(para-aminosalicylic acid，PAS)：对结核菌抑菌作用较弱，仅作为辅助抗结核治疗药物。可能通过与对氨苯甲酸竞争影响叶酸合成，或干扰结核菌生长素合成，使之丧失摄取铁的作用而达到抑菌作用。成人 8～12 g/d，分 2～3 次口服。静脉给药一般用 8～12 g，溶于 5%葡萄糖液 500 mL 中滴注。本药需新鲜配制和避光静脉滴注。肾功能不全患者慎用。主要不良反应有胃肠道刺激、肝功能损害、溶血性贫血及变态反应(皮疹、剥脱性皮炎)等。

(7)其他:氨硫脲(thiosemicarbazone,TB1),卷曲霉素(capreomycin,CPM),环丝霉素(cycloserinum,CS),乙硫异烟胺(ethionamade,1314Th)和丙硫异烟胺(prothionamide,1321Th)为第二线抗结核药物,作用相对较弱,不良反应多,故目前仅用于MDR-TB。氟喹诺酮类抗菌药物(FQs)对结核杆菌有良好的抑制作用。这些药物仅用于MDR-TB的治疗。

2.标准化治疗方案

(1)初治:肺结核(包括肺外结核)必须采用标准化治疗方案。对于新病例其方案分两个阶段,即2个月强化(初始)期和4～6个月的巩固期。强化期通常联合用3～4个杀菌药,约在2周之内传染性患者经治疗转为非传染性,症状得以改善。巩固期药物减少,但仍需灭菌药,以清除残余菌并防止复发。

(2)复治:有下列情况之一者为复治:①初治失败的患者。②规则用药满疗程后痰菌又转阳的患者。③不规则化疗超过1个月的患者。④慢性排菌患者。获得性耐药是复治中的难题,推荐强化期5药和巩固期3药的联合方案。强化期能够至少有2个仍然有效的药物,疗程亦需适当延长。

(3)MDR-TB的治疗:MDR-TB是被WHO认定的全球结核病疫情回升的第三个主要原因。治疗有赖于通过药敏测定筛选敏感药物。疑有多耐药而无药敏试验条件时可以分析用药史进行估计。强化期选用4～5种药物,其中至少包括3种从未使用过的药物或仍然敏感的药物如PZA、KM、CPM、1321Th、PAS(静脉)、FQs,推荐的药物尚有CS、氯苯酚嗪(clofazimine)等。强化期治疗至少3个月。巩固期减至2～3种药物,至少应用18个月。

(二)手术治疗

化疗的发展使外科治疗在肺结核治疗中的比重和地位显著降低。但对药物治疗失败或威胁生命的单侧肺结核病特别是局限性病变,外科治疗仍是可选择的重要治疗方法。其指征是:①化疗尤其是经过规则的强有力化疗药物治疗9～12个月,痰菌仍阳性的干酪样病灶、厚壁空洞、阻塞型空洞。②一侧毁损肺、支气管结核管腔狭窄伴远端肺不张或肺化脓症。③结核脓胸或伴支气管胸膜瘘。④不能控制的大咯血。⑤疑似肺癌或并发肺癌可能。这些患者大多病情严重、有过反复播散、病变范围广泛,因此是否适宜手术尚须参考心肺功能、播散灶控制与否等,就手术效果、风险程度及康复诸方面全面衡量,以作出合理选择。

(三)症状治疗

1.发热

随着有效抗结核治疗,肺结核患者的发热大多在1周内消退,少数发热不退者可应用小剂量非类固醇类退热剂。急性血行播散型肺结核和浆膜渗出性结核伴有高热等严重毒性症状或高热持续时,激素可能有助于改善症状,亦可促进渗液吸收、减少粘连,但必须在充分有效抗结核药物保护下早期应用,疗程1个月左右即应逐步撤停。

2.大咯血

大咯血是肺结核患者的重要威胁,应特别警惕和尽早发现窒息先兆征象,如咯血过程突然中断,出现呼吸急促、发绀、烦躁不安、精神极度紧张、有濒死感或口中有血块等。抢救窒息的主要措施是畅通气道(体位引流、支气管镜吸引气管插管)。止血药物治疗可以应用神经垂体素。对于药物难以控制而肺结核病变本身具备手术指征且心肺功能可胜任者,手术治疗可以显著降低大咯血病死率。对于不能耐受手术和病变不适宜手术的大咯血,支气管动脉栓塞止血有良效。

(四)食疗

1.食疗原则

对结核病治疗用药物攻邪,用食物补益形体,以祛邪、恢复正气。故给予高能量、高蛋白质、高维生素,适量矿物质和微量元素的平衡饮食。要注意食物色、香、味、形和患者个人喜好,并照顾其消化和吸收功能,随时调节饮食食物质和量。能量每天按 167.2～209.9 kJ(40～50 kcal)/kg,蛋白质为 1.5～2 g/kg,可多选食蛋白质营养价值高的肉类、蛋类和奶类,但应避免过分甘肥油腻,以妨碍食物消化吸收。滋阴和补益精气食品,如鳗鱼、黑鱼、甲鱼、猪肝、猪肺、猪瘦肉、鸡蛋、鸭蛋、牛肉、羊肉等都富含优质蛋白质。蔬菜类,如青菜、胡萝卜、土豆等。豆类,特别是黄豆及其制品。果品类如柿、梨、橘子、苹果、番茄、百合、莲子、藕、菱、荸荠等,芡实、银耳等也都可选用。结核患者应忌烟、酒及辛辣等生痰助火食物,因食用之后可能使病情加重,甚至引起大咯血等意外并发症。

2.食疗方选

(1)潮热:取鳗鱼数条清水洗净,先在锅中煮沸清水,再将活鳗投入,加盖煮 2～3 小时,鳗油浮于水面,捞取鳗油后加食盐适量,每次服 10 mL,1 天 2 次,饭后服用。或将鳗鱼切成寸段,放于铁皮筒内,一端用泥封固,另一端用铁丝绕成团塞住,铁皮筒在炭火上烧烤,塞铁丝端向下,筒口用碗承接,待烧至鳗鱼焦时,鳗油即自下端流入碗中,烧至油尽鳗枯成炭为止;鳗油可用,同时可将鳗炭研细,每天服 2 次,每服 3～6 g。初期低热,用枸杞根 15 g;或嫩苗及叶常煎服,代茶饮用,对退潮热有益。如加用枸杞子,则更有补肾强壮作用。

用啤酒花 10～12 g,泡水代茶饮用,可促进食欲并能退虚热;也有用鲜李子,捣汁冷饮以治骨蒸劳热,但多食可生痰,脾胃虚弱者不宜多食。五汁蜜膏为去核鸭梨、白萝卜各 1 000 g,生姜 250 g,洗净切碎,分别以洁净纱布绞汁。取梨汁和萝卜汁放入锅中,先用大火烧开,后以小火煎熬成膏状,加入姜汁及炼乳、蜂蜜各 250 g 搅匀,继续加热至沸,停火冷却,装瓶备用。服用时每次 20 mL,以沸水冲化,或再加黄酒适量饮服,每天 2 次。可治虚劳、肺结核、低热、久咳不止等症。

(2)盗汗:以蛤蜊肉加韭菜做成菜肴,用韭黄更好;常食可治疗肺结核盗汗。或者以牡蛎壳 30～60 g 煎汤;用于治疗盗汗。甲鱼 1 只取血,用热黄酒适量冲服,应当天服完,持续服用。未熟桃干称为碧桃干,用其 15 g,加水煎服。

(3)咳嗽咯血:木瓜 15 g,草 30 g,甘草 6 g 同煎,可治肺结核咳嗽,若用鱼腥草 30～40 g 代替茜草,其清肺热效果更为显著。咳嗽剧烈,可每天用生梨加冰糖蒸食,或常含化柿霜饼。如有咯血,用鲜百合 2～3 个洗净,捣汁以温开水冲服,每天 2 次。也可喝藕汁或以生藕片蘸糖吃或用乌贼骨 12 g,藕节 15 g,白及 10 g,水煎去渣,加蜂蜜调服,1 天 3 次,饮服。紫皮大蒜瓣 15～20 片,去皮后放入沸水中煮 1～2 分钟,取出备用。用煮蒜水与糯米 50 g 煮成稀粥,然后将原蒜瓣放入粥内拌匀食用。在食粥同时,可加白及粉3 g,早晚各 1 次,连吃 10～15 天,停 3 天后再食。治肺结核、胸膜炎、咯血。油浸白果是传统单方,将去外皮带壳鲜白果放于瓶内,加入菜油,以浸没为度,将瓶密封埋于土中,5 个月后取用,以越陈越好,每次取白果 1 枚剥取其肉,温水送服,可治肺结核咳嗽,并有平喘作用。

(4)食少便溏:用生山药 120 g 切片煮汁 1 000 mL,当茶饮用;或用山药粉 20～30 g 以凉水调于锅内,不时以筷搅拌,煮 2～3 沸即成粥,或在山药粥中加熟鸡蛋黄 3 枚调入后用,均可治疗阴虚且损及脾胃者。称等量薏苡仁、芡实、淮山药,加水后煮食。本方适用于肺病久咳、脾虚、大便不实者。

(5)腰酸膝软无力:取 2 500 g 黄精熬制成 500 g 浸膏,每天 4 次,每次 10 mL,每 1 mL 相当于黄精5 g,治疗浸润型肺结核。不加用西药,可使部分患者病灶完全吸收,大部分症状好转,并有体重增加和症状改善。脾胃虚寒者不宜食用。取适量鲍鱼做成菜肴,每天食用,可治肺结核低热、盗汗、骨蒸,且有滋阴壮体功能。以乌龟壳烧存性研细末,用枣泥或炼蜜为丸。每次服 6 g,每天 2 次,通常连服 1~2 个月后,可显示效果,复查时病灶可见钙化现象提早出现。用于治疗小儿骨结核,效果更佳。

(五)心理治疗

心理社会因素在肺结核的发生、发展中有一定影响。早在 20 世纪初就已注意到这种传染病的心理因素。Racamier 于 1950 年观察了 150 名肺结核患者,发现他们存在着孤独与深深的不安全感,童年早期存在与父母的情感关系障碍,其中 2/3 是怀疑,1/3 是溺爱。Brautigam 在 1957 年强调患者存在对联络的敏感性以及自尊的易变性。同年 Melytr 用罗夏墨迹图测得结核病患者精神稳定性低,对情感及自我中心方面激惹性强,患者需要更多的理解,还存在受压抑的冲突、深藏的恐惧以及感情易变、烦躁,自我约束减退。谢云锦等于 1986 年对结核患者做 MMPI 测定,发现 74%D 分高(抑郁分值)、36%Hs 分高(疑病分高)、27%Hy 分高(癔症患者得分高)。近年来通过 HAD 测得 142 例肺结核住院患者有焦虑或抑郁可疑症状者 73 人,有明显症状者 43 人,无症状者 26 人,这说明肺结核患者心理压力较大,进而会导致免疫功能低水平,易于发病。临床资料证实,肺结核伴焦虑、抑郁明显者植物血凝素皮肤试验反应低于无情绪障碍者;淋巴细胞转化率低于无情绪症状者;有情绪症者 IgG 偏低($P<0.05$)。

曾经写过《心身医学》这一古典名著的作者亚历山大(Alex ander)认为,结核病也属于心身医学的一种疾病,他说:“如果只考虑是由结核杆菌引起的是不够的,还应考虑到机体本身具有的特异的、非特异的免疫力和机体对感染的抵抗力的问题,此外,情感因素也是构成结核病的一部分原因。”

结核杆菌含有类脂质、蛋白质和多糖类。在人体内类脂质引起淋巴细胞浸润而形成结核结节;蛋白质引起变态反应;多肽与多糖复合物与免疫的产生有关。结核病的发生、发展与转归取决于结核菌入侵的数量、毒力和人体免疫力、变态反应的高低。当人体免疫力低下,抵抗力处于劣势时,结核病就容易发生;反之,感染后不易发病,即使发病也较轻而且容易康复。情感因素也是构成结核病的一个重要原因。根据现代心理免疫学理论,情绪压抑时,淋巴细胞的致敏性和巨噬细胞的吞噬作用严重削弱,T 细胞与绵羊红细胞结合呈现玫瑰花环反应大大减弱,而受植物血凝素(PHA)刺激后转化为母细胞的能力也明显减退,这就是说,机体的细胞免疫能力处于低下状态,因而结核病易罹性显著增强。

结核病的治疗已历经了四个阶段,从历史回顾的角度可分为卫生营养疗法阶段、人工气胸腹疗法阶段、综合治疗阶段以及崭新化疗阶段。其中抗结核化学药物治疗对结核病的控制起着决定性的作用,可使病灶愈合、症状消除并防止复发,但卫生营养疗法也决非无足轻重,它作为一种基础疗法日益显得重要。世界上的事物总是波浪式前进、螺旋式上升的,如今,卫生营养疗法应从心理治疗的高度重新认识与评价。结核病常用的心理疗法如下。

1.简易精神疗法

通过接受、支持、保证三步骤使患者明确:随着社会的进步、科学的发展、诊治疾病手段的先进,总体上讲结核病处于少见与散发状态,结核病患病率、发病率和死亡率分别不超过千分之一、

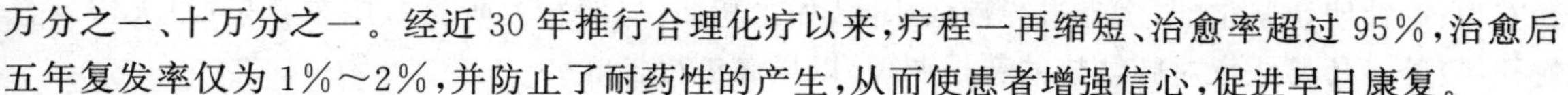

万分之一、十万分之一。经近30年推行合理化疗以来，疗程一再缩短、治愈率超过95%，治愈后五年复发率仅为1%～2%，并防止了耐药性的产生，从而使患者增强信心，促进早日康复。

2.认知疗法

结核病是人类最古老的传染病之一，人类与之斗争了数千年，但由于各地区疫情控制尚不平衡、不规则用药或管理不善以及难民、移民、民工的流动性与特殊性，一旦发病通常难以接受合理治疗，因此结核病疫情仍然相当严重，流行形势也相当严峻，以至WHO1993年4月向全世界宣布全球处于结核病紧急状态，并将每年的3月24日定为世界抗结核日。其实只要理智地认识到结核病病因明确、治有方法、防有措施，只要认真做好治疗、管理、预防及检查的各个环节的工作，只要高度关注结核病的疫情，切实做到查出必治、治必彻底，就完全可能使结核病流行情况改善，直至控制。

3.行为指导法

患者应注意适当休息疗养、生活起居合理、丰富的营养、必要的日光浴以及克服多愁善感、郁郁寡欢等易感性人格。

4.想象-信念疗法

想象T细胞与结核杆菌浴血大战并战而胜之；想象玫瑰花环试验明显增强；想象淋巴细胞转化能力增强。

5.气功疗法

肺结核中医辨证多属肺阴虚，先做放松功，行三线放松2～3个循环，再行内养功，意守丹田形成腹式呼吸，肺气虚者与气阴两虚患者也大同小异，在进行气功疗法的同时还应适当进行体育锻炼、增强体质、提高自然免疫力。

6.音乐疗法

(1)音乐安神法：本法以清幽柔绵、怡情悦志之曲，消除肺结核患者的焦虑烦躁状态。代表乐曲有梁代古曲《幽兰》、晋代古曲《梅花三弄》等。此外门德尔松的《小提琴协奏曲》，充满了甜美感情和温馨，可让思绪安定而平静；尤其是门德尔松的《乘着那歌声的翅膀》，这首歌曲充满了迷人的色彩，让人沉浸在“甜蜜、幸福的梦”之中。

(2)音乐开郁法：本法以爽快鲜明、激情洋溢之曲，疏泄患者的抑郁与忧虑。代表乐曲如春秋古曲《高山流水》、唐代古曲《阳关三迭》等，再如南派笛奏《姑苏行》、广东音乐《彩云追月》以及老约翰的《拉德斯基进行曲》、贝多芬的《欢乐颂》等。

(3)音乐激励法：本法以激昂悲壮、荡气回肠之曲治疗患者的忧思郁结。代表乐曲有汉代琵琶曲《十面埋伏》、宋元词曲《满江红》以及贝多芬《命运交响曲》、俄罗斯民歌《三套车》等。

(4)音乐愉悦法：本法以轻松喜悦、优美动人之曲排遣患者的悲哀郁闷。代表乐曲有唢呐独奏《百鸟朝凤》、民乐合奏曲《春江花月夜》以及小约翰的《蓝色多瑙河》、莫扎特《G大调弦乐小夜曲》等。

(5)名曲情绪转变法：本法是日本山本直纯所著《音乐灵药》中介绍的方法，本法令人在不知不觉中身心好转，可以让音乐创造24小时的快乐。如巴赫名曲让人在早晨头脑清醒地醒来；午休时听舒伯特的《军队进行曲》振奋精神；以斯特拉文斯基的音乐缓解焦虑；以贝多芬的交响曲对抗抑郁；以勃拉姆斯的音乐安抚失落等。上述名曲有助于克服肺结核患者多愁善感、郁郁寡欢的易感性人格。

(6)辨证施乐法：肺结核中医辨证多属肺阴虚患者，患者免疫力差，常有咳嗽、盗汗、乏力等症状，易患外感病，而音乐能增强免疫功能与抵抗力，有助于肺结核的康复。乐曲应选气息宽广、刚劲有力、旋律明快坚定、节奏富有弹性的乐曲，如二胡曲《光明行》《听松》，广东音乐《旱天雷》《金蛇狂舞》等。还要注意对肺结核的音乐调理，以早晨进行较好。

九、预防

(一)DOTS 战略

WHO 结核病对策部总结近 20 余年来的经验，将 DOTS 上升为一种保证结核病控制对策获得成功的战略，主要是：①政府的支持和承诺。②通过对因症就诊进行痰涂片镜检发现患者。③对涂阳患者给予标准短程化疗(6～8 个月)并至少初治两个月在直接督视下服药。④保证抗结核药物供应。⑤可以用来评估治疗效果和全部规划实施的标准化病例登记和报告系统。DOTS 是当今降低和防止结核菌感染、结核病死亡、控制耐多药结核病最有效、最可能实施的战略。DOTS 的核心是规则、全程治疗。目标是有效地治疗患者，大幅度降低传染源密度，从而有效降低感染率和减少发病，防治结合，"寓预防于治疗"。

(二)卡介苗接种

机体获得性特异性免疫只产生在活菌感染之后。卡介苗(bacillus calmette-guérin，BCG)是一种无毒牛型结核菌活菌疫苗，接种后机体反应与低毒结核菌原发感染相同，产生变态反应同时获得免疫力。目前比较普遍的看法是 BCG 尚不足以预防感染，但可以显著降低儿童发病及其严重性，特别是结核性脑膜炎等严重结核病减少，并可减少此后内源性恶化的可能性。WHO 已将 BCG 列入儿童扩大免疫计划。我国推行 BCG 接种仍规定新生儿出生时即接种 BCG，每隔 5 年左右对结素转阴者补种，直至 15 岁。

(三)治疗潜伏结核感染(化学预防)

任何年龄结素新近转阳者第一年发病危险性是 3.3%，5 年内为 5%～15%。业已证明 INH 可以有效预防感染者的发病。在低感染率的发达国家主张对潜伏结核感染进行 INH 化学预防。方法为INH 300 mg/d，持续 9 个月，适用于所有潜伏结核感染，包括 HIV 感染者和孕妇；INH 900 mg，每周2 次，疗程 9 个月；以及 RFP 600 mg/d，持续 4 个月方案，在选择性对象亦可使用，但前者需要督导，后者不够经济。INH 联合 PZA 方案可缩短疗程至 2 个月，因不良反应发生率高，不予推荐。

(朱亚楠)

第三节　结核性胸膜炎

结核性胸膜炎(Ⅴ型)虽非肺部病变，但在临床上因与肺结核关系密切，在结核病防治工作中同样实行治疗管理。故此，1998 年结核病新分类法中仍将该病单独列为一型。本病为常见病。

一、病因及发病机制

结核性胸膜炎是由结核菌及其代谢产物进入正处于高度过敏状态的机体胸膜腔中所引起的胸膜炎症。为儿童和青少年原发感染或继发结核病累及胸膜的后果。此时肺内可同时有或无明显结核病灶发现。结核菌到达胸膜腔的途径有三种方式。

(一)病变直接蔓延

邻近胸膜的结核病变，如胸膜下干酪病变、胸壁结核或脊柱结核等病灶破溃皆可使结核菌及其代谢产物直接进入胸膜腔。

(二)淋巴播散

肺门及纵隔淋巴结结核，由于淋巴结肿胀，淋巴引流发生障碍，结核菌通过淋巴管逆流至胸膜或直接破溃于胸膜腔。

(三)血行播散

急性或亚急性血行播散型结核感染也可造成胸膜炎，多为双侧及并发腹膜等浆膜腔炎症。

结核性胸膜炎往往在结核菌素阳转后的数周或数月发生，因此，机体变态反应性增强是结核性胸膜炎发病的重要因素之一。当机体处于高度变态反应状态，结核菌及其代谢产物侵入胸膜，则引起渗出性胸膜炎，当机体对结核菌变态反应较低，则只形成局限性纤维素性胸膜炎(即干性胸膜炎)。少数患者由干性胸膜炎进展为渗出性胸膜炎。胸膜炎症早期先有胸膜充血、水肿和白细胞浸润占优势，随后淋巴细胞转为多数，胸膜内皮细胞脱落，其表面有纤维蛋白渗出，继而浆液渗出，形成胸腔积液，胸膜常有结核结节形成。

二、临床表现

结核性胸膜炎多发生于儿童和40岁以下的青壮年。按病理解剖可分为干性胸膜炎和渗出性胸膜炎两大类，临床表现各异。

(一)干性胸膜炎

干性胸膜炎可发生于胸膜腔的任何部分。其症状轻重不一，有些患者很少或完全没有症状，而且可以自愈。有的患者起病较急，有畏寒，轻度或中度低热，但主要症状是局限性针刺样胸痛。胸痛系因壁层和脏层胸膜互相贴近摩擦所致，故胸痛多位于胸廓呼吸运动幅度最大的腋前线或腋后线下方，深呼吸和咳嗽时胸痛更著。如病变发生于肺尖胸膜，胸痛可沿臂丛放射，使手疼痛和知觉障碍；如在膈肌中心部，疼痛可放射到同侧肩部；病变在膈肌周边部，疼痛可放射至上腹部和心窝部。由于胸痛患者多不敢深吸气，故呼吸急促而表浅，当刺激迷走神经时可引起顽固性咳嗽。查体可见呼吸运动受限，局部有压痛，呼吸音减低。触到或听到胸膜摩擦音，此音不论呼气或吸气时均可听到而咳嗽后不变为其特点。此时，胸膜摩擦音为重要体征。

(二)结核性渗出性胸膜炎

病变多为单侧，胸腔内有数量不等的渗出液，一般为浆液性，偶见血性或化脓性。

按其发生部位可分为肋胸膜炎(又称典型胸膜炎)、包裹性胸膜炎、叶间胸膜炎、纵隔胸膜炎、膈胸膜炎和肺尖胸膜炎。

典型渗出性胸膜炎起病多较急，有中度或高度发热、乏力和盗汗等结核中毒症状，发病初期有胸痛，多为刺激性剧痛，随胸腔积液出现和增多，因阻碍壁层和脏层胸膜的互相摩擦，胸痛反而减轻或消失。但可出现不同程度的气短和呼吸困难，病初多有刺激性咳嗽，痰量通常较少，转移体位因胸液刺激胸膜可引起反射性干咳。体征随胸腔积液多少而异，少量积液可无明显体征；如果急性大量积液，因肺、心和血管受压，呼吸面积减少，心搏出量减少，患者可出现呼吸困难、端坐呼吸和发绀。患侧胸廓饱满，肋间隙增宽，呼吸运动减弱，气管纵隔向健侧移位；叩诊积液部位呈浊音或实音，其顶点位于腋后线上，由此向内、向下形成弧线，构成上界内侧低外侧高的反抛物线(Ellis线)。如胸腔积液位于右侧则肝浊音界消失，如位于左侧则Traube氏鼓音区下降。听诊呼吸音减弱或消失。由于接近胸腔积液上界的肺被压缩，在该部听诊可发现呼吸音并不减弱反而增强。在压缩的肺区偶可听到湿啰音。积液吸收后，往往遗留胸膜粘连或增厚；此时，患侧胸廓下陷，呼吸运动受限，轻度叩浊，呼吸音减弱。

纵隔胸膜炎常和典型胸膜炎并存，除一般结核中毒症状外，大量积液可引起压迫症状，如胸骨区疼痛、咳嗽、呼吸困难、吞咽困难、心悸、胃痛、呕吐和肩痛等。膈胸膜炎（肺底积液）右侧多于左侧，偶见于双侧，常有低热、气短、咳嗽、胸痛、肩痛、上腹痛或腰痛等。

三、X 射线特点

干性胸膜炎：胸透时可见患侧横膈运动受限；病变局限时胸片无明显异常，纤维蛋白渗出物达 2～3 mm厚度时，可见肺野透亮度减低。

渗出性胸膜炎：可因部位、积液量多少不同，而有不同的 X 射线表现。

（一）典型胸膜炎

X 射线表现为游离性胸腔积液。

1.小量积液

液体首先积聚于横膈后坡下部及后肋膈角，故站立后前位检查难以发现，需采取多轴透视，转动患者体位，使患者向患侧倾斜 60°；行立位透视，肋隔角或侧胸壁下缘液体可易显示，或采取患侧在下的侧卧位进行水平投照，方能发现液体沿胸壁内缘形成窄带状均匀致密阴影。待积液增至 300 mL 以上时，可使外侧肋膈角变浅、变钝或填平。透视下液体可随呼吸及体位的变化而移动。此点可与轻微的胸膜粘连相鉴别。

2.中量积液

由于液体的重力作用而积聚于胸腔下部肺的四周，表现为均匀致密阴影，肋膈角完全消失。后前位片上有从外上方向内下方呈斜行外高内低的弧形线，膈影界限不清。

3.大量积液

液体上缘可达第二肋间或一侧胸腔完全呈均匀致密阴影；此外，纵隔向健侧移位，肋间隙增宽及膈下降等征象。

（二）包裹性胸膜炎

胸膜炎时，脏层与壁层胸膜的粘连使积液局限于胸腔的某一部位，称为包裹性积液。多发生于侧后胸壁，偶尔发生于前胸壁及肺尖部。切线位表现为自胸壁向肺野突出，大小不等的半圆形或梭形致密影，密度均匀，边缘光滑锐利。若靠近胸壁，其上下缘与胸壁夹角呈钝角。

（三）叶间积液

叶间积液可以是单纯局限于叶间隙的积液或有时与游离性积液并存。可发生于水平裂与斜裂。右水平裂有积液时，后前位见水平裂增宽，略呈梭状影。斜裂有积液时，正位 X 射线诊断较困难，可呈圆形或片状阴影，边缘模糊，似肺内病变。侧位、前弓位检查易于识别，则见典型之梭状阴影，密度均匀，边缘光滑，梭状影的两尖端延伸与叶间隙相连。液体量多时可呈球形阴影。游离性积液进入叶间裂时常在斜裂下部，表现为尖端向上的三角形阴影。

（四）肺底积液

聚积在肺底与膈肌之间的积液称为肺底积液。右侧多见，偶见于双侧。X 射线可见下肺野密度增高，与膈影相连，由于液体将肺下缘向上推移，可呈现向上突出的圆弧状影，易误认为膈肌升高。正位 X 射线检查时，正常横膈顶的最高部位在内侧 1/3 处，而肺底积液时，形似“横膈”阴影的最高点偏于外侧 1/3 处，边缘较光滑。胸透时，当晃动患者可见积液阴影波动；若使患者向患侧倾斜 60°，可使积液流入侧胸壁而显露膈肌并可见膈肌活动，另可见同侧下肺纹理呈平直且变密集。侧位胸片可见积液呈密度均匀的下弦月状；若采用平卧前后位，肺底的液体流到后背部胸腔，表现为患侧肺野密度均匀增高，“横膈抬高”现象消失而较直；立起时，液体又回到肺底，肺野亮度恢复正常。如侧卧于患侧行横照，积液与侧胸壁显示一清晰带状阴影，此法对诊断积液量少的流动型病例较敏感。A 型超声或 B 超检查有助于本病的诊断。如肺底面胸膜粘连而液体不能流出，可采用人工气腹确定诊断。

（五）纵隔胸腔积液

常与典型胸膜炎并存，可发生于上、下、前、后纵隔旁腔隙。上纵隔少量积液时，呈带状三角形致密影，位于纵隔两旁，基底向下，外缘锐利，向内上可达胸膜顶部。积液多时，外形可呈弧形突出或分叶状。下纵隔积液时，X 射线表现为尖端向上，基底向下的三角形致密影。前下纵隔积液可鼓出于心影旁，似心脏扩大或心包积液。后纵隔脊柱旁区的纵隔积液，正位可显示一片密度较淡，边缘模糊的阴影，但当转到侧后斜位，使 X 射线方向与积液的边缘一致时，则积液边缘清晰，呈现为沿脊柱旁的三角形或带状阴影，类似椎旁脓肿或扩张的食管。但定位时，下部比上部宽为其特征。

四、诊断

（1）多见于儿童及青少年。多数患者发病较急，有发热、干咳和胸痛，或先有结核中毒症状，大量胸腔积液时有呼吸困难。部分患者有结核接触史或既往史。

（2）胸膜摩擦音和胸腔积液的体征。

（3）血液白细胞计数正常或稍高，血沉快。胸腔积液为渗出液，多为草黄色，少数患者也可呈血性，其中以淋巴细胞为主。乳酸脱氢酶常增高，抗结核抗体阳性。胸腔积液中不易找到结核菌，结核菌培养约 1/5 为阳性。但胸腔积液 TBG PCR 及 TEG Ab 阳性率高。

（4）胸部 X 射线检查可见有胸腔积液的影像。

（5）结核菌素试验呈阳性反应。

（6）B 超检查可见积液征象。

（7）应排除其他原因引起的胸腔积液，必要时可行胸膜穿刺活检，穿刺取胸腔积液进行 TB-RNA、TB-DNA联合检测，或基因芯片法检测。

五、治疗

结核性胸膜炎的治疗原则：①早期正规应用抗结核药物；②积极抽液；③适当使用皮质激素。使其尽量减少胸膜肥厚粘连，减轻肺功能的损害，防止成为脓胸，预防肺内、肺外结核病的发生或发展。

化疗方案及疗程：可根据患者肺内有无结核病灶，以及初治或初治失败的复治患者的具体情况选用不同的方案。

胸腔穿刺抽液：少量胸腔积液一般不需抽液，或只做诊断性穿刺。但有中量积液应积极抽液，以减轻中毒症状，解除对肺及心血管的压迫，使肺复张，纵隔复位，防止胸膜肥厚粘连而影响肺功能。一般，每周可抽液 2～3 次，直到积液甚少不易抽出为止。胸穿抽液偶尔并发“胸膜反应”，患者表现头晕出汗，面色苍白，心悸脉细，四肢发凉，血压下降，应立即停止抽液，让患者平卧，多能自行缓解。必要时可皮下注射0.1%的肾上腺素0.5 mL,呼吸兴奋剂,吸氧等措施,密切观察神志、血压变化,注意防止休克的发生。抽液应缓慢,抽液量应视患者耐受情况而定,初次抽液可在1 000 mL内,后酌情增加抽液量。抽液过多过快可使胸腔压力骤减,发生"肺复张后肺水肿"及循环障碍。肺水肿患者表现为咳嗽、气促及咳大量泡沫状痰,双肺遍布湿啰音,PaO_2下降,X射线显示肺水肿征。应立即吸氧,酌情使用大量糖皮质激素和利尿剂,控制入水量,注意纠正酸碱平衡。胸腔抽液后,抗结核药物不必胸腔内注入,因全身用药后,胸腔积液药物已达有效浓度。

关于皮质激素的应用:糖皮质激素有抗炎、抗过敏、降低机体敏感性、减少胸腔积液渗出、促进吸收、防止胸膜粘连和减轻中毒症状等作用。在有急性渗出、症状明显和积液量多时,可在有效化疗和抽液的同时使用强的松。待体温正常,积液日渐吸收后,逐渐减量,一般疗程为4~6周。减量过程中须密切注意中毒症状和积液的反跳回升。

单纯的结核性脓胸可在全身应用抗结核药物的情况下,定期胸腔穿刺抽液,并以2%~4%碳酸氢钠溶液或生理盐水反复冲洗胸腔,然后向胸腔注入抗结核药物和抗生素。少数脓胸有时需采用开放引流法。对有支气管胸膜瘘者不宜冲洗胸腔,以免细菌播散或引起窒息。必要时可考虑外科手术。

六、预后

化疗时代以前,大约25%渗出性胸膜炎患者在2年内发生进行性肺结核,或有的发生肺外结核。进入化疗时代后,结核性胸膜炎预后一般良好。只要早期合理治疗,可使渗液完全吸收,不发生以上继发症。但若发现过晚或治疗不当,仍可形成广泛胸膜肥厚粘连,影响肺功能,或转为结核性脓胸,或发生肺结核,肺外结核病等。

(朱亚楠)

第四节　纵隔淋巴结结核

一、定义

纵隔淋巴结结核为结核分枝杆菌侵入纵隔内多组淋巴结引起的慢性疾病。受累的淋巴结多为最上纵隔淋巴结、气管旁淋巴结、气管支气管淋巴结和隆突下淋巴结等。过去,本病多见于儿童,但现有资料证明,成人原发性结核病仍有25.0%~35.7%的发病率。近年来,原发性结核病的发病年龄后移,成人原发性结核病有增多趋势。临床上常见于成人原发性结核,少数为原发综合征表现。由于本病早期临床表现酷似多种疾病,影像学检查又缺乏特异征象,所以较易误诊,延误治疗。

二、病因和发病机制

结核分枝杆菌经由呼吸道感染后,在肺内形成炎性病灶,称为原发灶,病灶直径2~3 mm,在其炎症阶段结核分枝杆菌沿淋巴管流入肺门淋巴结及纵隔淋巴结引起多组淋巴结炎性肿大或干酪样坏死,尤其是幼儿淋巴结对各种感染具有强烈的反应。此时,若机体免疫功能较强,侵入的结核分枝杆菌数量少、毒力弱，则一般不发病，肿大的淋巴结内病灶逐渐吸收或形成钙化；若机体免疫力低下，或者入侵的结核分枝杆菌数量多、毒力强，又未能及时治疗，则病情迅速发展恶化，肿大淋巴结干酪样变性坏死、液化，形成纵隔增殖性淋巴结核或结核性脓肿，肿大的淋巴结或脓肿压迫毗邻组织器官，产生相应的症状及体征。

三、病理变化

纵隔淋巴结结核从病理上可分为 4 期。

（一）第 1 期

第 1 期为淋巴组织样增生，形成结核结节和肉芽肿，大量淋巴细胞、类上皮细胞和朗格汉斯巨细胞。

（二）第 2 期

第 2 期淋巴结中央出现干酪样坏死，淋巴结包膜破坏，但其周围的脂肪层尚存在。

（三）第 3 期

第 3 期为淋巴结干酪样坏死范围扩大，淋巴结包膜破坏，多个淋巴结融合，其周围的脂肪层消失。

（四）第 4 期

第 4 期为干酪样坏死物质破裂进入周围软组织，形成融合性脓腔。

四、临床表现

纵隔淋巴结结核一般起病缓慢，少数患者可急性发病，主要症状为结核病中毒表现及纵隔肿大的淋巴结压迫症状。

（一）中毒表现

慢性起病者可有低热、乏力和盗汗等常见的结核病中毒表现，急性发病则可出现寒战、高热，体温可达 40 ℃，伴有头痛、周身酸痛等症状，此时往往被误诊为上感、流感等，抗炎及抗病毒治疗无效。

（二）压迫症状及体征

纵隔淋巴结结核可产生不同程度的压迫症状。气管旁、主支气管旁淋巴结肿大可压迫气管和主支气管引起呼吸困难，尤其是幼儿症状更明显，表现为吸气性呼吸困难，发绀，重者出现三凹征。气管及支气管长期受压，局部黏膜充血、水肿，气管壁缺血、软化和坏死，或淋巴结脓肿直接穿破气管壁而形成气管、支气管淋巴瘘；若瘘口较小表现为刺激性咳嗽，可咳出干酪样坏死物，瘘口较大，大量干酪样物质溃入气管可引起窒息。食管旁淋巴结肿大压迫食管可引起吞咽困难，食管吞钡检查为外压性狭窄，长期压迫可发生食管穿孔，干酪样坏死物经食管排出后，压迫症状随之缓解。肿大的淋巴结压迫喉返神经可引起同侧声带麻痹，出现声音嘶哑；压迫膈神经出现顽固性呃逆；压迫交感神经则出现 Horner 综合征；压迫大血管可出现上腔静脉压迫综合征；压迫主动脉可形成假性动脉瘤，严重者可并发主动脉穿孔；有时纵隔淋巴结结核可向上蔓延引起颈部淋巴结结核；脓肿穿破纵隔胸膜可形成脓胸，穿破胸骨或剑突下皮肤形成慢性窦道，经久不愈。

五、影像学表现

（一）X 射线表现

（1）肿块多位于中纵隔，常为单侧，以右侧多见，可能为右气管旁淋巴结接受引流较左侧多，以及右侧纵隔组织松软，病变易向右侧发展所致。

(2)肿块多呈分叶或结节状，部分患者肿块内有钙化。

(3)常伴有肺部结核病灶。

(4)上纵隔淋巴结肿大：在后前位片上表现为纵隔影增宽增浓，边缘呈波浪状。

(5)气管支气管淋巴结肿大时肿块呈半圆形、椭圆形或梭形突向肺野，纵径常大于横径，密度高且均匀，少见钙化灶。

(6)隆突下淋巴结肿大时，在断层片上可见支气管分叉角度增大，隆突变钝，主支气管受压变钝等征象。

由于多种疾病均可引起纵隔淋巴结肿大，故凭X射线影像学诊断纵隔淋巴结结核较为困难，若同时伴有肺部结核病灶或纵隔肿块内存在钙化，则有利于纵隔淋巴结结核的诊断，必要时应行肺CT检查。

(二)胸部CT检查

胸部CT检查是诊断纵隔淋巴结结核的重要方法。纵隔淋巴结结核多累及气管周围，尤以右侧2R、4R区多见，其次为气管隆突下7区。根据不同的病理分期可有不同的CT表现。

(1)第1期表现为肿大的淋巴结边缘较为模糊，密度较为均匀，增强CT可见明显强化，病理基础为淋巴结周围炎性反应，增殖性淋巴结含毛细血管较丰富，淋巴细胞浸润明显，干酪坏死区较少且小，此种强化淋巴结直径一般在2.0 cm以下。

(2)第2期平扫表现为肿大的淋巴结中央局限性密度略减低，边缘大多清晰。强化扫描通常呈薄壁环形强化或厚壁环形强化，中央局限性密度减低区。肿大的淋巴结一般直径在3～5 cm大小。此为纵隔淋巴结结核特征性表现。

(3)第3期表现为肿大的淋巴结多发密度减低区，边缘部分清晰。强化扫描通常呈分隔样环形强化，是由于相邻淋巴结相融合而成。肿大的淋巴结一般直径在3～5 cm大小。也为纵隔淋巴结结核特征性表现。

(4)第4期表现为巨大的淋巴结内广泛密度减低区，似巨大脓肿。此期较为少见，肿大的淋巴结直径可达5 cm以上。

六、其他辅助检查

(一)支气管镜检查

当纵隔淋巴结结核肿块压迫气管支气管或形成淋巴支气管瘘时，支气管镜下通常以支气管腔的外压性狭窄或嵴突的增宽为主要表现，少数也可表现为支气管腔内“新生物阻塞”“黏膜粗糙”表现，易引起误诊。若合并淋巴气管瘘则在管壁上可见干酪样坏死物，用活检钳将干酪样物质清除后多能见瘘口存在。通过支气管镜刷检和活检可找到结核病的证据。

(二)经支气管针吸活检术

近年来经支气管针吸活检(transbronchialneedleaspiration，TBNA)在纵隔淋巴结结核中的诊断应用已越来越广泛。所有操作均在常规的气管镜检查过程中进行，患者术前准备同常规气管镜检查。按术前根据CT扫描所定的穿刺点，在管腔内明确相应点，活检针经气管镜活检通道进入气道，推出活检部，将穿刺针刺入气管壁，调整气管镜，使穿刺针尽可能与气管壁垂直，综合利用各种穿刺技术直至穿刺针透过气道壁，穿刺针尾端接一空注射器，抽吸至30 mL，持续20秒左右。期间操作者在维持穿刺针不退出气道黏膜的状态下，以尽可能快的速度和尽可能大的力度来回抽动穿刺针，每个穿刺点均先用细胞学穿刺针，无血液抽出，则再用组织学穿刺针获取组织学标本。拔出穿刺针，直接将标本喷涂在玻片上，涂匀后送检找抗酸杆菌及癌细胞，组织学标本用福尔马林固定后做病理切片，所有患者均予以 2 个以上部位的穿刺。有学者对纵隔及肺门淋巴结进行活检，75％纵隔及肺门淋巴结结核患者可获得满意的标本，得到明确的病理学诊断。有学者认为，支气管针吸活检术可对气管、支气管旁及肺门的病变进行活检，检查范围较广，为诊断纵隔及肺门淋巴结结核提供了一个简单、方便的手段。

(三)纵隔镜检查

纵隔镜检查主要用于观察气管旁、隆突下及两主支气管开始部分的淋巴结肿大，对于前或后纵隔肿块不易作此项检查。此检查主要用于活检取得病理学诊断依据，对已形成寒性脓肿的患者还可借助纵隔镜切口引流治疗。纵隔镜检查的长处在于直视下取材，所获取的组织块较大，为确保病理诊断的准确提供了保证，这是穿刺活检难以做到的；该检查创伤小，操作时间短，较安全，是明确纵隔淋巴结肿大性质最好的检查手段。但该检查需要在全麻下进行，从而限制了它在临床上的应用。

七、诊断与鉴别诊断

(一)诊断

以下几点有助于纵隔淋巴结结核的诊断。

(1)具有结核病中毒症状，如低热、乏力和盗汗等。

(2)同时伴有肺内结核病灶或肺外结核病变。

(3)CT 强化扫描呈环形强化，中央密度减低区。可有钙化灶。

(4)PPD 试验强阳性或阳性。

(5)穿刺取胸腔积液进行 TB-RNA、TB-DNA 联合检测，准确度高。

(6)取患者痰标本涂片进行 GeneXpert Mtb/RIF 检测，快速且敏感度高，尤其对耐药结核分枝杆菌能快速筛查，可提高病原学检出率，更好辅助临床医师进行诊断。

(7)取患者痰标本涂片进行 TB-LAMP 法检测，阳性率高，快速、费用低。

(8)基因芯片法检测胸腔积液标本，阳性率较高，且耗时短、准确性高，可为快速诊断结核性胸膜炎提供依据。

(9)罗氏培养法和 BACTEC MGIT960 也是临床常用检测技术，但是罗氏培养法需要周期相对较长，BACTEC MGIT960 检测对死亡的 MTB、休眠 MTB、MTB-L 等无法进行药敏检测，

(二)鉴别诊断

纵隔淋巴结核好发于中、青年，以气管周围特别是右侧和隆突下淋巴结累及多见，肿大淋巴结边缘清或不清，可有融合，中心密度减低，可有钙化等有助于诊断，但尚需和以下疾病进行鉴别。

1.恶性淋巴瘤

恶性淋巴瘤好发于前中纵隔，常有不规则发热，浅表淋巴结呈无痛性进行性增大，CT 检查纵隔肿块呈双侧性，融合成团块，边缘直或僵硬，呈花环状，肿块密度均匀，无密度减低或钙化，强化扫描多为均一性增强，轻度强化。PPD 试验和抗结核抗体常为阴性，常伴有肝、脾肿大，骨髓检查及浅表淋巴结活检可明确诊断。

2.肺癌纵隔淋巴结转移

影像学可表现为肺门阴影增大及纵隔增宽，多为单侧，以肺门淋巴结肿大为主，肺内可见原

发病灶，肿大的淋巴结多有强化。PPD 试验多为阴性或弱阳性，痰脱落细胞学检查可发现癌细胞，纤支镜检查可明确诊断。

3.胸内结节病

结节病是原因不明的多器官系统的肉芽肿性疾病，分为全身多器官结节病和胸内结节病，后者Ⅰ、Ⅱ期的 X 射线典型表现为双侧肺门淋巴结肿大，呈“马铃薯”样肿块，边界清楚，常同时伴有右气管旁淋巴结

和左主动脉弓下淋巴结肿大，CT 增强扫描肿大的淋巴结强化明显，CT 值可增加 100 HU 左右。可伴有肺内网状、结节状阴影。实验室检查可有血清血管紧张素转换酶(SACE)活性增高，高血钙，高尿钙，KveimG Siltzbach 皮肤试验阳性，PPD 阴性，浅表淋巴结活检、纤支镜或纵隔镜活检可明确诊断。

4.纵隔良性肿瘤

纵隔良性肿瘤主要有神经纤维瘤、胸腺瘤、畸胎瘤和胸内甲状腺肿等。纵隔良性肿瘤多分布于前、后纵隔，病情发展缓慢，肿块边界清楚，密度均匀，强化扫描增强不明显，无纵隔淋巴结肿大。PPD 试验、抗结核抗体阴性。

八、治疗

(一)化学药物治疗

纵隔淋巴结结核的化学药物治疗方案推荐为 3HREZ/9～15 HRE，由于肿大的淋巴结内有大量的干酪样坏死，3HREZ/9～15 HRE 在坏死的酸性环境中可发挥强大的杀菌作用且对耐药结核分枝杆菌具有杀菌活性，因此必要时强化期可适当延长至半年。经过 2～3 个月抗结核治疗后若淋巴结继续增大或液化坏死范围扩大，可采取静脉强化抗结核治疗，药物包括 Am、INH、Pas、RFP、喹诺酮类药物等。

(二)外科手术治疗

纵隔淋巴结结核出现下列情况者需考虑手术治疗。

(1)重度气管、支气管压迫征：肿大的淋巴结压迫气管或支气管造成呼吸困难，经内科治疗 3 个月无效者应考虑手术，尤其是儿童形成淋巴气管瘘后，随时有发生窒息的危险，应急诊手术。

(2)食管压迫征：肿大的淋巴结压迫食管引起吞咽困难经抗结核治疗 3 个月无好转，应考虑手术治疗。

(3)纵隔淋巴结结核形成结核性脓肿穿破胸膜形成脓胸，或穿破皮肤形成慢性窦道，经引流及换药处理无效者，应考虑手术行病灶清除。

九、预后

纵隔淋巴结结核如能得到早期诊断，给予及时的抗结核治疗，常能获得较好的效果，预后良好。少数患者存在耐药结核病可能，对抗结核治疗反应差，易合并其他并发症如结核性脓胸、胸壁结核等，预后较差。

(朱亚楠)

第九章

气道阻塞性疾病

第一节　支气管扩张症

支气管扩张症是支气管慢性异常扩张性疾病，直径＞2 mm 中等大小近端支气管及其周围组织慢性炎症及支气管阻塞，引起支气管组织结构较严重的病理性破坏所致。儿童及青少年多见，常继发于麻疹、百日咳后的支气管炎，迁延不愈的支气管肺炎等。主要症状为慢性咳嗽、咳大量脓痰和/或反复咯血。

一、病因和发病机制

(一)支气管-肺组织感染

婴幼儿时期支气管肺组织感染是支气管扩张最常见的病因。由于婴幼儿支气管较细，且支气管壁发育尚未完善，管壁薄弱，易于阻塞和遭受破坏。反复感染破坏支气管壁各层组织，尤其是肌层组织及弹性组织的破坏，减弱了对管壁的支撑作用。支气管炎使支气管黏膜充血、水肿、分泌物堵塞引流不畅，从而加重感染。左下叶支气管细长且位置低，受心脏影响，感染后引流不畅，故发病率高。左舌叶支气管开口与左下叶背段支气管开口相邻，易被左下叶背段感染累及，因此两叶支气管同时扩张也常见。

支气管内膜结核引起管腔狭窄、阻塞、引流不畅，导致支气管扩张。肺结核纤维组织增生、牵拉收缩，也导致支气管变形扩张，因肺结核多发于上叶，引流好，痰量不多或无痰，所以称之为“干性”支气管扩张。其他如吸入腐蚀性气体、支气管曲霉菌感染、胸膜粘连等可损伤或牵拉支气管壁，反复继发感染，引起支气管扩张。

(二)支气管阻塞

肿瘤、支气管异物和感染均引起支气管腔内阻塞，支气管周围肿大淋巴结或肿瘤的外压可致支气管阻塞。支气管阻塞导致肺不张，失去肺泡弹性组织缓冲，胸腔负压直接牵拉支气管壁引起支气管扩张。右肺中叶支气管细长，有三组淋巴结围绕，因非特异性或结核性淋巴结炎而肿大，从而压迫支气管，引起右肺中叶肺不张和反复感染，又称“中叶综合征”。

(三)支气管先天性发育障碍和遗传因素

支气管先天发育障碍，如巨大气管-支气管症，可能是先天性结缔组织异常、管壁薄弱所致的扩张。因软骨发育不全或弹性纤维不足，导致局部管壁薄弱或弹性较差所致支气管扩张，常伴有鼻旁窦炎及内脏转位（右位心），称为 Kartagener 综合征。与遗传因素有关的肺囊性纤维化，由于支气管黏液腺分泌大量黏稠黏液，分泌物潴留在支气管内引起阻塞、肺不张和反复继发感染，可发生支气管扩张。遗传性 α_1-抗胰蛋白酶缺乏症也伴有支气管扩张。

（四）全身性疾病

近年来发现类风湿关节炎、克罗恩病、溃疡性结肠炎、系统性红斑狼疮、支气管哮喘和泛细支气管炎等疾病可同时伴有支气管扩张。一些不明原因的支气管扩张，其体液和细胞免疫功能有不同程度的异常，提示支气管扩张可能与机体免疫功能失调有关。

二、病理

发生支气管扩张的主要原因是炎症。支气管壁弹力组织、肌层及软骨均遭到破坏，由纤维组织取代，使管腔逐渐扩张。支气管扩张的形状可为柱状或囊状，也常混合存在呈囊柱状。典型的病理改变为支气管壁全层均有破坏，黏膜表面常有溃疡及急、慢性炎症，纤毛柱状上皮细胞鳞状化生、萎缩，杯状细胞和黏液腺增生，管腔变形、扭曲、扩张，腔内含有多量分泌物。常伴毛细血管扩张，或支气管动脉和肺动脉的终末支扩张与吻合，进而形成血管瘤，破裂可出现反复大量咯血。支气管扩张发生反复感染，病变范围扩大蔓延，逐渐发展影响肺通气功能及肺弥散功能，导致肺动脉高压，引起肺心病、右心衰。

三、临床表现

本病多起病于小儿或青年，呈慢性经过，多数患者在童年期有麻疹、百日咳或支气管肺炎迁延不愈的病史。早期常无症状，随病情发展可出现典型临床症状。

（一）症状

（1）慢性咳嗽、大量脓痰：与体位改变有关，每天痰量可达 100～400 mL，支气管扩张分泌物积潴，体位变动时分泌物刺激支气管黏膜，引起咳嗽和排痰。痰液静置后分 3 层：上层为泡沫，中层为黏液或脓性黏液，底层为坏死组织沉淀物。合并厌氧菌混合感染时，则痰有臭味，常见病原体为铜绿假单胞菌、金黄色葡萄球菌、流感嗜血杆菌、肺炎链球菌和卡他莫拉菌。

（2）反复咯血：50％～70％的患者有不同程度的咯血史，从痰中带血至大量咯血，咯血量与病情严重程度、病变范围不一定成比例。部分患者以反复咯血为唯一症状，平时无咳嗽、咳脓痰等症状，称为干性支气管扩张，病变多位于引流良好的上叶支气管。

（3）反复肺部感染：特点为同一肺段反复发生肺炎并迁延不愈，此由于扩张的支气管清除分泌物的功能丧失，引流差，易于反复发生感染。

（4）慢性感染中毒症状：反复感染可引起发热、乏力、头痛、食欲减退等，病程较长者可有消瘦、贫血，儿童可影响生长发育。

（二）体征

早期或干性支气管扩张可无异常肺部体征。典型者在下胸部、背部可闻及固定、持久的局限性粗湿啰音，有时可闻及哮鸣音。部分慢性患者伴有杵状指（趾），病程长者可有贫血和营养不良，出现肺炎、肺脓肿、肺气肿、肺心病等并发症时可有相应体征。

四、实验室检查及辅助检查

(一)实验室检查

白细胞总数与分类一般正常,急性感染时白细胞总数及中性粒细胞比例可增高,贫血患者血红蛋白下降,血沉可增快。

(二)X 线检查

早期轻症患者胸部平片可无特殊发现,典型 X 线表现为一侧或双侧下肺纹理增粗紊乱,其中有多个不规则的透亮阴影,或沿支气管分布的蜂窝状、卷发状阴影,急性感染时阴影内可出现小液平面。柱状支气管扩张的 X 线表现是"轨道征",系增厚的支气管壁影。胸部 CT 显示支气管管壁增厚的柱状扩张,并延伸至肺周边,或成串、成簇的囊状改变,可含气液平面。支气管造影可确诊此病,并明确支气管扩张的部位、形态、范围和病变严重程度,为手术治疗提供资料。高分辨 CT 较常规 CT 具有更高的空间和密度分辨力,能够显示以次级肺小叶为基本单位的肺内细微结构,已基本取代支气管造影(图 9-1)。

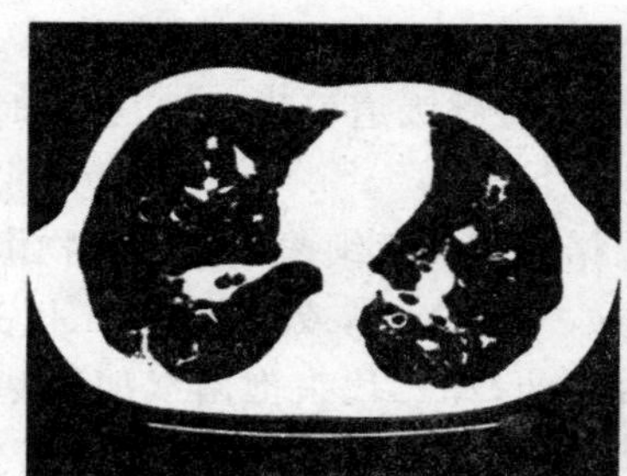
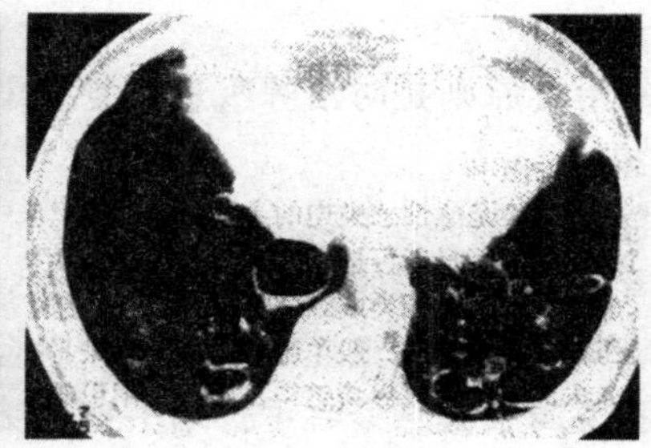

图 9-1 胸部 CT

(三)支气管镜检

可发现出血、扩张或阻塞部位及原因,可进行局部灌洗、清除阻塞,局部止血,取灌洗液行细菌学、细胞学检查,有助于诊断、鉴别诊断与治疗。

五、诊断

根据慢性咳嗽、咳大量脓痰、反复咯血和肺同一肺段反复感染等病史,查体于下胸部及背部可闻及固定而持久的粗湿啰音、结合童年期有诱发支气管扩张的呼吸道感染病史,X 线显示局部肺纹理增粗、紊乱或呈蜂窝状、卷发状阴影,可做出初步临床诊断,支气管造影或高分辨 CT 可明确诊断。

六、鉴别诊断

(一)慢性支气管炎

多发生于中老年吸烟者,于气候多变的冬春季节咳嗽、咳痰明显,多为白色黏液痰,感染急性发作时出现脓性痰,反复咯血症状不多见,两肺底散在的干湿啰音,咳嗽后可消失。胸片肺纹理紊乱,或有肺气肿改变。

(二)肺脓肿

起病急,全身中毒症状重,有高热、咳嗽、大量脓臭痰,X 线检查可见局部浓密炎症阴影,其中有空洞伴气液平面，有效抗生素治疗炎症可完全吸收。慢性肺脓肿则以往有急性肺脓肿的病史。支气管扩张和肺脓肿可以并存。

(三)肺结核

常有低热、盗汗、乏力等结核中毒症状，干、湿性啰音多位于上肺部，X线胸片和痰结核菌检查可做出诊断。结核可合并支气管扩张，部位多见于双肺上叶及下叶背段支气管。

(四)先天性肺囊肿

是一种先天性疾病，无感染时可无症状，X线检查可见多个薄壁的圆形或椭圆形阴影，边界纤细，周围肺组织无炎症浸润，胸部CT检查和支气管造影有助于诊断。

(五)弥漫性泛细支气管炎

慢性咳嗽、咳痰，活动时呼吸困难，合并慢性鼻旁窦炎，胸片与胸CT有弥漫分布的边界不太清楚的小结节影。类风湿因子、抗核抗体、冷凝集试验可呈阳性，需病理学确诊。大环内酯类的抗生素治疗2个月以上有效。

七、治疗

支气管扩张的治疗原则是防治呼吸道反复感染，保持呼吸道引流通畅，必要时手术治疗。

(一)控制感染

控制感染是急性感染期的主要治疗措施。应根据病情参考细菌培养及药物敏感试验结果选用抗菌药物。轻者可选用氨苄西林或阿莫西林0.5 g，一天4次，或用第一、二代头孢菌素；也可用氟喹诺酮类或磺胺类药物。重症患者需静脉联合用药；如三代头孢菌素加氨基糖苷类药物有协同作用。假单胞菌属细菌感染者可选用头孢他啶、头孢吡肟和亚胺培南等。若痰有臭味，多伴有厌氧菌感染，则可加用甲硝唑0.5 g静脉滴注，一天2～3次；或替硝唑0.4～0.8 g静脉滴注，一天2次。其他抗菌药物如大环内酯类、四环素类可酌情应用。经治疗后如体温正常，脓痰明显减少，则1周左右考虑停药。缓解期不必常规使用抗菌药物，应适当锻炼，增强体质。

(二)清除痰液

清除痰液是控制感染和减轻全身中毒症状的关键。

1.祛痰剂

口服氯化铵0.3～0.6 g，或溴己新8～16 mg，每天3次。

2.支气管舒张剂

由于支气管痉挛，部分患者痰液排出困难，在无咳血的情况下，可口服氨茶碱0.1～0.2 g，一天3～4次或其他缓解气道痉挛的药物，也可加用β_2-受体激动剂或异丙托溴铵吸入。

3.体位引流

体位引流是根据病变部位采取不同的体位，原则上使患处处于高位，引流支气管的开口朝下，以利于痰液排入大气道咳出，对于痰量多、不易咳出者更重要。每天2～4次，每次15～30分钟。引流前可行雾化吸入，体位引流时轻拍病变部位以提高引流效果。

4.纤维支气管镜吸痰

若体位引流痰液难以排出，可行纤维支气管镜吸痰，清除阻塞。可用生理盐水冲洗稀释痰液，并局部应用抗生素治疗，效果明显。

(三)咯血的处理

大咯血最重要的环节是防止窒息。若经内科治疗未能控制，可行支气管动脉造影，对出血的小动脉定位后注入明胶海绵或聚乙烯醇栓，或导入钢圈进行栓塞止血。

(四)手术治疗

适用于心肺功能良好，反复呼吸道感染或大咯血内科治疗无效，病变范围局限于一叶或一侧肺组织者。危及生命的大咯血，明确出血部位时部分病患需急诊手术。

八、预防及预后

积极防治婴幼儿麻疹、百日咳、支气管肺炎及肺结核等慢性呼吸道疾病，增强机体免疫及抗病能力，防止异物及尘埃误吸，预防呼吸道感染。

病变较轻者及病灶局限内科治疗无效手术切除者预后好；病灶广泛，后期并发肺心病者预后差。

(王文琇)

第二节 支气管哮喘

一、病因和发病机制

(一)病因

支气管哮喘(也称哮喘)的病因还不十分清楚，大多认为是与多基因遗传有关的疾病，同时受遗传因素和环境因素的双重影响。

许多调查资料表明，哮喘的亲属患病率高于群体患病率，并且亲缘关系越近，患病率越高。哮喘患儿双亲大多存在不同程度气道反应性增高。目前，哮喘的相关基因尚未完全明确，但有研究表明存在有与气道高反应性、IgE 调节和特应性反应相关的基因，这些基因在哮喘的发病中起着重要的作用。

环境因素中主要包括某些激发因素，包括吸入物，如尘螨、花粉、真菌、动物毛屑、二氧化硫、氨气等各种特异和非特异性吸入物；感染，如细菌、病毒、原虫、寄生虫等；食物，如鱼、虾、蟹、蛋类、牛奶等；药物，如普萘洛尔(心得安)、阿司匹林等；气候变化、运动、妊娠等都可能是哮喘的激发因素。

(二)发病机制

哮喘的发病机制尚不完全清楚。多数人认为哮喘与变态反应、气道炎症、气道反应性增高及神经机制等因素相互作用有关。

1.变态反应

当变应原进入具有特应性体质的机体后，可刺激机体通过 T 细胞的传递，由 B 细胞合成特异性 IgE，并结合于肥大细胞和嗜碱性粒细胞表面的高亲和性的 IgE 受体($Fc\varepsilon R_1$)；IgE 也能结合于某些 B 细胞、巨噬细胞、单核细胞、嗜酸性粒细胞、NK 细胞及血小板表面的低亲和性 Fca 受体($Fc\varepsilon R_2$)，但是 $Fc\varepsilon R_2$ 与 IgE 的亲和力比 $Fc\varepsilon R_1$ 低 10～100 倍。若变应原再次进入体内，可与结合在 FcεR 上的 IgE 交联，使该细胞合成并释放多种活性介质导致平滑肌收缩、黏液分泌增加、血管通透性增高和炎症细胞浸润等。炎症细胞在介质的作用下又可分泌多种介质，使气道病变加重，炎症反应增加，产生哮喘的临床症状。根据变应原吸入后哮喘发生的时间，可分为速发型哮喘反应(IAR)、迟发型哮喘反应(LAR)和双相型哮喘反应(OAR)。IAR几乎在吸入变应原的同时立即发生反应，15～30分钟达高峰，2小时后逐渐恢复正常。LAR 6小时左右发病，持续时间长，可达数天。而且临床症状重，常呈持续性哮喘表现，肺功能损害严重而持久。LAR的发病机制较复杂，不仅与IgE介导的肥大细胞脱颗粒有关，而且主要是气道炎症所致。现在认为哮喘是一种涉及多种炎症细胞和结构细胞相互作用，许多介质和细胞因子参与的一种慢性炎症疾病。LAR是由于慢性炎症反应的结果。

2.气道炎症

气道慢性炎症被认为是哮喘的本质。表现为多种炎症细胞特别是肥大细胞、嗜酸性粒细胞和T细胞等多种炎症细胞在气道的浸润和聚集。这些细胞相互作用可以分泌出多种炎症介质和细胞因子，这些介质、细胞因子与炎症细胞和结构细胞相互作用构成复杂的网络，使气道反应性增高，气道收缩，黏液分泌增加，血管渗出增多。已知肥大细胞、嗜酸性粒细胞、中性粒细胞、上皮细胞、巨噬细胞和内皮细胞都可产生炎症介质。

3.气道高反应性(AHR)

表现为气道对各种刺激因子出现过强或过早的收缩反应，是哮喘患者发生和发展的另外一个重要因素。目前普遍认为气道炎症是导致气道高反应性的重要机制之一，当气道受到变应原或其他刺激后，由于多种炎症细胞、炎症介质和细胞因子的参与，气道上皮和上皮内神经的损害等而导致气道高反应性。AHR常有家族倾向，受遗传因素的影响，AHR为支气管哮喘患者的共同病理生理特征，然而出现AHR者并非都是支气管哮喘，如长期吸烟、接触臭氧、病毒性上呼吸道感染、慢性阻塞性肺疾病(COPD)等也可出现AHR。

4.神经机制

神经因素也被认为是哮喘发病的重要环节。支气管受复杂的自主神经支配。除胆碱能神经、肾上腺素能神经外，还有非肾上腺素能非胆碱能(NANC)神经系统。支气管哮喘与β肾上腺素受体功能低下和迷走神经张力亢进有关，并可能存在有α肾上腺素神经的反应性增加。NANC能释放舒张支气管平滑肌的神经介质如血管活性肠肽(VIP)、一氧化氮(NO)，及收缩支气管平滑肌的介质如P物质、神经激肽，两者平衡失调，则可引起支气管平滑肌收缩。

二、病理

显微镜下可见纤毛上皮剥离、气道上皮下有肥大细胞、嗜酸性粒细胞、淋巴细胞与中性粒细胞浸润。气道黏膜下组织水肿，微血管通透性增加，杯状细胞增殖及支气管分泌物增加，支气管平滑肌痉挛等病理改变。若哮喘长期反复发作，表现为支气管平滑肌肌层肥厚，气道上皮细胞下纤维化、黏液腺增生和新生血管形成等，导致气道重构。

三、临床表现

几乎所有的支气管哮喘患者都有长期性和反复发作性的特点，哮喘的发作与季节、周围环境、饮食、职业、精神心理因素、运动和服用某种药物有密切关系。

(一)主要临床表现

1.前驱症状

在变应原引起的急性哮喘发作前往往有打喷嚏、流鼻涕、眼痒、流泪、干咳或胸闷等前驱症状。

2.喘息和呼吸困难

哮喘的典型症状，喘息的发作往往较突然。呼吸困难呈呼气性，表现为吸气时间短，呼气时间长，患者感到呼气费力，但有些患者感到呼气和吸气都费力。当呼吸肌收缩克服气道狭窄产生的过高支气管阻力负荷时，患者即可感到呼吸困难。一般来说，呼吸困难的严重程度和气道阻力增高的程度呈正比。但有15%的患者当 FEV_1 下降到正常值的50%时仍然察觉不到气流受限，表明这部分患者产生了颈动脉窦的适应，即对持续的刺激反应性降低。这说明单纯依靠症状的严重程度来评估病情有低估的危险，需要结合其他的客观检查手段来正确评价哮喘病情的严重程度。

3.咳嗽、咳痰

咳嗽是哮喘的常见症状，由于气道的炎症和支气管痉挛引起。干咳常是哮喘的前兆，哮喘发作时，咳嗽、咳痰症状反而减轻，以喘息为主。哮喘发作接近尾声时，支气管痉挛和气道狭窄减轻，大量气道分泌物需要排出时，咳嗽、咳痰可能加重，咳出大量的白色泡沫痰。有一部分哮喘患者，以刺激性干咳为主要表现，无明显的喘息症状，这部分哮喘称为咳嗽变异性哮喘(CVA)。

4.胸闷和胸痛

哮喘发作时，患者可有胸闷和胸部发紧的感觉。如果哮喘发作较重，可能与呼吸肌过度疲劳和拉伤有关。突发的胸痛要考虑自发性气胸的可能。

5.体征

哮喘的体征与哮喘的发作有密切的关系，在哮喘缓解期可无任何阳性体征。在哮喘发作期，根据病情严重程度的不同可有不同的体征。哮喘发作时支气管和细支气管进行性的气流受限可引起肺部动力学、气体交换和心血管系统一系列的变化。为了维持气道的正常功能，肺出现膨胀，伴有残气容积和肺总量的明显增加。由于肺的过度膨胀使肺内压力增加，产生胸腔内负压所需要的呼吸肌收缩力也明显增加。呼吸肌负荷增加的体征是呼吸困难、呼吸加快和辅助呼吸肌运动。在呼气时，肺弹性回缩压降低和气道炎症可引起显著的气道狭窄，在临床上可观察到喘息、呼气延长和呼气流速减慢。这些临床表现一般和第1秒用力呼气容积(FEV_1)和呼气高峰流量(PEF)的降低相关。由于哮喘患者气流受限并不均匀，通气的分布也不均匀，可引起肺通气/血流比值的失调，发生低氧血症，出现发绀等缺氧表现。在吸气期间肺过度膨胀和胸腔负压的增加对心血管系统有很大的影响。右心室受胸腔负压的牵拉使静脉回流增加，可引起肺动脉高压和室间隔的偏移。在这种情况下，受压的左心室需要将血液从负压明显增高的胸腔射到体循环，产生吸气期间的收缩压下降，称为奇脉。

(1)一般体征：哮喘患者在发作时，精神一般比较紧张，呼吸加快、端坐呼吸，严重时可出现口唇和指(趾)发绀。

(2)呼气延长和双肺哮鸣音：在胸部听诊时可听到呼气时间延长而吸气时间缩短，伴有双肺如笛声的高音调，称为哮鸣音。这是小气道梗阻的特征。两肺满布的哮鸣音在呼气时较明显，称呼气性哮鸣音。很多哮喘患者在吸气和呼气都可闻及哮鸣音。单侧哮鸣音突然消失要考虑发生自发性气胸的可能。在哮喘严重发作，支气管发生极度狭窄，出现呼吸肌疲劳时，喘鸣音反而消失，称为寂静肺，是病情危重的表现。

(3)肺过度膨胀体征：即肺气肿体征。表现为胸腔的前后径扩大，肋间隙增宽，叩诊呈过清音，肺肝浊音界下降，心浊音界缩小。长期哮喘的患者可有桶状胸，儿童可有鸡胸。

(4)奇脉：重症哮喘患者发生奇脉是吸气期间收缩压下降幅度(一般不超过1.3 kPa即

10 mmHg)增大的结果。这种吸气期收缩压下降的程度和气流受限的程度相关,它反映呼吸肌对胸腔压波动的影响的程度明显增加。呼吸肌疲劳的患者不再产生较大的胸腔压波动,奇脉消失。严重的奇脉(不低于3.3 kPa,即 25 mmHg)是重症哮喘的可靠指征。

(5)呼吸肌疲劳的表现:表现为呼吸肌的动用,肋间肌和胸锁乳突肌的收缩,还表现为反常呼吸,即吸气时下胸壁和腹壁向内收。

(6)重症哮喘的体征:随着气流受限的加重,患者变得更窘迫,说话不连贯,皮肤潮湿,呼吸和心率增加。并出现奇脉和呼吸肌疲劳表现。呼吸频率不<25/min,心率不低于110/min,奇脉不低于3.3 kPa是重症哮喘的指征。患者垂危状态时可出现寂静肺或呼吸乏力、发绀、心动过缓、意识恍惚或昏迷等表现。

(二)重症哮喘的表现

1.哮喘持续状态

哮喘持续状态指哮喘严重发作并持续 24 小时以上,通常被称为"哮喘持续状态"。这是指发作的情况而言,并不代表该患者的基本病情,但这种情况往往发生于重症的哮喘患者,而且与预后有关,是哮喘本身的一种最常见的急症。许多危重哮喘病例的病情常常在一段时间内逐渐加剧,所有重症哮喘患者在某种因素的激发下都有随时发生严重致命性急性发作的可能,而无特定的时间因素。其中一部分患者可能在哮喘急性发作过程中,虽经一段时间的治疗,但病情仍然逐渐加重。

2.哮喘猝死

有一部分哮喘患者在经过一段相对缓解的时期后,突然出现严重急性发作,如果救治不及时,可在数分钟到数小时内死亡,称为哮喘猝死。哮喘猝死的定义为哮喘突然急性严重发作、患者在 2 小时内死亡。哮喘猝死的原因可能与哮喘突然发作或加重,引起严重气流受限或其他心肺并发症导致心跳和呼吸骤停有关。

3.潜在性致死性哮喘

包括以下几种情况:①长期口服糖皮质激素类药物治疗;②以往曾因严重哮喘发作住院抢救治疗;③曾因哮喘严重发作而行气管切开、机械通气治疗;④既往曾有气胸或纵隔气肿病史;⑤本次发病过程中需不断超常规剂量使用支气管扩张药,但效果不明显。在哮喘发作过程中,还有一些征象值得高度警惕,如喘息症状频发,持续甚至迅速加重,气促(呼吸频率超过 30 次/分),心率超过 140 次/分,体力活动和言语受限,夜间呼吸困难显著,取前倾位,极度焦虑、烦躁、大汗淋漓,甚至出现嗜睡和意识障碍,口唇、指甲发绀等。患者的肺部一般可以听到广泛哮鸣音,但若哮鸣音减弱,甚至消失,而全身情况不见好转,呼吸浅快,甚至神志淡漠和嗜睡,则意味着病情危重,随时可能发生心跳和呼吸骤停。此时的血气分析对病情和预后判断有重要参考价值。若动脉血氧分压(PaO_2)低于 8.0 kPa(60 mmHg)和/或动脉二氧化碳分压($PaCO_2$)高于 6.0 kPa(45 mmHg),动脉血氧饱和度(SaO_2)低于 90%,pH<7.35,则意味患者处于危险状态,应加强监护和治疗。

4.脆性哮喘(BA)

正常人的支气管舒缩状态呈现轻度生理性波动,第 1 秒用力呼气容积(FEV_1)和高峰呼气流量(PEF)在晨间降至最低(波谷),午后达最大值(波峰)。哮喘患者这种变化尤其明显。有一类哮喘患者 FEV_1 和 PEF 在治疗前后或一段时间内大幅度地波动,称为"脆性哮喘"。Ayres 在综合各种观点的基础上提出 BA 的定义和分型如下。

(1)Ⅰ型 BA:尽管采取了正规、有力的治疗措施,包括吸入糖皮质激素(如,吸入二丙酸倍氯米松1 500 μg/d以上)，或口服相当剂量糖皮质激素，同时联合吸入支气管舒张药，连续观察至少150 天，半数以上观察日的 PEF 变异率超过 40%。

(2)Ⅱ型 BA：在基础肺功能正常或良好控制的背景下，无明显诱因突然急性发作的支气管痉挛，3 小时内哮喘严重发作伴高碳酸血症，可危及生命，常需机械通气治疗。月经期前发作的哮喘往往属于此类。

(三)特殊类型的哮喘

1.运动诱发性哮喘(EIA)

EIA 也称为运动性哮喘，是指达到一定的运动量后，出现支气管痉挛而产生的哮喘。其发作大多是急性的、短暂的，而且大多能自行缓解。运动性哮喘并非说明运动即可引起哮喘，实际上短暂的运动可兴奋呼吸，使支气管有短暂的舒张，其后随着运动时间的延长，强度增加，支气管发生收缩。运动性哮喘特点为：①发病均发生在运动后；②有明显的自限性，发作后经一定时间的休息后即可逐渐恢复正常；③一般无过敏性因素参与，特异性过敏原皮试阴性，血清 IgE 水平不高。

但有些学者认为，运动性哮喘常与过敏性哮喘共存，说明两者之间存在一些联系。临床上可进行运动诱发性试验来判断是否存在运动性哮喘。如果运动后 FEV_1 下降 20%～40%，即可诊断为轻度运动性哮喘；FEV_1 下降 40%～65%，即可诊断为中度运动性哮喘；FEV_1 下降 65%以上可诊断为重度运动性哮喘。有严重心肺或其他影响运动疾病的患者不宜进行运动诱发性试验。

2.药物性哮喘

由于使用某种药物导致的哮喘发作。常见的可能引起哮喘发作的药物有阿司匹林、β受体阻滞药、血管紧张素转换酶抑制药(ACEI)、局部麻醉药、添加剂(如酒石黄)、医用气雾剂中的杀菌复合物等。个别患者吸入支气管舒张药时，偶尔也可引起支气管收缩，可能与其中的氟利昂或表面活性剂有关。免疫血清、含碘造影剂也可引起哮喘发作。这些药物通常是以抗原、半抗原或佐剂的形式参与机体的变态反应过程，但并非所有的药物性哮喘都是机体直接对药物产生变态反应引起。例如β受体阻滞药，它是通过阻断β受体，使 $β_2$ 受体激动药不能在支气管平滑肌的效应器上起作用，从而导致支气管痉挛。

阿司匹林是诱发药物性哮喘最常见的药物，某些患者可在服用阿司匹林或其他非甾体抗炎药数分钟或数小时内发生剧烈支气管痉挛。此类哮喘多发生于中年人，在临床上可分为药物作用相和非药物作用相。药物作用相指服用阿司匹林等解热镇痛药后引起哮喘持续发作的一段时间，潜伏期可为 5 分钟至2 小时，患者的症状一般很重，常见明显的呼吸困难和发绀，甚至意识丧失，血压下降，休克等。药物作用相的持续时间不等，从 2～3 小时至 1～2 天。非药物作用相阿司匹林性哮喘指药物作用时间之外的时间，患者可因各种不同的原因发作哮喘。阿司匹林性哮喘的发病可能与其抑制呼吸道花生四烯酸的环氧酶途径，使花生四烯酸的脂氧酶代谢途径增强，产生过多的白三烯有关。白三烯具有很强的支气管平滑肌收缩能力。近年来研制的白三烯受体拮抗药，如扎鲁斯特和孟鲁斯特可以很好地抑制口服阿司匹林导致的哮喘发作。

3.职业性哮喘

从广义上讲，凡是由职业性致喘物引起的哮喘统称为"职业性哮喘"。但从职业病学的角度，职业性哮喘应该有严格的定义和范围。

我国在 20 世纪 80 年代末制定了职业性哮喘诊断标准，致喘物规定为：异氰酸酯类、苯酐类、多胺类固化剂、铂复合盐、剑麻和青霉素。职业性哮喘的发生率往往与工业的发展水平有关,发达的工业国家,职业性哮喘的发病率较高,美国的职业性哮喘的发病率估计为15%左右。

职业性哮喘的病史有如下特点:①有明确的职业史,本病只限于与致喘物直接接触的劳动者;②既往(从事该职业前)无哮喘史;③自开始从事该职业至哮喘首次发作的"潜伏期"最少半年以上;④哮喘发作与致喘物的接触关系非常密切,接触则发病,脱离则缓解。

还有一些患者在吸入氯气、二氧化硫等刺激性气体时,出现急性刺激性干咳症状、咳黏痰、气急等症状,称为反应性气道功能不全综合征,可持续3个月以上。

四、实验室和其他检查

(一)血液学检查

发作时可有嗜酸性粒细胞增高,但多不明显,如并发感染可有白细胞计数增高,分类中性粒细胞比例增高。

(二)痰液检查

涂片在显微镜下可见较多嗜酸性粒细胞,可见嗜酸性粒细胞退化形成的尖棱结晶(Charcort-Leyden 结晶体),黏液栓(Curschmann 螺旋体)和透明的哮喘珠(Laennec 珠)。如合并呼吸道细菌感染,痰涂片革兰染色、细菌培养及药物敏感试验有助于病原菌诊断及指导治疗。

(三)呼吸功能检查

在哮喘发作时有关呼气流量的全部指标均显著下降,第1秒用力呼气容积(FEV_1)、第1秒用力呼气容积占用力肺活量比值($FEV_1/FVC\%$)、最大呼气中期流量(MMEF)、25%与50%肺活量时的最大呼气流量($MEF_{25}\%$、$MEF_{50}\%$)以及高峰呼气流量(PEF)均减少。缓解期可逐渐恢复。有效支气管舒张药可使上述指标好转。在发作时可有用力肺活量减少、残气容积增加、功能残气量和肺总量增加,残气容积占肺总量百分比增高。

(四)动脉血气分析

哮喘严重发作时可有缺氧,PaO_2 降低,由于过度通气可使 $PaCO_2$ 下降,pH上升,表现为呼吸性碱中毒。如重症哮喘,病情进一步发展,气道阻塞严重,可有缺氧及二氧化碳潴留,$PaCO_2$ 上升,表现呼吸性酸中毒。如缺氧明显,可合并代谢性酸中毒。

(五)胸部X线检查

早期在哮喘发作时可见两肺透亮度增加,呈过度充气状态;在缓解期多无明显异常。如并发呼吸道感染,可见肺纹理增加及炎性浸润阴影。同时要注意肺不张、气胸或纵隔气肿等并发症的存在。

(六)支气管激发试验

用于测定气道反应性。哮喘患者的气道处于一种异常敏感状态,对某些刺激表现出一种过强和/或过早的反应,称为气道高反应性(AHR)。如果患者就诊时 FEV_1 或 PEF 测定值在正常范围内,无其他禁忌证时,可以谨慎地试行支气管激发试验。吸入激发剂后,FEV_1 或 PEF 的下降超过20%,即可确定为支气管激发试验阳性。此种检查主要价值见于以下几个方面。

1.辅助诊断哮喘

对于轻度、缓解期的支气管哮喘患者或患有变应性鼻炎而哮喘处于潜伏期的患者,气道高反应性可能是唯一的临床特征和诊断依据。早期发现气道高反应性对于哮喘的预防和早期治疗具有重要的指导价值,对于有职业刺激原反复接触史且怀疑职业性哮喘者,采用特异性支气管激发

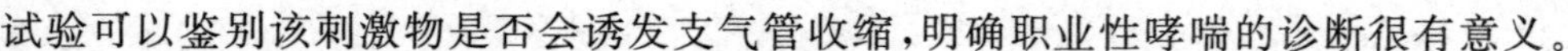

试验可以鉴别该刺激物是否会诱发支气管收缩，明确职业性哮喘的诊断很有意义。

2.评估哮喘严重程度和预后

气道反应性的高低可直接反映哮喘的严重程度，并对支气管哮喘的预后提供重要的参考资料。

3.判断治疗效果

气道反应轻者表示病情较轻，可较少用药，重者则提示应积极治疗。哮喘患者经长期治疗，气道高反应性减轻，可指导临床减药或停药，有学者提出将消除 AHR 作为哮喘治疗的最终目标。

（七）支气管舒张试验

测定气流受限的可逆性。对于一些已有支气管痉挛、狭窄的患者，采用一定剂量的支气管舒张药使狭窄的支气管舒张，以测定其舒张程度的肺功能试验，称为支气管舒张试验。若患者吸入支气管舒张药后，FEV_1 或 PEF 改善率超过或等于 15%可诊断支气管舒张试验阳性。此项检查的应用价值在于以下几个方面。

1.辅助诊断哮喘

支气管哮喘的特征之一是支气管平滑肌的痉挛具有可逆性，故在支气管舒张试验时，表现出狭窄的支气管舒张。对一些无明显气流受限症状的哮喘患者或哮喘的非急性发作期，当其肺功能不正常时，经吸入支气管舒张药后肺功能指标有明显的改善，也可作为诊断支气管哮喘的辅助方法。对有些肺功能较差，如 $FEV_1<60\%$ 预计值患者，不宜做支气管激发试验时，可采用本试验。

2.指导用药

可通过本试验了解或比较某种支气管舒张药的疗效。有不少患者自述使用 β_2 受体激动药后效果不佳，但如果舒张试验阳性，表示气道痉挛可逆，仍可据此向患者耐心解释，指导正确用药。

（八）呼气高峰流量（PEF）的测定和监测

PEF 是反映哮喘患者气流受限程度的一项客观指标。通过测定大气道的阻塞情况，对于支气管哮喘诊断和治疗具有辅助价值。由于方便、经济、实用、灵活等优点，可以随时进行测定，在指导偶发性和夜间哮喘治疗方面更有价值。哮喘患者 PEF 值的变化规律是凌晨最低，午后或晚上最高，昼夜变异率不低于 20%则提示哮喘的诊断。在相同气流受限程度下，不同患者对呼吸困难的感知能力不同，许多患者感觉较迟钝，往往直至 PEF 降至很低时才感到呼吸困难，往往延误治疗。对这部分患者，定期监测 PEF 可以早期诊断和预示哮喘病情的恶化。

（九）特异性变应原检测

变应原是一种抗原物质，能诱发机体产生 IgE 抗体。变应原检测可分为体内试验（变应原皮试）、体外特异性 IgE 抗体检测、嗜碱性粒细胞释放能力检测、嗜酸性粒细胞阳离子蛋白（ECP）检测等。目前常用前两种方法。变应原皮肤试验简单易行，但皮肤试验结果与抗原吸入气道反应并不一致，不能作为确定变应原的依据，必须结合临床发作情况或进行抗原特异性 IgE 测定加以评价。特异性 IgE 抗体（SIgE）是体外检测变应原的重要手段，灵敏度和特异性都很高，根据 SIgE 含量可确定患者变应原种类，可评价患者过敏状态，对哮喘的诊断和鉴别诊断都有一定的意义。

五、诊断

(一)诊断标准

(1)反复发作喘息、气急、胸闷或咳嗽,多与接触变应原、冷空气、物理、化学性刺激以及病毒性上呼吸道感染、运动等有关。

(2)发作时在双肺可闻及散在或弥漫性、以呼气相为主的哮鸣音,呼气相延长。

(3)上述症状和体征可经治疗缓解或自行缓解。

(4)除外其他疾病所引起的喘息、气急、胸闷和咳嗽。

(5)临床表现不典型者(如无明显喘息或体征),应至少具备以下 1 项试验阳性:①支气管激发试验或运动激发试验阳性;②支气管舒张试验阳性 FEV_1 增加超过 12%,且 FEV_1 增加绝对值不低于 200 mL;③呼气流量峰值(PEF)日内(或 2 周)变异率不低于 20%。

符合(1)～(4)项或(4)、(5)项者,可以诊断为哮喘。

(二)分期

根据临床表现支气管哮喘可分为急性发作期、慢性持续期和临床缓解期。慢性持续期是指每周均不同频度和/或不同程度地出现症状(喘息、气急、胸闷、咳嗽等);临床缓解期系指经过治疗或未经治疗症状、体征消失,肺功能恢复到急性发作前水平,并维持 3 个月以上。

(三)病情严重程度分级

1.病情严重程度的分级

主要用于治疗前或初始治疗时严重程度的判断,在临床研究中更有其应用价值(表 9-1)。

表 9-1　哮喘病情严重程度的分级

分级	临床特点
间歇状态(第 1 级)	症状不足每周 1 次
	短暂出现
	夜间哮喘症状不超过每个月 2 次
	FEV_1 占预计值%达到 80%或 PEF 达到 80%个人最佳值,PEF 或 FEV_1 变异率<20%
轻度持续(第 2 级)	症状达到每周 1 次,但不到每天 1 次
	可能影响活动和睡眠
	夜间哮喘症状每个月超过 2 次,但每周低于 1 次
	FEV_1 占预计值%达到 80%或 PEF 达到 80%个人最佳值,PEF 或 FEV_1 变异率 20%～30%
中度持续(第 3 级)	每天有症状
	影响活动和睡眠
	夜间哮喘症状达到每周 1 次
	FEV_1 占预计值%60%～79%或 PEF60%～79%个人最佳值,PEF 或 FEV_1 变异率>30%
重度持续(第 4 级)	每天有症状
	频繁出现
	经常出现夜间哮喘症状
	体力活动受限
	FEV_1 占预计值%<60%或 PEF<60%个人最佳值,PEF 或 FEV_1 变异率>30%

2.控制水平的分级

这种分级方法更容易被临床医师掌握，有助于指导临床治疗，以取得更好的哮喘控制(表 9-2)。

3.哮喘急性发作时的分级

哮喘急性发作是指喘息、气促、咳嗽、胸闷等症状突然发生，或原有症状急剧加重，常有呼吸困难，以呼气流量降低为其特征，常因接触变应原、刺激物或呼吸道感染诱发。其程度轻重不一，病情加重，可在数小时或数天内出现，偶尔可在数分钟内即危及生命，故应对病情作出正确评估，以便给予及时有效的紧急治疗。哮喘急性发作时病情严重程度的分级，见表 9-3。

表 9-2　哮喘控制水平分级

	完全控制（满足以下所有条件）	部分控制(在任何 1 周内出现以下 1～2 项特征)	未控制（在任何 1 周内)
白天症状	无(或不超过 2 次/周)	超过 2 次/周	出现不低于 3 项部分控制特征
活动受限	无	有	
夜间症状/憋醒	无	有	
需要使用缓解药的次数	无(或不超过 2 次/周)	超过 2 次/周	
肺功能(PEF 或 FEV_1)	正常或不低于正常预计值/本人最佳值的 80%	小于正常预计值(或本人最佳值)的 80%	
急性发作	无	达到每年 1 次	在任何 1 周内出现 1 次

表 9-3　哮喘急性发作时病情严重程度的分级

临床特点	轻度	中度	重度	危重
气短	步行、上楼时	稍事活动	休息时	
体位	可平卧	喜坐位	端坐呼吸	
讲话方式	连续成句	单词	单字	不能讲话
精神状态	可有焦虑，尚安静	时有焦虑或烦躁	常有焦虑、烦躁	嗜睡或意识模糊
出汗	无	有	大汗淋漓	
呼吸频率	轻度增加	增加	常超过 30 次/分	
辅助呼吸肌活动及三凹征	常无	可有	常有	胸腹矛盾运动
哮鸣音	散在，呼吸末期	响亮、弥漫	响亮、弥漫	减弱乃至无
脉率(次/分)	<100	100～120	>120	脉率变慢或不规则
奇脉	无，<1.3 kPa (10 mmHg)	可有，1.3～3.3 kPa (10～25 mmHg)	常有，>3.3 kPa(25 mmHg)(成人)	无，提示呼吸肌疲劳
最初支气管扩张药治疗后 PEF 占预计值或个人最佳值%	>80%	60%～80%	<60%或<100 L/min 或作用持续时间<2 小时	
PaO_2(吸空气)	正常	不低于 8.0 kPa (60 mmHg)	<8.0 kPa(60 mmHg)	<8.0 kPa (60 mmHg)
$PaCO_2$	<6.0 kPa (45 mmHg)	不超过 6.0 kPa (45 mmHg)	>6.0 kPa(45 mmHg)	
SaO_2(吸空气，%)	>95	91～95	不超过 90	不超过 90
pH				降低

只要符合某一严重程度的某些指标，而不需满足全部指标，及可提示为该级别的急性发作

六、鉴别诊断

(一)心源性哮喘

心源性哮喘常见于左心衰竭,发作时的症状与哮喘相似,但心源性哮喘多有高血压、冠状动脉粥样硬化性心脏病、风湿性心脏病和二尖瓣狭窄等病史和体征。阵发性咳嗽,常咳出粉红色泡沫痰,两肺可闻及广泛的湿啰音和哮鸣音,左心界扩大,心率增快,心尖部可闻及奔马律。病情许可行胸部X线检查时,可见心脏增大,肺淤血征,有助于鉴别。若一时难以鉴别,可雾化吸入β_2肾上腺素受体激动药或静脉注射氨茶碱缓解症状后,进一步检查,忌用肾上腺素或咖啡,以免造成危险。

(二)喘息型慢性支气管炎

实际上为慢支合并哮喘,多见于中老年人,有慢性咳嗽史,喘息长年存在,有加重期。有肺气肿体征,两肺可闻及湿啰音。

(三)支气管肺癌

中央型肺癌由于肿瘤压迫导致支气管狭窄或伴发感染时,可出现喘鸣音或类似哮喘样呼吸困难、肺部可闻及哮鸣音。但肺癌的呼吸困难及喘鸣症状进行性加重,常无诱因,咳嗽可有血痰,痰中可找到癌细胞,胸部X线摄片、CT或MRI检查或支气管镜检查常可明确诊断。

(四)肺嗜酸性粒细胞浸润症

见于热带性嗜酸细胞增多症、肺嗜酸性粒细胞增多性浸润、外源性变态反应性肺泡炎等。致病原为寄生虫、花粉、化学药品、职业粉尘等,多有接触史,症状较轻,患者常有发热,胸部X线检查可见多发性、此起彼伏的淡薄斑片浸润阴影,可自行消失或再发。肺组织活检也有助于鉴别。

(五)变态反应性支气管肺曲菌病

本病是一种由烟曲菌等致病真菌在具有特应性个体中引起的一种变态反应性疾病。其与哮喘的鉴别要点如下:①典型者咳出棕褐色痰块,内含多量嗜酸性粒细胞;②X线胸片呈现游走性或固定性浸润病灶;③支气管造影可以显示出近端支气管呈囊状或柱状扩张;④痰镜检或培养发现烟曲菌;⑤曲菌抗原皮试呈速发反应阳性;⑥曲菌抗原特异性沉淀抗体(IgG)测定阳性;⑦烟曲菌抗原皮试出现Arthus现象;⑧烟曲菌特异性IgE水平增高。

(六)气管、支气管软化及复发性多软骨炎

由于气管支气管软骨软化,气道不能维持原来正常状态,患者呼气或咳嗽时胸膜腔内压升高,可引起气道狭窄,甚至闭塞,临床表现为呼气性喘息,其特点:①剧烈持续性、甚至犬吠样咳嗽;②气道断层摄影或CT显示气管、大气管狭窄;③支气管镜检查时可见气道呈扁平状,呼气或咳嗽时气道狭窄。

(七)变应性肉芽肿性血管炎

本病主要侵犯小动脉和小静脉,常侵犯细小动脉,主要累及多器官和脏器,以肺部浸润和周围血管嗜酸性粒细胞浸润增多为特征,本病患者绝大多数可出现喘息症状,其与哮喘的鉴别要点如下:①除喘息症状外,常伴有副鼻旁窦炎(88%)、变应性鼻炎(69%)、多发性神经炎(66%~98%);②病理检查特征有嗜酸性粒细胞浸润、肉芽肿病变、坏死性血管炎。

七、治疗

(一)脱离变应原

部分患者能找到引起哮喘发作的变应原或其他非特异刺激因素,应立即使患者脱离变应原

的接触。

(二)药物治疗

治疗哮喘的药物可以分为控制药物和缓解药物。①控制药物：是指需要长期每天使用的药物。这些药物主要通过抗炎作用使哮喘维持临床控制，其中包括吸入糖皮质激素(简称激素)、全身用激素、白三烯调节药、长效 β_2 受体激动药(LABA，须与吸入激素联合应用)、缓释茶碱、色甘酸钠、抗 IgE 抗体及其他有助于减少全身激素剂量的药物等；②缓解药物：是指按需使用的药物。这些药物通过迅速解除支气管痉挛从而缓解哮喘症状，其中包括速效吸入 β_2 受体激动药、全身用激素、吸入性抗胆碱能药物、短效茶碱及短效口服 β_2 受体激动药等。

1.激素

激素是最有效的控制气道炎症的药物。给药途径包括吸入、口服和静脉应用等，吸入为首选途径。

(1)吸入给药：吸入激素的局部抗炎作用强；通过吸气过程给药，药物直接作用于呼吸道，所需剂量较小。通过消化道和呼吸道进入血液药物的大部分被肝灭活，因此全身性不良反应较少。研究结果证明吸入激素可以有效减轻哮喘症状、提高生命质量、改善肺功能、降低气道高反应性、控制气道炎症，减少哮喘发作的频率和减轻发作的严重程度，降低病死率。当使用不同的吸入装置时，可能产生不同的治疗效果。多数成人哮喘患者吸入小剂量激素即可较好地控制哮喘。过多增加吸入激素剂量对控制哮喘的获益较小而不良反应增加。由于吸烟可以降低激素的效果，故吸烟患者须戒烟并给予较高剂量的吸入激素。吸入激素的剂量与预防哮喘严重急性发作的作用之间有非常明确的关系，所以，严重哮喘患者长期大剂量吸入激素是有益的。

吸入激素在口咽部局部的不良反应包括声音嘶哑、咽部不适和念珠菌感染。吸药后及时用清水含漱口咽部，选用干粉吸入剂或加用储雾器可减少上述不良反应。吸入激素的全身不良反应的大小与药物剂量、药物的生物利用度、在肠道的吸收、肝首关代谢率及全身吸收药物的半衰期等因素有关。已上市的吸入激素中丙酸氟替卡松和布地奈德的全身不良反应较少。目前有证据表明成人哮喘患者每天吸入低至中剂量激素，不会出现明显的全身不良反应。长期高剂量吸入激素后可能出现的全身不良反应包括皮肤瘀斑、肾上腺功能抑制和骨密度降低等。已有研究证据表明吸入激素可能与白内障和青光眼的发生有关，但前瞻性研究没有证据表明与后囊下白内障的发生有明确关系。目前没有证据表明吸入激素可以增加肺部感染(包括肺结核)的发生率，因此伴有活动性肺结核的哮喘患者可以在抗结核治疗的同时给予吸入激素治疗。

气雾剂给药：临床上常用的吸入激素有 4 种(表 9-4)。包括二丙酸倍氯米松、布地奈德、丙酸氟替卡松等。一般而言，使用干粉吸入装置比普通定量气雾剂方便，吸入下呼吸道的药物量较多。

溶液给药：布地奈德溶液经以压缩空气为动力的射流装置雾化吸入，对患者吸气配合的要求不高，起效较快，适用于轻中度哮喘急性发作时的治疗。

吸入激素是长期治疗哮喘的首选药物。国际上推荐的每天吸入激素剂量，见表 9-4。我国哮喘患者所需吸入激素剂量比该表中推荐的剂量要小一些。

(2)口服给药：适用于中度哮喘发作、慢性持续哮喘吸入大剂量激素联合治疗无效的患者和作为静脉应用激素治疗后的序贯治疗。一般使用半衰期较短的激素(如泼尼松、泼尼松龙或甲泼尼龙等)。对于激素依赖型哮喘，可采用每天或隔天清晨顿服给药的方式，以减少外源性激素对下丘脑-垂体-肾上腺轴的抑制作用。泼尼松的维持剂量最好每天不超过 10 mg。

表 9-4　常用吸入型糖皮质激素的每天剂量与互换关系

药物	低剂量(μg)	中剂量(μg)	高剂量(μg)
二丙酸倍氯米松	200～500	500～1 000	＞1 000～2 000
布地奈德	200～400	400～800	＞800～1 600
丙酸氟替卡松	100～250	250～500	＞500～1 000
环索奈德	80～160	160～320	＞320～1 280

长期口服激素可以引起骨质疏松症、高血压、糖尿病、下丘脑-垂体-肾上腺轴的抑制、肥胖症、白内障、青光眼、皮肤菲薄导致皮纹和瘀斑、肌无力。对于伴有结核病、寄生虫感染、骨质疏松、青光眼、糖尿病、严重忧郁或消化性溃疡的哮喘患者，全身给予激素治疗时应慎重并应密切随访。长期甚至短期全身使用激素的哮喘患者可感染致命的疱疹病毒应引起重视，尽量避免这些患者暴露于疱疹病毒是必要的。尽管全身使用激素不是一种经常使用的缓解哮喘症状的方法，但是对于严重的急性哮喘是需要的，因为它可以预防哮喘的恶化、减少因哮喘而急诊或住院的机会、预防早期复发、降低病死率。推荐剂量：泼尼松龙 30～50 mg/d，5～10 天。具体使用要根据病情的严重程度，当症状缓解或其肺功能已经达到个人最佳值，可以考虑停药或减量。地塞米松因对垂体-肾上腺的抑制作用大，不推荐长期使用。

(3)静脉给药：严重急性哮喘发作时，应经静脉及时给予琥珀酸氢化可的松(400～1 000 mg/d)或甲泼尼龙(80～160 mg/d)。无激素依赖倾向者，可在短期(3～5 天)内停药；有激素依赖倾向者应延长给药时间，控制哮喘症状后改为口服给药，并逐步减少激素用量。

2.β_2 受体激动药

通过对气道平滑肌和肥大细胞等细胞膜表面的 β_2 受体的作用，舒张气道平滑肌、减少肥大细胞和嗜碱性粒细胞脱颗粒和介质的释放、降低微血管的通透性、增加气道上皮纤毛的摆动等，缓解哮喘症状。此类药物较多，可分为短效(作用维持 4～6 小时)和长效(维持 12 小时)β_2 受体激动药。后者又可分为速效(数分钟起效)和缓慢起效(30 分钟起效)两种(表 9-5)。

表 9-5　β_2 受体激动药的分类

起效时间	作用维持时间	
	短效	长效
速效	沙丁胺醇吸入剂 特布他林吸入剂 非诺特罗吸入剂	福莫特罗吸入剂
慢效	沙丁胺醇口服剂 特布他林口服剂	沙美特罗吸入剂

(1)短效 β_2 受体激动药(简称 SABA)：常用的药物如沙丁胺醇和特布他林等。

1)吸入给药：可供吸入的短效 β_2 受体激动药包括气雾剂、干粉剂和溶液等。这类药物松弛气道平滑肌作用强，通常在数分钟内起效，疗效可维持数小时，是缓解轻至中度急性哮喘症状的首选药物，也可用于运动性哮喘。如每次吸入 100～200 μg 沙丁胺醇或 250～500 μg 特布他林，必要时每 20 分钟重复 1 次。1 小时后疗效不满意者应向医师咨询或去急诊。这类药物应按需间歇使用，不宜长期、单一使用，也不宜过量应用，否则可引起骨骼肌震颤、低血钾、心律失常等不良反应。压力型定量手控气雾剂(pMDI)和干粉吸入装置吸入短效 β_2 受体激动药不适用于重度哮喘发作;其溶液(如沙丁胺醇、特布他林、非诺特罗及其复方制剂)经雾化泵吸入适用于轻至重度哮喘发作。

2)口服给药:如沙丁胺醇、特布他林、丙卡特罗片等,通常在服药后 15～30 分钟起效,疗效维持 4～6 小时。如沙丁胺醇 2～4 mg,特布他林 1.25～2.5 mg,每天 3 次;丙卡特罗 25～50 μg,每天 2 次。使用虽较方便,但心悸、骨骼肌震颤等不良反应比吸入给药时明显。缓释剂型和控释剂型的平喘作用维持时间可达8～12h,特布他林的前体药班布特罗的作用可维持 24 小时,可减少用药次数,适用于夜间哮喘患者的预防和治疗。长期、单一应用 β_2 受体激动药可造成细胞膜 β_2 受体的向下调节,表现为临床耐药现象,故应予避免。

3)注射给药:虽然平喘作用较为迅速,但因全身不良反应的发生率较高,国内较少使用。

4)贴剂给药:为透皮吸收剂型。现有产品有妥洛特罗,分为 0.5 mg、1 mg、2 mg 3 种剂量。由于采用结晶储存系统来控制药物的释放,药物经过皮肤吸收,因此可以减轻全身不良反应,每天只需贴敷 1 次,效果可维持 24 小时。对预防晨降有效,使用方法简单。

(2)长效 β_2 受体激动药(简称 LABA):这类 β_2 受体激动药的分子结构中具有较长的侧链,舒张支气管平滑肌的作用可维持 12 小时以上。目前,在我国临床使用的吸入型 LABA 有 2 种。沙美特罗:经气雾剂或碟剂装置给药,给药后 30 分钟起效,平喘作用维持 12 小时以上。推荐剂量 50 μg,每天 2 次吸入。福莫特罗:经吸入装置给药,给药后 3～5 分钟起效,平喘作用维持 8 小时以上。平喘作用具有一定的剂量依赖性,推荐剂量 4.5～9 μg,每天 2 次吸入。吸入 LABA 适用于哮喘(尤其是夜间哮喘和运动诱发哮喘)的预防和治疗。福莫特罗因起效相对较快,也可按需用于哮喘急性发作时的治疗。

近年来推荐联合吸入激素和 LABA 治疗哮喘。这两者具有协同的抗炎和平喘作用,可获得相当于(或优于)应用加倍剂量吸入激素时的疗效,并可增加患者的依从性、减少较大剂量吸入激素引起的不良反应,尤其适合于中至重度持续哮喘患者的长期治疗。不推荐长期单独使用 LABA,应该在医师指导下与吸入激素联合使用。

3.白三烯调节药

包括半胱氨酰白三烯受体拮抗药和 5-脂氧化酶抑制药。除吸入激素外,是唯一可单独应用的长效控制药,可作为轻度哮喘的替代治疗药物和中重度哮喘的联合治疗用药。目前在国内应用主要是半胱氨酰白三烯受体拮抗药,通过对气道平滑肌和其他细胞表面白三烯受体的拮抗抑制肥大细胞和嗜酸粒细胞释放出的半胱氨酰白三烯的致喘和致炎作用,产生轻度支气管舒张和减轻变应原、运动和二氧化硫(SO_2)诱发的支气管痉挛等作用,并具有一定程度的抗炎作用。本品可减轻哮喘症状、改善肺功能、减少哮喘的恶化。但其作用不如吸入激素,也不能取代激素。作为联合治疗中的一种药物,本品可减少中至重度哮喘患者每天吸入激素的剂量,并可提高吸入激素治疗的临床疗效,联用本品与吸入激素的疗效比联用吸入LABA与吸入激素的疗效稍差。但本品服用方便。尤适用于阿司匹林哮喘、运动性哮喘和伴有过敏性鼻炎哮喘患者的治疗。本品使用较为安全。虽然有文献报道接受这类药物治疗的患者可出现 Churg-Strauss 综合征,但其与白三烯调节剂的因果关系尚未肯定,可能与减少全身应用激素的剂量有关。5-脂氧化酶抑制药齐留通可能引起肝损害,需监测肝功能。通常口服给药。白三烯受体拮抗药扎鲁司特 20 mg,每天 2 次;孟鲁司特 10 mg,每天 1 次;异丁司特 10 mg,每天 2 次。

4.茶碱

具有舒张支气管平滑肌作用，并具有强心、利尿、扩张冠状动脉、兴奋呼吸中枢和呼吸肌等作用。有研究资料显示，低浓度茶碱具有抗炎和免疫调节作用。作为症状缓解药，尽管现在临床上在治疗重症哮喘时仍然静脉使用茶碱，但短效茶碱治疗哮喘发作或恶化还存在争议，因为它在舒张支气管，与足量使用的快速 β_2 受体激动药对比，没有任何优势，但是它可能改善呼吸驱动力。不推荐已经长期服用缓释型茶碱的患者使用短效茶碱，除非该患者的血清中茶碱浓度较低或者可以进行血清茶碱浓度监测时。

口服给药：包括氨茶碱和控（缓）释型茶碱。用于轻至中度哮喘发作和维持治疗。一般剂量为每天6～10 mg/kg。口服控（缓）释型茶碱后昼夜血药浓度平稳，平喘作用可维持 12～24 小时，尤其适用于夜间哮喘症状的控制。联合应用茶碱、激素和抗胆碱药物具有协同作用。但本品与 β_2 受体激动药联合应用时，易出现心率增快和心律失常，应慎用并适当减少剂量。

静脉给药：氨茶碱加入葡萄糖溶液中，缓慢静脉注射[注射速度不宜超过 0.25 mg/(kg · min)]或静脉滴注，适用于哮喘急性发作且近 24 小时内未用过茶碱类药物的患者。负荷剂量为 4～6 mg/kg，维持剂量为 0.6～0.8 mg/(kg · h)。由于茶碱的“治疗窗”窄，以及茶碱代谢存在较大的个体差异，可引起心律失常、血压下降，甚至死亡，在有条件的情况下应监测其血药浓度，及时调整浓度和滴速。茶碱有效、安全的血药浓度范围应在 6～15 mg/L。影响茶碱代谢的因素较多，如发热性疾病、妊娠，抗结核治疗可以降低茶碱的血药浓度；而肝脏疾患、充血性心力衰竭以及合用西咪替丁或喹诺酮类、大环内酯类等药物均可影响茶碱代谢而使其排泄减慢，增加茶碱的毒性作用，应引起临床医师的重视，并酌情调整剂量。多索茶碱的作用与氨茶碱相同，但不良反应较轻。双羟丙茶碱的作用较弱，不良反应也较少。

5.抗胆碱药物

吸入抗胆碱药物如溴化异丙托品、溴化氧托品和溴化泰乌托品等，可阻断节后迷走神经传出支，通过降低迷走神经张力而舒张支气管。其舒张支气管的作用比 β_2 受体激动药弱，起效也较慢，但长期应用不易产生耐药，对老年人的疗效不低于年轻人。

本品有气雾剂和雾化溶液两种剂型。经 pMDI 吸入溴化异丙托品气雾剂，常用剂量为，每天 3～4 次；经雾化泵吸入溴化异丙托品溶液的常用剂量为 50～125 μg，每天 3～4 次。溴化泰乌托品系新近上市的长效抗胆碱药物，对 M_1 和 M_3 受体具有选择性抑制作用，仅需每天 1 次吸入给药。本品与 β_2 受体激动药联合应用具有协同、互补作用。本品对有吸烟史的老年哮喘患者较为适宜，但对妊娠早期妇女和患有青光眼或前列腺肥大的患者应慎用。尽管溴化异丙托品被用在一些因不能耐受 β_2 受体激动药的哮喘患者上，但是到目前为止尚没有证据表明它对哮喘长期管理方面有显著效果。

6.抗 IgE 治疗

抗 IgE 单克隆抗体可应用于血清 IgE 水平增高的哮喘患者。目前它主要用于经过吸入糖皮质激素和 LABA 联合治疗后症状仍未控制的严重哮喘患者。目前在 11～50 岁的哮喘患者的治疗研究中尚没有发现抗 IgE 治疗有明显不良反应，但因该药临床使用的时间尚短，其远期疗效与安全性有待进一步观察。价格昂贵也使其临床应用受到限制。

7.变应原特异性免疫疗法（SIT）

通过皮下给予常见吸入变应原提取液（如尘螨、猫毛、豚草等），可减轻哮喘症状和降低气道高反应性，适用于变应原明确但难以避免的哮喘患者。其远期疗效和安全性尚待进一步研究与评价。变应原制备的标准化也有待加强。哮喘患者应用此疗法应严格在医师指导下进行。目前已试用舌下给药的变应原免疫疗法。SIT 应该是在严格的环境隔离和药物干预无效(包括吸入激素)情况下考虑的治疗方法。现在没有研究比较其和药物干预的疗效差异。现在还没有证据支持使用复合变应原进行免疫治疗的价值。

8.其他治疗哮喘药物

(1)抗组胺药物:口服第二代抗组胺药物(H_1 受体拮抗药)如酮替芬、氯雷他定、阿司咪唑、氮䓬司丁、特非那丁等具有抗变态反应作用,在哮喘治疗中的作用较弱。可用于伴有变应性鼻炎哮喘患者的治疗。这类药物的不良反应主要是嗜睡。阿司咪唑和特非那丁可引起严重的心血管不良反应,应谨慎使用。

(2)其他口服抗变态反应药物:如曲尼司特、瑞吡司特等可应用于轻至中度哮喘的治疗。其主要不良反应是嗜睡。

(3)可能减少口服糖皮质激素剂量的药物:包括口服免疫调节药(甲氨蝶呤、环孢素、金制剂等)、某些大环内酯类抗生素和静脉应用免疫球蛋白等。其疗效尚待进一步研究。

(4)中医中药:采用辨证施治,有助于慢性缓解期哮喘的治疗。有必要对临床疗效较为确切的中(成)药或方剂开展多中心随机双盲的临床研究。

(三)急性发作期的治疗

哮喘急性发作的治疗取决于发作的严重程度以及对治疗的反应。治疗的目的在于尽快缓解症状、解除气流受限和低氧血症,同时还需要制定长期治疗方案以预防再次急性发作。

对于具有哮喘相关死亡高危因素的患者,需要给予高度重视,这些患者应当尽早到医疗机构就诊。高危患者包括:①曾经有过气管插管和机械通气的濒于致死性哮喘的病史;②在过去 1 年中因为哮喘而住院或看急诊;③正在使用或最近刚刚停用口服激素;④目前未使用吸入激素;⑤过分依赖速效 β_2 受体激动药,特别是每月使用沙丁胺醇(或等效药物)超过 1 支的患者;⑥有心理疾病或社会心理问题,包括使用镇静药;⑦有对哮喘治疗计划不依从的历史。

轻度和部分中度急性发作可以在家庭中或社区中治疗。家庭或社区中的治疗措施主要为重复吸入速效 β_2 受体激动药,在第 1 小时每 20 分钟吸入 2～4 喷。随后根据治疗反应,轻度急性发作可调整为每3～4 小时 2～4 喷,中度急性发作每 1～2 小时 6～10 喷。如果对吸入性 β_2 受体激动药反应良好(呼吸困难显著缓解,PEF 占预计值>80%或个人最佳值,且疗效维持 3～4 小时),通常不需要使用其他的药物。如果治疗反应不完全,尤其是在控制性治疗的基础上发生的急性发作,应尽早口服激素(泼尼松龙0.5～1 mg/kg或等效剂量的其他激素),必要时到医院就诊。

部分中度和所有重度急性发作均应到急诊室或医院治疗。除氧疗外,应重复使用速效 β_2 受体激动药,可通过压力定量气雾剂的储雾器给药,也可通过射流雾化装置给药。推荐在初始治疗时连续雾化给药,随后根据需要间断给药(每 4 小时 1 次)。目前尚无证据支持常规静脉使用 β_2 受体激动药。联合使用β_2 受体激动药和抗胆碱能制剂(如异丙托溴铵)能够取得更好的支气管舒张作用。茶碱的支气管舒张作用弱于 SABA,不良反应较大,应谨慎使用。对规则服用茶碱缓释制剂的患者,静脉使用茶碱应尽可能监测茶碱血药浓度。中重度哮喘急性发作应尽早使用全身激素,特别是对速效 β_2 受体激动药初始治疗反应不完全或疗效不能维持,以及在口服激素基础上仍然出现急性发作的患者。口服激素与静脉给药疗效相当,不良反应小。

推荐用法:泼尼松龙 30～50 mg 或等效的其他激素,每天单次给药。严重的急性发作或口服激素不能耐受时,可采用静脉注射或滴注,如甲基泼尼松龙 80～160 mg,或氢化可的松

400～1 000 mg分次给药。地塞米松因半衰期较长，对肾上腺皮质功能抑制作用较强，一般不推荐使用。静脉给药和口服给药的序贯疗法有可能减少激素用量和不良反应，如静脉使用激素2～3 天，继之以口服激素 3 ～ 5 天。不推荐常规使用镁制剂，可用于重度急性发作（FEV_1 25%～30%）或对初始治疗反应不良者。

重度和危重哮喘急性发作经过上述药物治疗，临床症状和肺功能无改善甚至继续恶化者，应及时给予机械通气治疗，其指征主要包括：意识改变、呼吸肌疲劳、$PaCO_2$ 不低于 6.0 kPa（45 mmHg）等。可先采用经鼻（面）罩无创机械通气，若无效应及早行气管插管机械通气。哮喘急性发作机械通气需要较高的吸气压，可使用适当水平的呼气末正压（PEEP）治疗。如果需要过高的气道峰压和平台压才能维持正常通气容积，可试用允许性高碳酸血症通气策略以减少呼吸机相关肺损伤。

初始治疗症状显著改善，PEF 或 FEV_1 占预计值的百分比恢复到或个人最佳值 60%者以上可回家继续治疗，PEF 或 FEV_1 为 40%～60%者应在监护下回到家庭或社区继续治疗，治疗前 PEF 或 FEV_1 低于 25%或治疗后低于 40%者应入院治疗。在出院时或近期的随访时，应当为患者制订一个详细的行动计划，审核患者是否正确使用药物、吸入装置和峰流速仪，找到急性发作的诱因并制订避免接触的措施，调整控制性治疗方案。严重的哮喘急性发作意味着哮喘管理的失败，这些患者应当给予密切监护、长期随访，并进行长期哮喘教育。

大多数哮喘急性发作并非由细菌感染引起，应严格控制抗菌药物的使用指征，除非有细菌感染的证据，或属于重度或危重哮喘急性发作。

（四）慢性持续期的治疗

哮喘的治疗应以患者的病情严重程度为基础，根据其控制水平类别选择适当的治疗方案。哮喘药物的选择既要考虑药物的疗效及其安全性，也要考虑患者的实际状况，如经济收入和当地的医疗资源等。要为每个初诊患者制订哮喘防治计划，定期随访、监测，改善患者的依从性，并根据患者病情变化及时修订治疗方案。哮喘患者长期治疗方案分为 5 级（表 9-6）。

表 9-6　根据哮喘病情控制分级制订治疗方案

第 1 级	第 2 级	第 3 级	第 4 级	第 5 级
哮喘教育、环境控制				
按需使用短效 $β_2$ 受体激动药	按需使用短效 $β_2$ 受体激动药			
控制性药物	选用 1 种	选用 1 种	加用 1 种或以上	加用 1 种或 2 种
	低剂量 ICS	低剂量的 ICS 加 LABA	中高剂量的 ICS 加 LABA	口服最小剂量的糖皮质激素
	白三烯调节药	中高剂量的 ICS	白三烯调节药	抗 IgE 治疗
		低剂量的 ICS 加白三烯调节药	缓释茶碱	
		低剂量的 ICS 加缓释茶碱		

ICS：吸入糖皮质激素

对以往未经规范治疗的初诊哮喘患者可选择第 2 级治疗方案，哮喘患者症状明显，应直接选择第 3 级治疗方案。从第 2 级到第 5 级的治疗方案中都有不同的哮喘控制药物可供选择。而在每一级中都应按需使用缓解药物，以迅速缓解哮喘症状。如果使用含有福莫特罗和布地奈德单一吸入装置进行联合治疗时，可作为控制和缓解药物应用。

如果使用该分级治疗方案不能够使哮喘得到控制，治疗方案应该升级直至达到哮喘控制为止。当哮喘控制并维持至少3个月后，治疗方案可考虑降级。建议减量方案：①单独使用中至高剂量吸入激素的患者，将吸入激素剂量减少50%；②单独使用低剂量激素的患者，可改为每天1次用药；③联合吸入激素和LABA的患者，将吸入激素剂量减少约50%，仍继续使用LABA联合治疗。当达到低剂量联合治疗时，可选择改为每天1次联合用药或停用LABA，单用吸入激素治疗。若患者使用最低剂量控制药物达到哮喘控制1年，并且哮喘症状不再发作，可考虑停用药物治疗。上述减量方案尚待进一步验证。通常情况下，患者在初诊后2～4周回访，以后每1～3个月随访1次。出现哮喘发作时应及时就诊，哮喘发作后2周至1个月内进行回访。

对于我国贫困地区或低经济收入的哮喘患者，视其病情严重度不同，长期控制哮喘的药物推荐使用：①吸入低剂量激素；②口服缓释茶碱；③吸入激素联合口服缓释茶碱；④口服激素和缓释茶碱。这些治疗方案的疗效与安全性需要进一步临床研究，尤其要监测长期口服激素可能引起的全身不良反应。

八、教育与管理

尽管哮喘尚不能根治，但通过有效的哮喘管理，通常可以实现哮喘控制。成功的哮喘管理目标：①达到并维持症状的控制；②维持正常活动，包括运动能力；③维持肺功能水平尽量接近正常；④预防哮喘急性加重；⑤避免因哮喘药物治疗导致的不良反应；⑥预防哮喘导致的死亡。

建立医患之间的合作关系是实现有效的哮喘管理的首要措施。其目的是指导患者自我管理，对治疗目标达成共识，制定个体化的书面管理计划，包括自我监测、对治疗方案和哮喘控制水平周期性评估、在症状和/或PEF提示哮喘控制水平变化的情况下，针对控制水平及时调整治疗以达到并维持哮喘控制。其中对患者进行哮喘教育是最基本的环节。

（一）哮喘教育

哮喘教育必须成为医患之间所有互助关系中的组成部分。对医院、社区、专科医师、全科医师及其他医务人员进行继续教育，通过培训哮喘管理知识，提高与患者沟通技巧，做好患者及家属教育。患者教育的目标是增加理解、增强技能、增加满意度、增强自信心、增加依从性和自我管理能力，增进健康减少卫生保健资源使用。

1.教育内容

(1)通过长期规范治疗能够有效控制哮喘。

(2)避免触发、诱发因素方法。

(3)哮喘的本质、发病机制。

(4)哮喘长期治疗方法。

(5)药物吸入装置及使用方法。

(6)自我监测，即如何测定、记录、解释哮喘日记内容、症状评分、应用药物、PEF，哮喘控制测试(ACT)变化。

(7)哮喘先兆、哮喘发作征象和相应自我处理方法，如何、何时就医。

(8)哮喘防治药物知识。

(9)如何根据自我监测结果判定控制水平，选择治疗。

(10)心理因素在哮喘发病中的作用。

2.教育方式

(1)初诊教育:是最重要的基础教育和启蒙教育,是医患合作关系起始的个体化教育,首先应提供患者诊断信息,了解患者对哮喘治疗的期望和可实现的程度,并至少进行以上(1)至(6)内容教育,预约复诊时间,提供教育材料。

(2)随访教育和评价:是长期管理方法,随访时应回答患者的疑问、评估最初疗效。定期评价、纠正吸入技术和监测技术,评价书面管理计划,理解实施程度,反复提供更新教育材料。

(3)集中教育:定期开办哮喘学校、学习班、俱乐部、联谊会进行大课教育和集中答疑。

(4)自学教育:通过阅读报纸、杂志、文章、看电视节目、听广播进行。

(5)网络教育:通过中国哮喘联盟网、全球哮喘防治创议网 GINA 等或互动多媒体技术传播防治信息。

(6)互助学习:举办患者防治哮喘经验交流会。

(7)定点教育:与社区卫生单位合作,有计划开展社区、患者、公众教育。

(8)调动全社会各阶层力量宣传普及哮喘防治知识。

哮喘教育是一个长期、持续过程,需要经常教育,反复强化,不断更新,持之以恒。

(二)哮喘管理

1.确定并减少危险因素接触

尽管对已确诊的哮喘患者应用药物干预,对控制症状和改善生活质量非常有效,但仍应尽可能避免或减少接触危险因素,以预防哮喘发病和症状加重。

许多危险因素可引起哮喘急性加重,被称为“触发因素”,包括变应原、病毒感染、污染物、烟草烟雾、药物。减少患者对危险因素的接触,可改善哮喘控制并减少治疗药物需求量。早期确定职业性致敏因素,并防止患者进一步接触,是职业性哮喘管理的重要组成部分。

2.评估、治疗和监测

哮喘治疗的目标是达到并维持哮喘控制。大多数患者或家属通过医患合作制定的药物干预策略,能够达到这一目标,患者的起始治疗及调整是以患者的哮喘控制水平为依据,包括评估哮喘控制、治疗以达到控制,以及监测以维持控制这样一个持续循环过程(图 9-2)。

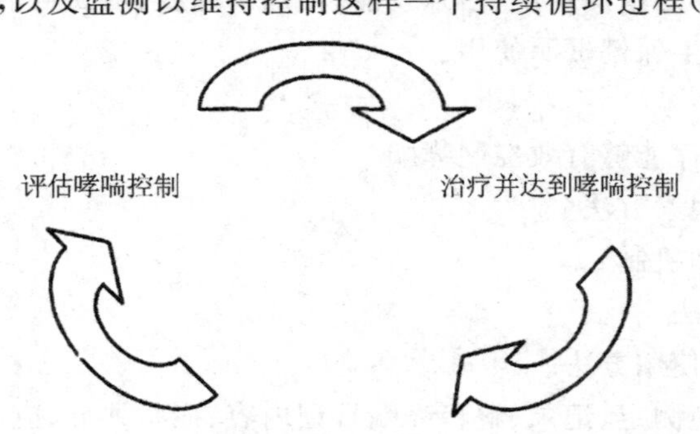

图 9-2　哮喘长期管理的循环模拟图

一些经过临床验证的哮喘控制评估工具如哮喘控制测试(ACT)、哮喘控制问卷(ACQ)、哮喘治疗评估问卷(ATAQ)等,也可用于评估哮喘控制水平。经国内多中心验证表明哮喘评估工具 ACT 不仅易学易用且适合中国国情。ACT 仅通过回答有关哮喘症状和生活质量的 5 个问题的评分进行综合判定,25 分为控制、20～24 分为部分控制、20 分以下为未控制,并不需要患者检查肺功能。这些问卷不仅用于临床研究，还可以在临床工作中评估患者的哮喘控制水平，通过长期连续检测维持哮喘控制，尤其适合在基层医疗机构推广，作为肺功能的补充，既适用于医师，也适用于患者自我评估哮喘控制，患者可以在家庭或医院，就诊前或就诊期间完成哮喘控制水平的自我评估。这些问卷有助于改进哮喘控制的评估方法并增进医患双向交流，提供了反复使用的客观指标，以便长期监测（表 9-7）。

表 9-7　哮喘控制测试（ACT）

问题 1	在过去 4 周内，在工作、学习或家庭中，有多少时候哮喘妨碍您进行日常活动					
	所有时间 1	大多数时间 2	有些时候 3	很少时候 4	没有 5	得分
问题 2	在过去 4 周内，您有多少次呼吸困难？					
	每天不止 1 次 1	每天 1 次 2	每周 3 至 6 次 3	每周 1 至 2 次 4	完全没有 5	得分
问题 3	在过去 4 周内，因为哮喘症状（喘息、咳嗽、呼吸困难、胸闷或疼痛），您有多少次在夜间醒来或早上比平时早醒					
	每周 4 晚或更多 1	每周 2 至 3 晚 2	每周 1 次 3	1 至 2 次 4	没有 5	得分
问题 4	在过去 4 周内，您有多少次使用急救药物治疗（如沙丁胺醇）？					
	每天 3 次以上 1	每天 1 至 2 次 2	每周 2 至 3 次 3	每周 1 次或更少 4	没有 5	得分
问题 5	您如何评价过去 4 周内，您的哮喘控制情况？					
	没有控制 1	控制很差 2	有所控制 3	控制很好 4	完全控制 5	得分

第 1 步：请将每个问题的得分写在右侧的框中。请尽可能如实回答，这将有助于与医师讨论您的哮喘；第 2 步：把每一题的分数相加得出总分；第 3 步：寻找总分的含义。25 分：完全控制；20～24 分：部分控制；低于 20 分：未得到控制

在哮喘长期管理治疗过程中，必须采用评估哮喘控制方法，连续监测提供可重复的客观指标，从而调整治疗，确定维持哮喘控制所需的最低治疗级别，以便维持哮喘控制，降低医疗成本。

（王文琇）

第三节　上气道阻塞

上气道指鼻至气管隆突一段的传导性气道，通常以胸腔入口（体表标志为胸骨上切迹）为标志，分为胸腔外上气道和胸腔内上气道 2 部分。上气道疾病颇多，部分归入鼻咽喉科的诊治范围，也有不少就诊于呼吸内科，或者划界并不明确，如鼾症和睡眠呼吸暂停综合征。上气道疾病最常见和最具特征性的症状是上气道阻塞（upper airway obstruction，UAO）。本节用症状而不用疾病单独讨论旨在强调：①UAO 有别于下气道（或弥漫性气道）阻塞（如 COPD、哮喘），需要注意鉴别，而临床常有将上气道阻塞长期误诊为哮喘者；②UAO 又分为急性和慢性，前者为呼吸急诊，需要紧急处理，不得丝毫延误；③UAO 具有特征性的肺功能流量-容积（F-V）环的变化，临床医师应当善于运用这项检查识别不同类型的 UAO。

一、上气道阻塞的原因

按急性和慢性列于表 9-8。

表 9-8　上气道阻塞的原因

急性　异物吸入

水肿：过敏性、血管神经性、烟雾吸入

感染：扁桃腺炎、咽炎、会厌炎、咽后壁脓肿、急性阻塞性喉气管支气管炎(croup)、免疫抑制患者喉念珠菌病

慢性　声带：麻痹、功能障碍

气管异常：气管支气管软化、复发性多软骨炎、气管支气管扩大、骨质沉着性气管支气管病

浆细胞病变：气管支气管淀粉样变

肉芽肿性疾病：结节病(咽、气管/主支气管、纵隔淋巴结压迫)、结核(咽后壁脓肿，喉、气管/主支气管、纵隔淋巴结压迫)

韦格纳肉芽肿(声门下狭窄、溃疡性气管支气管炎)

气管狭窄：插管后、气管切开后、创伤、食管失弛缓症

气管受压/受犯：甲状腺肿、甲状腺癌、食管癌、纵隔肿瘤(淋巴瘤、淋巴结转移肿瘤)、主动脉瘤

肿瘤：咽/喉/气管(乳头瘤病)

儿童上气道阻塞的附加原因

急性：喉炎、免疫抑制儿童的喉部病变、白喉

慢性：Down 综合征(各种原因的多部位病变或狭窄)、小颏、先天性喉鸣、血管环(双主动脉弓畸形)压迫气管、先天性声门下

狭窄、黏多糖病

二、病理生理和肺功能改变

胸外的上气道处于大气压下，胸内部分则在胸内压作用之下。气管内外两侧的压力差为跨壁压。当气管外压大于胸内压，跨壁压为正值，气道则趋于闭合；当跨壁压为负值时，即气管内压大于气管外压，气管通畅(图 9-3)。上气道阻塞主要使患者肺泡通气减少，弥散功能则多属正常。上气道阻塞的位置、程度、性质(固定型或可变型)以及呼气或吸气相压力的变化，引起患者出现不同的病理生理改变，产生吸气气流受限、呼气气流受限，抑或两者均受限。临床上，根据呼吸气流受阻的不同可将上气道阻塞分为三种，即可变型胸外上气道阻塞、可变型胸内上气道阻塞和固定型上气道阻塞。

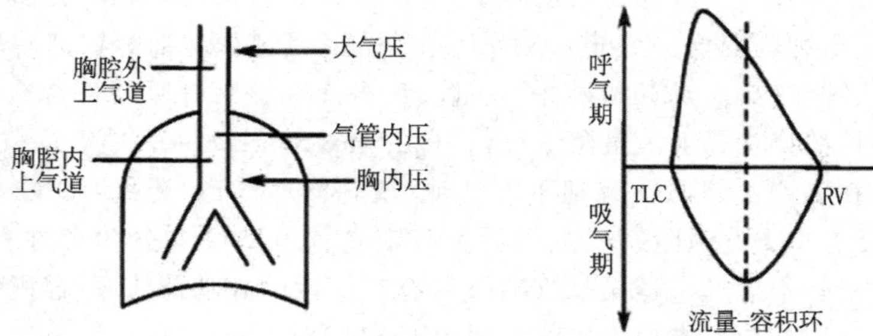

图 9-3　与气道口径有关的压力及正常流量-容积环

(一)可变型胸外上气道阻塞

可变型阻塞指梗阻部位气管内腔大小可因气管内外压力改变而变化的上气道阻塞，见于气管软化及声带麻痹等疾病的患者。正常情况下，胸外上气道外周的压力在整个呼吸周期均为大

气压，吸气时由于气道内压降低，引起跨壁压增大，其作用方向为由管外向管内，导致胸外上气道倾向于缩小。存在可变型胸外上气道阻塞的患者，当其用力吸气时，由于Ventuff效应和湍流导致阻塞远端的气道压力显著降低，跨壁压明显增大，引起阻塞部位气道口径进一步缩小，出现吸气气流严重受阻；相反，当其用力呼气时，气管内压力增加，由于跨壁压降低，其阻塞程度可有所减轻。动态流量-容积环表现为吸气流速受限而呈现吸气平台，但呼气流速受限较轻则不出现平台，甚或呈现正常图形，50%肺活量用力呼气流速（$FEF_{50\%}$）与50%肺活量用力吸气流速（$FIF_{50\%}$）之比（$FEF_{50\%}/FIF_{50\%}$）>1.0，见图9-4。

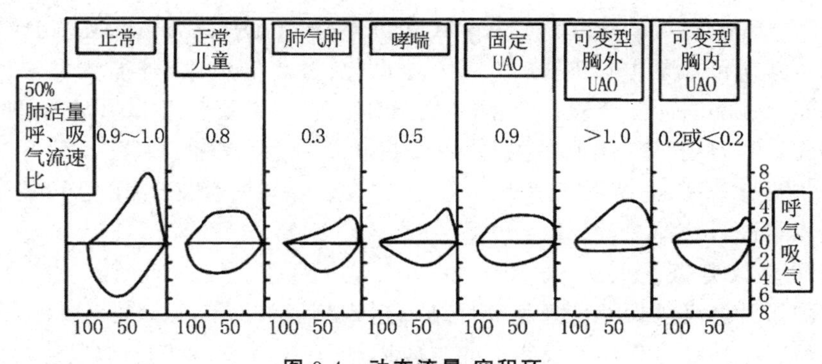

图9-4　动态流量-容积环

（二）可变型胸内上气道阻塞

可变型胸内上气道阻塞，见于胸内气道的气管软化及肿瘤患者。由于胸内上气道周围的压力与胸内压接近，管腔外压（胸内压）与管腔内压相比为负压，跨壁压的作用方向由管腔内向管腔外，导致胸内气道倾向于扩张。当患者用力呼气时，Venturi效应和湍流可使阻塞近端的气道压力降低，也引起阻塞部位气道口径进一步缩小，但出现呼气气流严重受阻。动态流量-容积环描记$FEF_{50\%}/FIF_{50\%}\leqslant 0.2$，见图9-4。

（三）固定型上气道阻塞

固定型上气道阻塞指上气道阻塞性病变部位僵硬固定，呼吸时跨壁压的改变不能引起梗阻部位的气道口径变化，见于气管狭窄和甲状腺肿瘤患者。这类患者，其吸气和呼气时气流均明显受限且程度相近，动态流量-容积环的吸气流速和呼气流速均呈现平台。多数学者认为，50%肺活量时呼气流速与吸气流速之比（$FEF_{50\%}/FIF_{50\%}$）等于1是固定型上气道阻塞的特征。但与阻塞病变邻近的正常气道可出现可变型阻塞，对$FEF_{50\%}/FIF_{50\%}$有一定的影响，应予以注意。

三、临床表现

急性上气道阻塞通常呈现突发性严重呼吸困难，听诊可闻及喘鸣音。初起喘鸣音呈吸气性，随着病情进展可出现呼气鼾鸣声。严重者可有缺氧等急性呼吸衰竭的表现。慢性上气道阻塞早期症状不明显。逐渐出现刺激性干咳、气急。喘鸣音可以传导至胸，因而容易误判为肺部哮鸣音，误诊为哮喘或COPD。因病因不同可有相应的症状或体征，如肿瘤常有痰中带血，声带麻痹则有声嘶和犬吠样咳嗽。

四、诊断

基本要点和程序包括：①对可疑患者的搜寻；②肺功能检测，特别要描记流量-容积曲线；③

影像学或鼻咽喉科检查,寻找阻塞及其定位;④必要时借助喉镜或纤维支气管镜进行活组织检查,确立病理学诊断。

五、呼吸内科涉及上气道阻塞(UAO)的主要疾病及治疗

从定位而言呼吸内科涉及的UAO指气管疾病,即胸内上气道阻塞。以下简要叙述除外肿瘤和感染的另几种重要气管疾病。

(一)气管支气管软化

本病病因和病理生理不清楚。临床见于气管切开术后(尤其是儿童)、黏多糖综合征(黏多糖在气管壁沉积),其他可能的原因有吸烟、老年性退化、过高气道压(可能继发于慢性下气道阻塞)、纤维组织先天性脆弱。气道软骨变软,弹力纤维丧失。肉眼观可分为两类,即"新月"型(后气道壁陷入管腔)和"刀鞘"型(侧壁塌陷)。主要症状是气急、咳嗽、咳痰、反复呼吸道感染和咯血。治疗方法主要有3种,即持续气道正压通气、气管切开和气管支架植入,可按病情严重程度参考其他相关因素进行选择。

(二)复发性多软骨炎(relapsing polychondritis,RP)

本病是一种累及全身软骨的自身免疫性结缔组织病,1923年,Jackson Wartenhorst首先描述。主要引起鼻、耳、呼吸道软骨的反复炎症与破坏,也有关节炎、巩膜炎以及主动脉、心脏、肾脏受累的报道。约50%患者病变发生在气管和主支气管,与气管支气管软化非常相似,有作者认为RP是气管支气管软化的原因之一。临床表现咳嗽、声嘶、气急和喘鸣等。诊断的关键是医师在气急和喘鸣患者的临诊中熟悉和警惕本病。

肺功能流速-容量环描记、颈胸部高KV摄片、气管分层摄片均有助于发现上气道狭窄,最直接的诊断证据是纤支镜检查显示气管软骨环消失和气道壁塌陷、狭窄。本病缺少实验室诊断标准。糖皮质激素、氨苯砜和非类固醇消炎药可能有一定治疗作用。威胁生命时需要气管切开。气管支架植入可能在一定时期内获益。

(三)气管支气管淀粉样变

原发性淀粉样变累及气管支气管树比较少见。Thompson和Citron将其分为3种类型:①气管支气管型(影响上气道或中心性气道);②小结节性肺实质型(肺内单发或多发性小结节);③弥漫性肺泡间隔型。后两型常误诊为肺肿瘤,经手术或尸检病理确诊。气管支气管淀粉样变表现为大气道肿块或弥漫性黏膜下斑块。支气管镜下可见气管支气管壁呈鹅卵石状,管壁显著增厚,可延及数级较小的支气管。临床症状无特异性。诊断有赖于纤支镜活检、标本镜检和刚果红阳性染色。本病预后不良,但进展可以相当缓慢,少数患者可生存数十年。病变弥漫累及较小支气管者约30%在4~6年内死亡。治疗困难,激光凝灼、支架植入如果指征选择确当可以有一定效果。局部放疗偶尔也有帮助。最近有人提出可试用抗肿瘤化疗药物,但治疗反应很慢(6~12个月)。

(四)气管狭窄

气管狭窄相对常见,医源性(气管切开)为最常见原因,其他原因包括创伤、气道灼伤等。气管扩张术、支架植入和切除重建术可根据病情进行选择。气道灼伤引起的广泛狭窄治疗困难。

(五)气管支气管扩大

一种先天性异常,表现为气管和主支气管萎缩、弹力纤维缺乏和气道肌层减少,气管和支气管变软,导致吸气时显著扩张,而呼气时狭窄陷闭。植入支架似乎是最好和唯一的治疗选择。

(六)骨质沉着性气管支气管病

本病是老年人气管支气管的退行性病变,表现为气管支气管黏膜下软骨性或骨性小结节,如息肉样。轻者无症状,严重和广泛病变患者可出现咳嗽、咯血、气急、反复呼吸道感染以及肺不张等。气管镜下摘除气道块状病灶可以有益。

(王文琇)

第四节　肺　不　张

肺不张不是一个独立的疾病,而是多种胸部疾病的并发症。肺不张分为先天性和后天获得性两类。先天性肺不张是指胎儿出生时肺泡内无气体充盈,临床表现有不同程度呼吸困难、发绀。X线胸片中双侧肺野呈弥散的粟粒状模糊阴影,有如毛玻璃状,胎儿可因严重缺氧死亡。后天获得性肺不张系指在生命的不同时期,由于各种不同原因引起肺萎陷,肺泡内无气体填充而形成的肺不张。本节主要论述后天获得性肺不张。

一、定义

肺不张系指肺脏部分的或局限于一侧的完全无气而导致的肺萎陷。肺不张可发生在肺的一侧、一大叶、一段或亚段。

二、病因和发病机制

根据累及的范围,肺不张可分为段、小叶、叶或整个肺的不张,也可根据其发病机制分为阻塞性和非阻塞性,后者包括粘连性、被动性、压迫性、瘢痕性和坠积性肺不张。大多数肺不张由叶或段的支气管内源性或外源性的阻塞所致。阻塞远段的肺段或肺叶内的气体吸收,使肺组织皱缩,在胸片上表现为不透光区域,一般无支气管空气征,又称吸收性肺不张。若为多发性或周边型阻塞,可出现支气管空气征。非阻塞性肺不张通常由瘢痕或粘连引起,表现为肺容量的下降,多有透光度下降,一般有支气管空气征。瘢痕性肺不张来自慢性炎症,常伴有肺实质不同程度的纤维化。此种肺不张通常继发于支气管扩张、结核、真菌感染或机化性肺炎。

粘连性肺不张有周围气道与肺泡的塌陷,可为弥散性、多灶性或叶、段肺不张,其机制尚未完全明确,可能与缺乏表面活性物质有关。

压迫性肺不张系因肺组织受邻近的扩张性病变的推压所致,如肿瘤、肺气囊、肺大疱,而松弛性(被动性)肺不张由胸腔内积气、积液所致,常表现为圆形肺不张。盘状肺不张较为少见,其发生与横膈运动减弱或呼吸运动减弱有关。

(一)气道腔内堵塞

气管或支气管腔内梗阻为肺不张最常见的直接原因。梗阻的远侧肺组织气体被吸收,肺泡萎陷。梗阻物多为支气管癌或良性肿瘤、误吸的异物、痰栓、肉芽肿或结石等。

1.支气管管腔内肿瘤

除肺泡细胞癌外,支气管肺癌是引起肺不张最常见的原因。以鳞癌为最多见,也可见于大细胞癌、小细胞癌,少见于腺癌。其他肿瘤,如类癌、支气管腺瘤、多形性腺瘤等也可引起支气管腔内堵塞。造成肺不张的范围取决于堵塞的部位和发展速度，可由一个肺叶至一侧全肺不张。结节状或块状的肿瘤除引起远端肺不张外，常并发阻塞性肺炎。

2.吸入异物

吸入异物引起的肺不张最常见于婴幼儿，或带牙托的迟钝老人，或见于口含钉、针、麦秆之类物体工作的成年人。异物大多为食物，如花生米、瓜子、鱼刺或碎骨等；其他如假牙等物。其停留的部位常依异物的大小、形状和气道内气流的速度而定。较大的异物或在腔内存留较久的异物，使空气不能进入相应的肺内，当原有残气逐渐被吸收后，导致肺不张。误吸异物后引起突然的呛咳可为肺不张早期临床诊断的线索。但有时患者不能提供明确的吸入史，无症状期可以长短不一。当因阻塞引起继发性感染时，出现发热、咳痰，往往被误诊为气管炎或肺炎，而误漏异物吸入的诊断。异物吸入引起的体征变化不一。当其在管腔内呈瓣膜状时，出现哮鸣音，吸气时，气流通过，呼气时阻塞远端肺泡内的气体不能呼出，引起过度充气的局限性肺气肿，受损的肺过度充气，呼吸音降低，气管和心脏移向健侧。另一方面，当异物的瓣膜作用使气体易出而不易进时，肺不张很快形成，气管移向病侧。临床上见到的肺不张多属后一种情况。

胸部 X 线透视或摄片有助于异物吸入的诊断。有些异物可随体位变动，因此，X 线片呈不同定位征象。有时不张的肺掩盖了支气管内异物影像，需加深曝光摄片进行观察。

3.痰栓

支气管分泌的黏液不能及时排出而在腔内浓缩成块状将管腔堵塞，出现肺叶或肺段不张。例如支气管哮喘急性发作，气管切开，手术时过长时间的麻醉，术后卧床未保持适当的引流体位，特别是原有慢性呼吸道疾病、重度吸烟史，或急性呼吸道感染者，这些因素均可促使肺不张发生。当患者于术后 24～48 小时出现发热、气促、无效咳嗽时应警惕肺不张发生。不张的肺区叩诊呈浊音，呼吸音低钝。当有效地排除痰栓后，不张肺可很快复张。

4.肉芽肿

有些肉芽肿性疾病在支气管腔内生长，形似肿块，引起管腔堵塞，其中以结核性肉芽肿最为常见。这类干酪性肉芽肿愈合后形成支气管内结石为肺不张少见的原因。

（二）压迫性肺不张

肺门、纵隔肿大的淋巴结，肺组织邻近的囊性或恶性肿瘤、血管瘤、心包积液等均可引起肺不张；如果正常胸腔的负压因胸腔内大量积液、积气而消失，则肺被压缩而导致压缩性肺不张，当这些压缩因素很快消失后，肺组织可以重新复张。

（三）肺组织弹性降低

肺组织非特异性炎症，引起支气管或肺结构破坏，支气管收缩狭窄。肺泡无气，皱缩，失去弹性，体积缩小，呈长期肺不张。例如右肺中叶综合征常为非特异性感染导致肺不张的结果。

（四）胸壁病变引起的肺不张

外伤引起多发性肋骨骨折，或因神经、呼吸肌麻痹无力引起呼吸障碍，也常为肺不张的原因。继发的呼吸道感染是其促进因素。一般为局限性，多发生于病侧的下叶，或呈盘状不张。

（五）肺组织代谢紊乱引起的肺不张

表面活性物质降低的各种因素均可导致肺不张。如成人呼吸窘迫综合征。

三、临床表现

肺不张的临床表现轻重不一，取决于不同的病因、肺不张的部位或范围以及有无并发症等。

急性大面积的肺不张，或合并感染时，可出现咳嗽、喘鸣、咯血、脓痰、畏寒和发热，或因缺氧出现口唇、甲床紫绀。病肺区叩诊浊音，呼吸音降低。吸气时，如果有少量空气进入肺不张区，可以听到干或湿啰音。上叶肺不张因邻近气管有时听到支气管肺泡呼吸音。过大的心脏或动脉瘤压迫引起的肺不张往往听到血管杂音。缓慢发生的肺不张，在无继发感染时，往往无临床症状或阳性体征，特别是当肺受累的范围小，或周围肺组织能有效地代偿膨胀时尤其如此。一般常见于右肺中叶不张。

四、X 线检查主要征象

X 线胸片检查对肺不张具有非常重要的诊断价值。表现为肺不张的直接 X 线征象和间接 X 线征象如下。

(一)肺不张的直接 X 线征象

1.密度增高

不张的肺组织透亮度降低，呈均匀致密的毛玻璃状。若肺叶不完全塌陷，尚有部分气体充盈于内时，其影像可能正常，或仅有密度增高。在肺不张的恢复期或伴有支气管扩张时，X 线影像欠均匀。

2.体积缩小

肺不张时一般在 X 线影像中可见到相应的肺叶体积缩小。但有时在亚段以下存在侧支通气，肺体积的缩小并不明显。

3.形态、轮廓或位置的改变

叶段肺不张一般呈钝三角形，宽而钝的面朝向肋膈胸膜面，尖端指向肺门，有扇形、三角形、带形、圆形等。

(二)肺不张的间接 X 线征象

(1)叶间裂向不张的肺侧移位。

(2)肺纹理的分布异常：由于肺体积缩小，病变区的支气管与血管纹理聚拢，而邻近肺代偿性膨胀，致使血管纹理稀疏，并向不张的肺叶弓形移位。

(3)肺门影缩小和消失，向不张的病侧移位，或与肺不张的致密影像融合。

(4)纵隔、心脏、气管向患侧移位。有时健侧肺疝向患侧，而出现纵膈疝。

(5)横膈升高，胸廓缩小，肋间变窄。除了上述的肺不张直接或间接 X 线征象，有时肺不张在 X 线胸片上呈现的某些特征也可作为病原学诊断的参考。

五、诊断

(一)肺不张的诊断

主要靠胸部 X 线所见。病因需结合病史。由于痰栓或手术后排痰困难所导致的肺不张，在临床密切观察下即可发现。

(二)病因诊断

由于肺不张不是一个独立的疾病，而是多种胸部疾病的并发症。因此，不能仅满足于做出肺不张的诊断，而应力求明确病因。尤其应该首先排除肿瘤引起的肺不张。纤维支气管镜检查和选择性支气管造影有助于病因的诊断：①右上肺叶不张的肺裂呈反“S”形时常是肺癌的指征。②如纵隔向有大量胸腔积液的一侧移位，说明该侧存在着肺不张，这往往是肺癌的指征。③如不张的肺叶经支气管造影、体层像、CT或纤维支气管镜等检查证明并无支气管阻塞，则肿瘤引起的肺不张基本上可以排除。④如果同时有多肺叶或多肺段发生不张，且这些不张的肺叶肺段的支气管开口并不是彼此相邻的，则肺不张由肺癌引起的可能性很小。

（三）各种类型的X线表现

诊断肺不张采用标准的后前位胸片和侧位胸片为重要的手段。断层胸片可显示支气管腔内堵塞的部位。

1.右侧肺、叶、段不张的X线表现

（1）右侧全肺不张：有主支气管堵塞引起右侧全肺不张，右肺密度均匀增高，致密呈毛玻璃样，体积缩小移向肺门。气管、纵隔、心脏移向病侧，横膈升高，胸廓内陷，肋间变窄。对侧肺呈代偿性肺气肿。如堵塞为异物或痰栓引起，去除异物或痰栓后，不张的肺可以完全复张。如堵塞物为肿瘤或肿大的淋巴结压迫，常因纤维化改变，肺的复张较缓慢，或完全不能复张。胸腔内积聚大量气体、液体引起同侧胸内肺萎陷，其程度往往较支气管堵塞引起的肺不张轻，气管、纵隔和心脏移向对侧，肋间隙变宽，横膈下降，或上述改变不明显。

（2）右肺上叶不张：正位胸片即可显示，不张的肺向前上内侧收缩，呈折扇形致密影，尖端于肺门，基底贴胸壁，外缘呈斜直状由肺门伸向胸廓上方，常误认为纵隔增宽。肺门向上向外移位，水平裂向上收缩，有时上叶被压成扁平状类似胸膜顶尖帽。中叶和下叶代偿性肺气肿，血管纹理分散，肺动脉影由下斜位变为横位，横膈改变不明显。侧位观察：水平裂弓形上移，斜裂向前向上移位，右肺上叶不张常见于结核和肺癌。结核病变多引起上叶后段不张，而上叶前段不张应考虑肺癌。有时，因病变与周围胸膜粘连，使肺叶不能完全向上和向内收缩，呈凹面向下的弧形，右肺上叶不张的X线胸片，有时呈邻近横膈峰征，表现为边缘清晰的小尖峰，居横膈表面，或接近横膈圆顶的最高点。

（3）右肺中叶不张：中叶体积缩小，上下径变短，肺叶内缩，邻近的上下肺叶呈代偿性肺气肿。正位观察：有肺门下移，右心缘不清楚，水平叶间裂移向内下，纵隔、心脏、横膈一般无移位。前弓位观察：可见由肺门向外伸展的狭窄的三角形致密影，尖端达胸壁，基底向肺门，上下边缘锐利。侧位观察：自肺门区向前下斜行的带状致密影，基底宽，接近剑突与胸骨交界处。上缘为向下移位的水平裂，下缘为向前、向上移位的斜裂下部，尖端位于水平裂与斜裂交界处，形似三角。

（4）右肺下叶不张：正位观察，右肺下心缘旁呈一三角形向上的阴影，尖端指向肺门，基底与横膈内侧相贴，上窄下宽的狭长三角形致密影，向后向内收缩至胸椎旁，肺门向内下移位，横膈上升，心脏移向病侧，有时不张的下叶肺隐于其后。侧位相：右侧横膈部分闭塞，有一模糊的三角形楔状影，其前缘为后移的向后凸的斜裂，此征象可与向前凸的包裹性积液鉴别。右肺下叶不张除了前述的一般特征，有时在胸腔的上方内侧呈现三角形的影像，与纵隔相连接，尖端指向肺门。基底位于锁骨影之上。该三角形为正常纵隔软组织，包括前纵隔胸膜左右边界及锁骨上区。当右下叶肺不张发生后，体积缩小，该三角形由正常的部位拉向病侧。此征象具有重要的诊断意义，因为当下叶不张的肺隐蔽于心后时，或右下肺不张伴有胸腔积液时，不张的右肺下叶往往不易被发现，而肺上部三角形影像可作为其诊断的依据。当下叶肺不张与胸腔积液并存时，单以胸片鉴别有一定困难，可结合B超识别胸腔积液的存在。右肺下叶基底段不张后前位观察：右基底段浓密影。右侧位观察：横膈面仅见斜裂的小部分，基底段塌陷类似积液阴影，背段呈代偿性膨胀，充气的背段与不张的基底段之间边界不规整。

（5）右肺上叶和中叶不张：右纵隔旁和右心缘旁浓密影，周边渐淡，斜裂向前移位，类似左上肺叶不张。前纵隔可出现左肺疝。

(6)右肺中叶不张合并右肺下叶不张:根据右肺中叶合并右肺下叶不张的程度不同其表现也不一样,或为水平叶间裂下移,外侧下移更明显,充气的肺与不张的肺之间在侧位片上缺乏明显边界,类似胸腔积液;或为水平叶间裂稍向上凸起,类似膈肌升高或肺下积液。

2.左侧肺、叶、段不张的X线表现

(1)左肺上叶不张:左肺上叶不张常伴下叶代偿性肺气肿。不张的上叶呈翼状向前内收缩至纵隔,常与纵隔肿瘤混淆。下叶背段呈代偿性膨胀可达肺尖区。由于上叶肺组织较宽厚而舌叶较薄,从正位观察,上叶肺的内中带密度较高,下肺野相对透亮。左肺舌叶不张使左心缘模糊,显示不清。左侧位观察:斜裂向前移位,不张的肺叶体积缩小。

(2)左肺下叶不张:正位X线胸片呈平腰征,左心缘的正常凹面消失,心脏左缘呈平直状,不张的下叶呈三角形隐蔽于心后,使心影密度增高,左肺门下移,同侧横膈升高。左肺下叶基底段不张:正位胸片显示左基底弥漫性稠密影,横膈升高。侧位片观察:斜裂下部分起始于横膈,边界清晰。充气的背段与不张的基底段之间的界限不锐利。

3.其他类型肺不张

(1)圆形肺不张:多见于有胸腔积液存在时,其形态和部位有时不易确认,甚至被误认为肿瘤。所以,认识圆形肺不张很重要,可以避免不必要的创伤性检查和治疗。圆形肺不张一般局限于胸膜下,呈圆形或椭圆形,直径2.5～5 cm,其下方有血管或支气管连接影,形似彗星尾。不张的肺叶体积缩小,不张区底部有支气管气道影,周围组织呈代偿性气肿,损伤区邻近的胸膜增厚。

(2)盘状肺不张:从X线胸片观察,肺底部呈2～6 cm长的盘状或条形阴影,位于横膈上方,随呼吸上下移动。其发生与横膈运动减弱有关,常见于腹腔内积液,或因胸膜炎造成疼痛使呼吸运动幅度减弱。

(3)癌性肺不张:当癌组织向支气管腔外蔓延或局部淋巴结肿大时,X线胸片可见肿块和叶间裂移位同时出现,在右肺上叶的病变可呈不同程度的"S"形,或肺不张边缘呈"波浪形"。

(4)结核性肺不张:其特点是支气管梗阻部位多发生在2～4级支气管,支气管扭曲变形,或伴支气管播散病灶;其他肺野有时可见结核灶,或有明显的胸膜肥厚粘连。

六、鉴别诊断

(一)肺实变

X线表现仅示肺叶或肺段的密度增高影,主要为实变而非萎陷,体积不缩小;无叶间裂、纵隔或肺门移位表现;邻近肺组织无代偿性肺气肿,实变阴影中可见气管充气相。

(二)包裹性胸腔积液

位于胸膜腔下后方和内侧的包裹性积液有时和下叶不张相似,位于横裂或斜裂下部的积液有时和右中叶或舌叶不张相似。进行不同体位的X线检查,注意有无胸膜增厚存在以及阴影和肺裂的关系对鉴别诊断有一定的帮助。如叶间包裹性积液,侧位片见叶间裂部位的梭形致密影,密度均匀,梭形影的两尖端与叶间裂相连。胸部B超检查有助于区别不张与积液。

(三)右中叶炎症

侧位相中叶体积不缩小,横膈和斜裂不移位。

七、治疗

肺不张的治疗依其不同的病因而采取不同的治疗手段。痰栓引起的肺不张,首先要有效地湿化呼吸道,在化痰的条件下,配合体位引流、拍背、深呼吸,加强肺叶的扩张,促使分泌物排出。如果24小时仍无效果,可行纤维支气管镜吸引。异物引起的肺不张,通过气管镜取出异物,如果异物在肺内存留过久,或因慢性炎症反应很难取出,必要时手术治疗。肿瘤引起的肺不张,依其细胞类型进行化疗、放疗或手术切除。由于支气管结核而引起的肺不张的治疗,除全身用抗结核治疗外,可配合局部喷吸抗结核药物。

(王文琇)

第五节　慢性阻塞性肺疾病

一、慢性阻塞性肺疾病概述

(一)定义

慢性阻塞性肺疾病(chronic obstructive pulmonary disease,COPD)是一种以气流受限为特征的可以预防和治疗的疾病,气流受限不完全可逆,呈进行性发展,与肺部对香烟烟雾等有害气体或颗粒的异常炎症反应有关,COPD主要累及肺脏,但也可以引起全身(或称肺外)的不良反应。

COPD是指具有气流受限的慢性支气管炎(慢支)和/或肺气肿。慢支或肺气肿可单独存在,但在绝大多数情况下是合并存在,无论是单独或合并存在,只要有气流受限,均可以称为COPD,当其合并存在时,各自所占的比重则因人而异。

慢支的定义为“慢性咳嗽、咳痰,每年至少3个月,连续2年以上,并能除外其他肺部疾病者”。

肺气肿的定义为“终末细支气管远侧气腔异常而持久的扩大,并伴有气腔壁的破坏,而无明显的纤维化”。

以上慢支和肺气肿的定义中都没有提到气流受限,而COPD是以气流受限为特征的疾病,因此现在国内外均逐渐以COPD这一名称取代具有气流受限的慢支和/或肺气肿。如果一个患者,具有COPD的危险因素,又有长期咳嗽、咳痰的症状,但肺功能检查正常,则只能视为COPD的高危对象,其中一部分患者在以后的随访过程中,可出现气流受限,但也有些患者肺功能始终正常,当其出现气流受限时,才能称为COPD。

以往有些学者认为支气管哮喘,甚至支气管扩张都应包括在COPD之内,但支气管哮喘在发病机制上与COPD完全不同,虽然也有慢性气流受限,但其程度完全可逆或可逆性比较大,支气管扩张相对来说是一种局限性病变,二者均不应包括在COPD之内。

COPD不仅累及肺,对全身也有影响,COPD晚期常有体重下降,营养不良,骨骼肌无力,精神抑郁,由于呼吸衰竭,可并发肺源性心脏病,肺性脑病,还可伴发心肌梗死、骨质疏松等。因此COPD不仅是一种呼吸系统疾病,还是一种全身性疾病,在评定COPD的严重程度时,不仅要看肺功能,还要看全身的状况。

(二)流行病学

COPD是呼吸系统最常见的疾病之一,据世界卫生组织(World Health Organization,WHO)调查，1990 年全球 COPD 病死率占各种疾病病死率的第 6 位，到 2020 年将上升至第 3 位，据 2003 年文献报道，亚太地区 12 国根据其流行病学调查推算，30 岁以上人群中重度 COPD 的平均患病率为 6.3%，近期对我国 7 个地区 20 245 个成年进行调查，COPD 患病率占 40 岁以上人群的8.2%，患病率之高，十分惊人。另外流行病学调查还表明 COPD 患病率在吸烟者、戒烟者中比不吸烟者明显高，男性比女性高，40 岁以上者比 40 岁以下者明显高。

二、慢性阻塞性肺疾病的病因病理

(一)病因

COPD 的病因至今仍不十分清楚，但已知与某些危险因素有关，吸烟是最主要的危险因素，但吸烟者中也只有 15%～20%发生 COPD，因此个体的易感性也是重要原因，环境因素与个体的易感因素相结合导致发病。

1.环境因素

(1)吸烟：已知吸烟为 COPD 最主要的危险因素，大多数患者均有吸烟史，吸烟数量愈大，年限愈长，则发病率愈高。被动吸烟能够增加吸入有害气体和颗粒的总量，也可以导致 COPD 的发生。

(2)职业性粉尘和化学物质：包括有机或无机粉尘，化学物质和烟雾，如二氧化硅、煤尘、棉尘、蔗尘、盐酸、硫酸、氯气。

(3)室内空气污染：用生物燃料如木材、畜粪等或煤炭做饭或取暖，通风不良，在不发达国家，是不吸烟而发生 COPD 的重要原因。

(4)室外空气污染：在城市里汽车、工厂排放的废气，如一氧化氮、二氧化氮、二氧化硫、二氧化碳，其他如臭氧等，在 COPD 的发生上，作为独立的因素，可能起的作用较小，但可以引起 COPD 的急性加重。

2.易感性

包括易感基因和后天获得的易感性。

(1)易感基因：比较明确的是表达先天性 α_1-抗胰蛋白酶缺乏的基因，是 COPD 的一个致病原因，但这种病在我国还未见报道，有报道 COPD 在一个家庭中多发，但迄今尚未发现明确的基因，COPD 的表型较多，很可能是一种多基因疾病，流行病学调查发现吸烟者与早期慢支患者，其 FEV_1 逐年下降率与气道反应性有关，气道反应性高者，其 FEV_1 下降率加速，因此认为气道高反应性也是 COPD 发病的危险因素。某些研究资料表明气道高反应性与基因有关，总之基因与 COPD 的关系，尚待深入研究。

(2)出生低体重：学龄儿童调查发现出生低体重者肺功能较差，这些儿童以后若吸烟，可能是 COPD 的一个易感因素。

(3)儿童时期下呼吸道感染：许多调查报告表明儿童时期下呼吸道感染与成年后 COPD 的发病有关，如果这些患病的儿童以后吸烟，则 COPD 的发病率显著增加，如果不吸烟，则对 COPD 的发生无明显影响，上述结果提示儿童时期下呼吸道感染可能是吸烟者发生 COPD 的易感因素，因儿童时期肺组织尚在发育，下呼吸道感染对肺组织的结构与功能均会发生不利影响，如果再吸烟，气道就更容易受到损害而发生 COPD，这种因果关系尚有待今后更多的研究资料证实。

(4)气道高反应性：气道高反应性是 COPD 的一个危险因素。气道高反应性除与基因有关外也可以是后天获得，继发于环境因素，例如氧化应激反应，可使气道反应性增高。

(二)病理

1.病理变化

COPD 特征性的病理变化见于中央气道、周围气道、肺实质和肺血管，存在着慢性炎症，在普通的吸烟者，也可以看到这种慢性炎症，是对吸入的有害物质的正常防御反应，但在 COPD 患者，这种炎症反应被放大而且持久，这种异常的炎症反应可能是由易感基因决定的。COPD 在不同的部位，有不同的炎症细胞，气道腔内中性粒细胞增多，气道腔、气道壁、肺实质巨噬细胞增加，气道壁和肺实质 $CD8^{+}$ T 淋巴细胞增加，反复的组织损伤和修复导致气道结构的重塑和狭窄。

(1)中央气道(气管和内径＞2 mm 的支气管)。①炎症细胞：巨噬细胞增多，$CD8^{+}$(细胞毒)T 淋巴细胞增多，气腔内中性粒细胞增多。②结构变化：杯状细胞增多，黏膜下腺体增大(二者致黏液分泌增多)，上皮鳞状化生。

(2)周围气道(细支气管内径＜2 mm)。①炎症细胞：巨噬细胞增多，T 淋巴细胞($CD8^{+}$＞$CD4^{+}$)增多，B 淋巴细胞，淋巴滤泡，成纤维细胞增多，气腔内中性粒细胞增多。②结构变化：气道壁增厚，支气管壁纤维化，腔内炎性渗出，气道狭窄(阻塞性细支气管炎)炎性反应和渗出随病情加重而加重。

(3)肺实质(呼吸性细支气管和肺泡)。①炎症细胞：巨噬细胞增多，$CD8^{+}$ T 淋巴细胞增多，肺泡腔内中性粒细胞增多。②结构变化：肺泡壁破坏，上皮细胞和内皮细胞凋亡。

(4)肺血管。①炎症细胞：巨噬细胞增多，T 淋巴细胞增多。②结构变化：内膜增厚，内皮细胞功能不全。平滑肌增厚导致肺动脉高压。

2.病理分类

各类型肺气肿如图 9-5 所示。

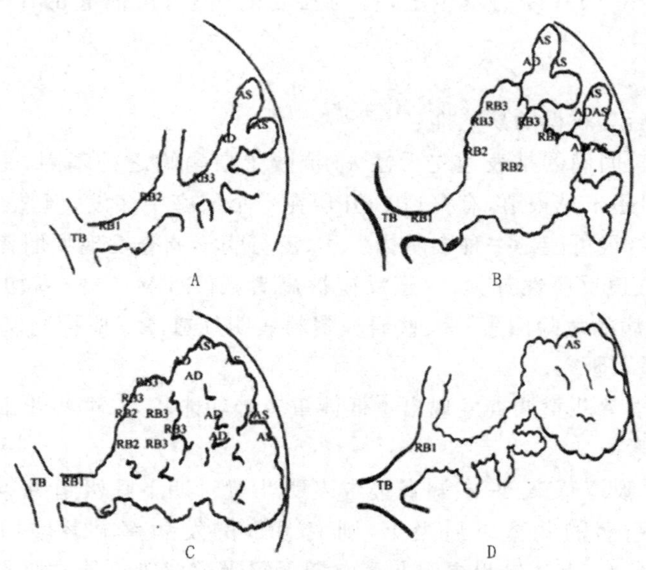

图 9-5　不同类型肺气肿示意图

A.正常肺小叶；B.小叶中心型肺气肿：呼吸性细支气管破坏融合，肺泡导管肺泡囊正常；C.全小叶型肺气肿：终末细支气管远端气腔全部破坏、融合扩大；D.隔旁肺气肿：小叶周围的肺泡腔破坏融合，靠近胸膜。TB：终末细支气管，RB1～3：呼吸性细支气管，AD：肺泡导管，AS：肺泡囊

(1)小叶中心型肺气肿:呼吸性细支气管的破坏和扩张,常见于吸烟者和肺上部(图 9-5B)。

(2)全小叶型肺气肿:肺泡囊与呼吸性细支气管的破坏和融合,常见于先天性 α_1-抗胰蛋白酶缺乏者,也可见于吸烟者(图 9-5C)。

(3)隔旁肺气肿:为小叶远端肺泡导管、肺泡囊、肺泡的破坏与融合,位于肺内叶间隔或靠近胸壁的胸膜旁,常与以上两种肺气肿并存(图 9-5D)。

(4)肺大疱:肺气肿可伴有肺大疱,为直径＞1 cm 的扩张的肺气肿气腔。肺气肿应与其他肺泡过度充气相鉴别,支气管哮喘由于支气管痉挛狭窄,远端肺泡腔残气增加,肺泡扩张,但并无肺泡壁的破坏,并非肺气肿。

(5)代偿性肺气肿也是正常的肺泡过度扩张,不同于 COPD 中的肺气肿。

(6)老年性肺气肿,部分老年患者也可见到肺泡腔扩张,肺容量增加,主要是肺泡壁的弹性组织退行性变,肺泡弹性降低所致,并无肺泡壁的破坏,也无明显的症状。

三、慢性阻塞性肺疾病的发病机制

近年来对 COPD 的研究已有了很大进展,但对其发病机制至今尚不完全明了。

(一)气道炎症

香烟的烟雾与大气中的有害物质能激活气道内的肺泡巨噬细胞,巨噬细胞处在 COPD 慢性炎症的关键位置,它被激活后释放各种细胞因子,包括白介素-8(IL-8)、肿瘤坏死因子-α(TNF-α)、干扰素诱导性蛋白-10(IP-10)、单核细胞趋化肽-1(MCP-1)与白三烯 B_4(LTB_4)。IL-8 与 LTB_4 是中性粒细胞的趋化因子,MCP-1 是巨噬细胞的趋化因子,IP-10 是 $CD8^+$ T 淋巴细胞的趋化因子,这些炎症细胞被募集至气道后,在其与组织细胞相互作用下,发生了慢性炎症。TNF-α 能上调血管内皮细胞间黏附分子-1(ICAM-1)的表达,使中性粒细胞黏附于血管壁并移行至血管外并向气道内聚集,巨噬细胞与中性粒细胞释放的弹性蛋白酶与 TNF-α 均能损伤气道上皮细胞,使其释放更多的 IL-8,进一步加剧了气道炎症,蛋白酶还可刺激黏液腺增生肥大,使黏液分泌增多,上皮细胞损伤后脱纤毛以及免疫球蛋白受到蛋白酶的破坏,都能削弱气道的防御功能,容易继发感染,气道潜在的腺病毒感染,可以激活上皮细胞内的核因子 NF-κB 的转录,产生 IL-8 与 ICAM-1,吸引更多的中性粒细胞,使炎症持久不愈,这也可以解释为何 COPD 患者在戒烟以后,病情仍持续进展。$CD8^+$ T 淋巴细胞也是重要的炎症细胞,其释放的 TNF-α、穿孔素等能使肺泡细胞溶解和凋亡,导致肺气肿。

气道炎症引起的分泌物增多,使气道狭窄,炎症细胞释放的介质可引起气道平滑肌的收缩,使其增生肥厚,上皮细胞与黏膜下组织损伤后的修复过程可导致气道壁的纤维化与气道重塑,以上的病理改变共同导致阻塞性通气障碍。巨噬细胞在 COPD 炎症反应中的枢纽作用见图 9-6,小气道阻塞发生的机制见图 9-7。

(二)蛋白酶与抗蛋白酶的失平衡

香烟等有害气体与颗粒除了引起支气管、细支气管的炎症以外,还可引起肺泡的慢性炎症,肺泡腔内有多量的巨噬细胞与中性粒细胞聚集,前者可产生半胱氨酸蛋白酶与基质金属蛋白酶(matrix metallo proteinase,MMP),后者可产生丝氨酸蛋白酶与基质金属蛋白酶,它们可水解肺泡壁中的弹性蛋白与胶原蛋白,使肺泡壁溶解破裂,许多小的肺泡腔融合成大的肺泡腔,产生肺气肿,在呼吸性细支气管,则可引起呼吸性细支气管的破坏、融合,产生小叶中心型肺气肿。

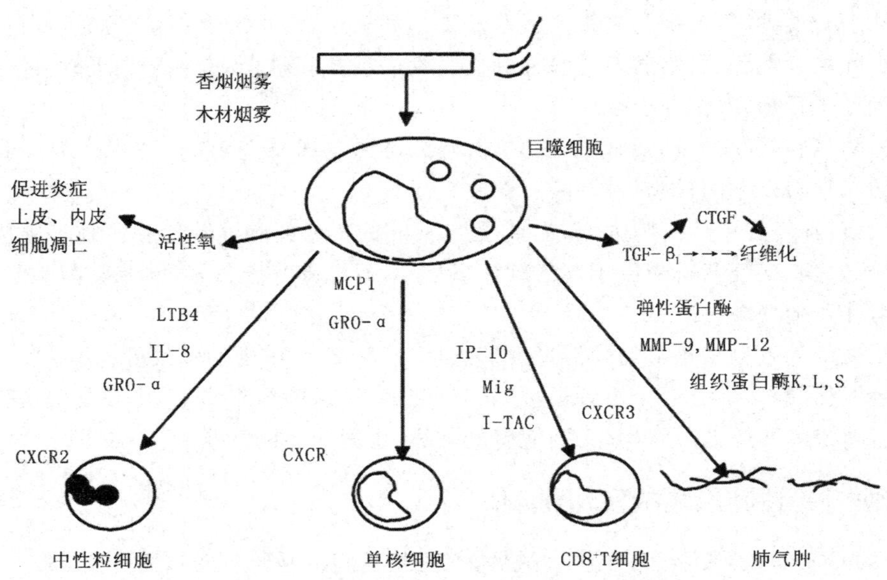

图 9-6 巨噬细胞在 COPD 炎症反应中的枢纽作用

巨噬细胞被香烟烟雾等激活后,可分泌许多炎症因子,促进了 COPD 炎症的发生,IL-8,生长相关性肿瘤基因 α(GRO-α)和白三烯 B_4(LTB_4)趋化中性粒细胞,巨噬细胞趋化蛋白 1(MCP_1)趋化单核细胞,γ-干扰素诱导性蛋白(IP-10),γ-干扰素诱导性单核细胞因子(Mig)与干扰素诱导性 T 细胞 α-趋化因子(I-TAC)趋化 $CD8^+$ T 细胞。巨噬细胞释放基质金属蛋白酶(MMP)和组织蛋白酶溶解弹性蛋白并释放转化生长因子(TGF-β)和结缔组织生长因子(CTGF)导致纤维化。巨噬细胞还产生活性氧,放大炎症反应,损伤上皮和内皮细胞。CXCR:CXC 受体

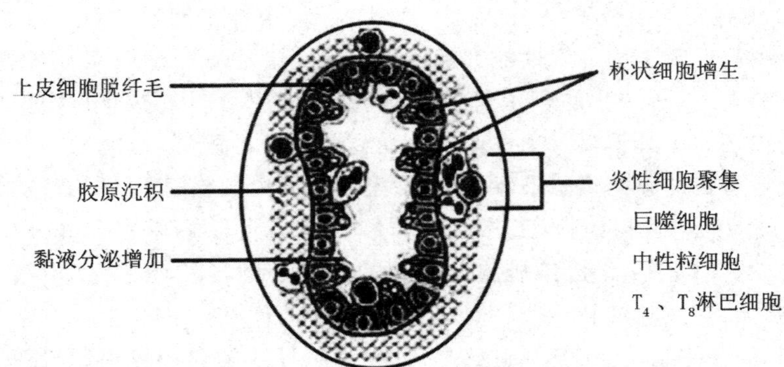

图 9-7 COPD 小气道阻塞发生机制

杯状细胞增生,气道炎症,黏液分泌增多,上皮细胞脱落纤毛,清除能力降低,胶原沉积,气道重塑

在正常情况下,由于抗蛋白酶的存在,可与蛋白酶保持平衡,使其不致对组织产生过度的破坏,血浆中的 $α_2$ 巨球蛋白、$α_1$-抗胰蛋白酶能与中性粒细胞释放的丝氨酸蛋白酶结合而使其失去活性,此外气道的黏液细胞、上皮细胞尚可分泌低分子的分泌型白细胞蛋白酶抑制药(secretory leuco protease inhibitor,SLPI),能够抑制中性粒细胞释放的弹性蛋白酶的活性。许多组织能产生半胱氨酸蛋白酶抑制药与组织基质金属蛋白酶抑制药(tissue inhibitors of matrix metalloproteinases,TIMPs)使这两种蛋白酶失活,但在 COPD 患者,可能由于基因的多态性,影响了某些抗蛋白酶的产量或功能,使其不足以对抗蛋白酶的破坏作用而发生肺气肿(图 9-8)。

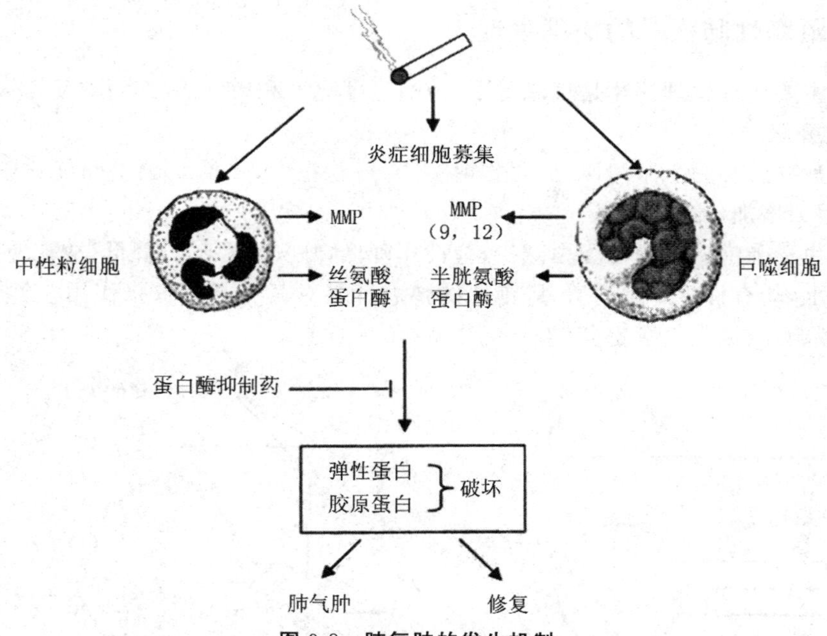

图 9-8　肺气肿的发生机制

香烟等烟雾导致炎症细胞向气道和肺泡聚集，巨噬细胞和中性粒细胞释放多种蛋白酶，而抗蛋白酶的作用减弱，二者失去平衡。细胞外基质包括弹性蛋白、胶原蛋白，受到破坏，发生肺气肿。MMP：基质金属蛋白酶

（三）氧化与抗氧化的不平衡

香烟的烟雾中含有许多活泼的氧化物，包括氮氧化物、氧自由基等，此外炎症细胞如巨噬细胞与中性粒细胞均可产生氧自由基，它们可氧化抗蛋白酶，使其失去活性，氧化物还可激活上皮细胞中的 NF-κB，促使其进入细胞核，加强了某些炎前因子的转录，如 IL-8 与 TNF-α 等，加重了气道的炎症（图 9-9）。中性粒细胞释放的活性氧还可以上调黏附分子的表达和增加气道的反应性，放大慢性炎症。

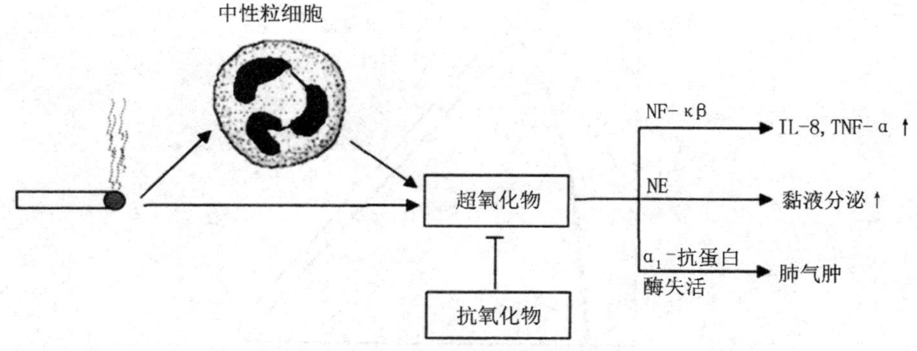

图 9-9　COPD 氧化-抗氧化失平衡

香烟烟雾与炎性细胞产生超氧化物能使上皮细胞中的 NF-κβ 激活，进入细胞核，转录 IL-8、TNF-α，中性粒细胞弹性蛋白酶（NE）可刺激黏液腺分泌，超氧化物可使 α_1-抗蛋白酶失活，有利于肺气肿的形成。

四、慢性阻塞性肺疾病的病理生理

COPD 的主要病理生理变化是气流受限，肺泡过度充气和通气灌注比例（V/Q）不平衡。

（一）气流受限

支气管炎症导致黏膜水肿增厚，分泌物增多，支气管痉挛，平滑肌肥厚和气管壁的纤维化使支气管狭窄，阻力增加，流速变慢。

肺气肿时由于肺泡壁的弹性蛋白减少，弹性压降低，呼气时驱动压降低，故流速变慢，此外由于细支气管壁上，均有许多肺泡附着，肺泡壁的弹力纤维对其有牵拉扩张作用，当弹性蛋白减少时，扩张作用减弱，故细支气管壁萎陷，气流受限（图 9-10）。

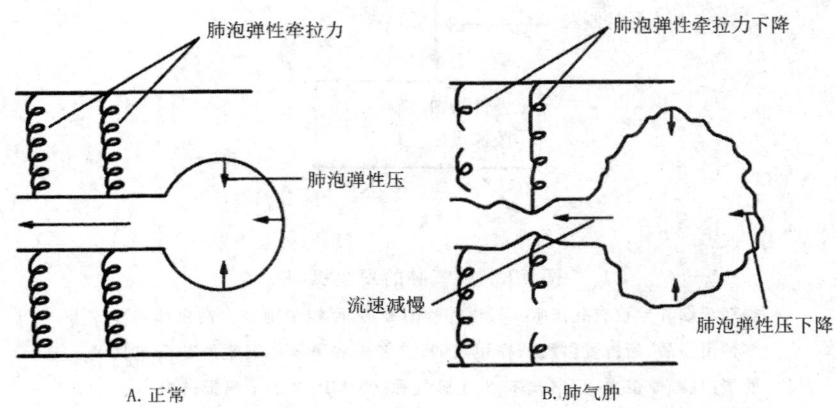

图 9-10　肺气肿时气流受限

A.正常肺泡与气道，气道壁外的弹簧表示附着在肺泡壁上的肺泡组织的弹性压力对气道壁的牵拉；B.肺气肿时，虽然肺泡容积增加，但弹性压降低，附着在气道壁外侧的肺泡由于弹性压降低，使其对气道的牵拉作用减弱，气道变窄，以上两种原因使气体流速受限。

在 COPD 患者，由于肺泡弹性压的降低，支气管阻力的增加，最大呼气流速（maximal expiratory flow rates，Vmax）也明显受限（图 9-11）。

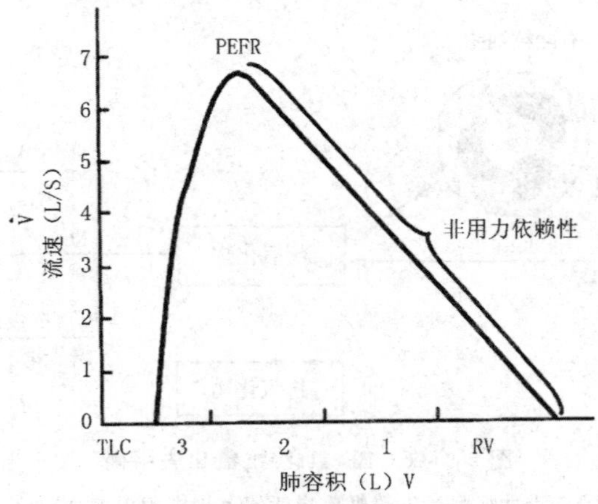

图 9-11　正常人最大呼气流速容积（MEFV）曲线

纵坐标为流速（V），横坐标为肺容积（V），曲线的顶点为呼气峰流速（peak expiratory flow rate，PEFR），是用力依赖性的，曲线下降支各点的流速为非用力依赖性的。

图 9-11 为最大呼气流速容积(MEFV)曲线,从肺总量(total lung capacity,TLC)位用力呼气至残气容积(residual volume,RV)位,纵坐标为流速,横坐标为肺容积,左边线为升支,代表用力呼气的前 1/3,右边线为降支,代表用力呼气的后 2/3,顶点代表用力呼气峰流速,它是用力依赖性的,呼气愈用力,则该点愈高,而在该点以后各点的 Vmax,则是非用力依赖性的,是在该点的肺容积情况下所得到的最大流速,即使再用力呼气,流速也不再增加,其发生的机制可以用在用力呼气时,胸腔内的气道受到的动态压迫解释(图 9-12)。

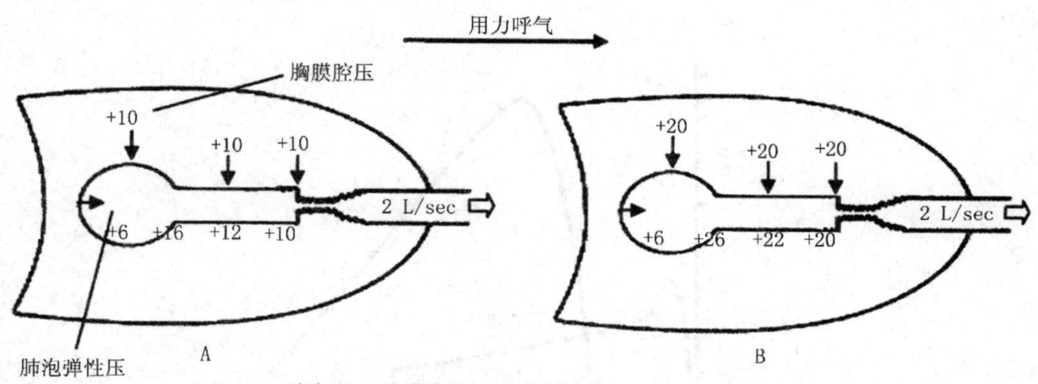

图 9-12 非用力依赖部分的流速受限

A.肺泡弹性压=6 cmH_2O,开始用力呼气时,胸膜腔压=10 cmH_2O,肺泡压=16 cmH_2O。随着呼气的进行,气道内压逐渐降低,等压点为 10 cmH_2O,等压点下游的气道内压<气道外压,动态压迫变窄。B.呼气用力加大,胸膜腔压由 10 cmH_2O 增加到 20 cmH_2O,肺泡压由 16 cmH_2O 增加到 26 cmH_2O,气道内外的压力增加量是一样的,等压点不变,气道受压部位不变,流速没有增加

图 9-12A 显示在某肺容积情况下,用力呼气时的流速受限,设肺泡弹性压(Pel)=0.59 kPa(6 cmH_2O),胸膜腔压(Ppl)=0.98 kPa(10 cmH_2O),肺泡压(Palv)=Pel+Ppl=1.57 kPa(16 cmH_2O),肺泡压为驱动压,驱动肺泡气向口腔侧运动,形成气道内压,在肺泡压驱动流速前进的过程中,必须不断地克服气道的阻力,消耗能量。因此气道内压从肺泡侧到口腔侧,逐渐地减弱,最后气道内压等于大气压,流速停止,由于气道内压不断地减弱,胸腔内的气道必有一点,气道内外的压力达到平衡,这一点称为等压点(equal pressure point,EPP),在图 9-12A 中,等压点的压力为 0.98 kPa(10 cmH_2O),在等压点的上游(肺泡侧),气道内压大于胸膜腔压,气道不致萎陷,但在等压点的下游(口腔侧),气道内压小于胸膜腔压,因此气道萎陷,阻力增加,流速降低(动态压迫)。在用力呼气时,胸膜腔压增加,一方面增加肺泡压,同时也增加了对胸腔内气道外侧壁的压力,而且这两个压力增加的量是相等的,因此等压点不变,即使再用力,流速也不会增加,如图 9-12B 所示,胸膜腔压由 0.98 kPa(10 cmH_2O)增加到 1.96 kPa(20 cmH_2O),肺泡压由 1.57 kPa(16 cmH_2O)变为 2.55 kPa(26 cmH_2O),气道外压也由 0.98 kPa(10 cmH_2O)变为 1.96 kPa(20 cmH_2O),气道内外增加的压力量是一样的,等压点不变,流速仍然受限,应当注意,肺容积不同,等压点的位置也不同,在高肺容积时,肺泡弹性压也加大,同时对气道壁的牵拉作用也加大,因此胸腔内气道是扩张的,此时等压点在有软骨支撑的气管附近,用力呼气,气管不致萎陷,而只会增加流速,故 Vmax 是用力依赖性的,随着呼气的进行,肺容积越来越小,肺泡弹性压也越来越低,气道的阻力越来越大,为克服气道阻力,气道内压更早地消耗变小,气道内外的压力更早地达到平衡,也就是说,等压点逐渐向肺泡侧移位,气道壁越来越缺少软骨的支撑,容易受到

胸膜腔压力的压迫，使流速受限，此时 Vmax 变为非用力依赖性的，等压点的上游，最大流速取决于肺泡弹性压与气道阻力的大小，而与用力的大小无关。

正常人在用力呼气时的流速容积曲线，同样也显示，开始 1/3 是用力依赖性的，后 2/3 是非用力依赖性的，但在 COPD 患者，由于肺泡弹性压降低，气道阻力增加，等压点向上游移位，比正常人更靠近肺泡侧，常常在小气道，在用力呼气时，气道容易过早地陷闭，使 RV 加大，而且在相同肺容积情况下，其 Vmax 比正常人为小，在 MEFV 曲线上，表现为降支呈勺状向内凹陷（图 9-13）。

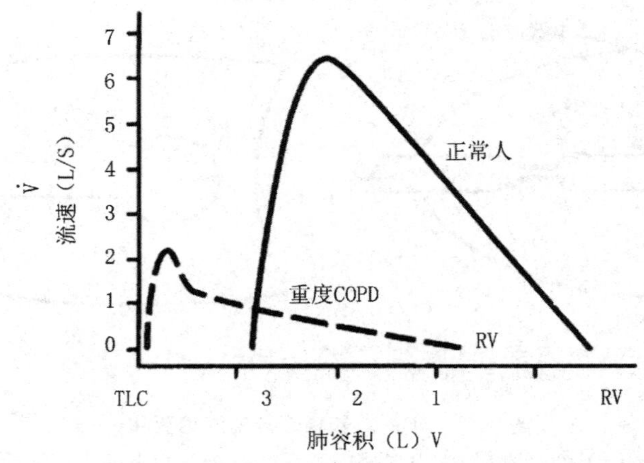

图 9-13　正常人与重度 COPD 患者的流速容积曲线

纵坐标为流速（V̇），横坐标为肺容积（V），COPD 患者 TLC 与 RV 明显增加，呼气峰流速降低，肺容积<70%FVC 时，流速明显受限，曲线的降支呈勺状凹陷

图 9-13 为一重度 COPD 患者（左侧）和一正常人（右侧）MEFV 曲线的比较，纵坐标为流速，横坐标为肺容积，COPD 患者的肺容积大，PEFR 明显降低，且降支明显地呈勺状向内凹陷。

（二）肺泡过度充气

在 COPD 患者常有 RV 和功能残气量（functional residual capacity，FRC）的增加，由于肺泡弹性压的降低和气道阻力的增加，呼气时间延长，在用力呼气末，肺泡气往往残留较多，因而 RV 增加，前述用力呼气时，小气道过早地陷闭，也是 RV 增加的原因，FRC 是潮气呼气末的肺容积，此时向外的胸壁弹性压和向内的肺泡弹性压保持平衡，肺气肿时，肺泡弹性压降低，向外扩张的力强，因而 FRC 增加，COPD 患者在潮气呼吸（平静呼吸）时，由于气道阻力的增加和呼吸频率的增快，呼气时间不够长，往往不足以排出过多的肺泡气，就要开始下一次吸气，因此 FRC 越来越高，这种情况称为动态性过度充气，随着 FRC 的增加，肺泡弹性压也增加，在呼气末，肺泡压可大于大气压，所增加的压力称为内源性呼气末正压（intrinsic postive end expiratory pressure，PEEPi），在下一次吸气时，胸膜腔的负压必须先抵消 PEEPi 后，才能有空气吸入，因而增加了呼吸功。

由于肺容积增加，横膈低平，在吸气开始时，横膈肌的肌纤维缩短，不在原始位置，因而收缩力减弱，容易发生呼吸肌疲劳。

由以上的病理生理可见，中重度 COPD 患者由于动态性肺泡过度充气，肺泡内源性 PEEP，吸气时对膈肌不利的几何学位置，在吸气时均会加重呼吸功，因此感到呼吸困难，特别是体力活动时，需要增加通气量，更感呼吸困难，最后导致呼吸肌疲劳和呼吸衰竭。

COPD患者，呼气的时间常数延长，时间常数＝肺顺应性×气道阻力，COPD患者常有肺顺应性与气道阻力的增加，所以时间常数延长，呼气时间常常不足以排出过多的肺泡气，使肺容积增加，肺容积过高时，肺顺应性反而降低，以致呼吸功增加，肺泡通气量(alveolar ventilation，VA)减少，但若肺泡的血流灌注量更少，肺气肿区仍然是通气大于灌注，存在无效腔通气，无效腔通气是无效通气，徒然增加呼吸功。

(三)通气灌注比例不平衡

COPD患者的各个肺区肺泡顺应性和气道阻力常有差异，因而时间常数也不一致，造成肺泡通气不均，有的肺泡区通气高于血流灌注(高V/Q区)，有的肺泡区通气低于血流灌注(低V/Q区)，高V/Q区有部分气体是无效通气(无效腔通气)，低V/Q区则流经肺泡的血液得不到充分的氧合，即进入左心，产生低氧血症，这种低氧血症发生的机制是由于V/Q比例不平衡所致。慢性低氧血症会引起肺血管收缩，血管内皮、平滑肌增生和管壁重塑与继发性红细胞增多，产生肺动脉高压和肺源性心脏病。

五、慢性阻塞性肺疾病的临床表现

早期患者，即使肺功能持续下降，可毫无症状，及至中晚期，出现咳嗽、咳痰、气短等症状，痰量因人而异，为白色黏液痰，合并细菌感染后则变为黏液脓性。在长期患病过程中，反复急性加重和缓解是本病的特点，病毒或细菌感染常常是急性加重的重要诱因，常发生于冬季，咯血不常见，但痰中可带血丝，如咯血量较多，则应进一步检查，以除外肺癌和支气管扩张，晚期患者气短症状常非常明显，即使是轻微的活动，都不能耐受。进行性的气短，提示肺气肿的存在。

晚期患者可见缩唇呼吸，呼气时嘴唇呈吹口哨状，以增加气道内压，使肺泡气缓慢地呼出，避免小气道过早地萎陷，以减少RV。患者常采取上身前倾，两手支撑在椅上的特殊体位，此种姿势，可固定肩胛带，使胸大肌和背阔肌活动度增加，以协助肋骨的运动。患者胸廓前后径增加，肺底下移，呈桶状胸，呼吸运动减弱，叩诊为过清音，呼吸音减弱，肺底可有少量湿啰音，如湿性啰音较多，则应考虑合并支气管扩张，肺炎，左心衰竭等。COPD在急性加重期，肺部可听到哮鸣音，表示支气管痉挛或黏膜水肿，黏液堵塞，但其程度常不如支气管哮喘那样严重而广泛。患者缺氧时，可出现发绀，如果有杵状指，则应考虑其他原因所致，例如合并肺癌或支气管扩张等，因COPD或缺氧本身。并不会发生杵状指。合并肺源性心脏病时，可见颈静脉怒张，伴三尖瓣收缩期反流杂音，肝大、下肢水肿等，但水肿并不一定表示都有肺源性心脏病，因COPD呼吸衰竭伴低氧血症和高碳酸血症时，肾小球滤过率减少也可发生水肿。单纯肺源性心脏病心衰时，很少有胸腔积液，如有胸腔积液则应进一步检查，以除外其他原因所致，例如合并左心衰竭或肿瘤等，呼吸衰竭伴膈肌疲劳时可出现胸腹矛盾呼吸运动，即在吸气时，胸廓向外，腹部内陷，呼气时相反。并发肺性脑病时，患者可出现嗜睡，神志障碍，与严重的低氧血症和高碳酸血症有关。

COPD可分两型，即慢支型和肺气肿型。慢支型又称紫肿型(blue bloater，BB)，因缺氧发绀较重，常常合并肺源性心脏病，水肿明显；肺气肿型又称红喘型(pink puffer，PP)，因缺氧相对较轻，发绀不明显，而呼吸困难、气喘较重。大多数患者，兼具这两型的特点，但临床上以某型的表现为主，确可见到。两型的特点见表9-9。

表 9-9　COPD 慢支型与肺气肿型临床特点的比较

	慢支型	肺气肿型
气短	轻	重
咳痰	多	少
支气管感染	频繁	少
呼吸衰竭	反复出现	终末期表现
胸部 X 线	纹理增重，心脏大	肺透光度增加、肺大疱、心界小
PaO_2(mmHg)	<60	>60
$PaCO_2$(mmHg)	>50	<45
血细胞比容	高	正常
肺源性心脏病	常见	少见或终末期表现
气道阻力	高	正常至轻度
弥散能力	正常	降低

六、慢性阻塞性肺疾病的实验室检查

(一)胸部 X 线与 CT

慢支可见肺纹理增多；如果病变以肺气肿为主，可见肺透光度增加，肺纹理稀少，肋间隙增宽，横膈低平，有时可见肺大疱，普通 X 线对肺气肿的诊断阳性率不高，即使在中重度肺气肿，其阳性率也只有 40%。薄层(1～1.5 mm)高分辨 CT 阳性率比较高，与病理表现高度相关，CT 上可见到低密度的肺泡腔、肺大疱与肺血管减少，并可区别小叶中心型肺气肿，全小叶型肺气肿或隔旁肺气肿。胸部 X 线检查的另一重要功能在于发现其他肺疾病或心脏疾病，有助于 COPD 的鉴别诊断和并发症的诊断。

(二)肺功能

COPD 的特点是慢性气流受限，要证实有无气流受限，只能依靠肺功能检查，最常用的指标是一秒钟用力呼气容积(forced expiratory volume in one second，FEV_1)占其预计值的百分比(FEV_1%预计值)和 FEV_1 与其用力肺活量(forced vital capacity，FVC)之比(FEV_1/FVC)。后者是检出早期 COPD 一项敏感的指标，而 FEV_1%预计值对中晚期 COPD 的检查比较可靠，因中晚期 COPD，FVC 的降低比 FEV_1 的降低可相对更多，如果以 FEV_1/FVC 作为检测指标，则其比值可以不低或高。在诊断 COPD 时，必须以使用支气管舒张药以后测定的 FEV_1 为准，FEV_1<80%预计值，和/或FEV_1/FVC<70%可认为存在气流受限，FEV_1 值要求是使用支气管舒张药以后测定的，是为了去除可逆因素的影响，反映的是基础 FEV_1 值，如果基础值低于正常，则证明该气流受限不完全可逆。因 FEV_1 可反映大小气道功能，且其重复性好，最为常用，呼气峰流速(PEF)的重复性比 FEV_1 差，一般不常用。

中晚期 COPD 患者常有 TLC、FRC、RV 与 RV/TLC 比例的增加，但这些改变均非特异性的，不能区别慢支和肺气肿。

肺气肿时由于肺泡壁破坏，肺血管床面积减少，因此肺一氧化碳弥散量(carbon monooxide diffusing capacity of lung，DLCO)降低，降低的程度与肺气肿的严重程度大致平行，如果有DLCO的降低，则提示有肺气肿存在，但无 DLCO 的降低，不能排除有肺气肿，因 DLCO 不是一项敏感的指标。

肺顺应性（CL）可以用肺泡弹性压（Pel）与肺容积（V）相对应的变化表示，即 CL＝△V/△Pel(L/cmH_2O)，肺气肿时，Pel 降低，CL 增加，可作为肺气肿的一个标志，但测定 Pel，需先测定胸膜腔内压，需放置食管气囊，实际工作中不易实行。

中重度 COPD 患者，常常伴有明显的气短和活动耐力的降低，但气短症状与 FEV_1、FVC 的降低常常不平行，因此许多学者认为现在 COPD 轻重程度的分级，仅根据肺功能是不全面的，还应参考呼吸困难程度（分级）、营养状况［体重指数＝体重(kg)/身高^2(m^2)］、运动耐力（6 分钟步行试验）等指标，但也应指出，现在的肺功能分级，仅根据 FEV_1、FVC 的改变也是不全面的，COPD 的气短常常与肺泡的动态性过度充气，内源性 PEEP 等有关，而 FEV_1、FVC 并不是反映肺泡动态性过度充气的指标，深吸气量（inspiratory capacity，IC）＝TLC-FRC，因 TLC 在短期内变化不大，IC 与 FRC 成反比，IC 能间接反映 FRC 的大小，而 FRC 代表肺泡的充气程度，当肺泡过度充气时，FRC 增加，IC 减少，过度充气改善时，FRC 减少，IC 增加，它是反映气短和活动耐力程度较好的指标，当 IC 降至 40％正常预计值以下时，常有明显的气短和活动耐力的下降，IC 的改变也可作为评价 COPD 治疗反应和预后的重要指标。

（三）动脉血气

测定的指标包括动脉氧分压（arterial oxygen partial pressure，PaO_2）、二氧化碳分压（arterial carbon dioxide partial pressure，$PaCO_2$）、酸碱度（hydrogen ion concentration，pH）。平静时在海平面吸空气情况下，PaO_2＜8.0 kPa(60 mmHg)，$PaCO_2$≤6.0 kPa(45 mmHg)，表示 COPD 伴有Ⅰ型呼吸衰竭；PaO_2＜8.0 kPa(60 mmHg)，$PaCO_2$＞6.7 kPa(50 mmHg)，表示伴有Ⅱ型呼吸衰竭，pH 的正常范围为7.35～7.45，其测定可帮助判断有无酸碱失平衡。

当 PaO_2 低于正常值时，FEV_1 常在 50％预计值以下，肺源性心脏病时，FEV_1 常在 30％预计值以下，PaO_2 常在 7.3 kPa(55 mmHg)以下，慢性呼吸衰竭可导致肺源性心脏病的发生，当有肺源性心脏病的临床表现时，即使 FEV_1＞30％预计值，也提示属于第Ⅳ级极重度 COPD。

（四）血红蛋白

当 PaO_2＜7.3 kPa(55 mmHg)时，常伴有红细胞的增多与血红蛋白浓度的增加，因此血红蛋白浓度高时，提示有慢性缺氧的存在。

七、慢性阻塞性肺疾病的诊断与鉴别诊断

（一）诊断

COPD 是一种渐进性疾病，经过多年的发展才发生症状，因此发病年龄多在 40 岁以后，大多数患者有吸烟史或有害气体粉尘接触史，晚期患者根据其年龄、病史、症状、体征、胸部 X 线、肺功能、血气检查结果不难做出诊断，但在诊断上应注意以下几点。

(1)COPD 患者早期可无任何症状，要做到早期诊断，必须做肺功能检查，正常人自 25 岁以后，肺功能呈自然下降趋势，FEV_1 每年下降 20～30 mL，但 COPD 患者每年下降 40～80 mL，甚至更多，如果一个吸烟者经随访数年（3～4 年），FEV_1 逐年下降明显，即应认为是在向 COPD 发展，应劝患者戒烟。FEV_1/FVC 对早期 COPD 的诊断是一个较敏感的指标。在 20 世纪 70 年代至 80 年代早期，小气道功能检查曾风靡一时，如闭合容积/N 活量％（CV/VC％），50％肺活量时最大呼气流速（V50），25％肺活量时最大呼气流速（V25），Ⅲ相斜率（AN2/L）等，当时认为这些指标的异常是早期 COPD 的表现，但经多年的观察，这些指标的异常并不能预测 COPD 的发生，

而应以使用支气管舒张药后 FEV_1/FVC，FEV_1%预计值异常作为 COPD 早期诊断的指标，如果 FEV_1/FVC<70%，而 FEV_1≥80%预计值，则是早期气流受限的指征。

(2)慢支的诊断标准是每年咳嗽、咳痰时间>3 个月，连续 2 年以上，并能除外其他心肺疾病，但这个时间标准是为做流行病学调查而人为制订的，对个体患者，要了解有无慢性气流受限及其程度，则必须做肺功能检查，如果已有肺功能异常，虽然咳嗽，咳痰时间未达到上述标准，亦应诊断为 COPD，反之，咳嗽、咳痰时间虽然达到了上述标准，但肺功能正常，亦不能诊断为 COPD，而应随访观察。

(3)COPD 患者中，绝大多数慢支与肺气肿并存，但二者的严重程度各异，肺气肿的诊断实际上是一个解剖学诊断，因根据其定义，必须有广泛的气腔壁的破坏，但在实际工作中，要求解剖诊断是不可能的，而慢支与肺气肿都可引起慢性气流受限，二者在肺功能上较难区别，如果 DLCO 减少，肺顺应性增加，则有助于肺气肿的诊断，胸部薄层高分辨率 CT 对肺气肿的诊断也有帮助。但应注意吸烟者中有相当一部分人胸部高分辨率 CT 可见肺气肿的影像，只有在肺功能检查时出现气流受限，才能诊断为 COPD。

(4)COPD 轻重程度肺功能的分级(表 9-10)。

表 9-10　COPD 轻重程度肺功能的分级(FEV_1：吸入支气管舒张药后值)

级别	肺功能
Ⅰ级(轻度)	FEV_1/FVC<70%，FEV_1≥80%预计值
Ⅱ级(中度)	FEV_1/FVC<70%，50%≤FEV_1<80%预计值
Ⅲ级(重度)	FEV_1/FVC<70%，30%≤FEV_1<50%预计值
Ⅳ级(极重度)	FEV_1/FVC<70%，FEV_1<30%预计值或 30%≤FEV_1<50%预计值，伴有慢性呼吸衰竭

(5)COPD 发展过程中，根据病情可分为急性加重期和稳定期。急性加重期是指患者在其自然病程中咳嗽、咳痰、气短急性加重，超越了平常日与日间的变化，需要改变经常性治疗者。急性加重的诱因，主要是支气管病毒或细菌的感染和空气污染，但也有 1/3 原因不明，急性加重时，痰量增加，变为脓性或黏液脓性，肺部可出现哮鸣音或伴发热等，合并肺炎时，虽然也可诱发急性加重，但肺炎本身并不属于急性加重的范畴；稳定期患者咳嗽、咳痰、气短等症状稳定或症状轻微。

(6)晚期支气管哮喘和支气管扩张患者，肺功能可类似 COPD，不应诊断为 COPD，但可合并有 COPD。在诊断 COPD 时必须除外其他可能引起气流受限的疾病。

(二)鉴别诊断

COPD 应注意与支气管扩张、肺结核、支气管哮喘、特发性间质性肺炎等鉴别。前二者根据其临床表现和胸部 X 线不难鉴别，而 COPD 与支气管哮喘的鉴别有时比较困难，二者均有 FEV_1 的降低，通常是以慢性气流受限的可逆程度协助诊断，具体方法如下。

支气管舒张试验：①试验时患者应处于临床稳定期，无呼吸道感染。试验前 6 小时、12 小时分别停用短效与长效 β_2 受体激动药，试验前 24 小时停用茶碱制剂。②试验前休息 15 分钟，然后测定 FEV_1 共3 次，取其最高值，吸入沙丁胺醇，或特布他林 2～4 喷，10～15 分钟后再测定 $FEV_1$3 次，取其最高值。③计算 FEV_1 改善值，如果，且 FEV_1 绝对值在吸药后增加 200 mL 以上，为支气管舒张试验阳性，表示气流受限可逆性较大，支持支气管哮喘的诊断；如吸药后 FEV_1 改善率<15%则支持 COPD 的诊断。本试验在吸药后 FEV_1 改善率愈大，则对阳性的判断可靠性愈大，如果吸药后 FEV_1 绝对值的改善>400 mL，则更有意义。

因有10%～20%的COPD患者支气管舒张试验也可出现阳性，故单纯根据这一项检查来鉴别是哮喘或COPD是不可取的，还应结合临床表现，综合判断才比较可靠。

在临床工作中经常遇到的是关于慢性喘息型支气管炎（慢喘支）的鉴别诊断问题，慢喘支与支气管哮喘很难区别，所谓慢喘支可能包括两种情况，一种是COPD合并了支气管哮喘，另一种是COPD急性加重期时，肺部出现了哮鸣音。如果一个COPD患者，出现了典型的支气管哮喘症状，例如接触某些过敏原或刺激性气体后，肺部出现广泛的哮鸣音，过敏性体质，皮肤过敏原试验阳性，支气管舒张试验阳性，对皮质激素治疗反应良好，则应诊断为COPD合并支气管哮喘。哮鸣音并非支气管哮喘所独有，某些COPD患者在急性加重时亦可出现哮鸣音，如果不具备以上哮喘发作的特点，则不应诊断为COPD合并哮喘，而应诊断为单纯的COPD。慢性喘息型支气管炎这一名词以不用为宜，因应用这一名词，容易与COPD合并支气管哮喘发生混淆。

COPD还应与特发性间质性肺炎相鉴别，因二者均有慢性咳嗽，气短等症状，后者胸部X线上的网状纹理容易误认为是慢支，但如果注意到其他特点则不难鉴别，COPD的肺容积增加而特发性间质性肺炎肺容积减小，前者肺功能为阻塞性通气障碍而后者为限制性通气障碍，胸部高分辨率CT更容易将二者区别开来。应当注意的是COPD合并特发性间质性肺炎或其他限制性肺疾病时，其肺功能则兼具阻塞性通气障碍和限制性通气障碍的特点，因二者FEV_1、FVC都可以降低，此时诊断阻塞性通气障碍主要是根据FEV_1/FVC的降低，而限制性通气障碍主要是根据TLC的减少。

八、慢性阻塞性肺疾病的治疗

其治疗原则为：①缓解症状；②预防疾病进展；③改善活动的耐受性；④改善全身状况；⑤预防治疗并发症；⑥预防治疗急性加重；⑦降低病死率。

（一）稳定期的治疗

1.戒烟

COPD与吸烟的关系十分密切，应尽一切努力劝患者戒烟，戒烟以后，咳嗽、咳痰可有很大程度的好转，对已有肺功能损害的患者，即使肺功能不能逆转，但戒烟后也可以明显延缓病情的发展，提高生存率，对每一个COPD患者，劝其戒烟是医师应尽的职责，也是一项重要的治疗，据调查经医师3分钟的谈话，可使5%～10%的患者终身戒烟，其效果是可观的。

2.预防治疗感染

病毒与细菌感染常是病情加重的诱因，因寄生于COPD患者下呼吸道的细菌经常为肺炎链球菌与流感嗜血杆菌，如痰色变黄，提示细菌感染，可选用羟氨苄青霉素、羟氨苄青霉素/棒酸、头孢克洛、头孢呋肟等，重症患者可根据痰培养结果，给予抗生素治疗。为预防流感与肺炎，可行流感疫苗与肺炎链球菌疫苗的预防注射，流感疫苗能减少COPD的重症和病死率50%左右，效果显著；肺炎链球菌疫苗可减少肺炎的发生，对65岁以上的老年人或肺功能较差者推荐应用。

3.排痰

COPD患者的咳嗽是因痰多引起，因此应助其排痰而不是单纯镇咳，有些患者痰液黏稠，不易咳出，不仅影响通气功能，还会增加感染机会，可口服沐舒坦、氯化铵或中药祛痰药等，也可超声雾化吸入，注意补充液体，入量过少则会使痰液干燥黏稠，不易咳出。

4.抗胆碱能药物

COPD患者的迷走神经张力较高，而支气管基础口径是由迷走神经张力决定的，迷走神经张力愈高，则支气管基础口径愈窄。此外各种刺激，均能刺激迷走神经末梢，反射性地引起支气管痉挛，抗胆碱能药物可与迷走神经末梢释放的乙酰胆碱竞争性地与平滑肌细胞表面的胆碱能受体相结合，因而可阻断乙酰胆碱所致的支气管平滑肌收缩，对COPD患者有舒张支气管的作用，并可与 β_2 受体激动药合用，比单一制剂作用更强。

抗胆碱能药物吸入剂有溴化异丙托品，它是阿托品的四胺衍生物，难溶于脂质，因此与阿托品不同，经呼吸道或胃肠道黏膜吸收的量很少，从而可避免吸入后类似阿托品的一些不良反应。用定量吸入器(MDI)每天喷3～4次，每次2喷，每喷20 μg，必要时每次可喷40～80 μg，水溶液用雾化器雾化吸入，每次剂量可用0.025%水溶液2 mL(0.5 mg)，用生理盐水1 mL稀释，吸入后起效时间为5分钟，30～60分钟达高峰，维持4～6小时，由于此药不良反应较少，可长期吸入，但溴化异丙托品的作用时间短，疗效也不是很理想。

新近研制的长效抗胆碱能药噻托溴铵，一次吸入后，其作用＞24小时。胆碱能的受体为毒蕈碱受体，在人体主要有 M_1、M_2、M_3 3种亚型，M_1 存在于副交感神经节，能介导乙酰胆碱的传递，M_3 分布在气道平滑肌细胞上，可能还分布在黏膜下腺体细胞上，能介导乙酰胆碱的作用，故 M_1、M_3 能促进气道平滑肌收缩和黏液腺分泌，M_2 分布在胆碱能神经末梢上，能反馈性地抑制乙酰胆碱的释放，故能部分地抵消 M_1、M_3 的作用。噻托溴铵能够竞争性地阻断乙酰胆碱与以上受体的结合，其对 M_1、M_3 的亲和力，比溴化异丙托晶强10倍，而其解离速度则慢100倍，对 M_2 的亲和力，虽然噻托溴铵也比溴化异丙托品强10倍，但二者与 M_2 的解离速度都比与 M_1、M_3 的解离速度快得多，因此噻托溴铵对M受体具有选择性，对乙酰胆碱的阻断作用比溴化异丙托品强而且持久，每天吸入18 μg，作用持续＞24小时，能够有效地舒张支气管，减少肺泡动态性过度充气，缓解呼吸困难，其治疗作用6周达到高峰，能够减少COPD的急性加重和住院率。噻托溴铵的缺点是起效时间稍慢，约为30分钟，吸入后3小时作用达高峰，因此在急性加重期，不宜于单独用药，其口干的不良反应较溴化异丙托品常见，但并不严重，多数患者可以耐受。

5.β_2 受体激动药

其能舒张支气管，并有刺激支气管上皮细胞纤毛运动以利排痰的作用，可以预防各种刺激引起的支气管痉挛。常用的气雾剂有沙丁胺醇、特布他林等。前者每次吸入100～200 μg(即喷吸1～2次)，每天3～4次，后者每次吸入250～500 μg，每天3～4次，吸入后起效时间为5分钟，1小时作用达高峰，维持4～6小时。

6.氨茶碱

其有舒张支气管，加强支气管上皮细胞纤毛运动，改善膈肌收缩力的作用，根据病情缓急，可口服或静脉滴注，但后者可使心率增快，宜慎用，目前有长效茶碱控释片，每天2次，一次1片，可维持疗效24小时。茶碱血浓度监测对估计疗效和不良反应有一定意义，＞5 mg/L即有治疗作用，＞15 mg/L时，不良反应明显增加。

7.糖皮质激素

长期吸入皮质激素并不能改变COPD患者 FEV_1 下降的趋势，但对 FEV_1＜50%预计值并有症状和反复发生急性加重的COPD患者，规则地每天吸入布地奈德/福莫特罗，或沙美特罗/氟地卡松联合制剂可减少急性加重的发作。前者干粉每吸的剂量为160 μg/4.5 μg，后者干粉每吸的剂量为50 μg/250 μg，每次1～2吸，每天2次。

8.氧疗

氧疗的指征：①PaO_2≤7.3 kPa(55 mmHg)或动脉血氧饱和度(SaO_2)≤88%，有或无高碳酸

血症；②PaO_2 7.3～8.0 kPa(55～60 mmHg)，或 SaO_2＜89%，并有肺动脉高压、心力衰竭水肿或红细胞增多症(血细胞比容＞55%)。COPD 呼吸衰竭患者除低氧血症外，常伴有二氧化碳潴留，吸入氧浓度(FiO_2)过高，会加重二氧化碳潴留，对呼吸衰竭患者应控制性给氧，氧流量 1～2 L/min。呼吸衰竭患者最大的威胁为低氧血症，因会造成脑缺氧的不可逆性损害，因此对 COPD 合并明显的低氧血症患者，应首先给氧，但氧疗的目标是在静息状态下，将 PaO_2 提高到 8.0～10.0 kPa(60～75 mmHg)，或使 SaO_2 升至90%～92%，如果要求更高，则需加大 FiO_2，容易发生二氧化碳麻醉。

对 COPD 所致的慢性低氧血症患者，使用长期的家庭氧疗，每天吸氧≥15 小时，生存率有所改善。长期吸氧可以缓解患者的呼吸困难，改善生活质量，树立生活信心，对肺源性心脏病患者可以降低肺动脉压，改善心功能，因此应作为一个重要的治疗手段。

9.强心药与血管扩张药

对肺源性心脏病患者除伴有左心衰竭或室上性快速心律失常需用洋地黄外，一般不宜用，因缺氧时容易发生洋地黄中毒，对肺源性心脏病的治疗主要依靠纠正低氧血症和高碳酸血症，改善通气，控制感染，适当利尿等。近年来使用血管扩张药以降低肺动脉压的报道很多，其目的是减少右心室的后负荷，增加心排血量，改善氧合和组织的供氧，但使用血管扩张药后，有些患者的 PaO_2 反而下降，因 COPD 患者缺氧的主要原因，是肺内的 V/Q 比例不平衡，低 V/Q 区因为流经肺泡的血液不能充分氧合，势必降低 PaO_2，出于机体的自我保护机制，低 V/Q 区的供血小动脉发生反射性痉挛，以维持 V/Q 比例的平衡，使用血管扩张药后，低 V/Q 区的供血增加，又恢复了 V/Q 比例的不平衡，故 PaO_2 下降，而这部分增加的供血，则是由正常 V/Q 区或高 V/Q 区转来，使这两个区域的 V＞Q，增加了无效腔通气，使 $PaCO_2$ 增加。一氧化碳吸入是选择性肺血管扩张药，但对 COPD 的缺氧治疗同样无效，还会增加 V/Q 比例的不平衡，而对急性呼吸窘迫综合征(ARDS)治疗有效，是因后者的缺氧机制是肺内分流，而前者的缺氧机制是 V/Q 比例不平衡，故吸入一氧化碳对 COPD 不宜。

10.肺减容手术(lung volume reduction surgery，LVRS)

对非均匀性肺气肿，上叶肺气肿较重而活动耐力下降的患者，切除过度扩张的部分，保留较轻的部分，可以减少 TLC、FRC，改善肺的弹性压与呼吸肌功能，改善生活质量，但由于费用昂贵，又是一种姑息手术，只能有选择地用于某些患者。

11.肺移植

对晚期 COPD 患者，经过适当的选择，肺移植可改善肺功能和生活质量，但肺移植的并发症多，成功率低，费用高，目前很难推广。

12.呼吸锻炼

对 COPD 患者应鼓励其做缓慢的深吸气深呼气运动，胸腹动作要协调，深呼气时要缩唇，以增加呼气时的阻力，防止气道萎陷，每天要有适合于自身体力的运动，以增加活动的耐力。

13.营养支持

重度 COPD 患者常有营养不良表现，可影响呼吸肌功能和呼吸道的防御功能，因此饮食中应含足够的热量和营养成分，接受呼吸机治疗的 COPD 患者，如果输入碳水化合物过多，会加重高碳酸血症，但对非呼吸机治疗患者则不必过多地限制碳水化合物，因减少碳水化合物，必然要增加脂肪含量，会引起患者厌食，营养支持是否能减少重症的发作和病死率，尚有待进一步的研究。

总之，稳定期 COPD 的治疗应根据病情而异，其分级治疗，表 9-11 可供参考。

表 9-11　稳定期 COPD 患者的推荐治疗

分期	特征	治疗方案
Ⅰ级（轻度）	$FEV_1/FVC<70\%$，$FEV_1\geqslant80\%$预计值	避免危险因素；接种流感疫苗；按需使用支气管扩张药
Ⅱ级（中度）	$FEV_1/FVC<70\%$，$50\%\leqslant FEV_1<80\%$预计值	在上一级治疗的基础上，规律应用一种或多种长效支气管扩张药，康复治疗
Ⅲ级（重度）	$FEV_1/FVC<70\%$，$30\%\leqslant FEV_1<50\%$预计值	在上一级治疗的基础上，反复急性发作，可吸入糖皮质激素
Ⅳ级（极重度）	$FEV_1/FVC<70\%$，$FEV_1<30\%$预计值或 $30\%\leqslant FEV_1<50\%$预计值，伴有慢性呼吸衰竭	在上一级治疗的基础上，如有呼吸衰竭、长期氧疗，可考虑外科治疗

(二)急性加重期的治疗

(1)重症患者应测动脉血气，如果 pH 失代偿，说明患者的病情是近期内加重，肾脏还未来得及代偿。应当详细了解过去急性加重的诱因、频率和治疗情况，稳定期和加重期的血气情况，以作为此次治疗的参考。

(2)去除诱因。COPD 急性加重的诱因常见的有呼吸道感染（病毒或细菌）、空气污染，其他如使用镇静药、吸氧浓度过高或其他并发症，也可使病情加重，其中吸氧浓度过高，可抑制呼吸，$PaCO_2$ 上升，以致发生神志障碍，甚为常见，必须仔细询问病史，当 $PaCO_2$ 在 12.0 kPa (90 mmHg)以上，又有吸氧史，常常提示吸氧浓度过高，应采用控制性给氧。肺源性心脏病患者因使用利尿药或皮质激素，均容易造成低钾、低氯性代谢性碱中毒，代谢性碱中毒可抑制呼吸，脑血管收缩和氧解离曲线左移，加重缺氧，去除诱因后，病情自然会有所好转。其他肺炎、肺血栓栓塞、左心衰竭、自发性气胸等所产生的症状也很类似 COPD 急性加重，必须仔细鉴别，予以相应的治疗。

(3)低流量氧吸入，每分钟氧流量不大于 2 L，氧疗的目标是保持 PaO_2 在 8.0～10.0 kPa (60～75 mmHg)，或 SaO_2 90%～92%，吸氧后 30～60 分钟应再测血气，如果 PaO_2 上升且 pH 下降不明显，或病情好转，说明给氧适当，如果 $PaO_2>10.0$ kPa(75 mmHg)，就有可能加重二氧化碳潴留和酸中毒。

(4)重症患者可经雾化器吸入支气管舒张药，0.025%溴化异丙托品水溶液 2 mL(0.5 mg)加生理盐水 1 mL 和/或0.5%沙丁胺醇 0.5 mL 加生理盐水 2 mL 吸入，4～6 小时一次，雾化器的气源应使用压缩空气，而避免用氧气，因使用雾化器时，气源的流量为 5～7 L/min，可使 $PaCO_2$ 急剧升高，但在用雾化器时，应同时给予低流量氧吸入。在急性加重期也可联合糖皮质激素和 β_2 受体激动药治疗，或短效支气管舒张药，加用噻托溴铵。

(5)酌情静脉滴注氨茶碱 500～750 mg/d，速度宜慢，在可能条件下应动态监测氨茶碱血清浓度，使其保持在 10～15 μg/mL。

(6)应用广谱抗生素和祛痰药。

(7)如无糖尿病、溃疡、高血压等禁忌证，可口服强的松 30～40 mg/d，或静脉滴注其他相当剂量的糖皮质激素，共 7～10 天。延长疗程并不会增加疗效，反而增加不良反应。

(8)如有肺源性心脏病心衰体征，可适当应用利尿药。

(9)机械通气治疗。目的是通过机械通气，支持生命，降低病死率，缓解症状，同时争取时间，通过药物等其他治疗使病情得到逆转。机械通气包括有创或无创，近年来通过随机对照研究，证明无创通气治疗急性呼吸衰竭的成功率，能达 80%～85%，能够降低 $PaCO_2$，改善呼吸性酸中毒，减少呼吸频率和呼吸困难，缩短住院时间，因为减少了插管有创通气，避免了并发症，也就降低了病死率，但无创通气并非适合所有患者，其适应证和禁忌证见表 9-12。有创性机械通气的适应证见表 9-13。

表 9-12 无创性正压通气在 COPD 加重期的应用指征

适应证(至少符合其中两项)
中至重度呼吸困难，伴辅助呼吸肌参与呼吸并出现胸腹矛盾呼吸运动
中至重度酸中毒(pH7.30～7.35)和高碳酸血症($PaCO_2$ 6.0～8.0 kPa)
呼吸频率>25/min
禁忌证(符合下列条件之一)
呼吸抑制或停止
心血管系统功能不稳定(低血压，心律失常，心肌梗死)
嗜睡、意识障碍或不合作者
易误吸者(吞咽反射异常，严重上消化道出血)
痰液黏稠或有大量气道分泌物
近期曾行面部或胃食管手术
头面部外伤，固有的鼻咽部异常
极度肥胖
严重的胃肠胀气

表 9-13 有创性机械通气在 COPD 加重期的应用指征

严重呼吸困难，辅助呼吸肌参与呼吸，并出现胸腹矛盾呼吸运动
呼吸频率>35/min
危及生命的低氧血症(PaO_2<5.3 kPa 或 PaO_2/FiO_2<26.7 kPa)
严重的呼吸性酸中毒(pH<7.25)及高碳酸血症
呼吸抑制或停止
嗜睡、意识障碍
严重心血管系统并发症(低血压、休克、心力衰竭)
其他并发症(代谢紊乱、脓毒血症、肺炎、肺血栓栓塞、气压伤、大量胸腔积液)
无创性正压通气治疗失败或存在无创性正压通气的使用禁忌证

机械通气的目标是使 PaO_2 维持在 8.0～10.0 kPa(60～75 mmHg)，或 SaO_2 90%～92%，$PaCO_2$ 也不必降至正常范围，而是使其恢复至稳定期水平，pH 保持正常即可，如果要使 $PaCO_2$ 降至正常，则会增加脱机的困难，同时 $PaCO_2$ 下降过快，肾脏没有足够的时间代偿，排出体内过多的 HCO_3 由呼吸性酸中毒转为代谢性碱中毒，对机体极为不利。

(10)呼吸兴奋药。COPD 呼吸衰竭急性加重期患者，是否应使用呼吸兴奋药，尚有不同意见，呼吸衰竭患者大多有呼吸中枢兴奋性增高，对这类患者使用呼吸兴奋药，徒然增加全身的氧耗,弊多利少。

(三)预后

影响预后的因素很多,但据观察,与预后关系最为密切的是患者的年龄与初始 FEV_1 值,年龄愈大、初始 FEV_1 值愈低,则预后愈差,长期家庭氧疗已被证明可改善预后。COPD 的预后,在个体间的差异较大,因此对一个具体患者,预言其生存时间的长短是不明智的。

九、慢性阻塞性肺疾病合并急性呼吸衰竭

慢性阻塞性肺疾病(COPD)是一种常见的呼吸系统疾病,由于其患病人数多,病死率高,社会经济负担重,已成为一个重要的公共卫生问题。在世界,COPD 居当前死亡原因的第四位。根据世界银行/世界卫生组织发表的研究,至 2020 年 COPD 将成为世界疾病经济负担的第五位。在我国,COPD 同样是严重危害人民群体健康的重要慢性呼吸系统疾病,近来对我国北部及中部地区农村 102 230 成年人群调查,COPD 约占 15 岁以上人口的 3%,患病率之高是十分惊人的。

为了促使对 COPD 这一疾病的关注,降低 COPD 的患病率和病死率,继欧、美等各国制定 COPD 诊治指南以后,2001 年 4 月美国国立心、肺、血液研究所(NHLBI)和世界卫生组织(WHO)共同发表了《慢性阻塞性肺疾病全球倡议》(Global lnitiative for Chronic Obstructive Lung Disease,GOLD)。

(一)定义

慢性阻塞性肺疾病(COPD)是一种具有气流受限特征的疾病,气流受限不完全可逆、呈进行性发展,与肺部对有害气体或有害颗粒的异常炎症反应有关。目前 COPD 合并急性呼吸衰竭(ARF)尚无确切定义,其特征为慢性呼吸困难急性加重,常伴有喘息、胸闷、咳嗽加剧、痰量增多、痰液颜色和/或黏度改变、发热以及气体交换受损,气体交换受损表现为静息时动脉二氧化碳分压升高伴呼吸性酸中毒和低氧血症。通常情况下,ARF 患者的血气分析提示:PaO_2 低于 8 kPa(60 mmHg)和/或$PaCO_2$ 高于 6.67 kPa(50 mmHg)。

(二)发病机制

COPD 合并 ARF 的发病机制尚未完全明了。目前普遍认为与 COPD 的发病机制密切相关,以气道、肺实质和肺血管的慢性炎症为特征,在肺的不同部位有肺泡巨噬细胞、T 淋巴细胞(尤其是 $CD8^+$)和中性粒细胞增加。激活的炎症细胞释放多种介质,包括白三烯 B_4(LTB_4)、白介素 8(IL-8)、肿瘤坏死因子α(TNF-α)和其他介质。这些介质能破坏肺的结构和/或促进中性粒细胞炎症反应。除炎症外,肺部的蛋白酶和抗蛋白酶失衡及氧化与抗氧化失衡也在 COPD 发病中起重要作用。吸入有害颗粒或气体可导致肺部炎症;吸烟能诱导炎症并直接损害肺脏;COPD 的各种危险因素都可产生类似的炎症过程,从而导致 COPD 的发生。

COPD 合并 ARF 时存在缺氧和二氧化碳潴留,其发病机制考虑与以下因素有关。

1.通气不足

健康成人呼吸空气时,约需 4 L/min 肺泡通气量,才能保持有效氧和二氧化碳通过血气屏障进行气体交换的气体分压差。肺泡通气量不足,肺泡氧分压下降,二氧化碳分压增加,肺泡-毛细血管分压差减少,都可诱发呼吸衰竭。

2.弥散障碍

弥散是氧和二氧化碳通过呼吸膜进行气体交换的过程。二氧化碳弥散能力是氧的 20 倍,故在病理情况下弥散障碍主要影响氧的交换,产生单纯缺氧。在临床上肺的气体弥散面积减少(如

肺实质病变、肺气肿等)和弥散膜增厚(如肺间质纤维化、肺水肿等)均可引起氧的弥散障碍而导致低氧。

3.通气/血流比例失调

肺泡通气量与灌注周围毛细血管血流的比例必须协调,才能保证有效的气体交换。一般肺泡通气为 4 L/min,肺毛细血管血流量为 5 L/min,二者的比例为 0.8。当通气/血流比值大于 0.8 时,则形成生理无效腔增加;当通气/血流比值小于 0.8 时,造成右向左分流。通气血流比例失调通常仅产生缺氧,并无二氧化碳潴留。这是由于以下原因。

(1)静-动脉血二氧化碳分压差较小,仅0.8 kPa(6 mmHg)。二氧化碳弥散能力大,约为氧气的 20 倍,可借健全的肺泡过度通气,排出较多的二氧化碳,不致出现二氧化碳潴留。然而,严重的通气/血流比例失调亦可导致二氧化碳潴留。

(2)氧解离曲线呈 S 形,健全肺泡毛细血管血氧饱和度已处于曲线的平坦段,吸空气时肺泡氧分压虽有所增加,但血氧饱和度上升极少,因此,借健全的通气过度的肺泡不能代偿通气不足的肺泡所致的摄氧不足,发生缺氧。

4.动-静脉分流

肺动静脉瘘或由于肺部病变如肺泡萎陷、肺不张、肺炎和肺水肿,均可导致肺内分流量增加,使静脉血没有接触肺泡气进行气体交换的机会,直接流入肺静脉。故提高吸氧浓度并不能增加动脉血氧分压。如分流量超过 30%以上,吸氧对血氧分压的影响有限。

5.氧耗量

氧耗量增加是呼吸功能不全时加重缺氧的原因之一。发热、寒战、呼吸困难和抽搐均增加氧耗量。

(三)病理及病理生理

COPD 合并 ARF 的病理学改变是在 COPD 的基础上形成的,特征性的病理学改变存在于中央气道、外周气道、肺实质和肺的血管系统。在中央气道-气管、支气管以及内径大于4 mm的细支气管,炎症细胞浸润表层上皮,黏液分泌腺增大和杯状细胞增多使黏液分泌增加。在外周气道内径小于 2 mm 的小支气管和细支气管内,慢性炎症导致气道壁损伤和修复过程反复循环发生。修复过程导致气道壁结构重构,胶原含量增加及瘢痕组织形成,这些病理改变造成气腔狭窄,引起固定性气道阻塞。

典型的肺实质破坏表现为小叶中央型肺气肿,涉及呼吸性细支气管的扩张和破坏。病情较轻时,这些破坏常发生于肺的上部区域,但病情发展可弥漫分布于全肺,并有肺毛细血管床的破坏。由于遗传因素或炎症细胞和介质的作用,肺内源性蛋白酶和抗蛋白酶失衡,为肺气肿性肺破坏的主要机制,氧化作用和其他炎症后果也起作用。

肺血管的改变以血管壁的增厚为特征,这种增厚始于疾病的早期。内膜增厚是最早的结构改变,接着出现平滑肌增加和血管壁炎症细胞浸润。COPD 合并急性呼吸衰竭,由于低氧导致肺动脉广泛收缩,进一步增加右心负荷。

在 COPD 肺部病理学改变的基础上出现相应 COPD 特征性病理生理学改变,包括黏液高分泌、纤毛功能失调、气流受限、肺过度充气、气体交换异常、肺动脉高压和肺源性心脏病。黏液高分泌和纤毛功能失调导致慢性咳嗽及多痰,这些症状可出现在其他症状和病理生理异常发生之前。呼气气流受限是 COPD 病理生理改变的标志,是疾病诊断的关键,主要是由气道固定性阻塞及随之发生的气道阻力增加所致。肺泡附着的破坏,使小气道维持开放的能力受损,但这在气流受限中所起的作用较小。

随着COPD的进展，外周气道阻塞、肺实质破坏及肺血管的异常等减少了肺气体交换容量，产生低氧血症，以后可出现高碳酸血症。长期慢性缺氧可导致肺血管广泛收缩和肺动脉高压，常伴有血管内膜增生，某些血管发生纤维化和闭塞，造成肺循环的结构重组。在肺血管结构重组的过程中可能涉及血管内皮生长因子、成纤维生成因子以及内皮素1(ET-1)。慢性缺氧所致的肺动脉高压患者，肺血管内皮的ET-1表达显著增加。在COPD后期产生的肺动脉高压中ET-1具有一定作用。COPD晚期出现的肺动脉高压是COPD重要的心血管并发症，并进而产生慢性肺源性心脏病及右心衰竭，提示预后不良。

(四)诱因

1.降低通气驱动力

过量使用镇静药、安眠药和麻醉药，甲状腺功能减退和脑干损伤等。

2.呼吸肌群功能降低

营养不良、休克、肌病、低磷血症、低镁血症、低钙血症、低钾血症、重症肌无力、中枢和外周神经损伤、药物(氨基糖苷类、类固醇药物)和心律失常等。

3.减少胸壁弹性

肋骨骨折、胸腔积液、气胸、肠梗阻、腹胀和腹水等。

4.降低肺弹性或气体交换容积

肺不张、肺水肿和肺炎等。

5.增加气道阻力

支气管痉挛(吸入变应原等)、气道炎症(病毒、细菌感染、环境污染、吸烟等)、上呼吸道阻塞(阻塞性睡眠呼吸暂停低通气综合征等)等。

6.增加机体代谢需氧量

全身感染、甲状腺功能亢进等。

(五)临床表现

1.病史

COPD患病过程应有以下特征。

(1)吸烟史：多有长期较大量吸烟史。

(2)职业性或环境有害物质接触史：如较长期粉尘、烟雾、有害颗粒或有害气体接触史。

(3)家族史：COPD有家族聚集倾向。

(4)发病年龄及好发季节：多于中年以后发病，症状好发于秋冬寒冷季节，常有反复呼吸道感染及急性加重史。随病情进展，急性加重愈渐频繁。

(5)慢性肺源性心脏病史：COPD后期出现低氧血症和/或高碳酸血症，可并发慢性肺源性心脏病和右心衰竭。

2.症状

(1)呼吸系统症状。①咳嗽、咳痰：在慢性咳嗽、咳痰的基础上痰量明显增加，呈黄绿色或脓痰。②气急、胸闷：COPD加重时呼吸困难加重，严重者不能平卧，被迫取坐位，辅助呼吸肌参与呼吸。③胸痛。④呼吸衰竭：缺氧、CO_2潴留及酸中毒的表现，呼吸节律、频率与强度都可异常。$PaCO_2$超过8 kPa(60 mmHg)或急剧上升时，可出现CO_2麻醉(肺性脑病)。表现为睡眠倒错，即白天思睡而夜间失眠，晨起因夜间CO_2潴留而出现头痛，后出现精神症状，如嗜睡、朦胧或不同程度的昏迷，亦可为兴奋性的，如：烦躁不安、抽搐以致惊厥。

(2)心血管系统症状：主要是右心衰竭，可伴有左心衰竭。右心衰竭早期可表现为咳嗽、气急、心悸、下肢轻度水肿等，加重时可出现气急加重、上腹胀痛、食欲缺乏、尿少、腹水等。

3.体征

COPD 早期体征可不明显，随疾病进展常有以下体征。

(1)视诊及触诊：胸廓形态异常，呈桶状胸，包括胸部过度膨胀、前后径增大、剑突下胸骨下角(腹上角)增宽及腹部膨凸等；常见呼吸变浅、频率增快、辅助呼吸肌如斜角肌及胸锁乳突肌参加呼吸运动，重症可出现胸腹矛盾运动；呼吸困难加重时常采取前倾坐位；低氧血症者可出现黏膜及皮肤发绀，伴右心衰者可见颈静脉充盈或怒张、肝脏增大、下肢水肿。

(2)叩诊：由于肺过度充气使心浊音界缩小，肺肝浊音界下移，肺叩诊可呈过度清音。

(3)听诊：两肺呼吸音可减低，呼气延长，平静呼吸时可闻及干性啰音，两肺底或其他肺野可闻及湿啰音；心音遥远，剑突部心音较清晰响亮。

当合并急性呼吸衰竭时可有以下表现。

(1)发热：急性感染时体温可急剧升高。

(2)发绀：常有口唇、舌、鼻尖和指甲的发绀。

(3)肺部体征：多数患者有肺气肿征象、心浊音界多缩小甚至消失。呼吸显著减弱，呼气时间延长，肺底可有干湿啰音，有时可有哮鸣音和广泛的湿啰音。

(4)心脏体征：当有肺动脉高压、右心室肥厚时可出现肺动脉第二音亢进和三尖瓣区收缩期杂音。右心衰竭时可出现心率增快、胸骨左下缘和剑突下闻及收缩期吹风样杂音和舒张期奔马律。常有颈静脉怒张、肝大压痛、肝颈静脉回流征阳性、下肢甚至全身皮下水肿，少数病例腹部有移动性浊音。

(六)实验室检查及特殊检查

1.血常规

长期缺氧可使血红蛋白和红细胞增多。合并呼吸道感染时白细胞大于 $10.0\times10^9/L$，中性粒细胞大于 $7.5\times10^9/L$。

2.肺功能检查

肺功能检查是判断气流受限且重复性好的客观指标，对 COPD 的诊断、严重度评价、疾病进展、预后及治疗反应等均有重要意义。气流受限是以第 1 秒用力呼气量(FEV_1)和 FEV_1 与用力肺活量(FVC)之比(FEV_1/FVC)降低来确定的。FEV_1/FVC 是 COPD 的一项敏感指标，可检出轻度气流受限。FEV_1 占预计值的百分比是中、重度气流受限的良好指标，它变异性小，易于操作，应作为 COPD 肺功能检查的基本项目。吸入支气管舒张剂后 $FEV_1<80\%$ 预计值且 $FEV_1/FVC<70\%$ 者，可确定为不能完全可逆的气流受限。呼气峰流速(PEF)及最大呼气流量-容积曲线(MEFV)也可作为气流受限的参考指标，但 COPD 时 PEF 与 FEV_1 的相关性不够强，PEF 有可能低估气流阻塞的程度。气流受限可导致肺过度充气，使肺总量(TLC)、功能残气量(FRC)和残气容积(RV)增高，肺活量(VC)减低。TLC 增加不及 RV 增加的程度大，故 RV/TLC增高。肺泡隔破坏及肺毛细血管床丧失可使弥散功能受损，一氧化碳弥散量(D_LCO)降低，D_LCO 与肺泡通气量(V_A)之比(D_LCO/V_A)比单纯 D_LCO 更敏感。作为辅助检查，支气管舒张试验有一定价值，因为：①有利于鉴别 COPD 与支气管哮喘。②可获知患者能达到的最佳肺功能状态。③与预后有更好的相关性。④可预测患者对支气管舒张剂和吸入皮质激素的治疗

反应。

3.胸部X线检查

X线检查对确定肺部并发症及与其他疾病(如肺间质纤维化、肺结核等)鉴别有重要意义。COPD早期胸片可无明显变化,以后出现肺纹理增多、紊乱等非特征性改变。主要X线征为肺过度充气,肺容积增大,胸腔前后径增长,肋骨走向变平,肺野透亮度增高,横膈位置低平,心脏悬垂狭长,肺门血管纹理呈残根状,肺野外周血管纹理纤细稀少等,有时可见肺大疱形成。并发肺动脉高压和肺源性心脏病时,除右心增大的X线征外,还可有肺动脉圆锥膨隆,肺门血管影扩大及右下肺动脉增宽等。

4.胸部CT检查

CT检查一般不作为常规检查,但当诊断有疑问时高分辨率CT(HRCT)有助于鉴别诊断。另外,HRCT对辨别小叶中央型或全小叶型肺气肿及确定肺大疱的大小和数量有很高的敏感性和特异性,对预计肺大疱切除或外科减容手术等的效果有一定价值。

5.血气检查

血气检查对晚期患者十分重要。FEV_1<40%预计值者及具有呼吸衰竭或右心衰竭临床征象者均应做血气检查。血气异常首先表现为轻、中度低氧血症。随疾病进展,低氧血症逐渐加重,并出现高碳酸血症。呼吸衰竭的血气诊断标准为海平面吸空气时动脉血氧分压(PaO_2)降低[<8 kPa(60 mmHg)]伴或不伴动脉血二氧化碳分压($PaCO_2$)增高[≥6.67 kPa(60 mmHg)]。

6.其他化验检查

(1)肝、肾功能:急性加重期尿中可出现少量蛋白、管型和白细胞。血尿素氮可高于正常。少数患者可并发肾衰竭和肝功能损害。

(2)血电解质和酸碱平衡。①酸碱平衡紊乱:呼吸性酸中毒多见,$PaCO_2$ 升高,碳酸氢盐(HCO_3^-)相对减少,剩余碱(BE)呈负值,pH低于7.35。复合性酸碱失衡中以呼吸性酸中毒合并代谢性碱中毒多见,此时pH及 HCO_3^- 显著降低,BE呈负值。少数患者可有呼吸性碱中毒,这是由于机械通气时通气过量,使 $PaCO_2$ 下降至正常值以下所致。②电解质紊乱:有低氯、低钾、低钠、高钾,也可有高钠、低镁、低钙等情况。

(3)痰液检查:并发感染时痰涂片可见大量白细胞,痰培养可检出各种病原菌,常见者为肺炎链球菌、流感嗜血杆菌、卡他摩拉菌、肺炎克雷伯杆菌等。

7.诊断

根据COPD患病史,在慢性咳嗽、咳痰的基础上痰量明显增加,呈黄绿色或脓痰;体温可急剧升高;呼吸困难加重,严重者不能平卧,被迫取坐位,辅助呼吸肌参与呼吸;胸痛;出现缺氧、CO_2 潴留及酸中毒的表现:呼吸节律、频率与强度都可异常,$PaCO_2$ 超过8.0 kPa(60 mmHg)或急剧上升时可表现为睡眠倒错,即白天思睡而夜间失眠,晨起出现头痛、嗜睡、朦胧或不同程度的昏迷,或烦躁不安、抽搐以至惊厥。合并右心力衰竭时,早期可表现为咳嗽、气急、心悸、下肢轻度水肿等,加重时可出现气急加重、上腹胀痛、食欲缺乏、尿少、腹水等。常有口唇、舌、鼻尖和指甲的发绀。多数患者有肺气肿征象、心浊音界多缩小甚至消失。呼吸显著减弱,呼气时间延长,肺底可有干湿啰音,有时可有哮鸣音和广泛的湿啰音。当有肺动脉高压、右心室肥厚时可出现肺动脉第二音亢进和三尖瓣区收缩期杂音。右心衰竭时可出现心率增快、胸骨左下缘和剑突下闻及收缩期吹风样杂音和舒张期奔马律。常有颈静脉怒张、肝大压痛、肝颈静脉回流征阳性、下肢甚至全身皮下水肿,少数病例腹部有移动性浊音等临床症状、体征,结合实验室检查等资料,综合分析确定。存在不完全可逆性气流受限是诊断 COPD 的必备条件。肺功能检查是诊断 COPD 的金标准。用支气管舒张剂后 FEV_1<80%预计值及 FEV_1/FVC<70%可确定为不完全可逆性气流受限。COPD 早期轻度气流受限时可有或无临床症状。胸部 X 线检查有助于确定肺过度充气的程度及与其他肺部疾病鉴别。

(八)鉴别诊断

1.支气管哮喘

多在儿童或青少年期起病,常伴过敏体质、过敏性鼻炎和/或湿疹等,部分患者有哮喘家族史。以发作性哮喘为特征,血嗜酸粒细胞可升高,血免疫球蛋白 E(IgE)增高,支气管激发或舒张试验阳性。

2.充血性心力衰竭

多有高血压、冠状动脉粥样硬化、二尖瓣狭窄等病史,发作以夜间较重,稍咳,可伴有血性泡沫痰,双肺底有湿性啰音,胸片显示心脏扩大、肺水肿。

3.支气管扩张

多数患者有大量脓性痰或反复大量咯血史。胸部 X 线或高分辨 CT 显示支气管扩张、支气管壁增厚。

4.气胸

常有突发胸部锐痛、刺激性干咳、患侧叩诊呈鼓音、呼吸音明显减弱或消失。胸部 X 线上显示无肺纹理的均匀透亮区,其内侧有呈弧形的线状肺压缩边缘。

5.胸腔积液

患侧液平面以下叩诊浊音,呼吸音明显减弱或消失,胸片可见肋膈角变钝,中等量积液时可见密度均匀阴影,其上缘呈下凹的弧形影。

6.肺栓塞

有栓子来源的基础病,$PaCO_2$ 降低,$P_{(A-a)}$ 增高,肺 V/Q 显像、肺动脉造影可确诊。

(九)治疗

COPD 患者发生 ARF 的治疗原则是:①纠正威胁生命的低氧血症,使动脉血氧饱和度(SaO_2)大于 90%。②纠正威胁生命的呼吸性酸中毒,使 pH>7.2。③治疗原发病。④防止和治疗并发症,营养支持治疗。具体措施如下。

1.评估病情的严重性

根据症状、血气、胸部 X 线等评估病情的严重性。

2.低氧血症的治疗

予控制性氧疗,30 分钟后复查血气,以确认氧合满意而未引起 CO_2 潴留或酸中毒。如果胸部 X 片未显示肺浸润,吸室内空气时 $PaCO_2$ 在 5.3~6.7 kPa(40~50 mmHg),可用鼻导管或鼻塞供氧,氧流量由 1~2 L/min 开始,以后根据动脉血气调整。如果患者存在肺炎或充血性心力衰竭,胸部 X 线上有新出现的肺浸润,则开始治疗时应增加供氧量(如吸氧浓度在35%~40%),$PaCO_2$>8.0 kPa(60 mmHg)或SaO_2>90%是合理的氧疗指标。若低浓度氧疗不能使 SaO_2 达适当水平,应提高吸氧浓度。常用的吸氧方法有以下几种。

(1)鼻导管或鼻塞给氧:此为常用的氧疗方法,吸入氧浓度(FiO_2)与吸入氧流量大致呈如下关系:FiO_2=[21+4×吸入氧流量(L/min)]×100%。这只是粗略的估计值。在同样吸氧流量下,FiO_2 还与潮气量、呼吸频率、分钟通气量和吸呼比等因素有关。总的来说每分通气量较小时，实际 FiO_2 要比计算值高；相反则较计算值低。张口呼吸时的计算值亦低。

(2)简易开放面罩：面罩两侧有气孔，呼出气可经气孔排出，当氧流量大于 4 L/min 时不会产生重复呼吸现象。增大氧流量最高 FiO_2 可达 50%～60%。这种面罩封闭不好，FiO_2 不稳定是其主要缺点。

(3)空气稀释面罩：Venturi 面罩是通过 Venturi 原理，利用氧流量产生负压，吸入空气以稀释氧，调节空气进量，可控制吸入氧浓度在 25%～50%范围内，面罩内氧浓度相对稳定，其缺点是进食、咳痰不便。氧疗中的注意事项有以下几种。①重视病因及综合治疗：氧疗不能代替病因及其他综合治疗。如对感染和呼吸困难的患者适当应用抗生素和平喘药物，控制感染、消除气道痉挛，注意调节水、电解质平衡等。②加强氧疗监护：要观察患者的意识、发绀、呼吸、心率变化。如意识清楚、发绀好转、心率减少 10 次/分以上说明氧疗有效。对高浓度氧疗特别是正压机械通气，要防止氧中毒。氧中毒对肺和全身组织细胞都能引起损伤，引起组织细胞损伤的原因是氧化基团和过氧化氢相互作用侵犯 DNA 和细胞膜的后果。症状为头晕、疲倦乏力、全身麻木、面部肢体肌肉抽搐、顽固性咳嗽、心率增快、心律失常等。③吸入氧气湿化：应用安全加热装置，将湿化瓶内水持续加热 50～70 ℃，输出氧温度与体温接近。水蒸气含量高有利于痰咳出。④氧疗用具消毒：鼻塞、面罩、湿化瓶、气管套管等应严格消毒或更换，预防交叉感染及继发感染。⑤严防火源靠近：氧能助燃，氧疗时要严防火源靠近，不能在其附近吸烟。

3.呼吸性酸中毒的治疗

酸中毒较轻时，通过改善低氧、纠正二氧化碳潴留，酸中毒可纠正；酸中毒严重时(pH＜7.2)可静脉内应用少量碳酸氢钠。

4.原发病的治疗

(1)急性诱因的治疗：当有细菌感染时应根据患者所在地常见病原菌类型及药敏情况积极选用抗生素。长期应用广谱抗生素和激素者易继发真菌感染，宜采取预防和抗真菌措施。①单药治疗：随着广谱β-内酰胺和氟喹诺酮类药的问世，临床开始单用亚胺培南、头孢哌酮舒巴坦、头孢他啶、替卡西林/克拉维酸等治疗下呼吸道感染，临床治愈率常可达 80%以上。单药疗法的明显缺点是抗菌谱不可能覆盖所有致病菌，而呼吸道感染特别是院内呼吸道感染，常由多种细菌混合感染所致。氟喹诺酮类药对肠杆菌科和流感嗜血杆菌有较强杀菌作用，但对肺炎球菌和厌氧菌作用较弱。第二代头孢菌素和氟喹诺酮类药对金黄色葡萄球菌有效，而第三代头孢菌素如头孢他啶等对其作用甚弱。头孢噻肟对铜绿假单胞菌作用较弱等。单药疗法还易出现耐药菌株和重复感染，有单用亚胺培南或氟喹诺酮类药后出现耐药金黄色葡萄球菌、铜绿假单胞菌等报道。②联合用药：应选用针对常见致呼吸道感染的革兰阳性或阴性病原菌的抗生素。常用方案：β-内酰胺类＋氨基糖苷类；β-内酰胺类＋氟喹诺酮类；氨基糖苷类＋氟喹诺酮类药；β-内酰胺类＋β-内酰胺类；克林霉素＋氨基糖苷类。联合用药的优点是拓宽抗菌谱、减少重复感染概率、延缓耐药菌株的出现。选用抗生素时应考虑既往用药、基础病、发病过程及治疗反应等因素。如慢性支气管炎患者易受流感嗜血杆菌感染；接受激素治疗的神经外科患者以金黄色葡萄球菌感染常见、肺囊性纤维化和接受机械通气治疗者常有铜绿假单胞菌感染；治疗术后呼吸道感染应兼顾抗厌氧菌等。因此，临床上必须根据药物的作用特点及抗菌范围，并参照本地区细菌耐药情况，选择有效的抗生素治疗呼吸道感染。目前肺炎链球菌对青霉素仍相当敏感，有报道对耐药菌株大剂量青霉素仍有效，故对肺炎链球菌感染仍首选青霉素。对于金黄色葡萄球菌感染，90%菌株对青霉素耐药，50%菌株对苯唑西林耐药，临床上常选苯唑西林、头孢唑啉、头孢美唑、氟喹诺酮类等加一种氨基糖苷类药联用。亚胺培南、头孢哌酮/舒巴坦及第四代头孢菌素如头孢吡肟等也可选用。对于耐甲氧苯青霉素的金黄色葡萄球菌(MR-SA)感染，一般首选万古霉素。对于铜绿假单胞菌感染，可选择哌拉西林、头孢哌酮、头孢他啶、环丙沙星等与氨基糖苷类联用。第三代头孢菌素中以头孢他啶抗铜绿假单胞菌活性最强。亚胺培南、第四代头孢菌素、单环菌素类如氨曲南等也可选用。近年来，国内报道革兰阴性菌产生超广谱β-内酰胺酶(ESBL)日益增多，以克雷白菌属及大肠埃希菌等肠杆菌科细菌为多见，对第三代头孢菌素普遍耐药，已引起临床高度重视。当怀疑细菌产生ESBL时，应考虑使用碳青霉烯类抗生素和ESBL抑制剂治疗。③抗厌氧菌治疗：厌氧菌所致的呼吸道感染常有下列特征：痰液呈臭味；标本涂片革兰染色有大量形态较一致的细菌，但普通细菌培养呈阴性；多有原发疾病和诱发因素如肺癌、支气管扩张症、意识障碍、胃肠道或生殖道手术后、长期应用免疫抑制剂或氨基糖苷类药等。目前常选用的抗厌氧菌药为青霉素、甲硝唑、克林霉素、替硝唑等。替硝唑为咪唑类药，对大多数厌氧菌有效，其中对脆弱拟杆菌和梭杆菌属的活性较甲硝唑强，常用剂量为800 mg静脉滴注，每天1次，连用5～7天。④抗真菌治疗：呼吸道感染经多种抗生素治疗无效，可能存在下列因素：长期应用广谱抗生素或抗生素，导致菌群失调；应用肾上腺皮质激素、免疫抑制剂、抗癌药物、放射治疗；恶性肿瘤、糖尿病、尿毒症、大面积烧伤、COPD等，需高度怀疑真菌感染。应及时行痰找真菌丝或孢子、真菌培养及相关血清学检查。临床常用氟康唑、伊曲康唑、大蒜素、两性霉素B等。此外，青霉素为治疗放线菌病的首选药，磺胺药(复方SMZ)为治疗奴卡菌病的首选药。部分慢性呼吸衰竭患者因年老体弱、机体反应性差，当出现呼吸道感染时常仅有咳嗽和咳痰或气道分泌物增加(机械通气时)的表现，或呼吸频率增快、PaO_2降低。而较少有发热及外周血白细胞的升高，胸部X线检查可缺乏特征性改变。此时，观察咳嗽和咳痰或气道分泌物的变化常成为判断抗感染治疗是否有效的重要指标。

(2)慢性气流阻塞的治疗。①支气管舒张剂：COPD患者发生ARF时首选短效、吸入性β_2受体激动剂。疗效不显著者加用抗胆碱能药物。以使用贮雾器或气动雾化器吸入比较合适。对于较为严重的COPD患者可考虑静脉滴注茶碱类药物；监测血茶碱浓度对估计疗效和不良反应有一定意义。口服茶碱缓释片，100 mg，每天2次，或静脉滴注氨茶碱，一般每天总量不超过1 g。氨茶碱除松弛支气管平滑肌外，尚有抗炎、兴奋呼吸中枢、增强膈肌收缩力的作用。因茶碱可使患者出现心慌甚至心律失常，静脉使用时输液速度不宜过快。近年来，国内使用定量气雾器(MDI)和雾化器吸入β_2受体激动剂(常用沙丁胺醇或特布他林)治疗，效果较好，临床使用时需注意心脏的不良反应。国外将吸入抗胆碱能药物作为治疗COPD患者的首选治疗药物，常用溴化异丙托品(爱全乐)气雾剂，该药吸入后5～10分钟起效，30～90分钟时达血峰值，持续4～6小时。患者宜在应用支气管舒张剂基础上加服或静脉使用糖皮质激素。激素的剂量要权衡疗效及安全性，建议口服泼尼松龙每天30～40 mg，连续10～14天。也可静脉给予甲泼尼龙。延长给药时间不能增加疗效，反而使不良反应增加。②增加分泌物的排出：咳嗽是清除支气管分泌物的最有效方法。坐位咳嗽及应用支气管扩张剂后立即咳嗽可增加咳嗽的有效性。叩击背部及体位引流对痰量超过25 mL/d的患者或有肺叶不张的患者可能有效。对于痰多黏稠难以咳出的患者可用祛痰药使痰液稀释，常选用溴己新(必嗽平)16 mg，每天3次，或溴环己胺醇(沐舒坦)30 mg，每天3次。溴环己胺醇的祛痰作用较前者强，它不仅降低痰液黏度，而且增强黏膜纤毛运动，促进痰液排出。另外可选用中药鲜竹沥液，或使用α-糜蛋白酶雾化吸入。对于神志清楚的患者应鼓励咳嗽，多翻身拍背，促进痰液排出。对于无力咳嗽的患者可间断经鼻气管吸引痰液。对于建立人工气道的患者应定时吸引气道内分泌物，定期湿化气道。

5.呼吸兴奋剂的应用

对呼吸衰竭患者是否应使用呼吸兴奋剂，学者们一直有争议。由于其使用简单、经济，且有一定疗效，故仍较广泛使用于临床。呼吸兴奋剂刺激呼吸中枢或周围化学感受器通过增强呼吸中枢驱动，增加呼吸频率和潮气量，改善肺泡通气。与此同时，患者的氧耗量和 CO_2 产生量亦相应增加，且与通气量呈正相关。故应掌握好其临床适应证。

在慢性 CO_2 潴留患者，呼吸中枢对 CO_2 的敏感性已降低，吸氧后缺氧的刺激被消除，呼吸中枢受限制，$PaCO_2$ 升高，应用呼吸兴奋剂可降低 $PaCO_2$，增加氧合作用，促使患者清醒，有利于咳嗽、排痰。呼吸兴奋剂需与支气管扩张剂、抗感染、增强呼吸肌收缩力药物并用，使潮气量加大，方能发挥作用。常用的呼吸兴奋剂为尼可刹米，在 $PaCO_2$ 显著增高伴意识障碍者，先用 0.75 g静脉注射，继以 1.875～3.75 g 加入 5%葡萄糖液中持续静脉滴注，可使呼吸深度及频率增加而改善通气，有利于 CO_2 排除，同时可促进神志恢复，提高咳嗽反射和改善排痰能力。少数患者可出现皮肤瘙痒、烦躁不安，此时可减慢滴速或降低药物浓度。个别还出现肌颤及抽搐，则应停用。纳洛酮是阿片受体阻滞药，有兴奋呼吸中枢作用，可行肌内注射或静脉注射，每次 0.4～0.8 mg或 1.2～2.8 mg 加入 5%葡萄糖液 250 mL 中静脉滴注。

因呼吸兴奋剂能引起烦躁不安、肌肉颤动、心悸等不良反应。因此，在应用呼吸兴奋剂的同时必须采取措施减轻通气阻力，如控制感染、吸痰、应用支气管解痉剂等，并密切随访动脉血气，如动脉血气无改善应立即停药。

6.呼吸肌疲劳的防治

应采取措施纠正诱发呼吸肌疲劳的原因，如痰液湿化引流、支气管解痉剂的应用、控制肺部感染、改善营养状态、纠正水和电解质失衡，发热患者应用退热药物。经鼻面罩机械通气，使呼吸肌得到适当休息。

辅酶 Q_{10} 能改善心肌和呼吸肌氧的利用，从而提高其收缩力，每天 60 mg 可使最大吸气力上升。茶碱类药物能增加细胞质内的钙离子浓度，提高呼吸肌的储备能力，可用于防治膈肌疲劳。咖啡因增加膈肌收缩力，优于氨茶碱，长期口服可延缓呼吸肌疲劳的发生。洋地黄类药物亦有增加膈肌收缩力的作用，对呼吸衰竭患者有一定危险性，宜慎用。由于缺氧、营养不良、呼吸负荷过重可造成呼吸肌损伤、膈肌萎缩，因此对慢阻肺患者纠正缺氧、补充营养、保证能量供应至关重要。糖类过多会产生大量 CO_2，糖的呼吸商为 1，过多的糖分解，呼吸商增大，呼吸肌负荷加重；脂肪的呼吸商为 0.7，在饮食和静脉营养中，增加脂肪与蛋白质，可减少 CO_2 的产生。呼吸肌训练，采用腹式呼吸，可增加潮气量，减少无效腔通气，提高通气效率。

7.机械通气

(1)无创性机械通气(NIPPV)：可用于 COPD 慢性呼吸衰竭急性加重，还可用于有效撤机，作为从机械通气向自主呼吸过渡的桥梁。

COPD 急性加重期患者应用无创性正压通气(NIPPV)可以降低 $PaCO_2$，减轻呼吸困难，从而降低气管插管和有创机械通气的使用，缩短住院天数，降低患者的病死率。使用 NIPPV 要注意掌握合理的操作方法，避免漏气，从低压力开始逐渐增加辅助吸气压和采用有利于降低 $PaCO_2$ 的方法，从而提高 NIPPV 的效果。NIPPV 的应用指征目前尚不统一，表 9-14 所列标准可作为参考。

辅助通气应从低压力开始，吸气压力从 0.392～0.785 kPa(4～8 cmH_2O)开始，呼气压力从 0.196～0.294 kPa(2～3 cmH_2O)开始，经过 5～20 分钟逐渐增加到合适的治疗水平。为了避免胃胀气，应在保证疗效的前提下避免吸气压力过高。另外应避免饱餐后应用 NIPPV，适当的头高位或半坐卧位和应用促进胃动力的药物有利于减少误吸。

使用无创通气可明显降低气管插管率。如果无创通气后患者的临床及血气无改善[$PaCO_2$ 下降至小于 16%，pH<7.30，$PaCO_2$≤5.3 kPa(40 mmHg)]，应尽快调整治疗方案或改为气管插管和常规有创机械通气。

表 9-14 NIPPV 在 COPD 合并急性呼吸衰竭时选用和排除标准

选用标准(至少符合其中 2 项)
·中至重度呼吸困难，伴辅助呼吸肌参与呼吸并出现胸腹矛盾运动
·中至重度酸中毒(pH 7.30～7.35)和高碳酸血症($PaCO_2$ 6.0～8.0 kPa)
·呼吸频率超过 25 次/分
排除标准(符合下列条件之一)
·呼吸抑制或停止
·心血管系统功能不稳定(低血压、心律失常、心肌梗死)
·嗜睡、神志障碍及不合作者
·易误吸者(吞咽反射异常，严重上消化道出血)
·痰液黏稠或有大量气道分泌物
·近期曾行面部或胃食管手术
·头面部外伤，固有的鼻咽部异常
·极度肥胖
·严重的胃肠胀气

(2)有创性(常规)机械通气：在积极药物治疗的条件下，患者呼吸衰竭仍进行性恶化，出现危及生命的酸碱异常和/或神志改变时宜用有创性机械通气治疗。有创性机械通气具体应用指征见表 9-15。

表 9-15 有创性机械通气在 COPD 合并急性呼吸衰竭的应用指征

·严重呼吸困难，辅助呼吸肌参与呼吸，并出现胸腹矛盾呼吸
·呼吸频率超过 35 次/分
·危及生命的低氧血症(PaO_2<5.3 kPa 或 PaO_2/FiO_2<200)
·严重的呼吸性酸中毒(pH<7.25)及高碳酸血症
·呼吸抑制或停止
·嗜睡、神志障碍
·严重心血管系统并发症(低血压、休克、心力衰竭)
·其他并发症(代谢紊乱、脓毒血症、肺炎、肺血栓栓塞症、气压伤、大量胸腔积液)
·NIPPV 失败或存在 NIPPV 的排除指征

在决定患者是否使用机械通气时还需参考病情好转的可能性，患者自身意愿及强化治疗的条件。

使用最广泛的 3 种通气模式包括辅助-控制通气(A-CMV)、压力支持通气(PSV)或同步间歇强制通气(SIMV)与 PSV 联合模式(SIMV+PSV)。因 COPD 患者广泛存在内源性呼气末正压(PEEPi),为减少因 PEEPi 所致吸气功耗增加和人-机不协调,可常规加用-适度水平(为 PEEPi 的 70%～80%)的外源性呼气末正压(PEEP)。

COPD 病例的撤机可能会遇到困难,需设计和实施一周密的方案。解决呼吸机撤离困难的原则是尽早撤机、避免有害并发症的发生。需引起重视的 3 个因素:首先应避免碱血症,碱血症存在时不能撤机;呼吸性酸中毒和 HCO_3^- 潴留可在低 V_A 时撤机。避免使用过量镇静剂。撤机过程中呼吸功一定要减小。给予患者足够的潮气量,保持充足的通气支持,以使患者的呼吸频率低于 30～35 次/分。

8.并发症的治疗

(1)肺性脑病:COPD Ⅱ 型呼吸衰竭,严重的缺氧和二氧化碳潴留[$PaCO_2 \leqslant 5.3$ kPa(40 mmHg),$PaCO_2 > 8.0$ kPa(60 mmHg),pH<7.30],常出现脑水肿、脑血管扩张、颅压升高甚至并发脑疝。患者可出现意识丧失、昏迷、抽搐、呼吸节律及频率异常,进而发生呼吸心搏骤停。

治疗上应积极改善呼吸衰竭,当患者意识障碍进行性恶化时,出现缓脉、呕吐、视盘水肿、脑脊液压力升高时应给予脱水治疗,可给予甘露醇、清蛋白、地塞米松、利尿剂以减轻脑疝、降低颅压。出现神经精神症状和颅内高压的表现,原则上以改善呼吸功能、纠正缺氧和 CO_2 潴留为主,仅当脑水肿症状明显或有脑疝时可短期使用 20%甘露醇,按每次 0.5～1.0 g/kg 快速静脉滴注,每天 1～2 次,心功能不好的患者用量宜少。使用脱水剂时应注意电解质的变化,并防止痰液变黏稠不易排出。

(2)心力衰竭(简称心衰):慢性肺动脉高压,使右心负荷加重,左心室肥大,严重或长期缺氧招致心肌收缩力减弱,心搏量减少,最后导致心力衰竭。

治疗:①减轻右心前后负荷,早期肺源性心脏病应降低肺动脉高压,减轻右室后负荷。已有心衰者给予硝酸异山梨酯(消心痛)、硝苯地平(心痛定)、卡托普利(开博通)等,减轻右心前后负荷,改善左心功能,从而降低肺动脉压,使右室功能得到改善。②利尿剂的应用,给予氢氯噻嗪或呋塞米(速尿),并用氨苯蝶啶或螺内酯(安体舒通),小剂量,短疗程,注意电解质紊乱,及时纠正。如:氢氯噻嗪 25 mg,每天 1～3 次,螺内酯 40 mg,每天 1～2 次。对肺性脑病出现脑水肿或重度水肿者可选用速尿 20 mg 缓慢静脉注射。应注意利尿剂可引起低血钾、低血氯,诱发或加重代谢性碱中毒;利尿过多可致血液浓缩、痰液黏稠加重气道阻塞。③强心剂的应用,洋地黄制剂可直接作用于心肌,增加心排血量,减慢心率,增加膈肌收缩力及利尿效果,对并发左心衰竭者疗效明显。由于在缺氧、电解质紊乱等情况下易出现中毒症状,一般选用速效制剂,剂量为正常的 1/2～2/3,长期应用时宜定期监测血药浓度。对难治性心衰可并用辅酶 Q_{10}、多巴胺等,能增加心排血量,加强利尿。④血管扩张剂的应用,血管扩张剂可降低肺血管阻力和肺动脉压,减轻右心负荷,减轻右心衰竭的发作和加剧,是治疗 COPD 急性发作期右心衰竭的重要措施。目前临床常用的有α受体阻滞剂、血管紧张素转换酶抑制剂、钙离子拮抗剂、磷酸二酯酶抑制剂、NO 吸入等。血管扩张剂在降低肺动脉压力和肺血管阻力的同时也降低体循环血压,应引起注意。

(3)心律失常:患者常因传导系统和心肌损害,或因缺氧、酸碱失衡、电解质紊乱和应用药物发生各种心律失常,严重者可发生猝死。主要是识别和治疗引起心律失常的代谢原因,如低氧血症、低钾血症、低镁血症、呼吸性酸中毒或碱中毒及治疗原发病。纠正上述原因心律失常多可消失。当诱因不能去除或纠正上述原因后仍有心律失常,可考虑应用抗心律失常药物。如未用过洋地黄类药物,可考虑以毛花苷 C(西地兰)0.2～0.4 mg或毒毛花苷 K 0.125～0.25 mg 加入葡萄糖液 20 mL 内缓慢静脉注射(20 分钟)。应注意纠正缺氧、防治低血钾，不宜依据心率的快慢观察疗效。如患者血压稳定可考虑使用血管紧张素转换酶抑制剂治疗。也可选用维拉帕米(异搏定)5 mg 缓慢静脉注射，或口服 40～80 mg，每天 3 次；出现室性异位心律时可用利多卡因 50～100 mg 静脉注射，必要时 15 分钟再注射 1 次，亦可应用其他抗心律失常药物。

(4)消化道出血：患者常并发消化道出血，低氧导致胃肠道黏膜糜烂，广泛渗血。由于严重缺氧，胃肠道血管收缩，微循环障碍，黏膜防御功能减低，高碳酸血症又使氢离子增多，胃酸分泌增加，以及胃肠道淤血、药物刺激、DIC 等招致应激性溃疡、黏膜糜烂，患者先有进行性腹胀，相继发生大出血。

治疗：①制酸剂，给予质子泵抑制剂奥美拉唑(洛赛克)或新 H_2 受体阻滞剂西咪替丁/法莫替丁等，山莨菪碱能抑制胃酸，改善微循环，兴奋呼吸中枢，可以并用。②黏膜保护剂，枸橼酸铋钾(得乐)可保护胃黏膜、减少出血。③止血剂，如无 DIC 并存，可给酚磺乙胺(止血敏)、6-氨基己酸等；局部止血采用冰盐水加去甲肾上腺素洗胃后给予黏膜保护剂，亦可用凝血酶口服。

(5)休克：并发休克常由于急性严重感染、消化道大出血、严重心律失常或心衰、低血容量等，或综合因素所引起，进行血流动力学监测，有助于诊断。低血容量休克患者，血压、中心静脉压、心排血量均降低，心率快，体循环阻力升高；继发感染休克时，心率快，血压、体循环阻力下降，而中心静脉压不降低，心排血量上升或下降；心源性休克时，血压、心排血量下降，肺小动脉嵌压升高，中心静脉压、体循环阻力多上升。

治疗：找出病因，采取相应措施。低血容量或感染性休克可给予平衡液，增加有效细胞外液量，纠正酸中毒，改善微循环；血浆、清蛋白可提高胶体渗透压，增加有效循环血量，降低颅压、利尿；低分子右旋糖酐、羟乙基淀粉除扩容外，可降低血黏度，改善微循环。失血性休克应及时输新鲜全血，纠正电解质紊乱与酸碱失衡。休克患者当血容量补足后血压仍低时，可给予血管活性药物多巴胺或并用间羟胺静脉滴注，维持血压在 10.7～12.0 kPa(80～90 mmHg)，脉压大于 2.7 kPa(20 mmHg)，尿量大于 25 mL/h。心源性休克、心功能不全者可给多巴酚丁胺、洋地黄等增强心肌收缩力。感染性休克时大剂量激素可改善中毒症状，减少毛细血管通透性，阻滞 α 受体使血管扩张，稳定溶酶体膜，保护细胞，防止细胞自溶。

(6)DIC：肺源性心脏病患者由于感染、缺氧、酸中毒、休克等可激活凝血因子，引起内源系统的凝血连锁反应，使患者进入高凝状态，微血管内发生广泛血栓，致使血小板、纤维蛋白原等凝血因子大量消耗，继而引起纤维蛋白溶解。临床表现为皮肤、黏膜、脏器的栓塞出血，血小板进行性减少，凝血酶原时间较正常对照延长 3 秒以上，纤维蛋白原小于 1.5 g/L，3P 试验阳性或 FDP＞20 mg/L。

治疗：①控制原发病。②肝素，抗凝治疗是阻断 DIC 病理过程的重要措施，早期给予肝素 50 mg，每天 2 次，缓慢静脉滴注，或以 10～15 U/(kg·h)静脉滴注，使凝血时间维持在 20 分钟左右。有局部大出血者如溃疡病、支气管扩张、脑出血患者禁用。③抗血小板凝聚药，双嘧达莫每天400 mg，低分子右旋糖酐500 mL，每天 1～2 次静脉滴注，用于高凝状态期。④补充凝血因子，输新鲜血、新鲜冰冻血浆、纤维蛋白原等均应与肝素同时使用。⑤抗纤溶药物，DIC 晚期，纤溶亢进已占主要地位，可在肝素化的基础上给氨甲苯酸(抗血纤溶芳酸)或 6-氨基己酸等。

(7)高黏血症：慢性缺氧继发红细胞增多，血黏度增加，招致微循环障碍，影响组织供氧，加重多脏器衰竭。

治疗：给予低分子右旋糖酐及肝素治疗。低分子右旋糖酐可抑制红细胞聚集，改善微循环，每次500 mL静脉滴注;肝素能降低血黏度,促进肺循环,并可阻止血小板释放 5-羟色胺等介质,缓解支气管痉挛,每天 50 mg 静脉滴注。血细胞比容大于 0.60 时采用血液稀释疗法,每次放血 300 mL,输入低分子右旋糖酐 500 mL。

(8)肝损害:严重心衰、缺氧可致淤血性肝大,肝小叶中心坏死和退变,$PaO_2 < 5.3$ kPa (40 mmHg),可使丙氨酸转氨酶、天冬氨酸转氨酶、胆红素上升,凝血酶原时间延长,缺氧纠正后肝功能恢复者称为功能性肝损伤。

治疗:纠正缺氧,心衰患者给予利尿剂、多巴胺静脉滴注可增加肝血流量,高渗葡萄糖和氨基酸静脉滴注能提高血中支链/芳氨基酸比例,避免或慎用对肝功能可能损害的药物,加强护肝药物治疗,还原型谷胱甘肽每天 0.6 g 静脉给药。肝性昏迷者可行人工肝治疗。

(9)肾衰竭:严重缺氧、心衰可导致肾功能损害,$PaO_2 < 5.3$ kPa(40 mmHg)时,肾血流量降低,尿量减少,血肌酐、尿素氮升高,心力衰竭时肾脏可有淤血变性。随着病情好转肾功能恢复者,称为功能性肾损害。

治疗:①避免肾毒性药物;②纠正缺氧,改善心功能,给予利尿、强心剂,增加肾血流量;低分子右旋糖酐可改善肾循环;③纠正水、电解质平衡失调,控制蛋白质摄入;④使用利尿剂;⑤透析治疗,当血尿素氮大于 29 mmol/L,血肌酐大于 707 μmol/L,血钾大于 6.5 mmol/L 时,应行腹膜或血液透析。

(10)肺源性心脏病合并肺栓塞:肺源性心脏病心衰患者长期卧床,血黏稠度增高,易引起深部静脉血栓形成,血栓脱落可造成肺栓塞,或肺内炎症侵蚀,使肺动脉分支闭塞。患者表现为呼吸困难突然加重,胸痛、胸闷、烦躁不安,进行性右心衰竭,氧分压、二氧化碳分压下降等。

(张晓伟)

第十章

肺循环障碍性疾病

第一节　肺　水　肿

肺内正常的解剖和生理机制保持肺间质水分恒定和肺泡处于理想的湿润状态，以利于完成肺的各种功能。如果某些原因引起肺血管外液体量过度增多甚至渗入肺泡，引起生理功能紊乱，则称之为肺水肿。临床表现主要为呼吸困难、发绀、咳嗽、咳白色或血性泡沫痰，两肺散在湿啰音，影像学呈现为以肺门为中心的蝶状或片状模糊阴影。理解肺液体和溶质转运的基本原理是合理有效治疗肺水肿的基础。

一、肺内液体交换的形态学基础

肺泡表面为上皮细胞，肺泡表面约有 90％被扁平Ⅰ型肺泡细胞覆盖，其余为Ⅱ型肺泡细胞（图 10-1）。细胞间连接紧密，正常情况下液体不能透过。Ⅱ型肺泡细胞含有丰富的磷脂类物质，主要成分是二软脂酰卵磷脂，其分泌物进入肺泡，在肺泡表面形成一薄层减低肺泡表面张力的肺泡表面活性物质，维持肺泡开放，并有防止肺泡周围间质液向肺泡腔渗漏的功能。Ⅱ型肺泡细胞除了分泌表面活性物质外，还参与钠运输。钠先通过肺泡腔侧的阿米洛利敏感性钠通道进入细胞内，再由位于基膜侧的 Na,K-ATP 酶将钠泵入肺间质。肺毛细血管内衬着薄而扁平的内皮细胞，内皮细胞间的连接较为疏松，允许少量液体和某些蛋白质颗粒通过。近来的研究还发现，支气管肺泡上皮还表达 4 种特异性水转运蛋白或称为水通道蛋白（aquaporin，AQP）1、3、4、5，可加速水的转运，参与肺泡液体的交换。

电镜观察可见肺泡的上皮与血管的基膜之间不是完全融合，与毛细血管相关的肺泡壁存在一侧较薄和一侧较厚的边（图 10-2）。薄侧上皮与内皮的基膜相融合，即由肺泡上皮、基膜和毛细血管内皮三层所组成，有利于血与肺泡的气体交换。厚侧由肺毛细血管内皮层、基膜、胶原纤维和弹力纤维交织网、肺泡上皮、极薄的液体层和表面活性物质层组成。上皮与内皮基膜之间被间隙（肺间质）分离，该间隙与支气管血管束周围间隙、小叶间隔和脏层胸膜下的间隙相连通，以利液体交换。进入肺间质的液体主要通过淋巴系统回收。在厚侧肺泡隔中，电镜下可看到神经和点状胶原物质组成的感受器。当间质水分增加，胶原纤维肿胀刺激“J”感受器，传至中枢，反射性使呼吸加深加快，引起胸腔负压增加，淋巴管液体引流量增多。

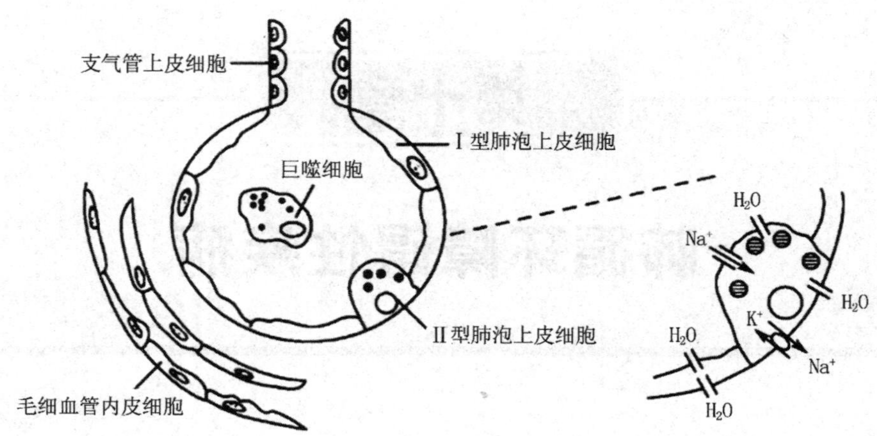

图 10-1　肺泡液体交换形态学基础示意图

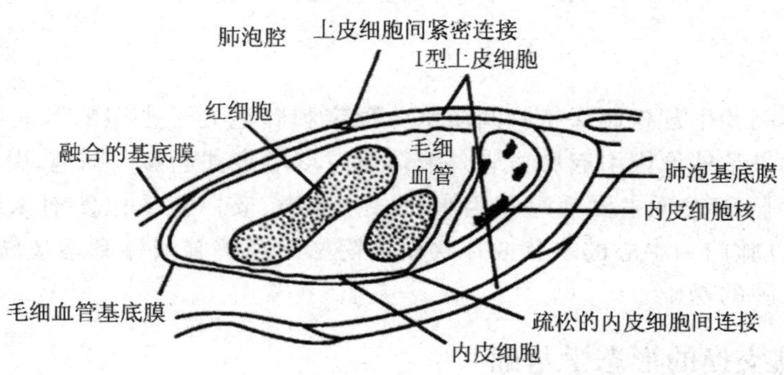

图 10-2　肺泡毛细血管结构示意图

二、发病机制

无肺泡液体清除时，控制水分通过生物半透膜的各种因素可用 Starling 公式概括，若同时考虑到滤过面积和回收液体至血管内的机制，可改写为下面公式：

$$EVLW=\{(SA\times Lp)[(P_{mv}-P_{pmv})-\sigma(\pi_{mv}-\pi_{pmv})]\}-Flymph$$

式中 EVLW 为肺血管外液体含量；SA 为滤过面积；Lp 为水流体静力传导率；P_{mv} 和 P_{pmv} 分别为微血管内和微血管周围静水压；σ 为蛋白反射系数；π_{mv} 和 π_{pmv}。分别为微血管内和微血管周围胶体渗透压；*Flymph* 为淋巴流量，概括了所有将液体回收到血管内的机制。

这里之所以使用微血管而不是毛细血管这一术语，是因为液体滤出还可发生在小动脉和小静脉处。此外，$SA\times Lp=K_f$，是水过系数。虽然很难测定 *SA* 和 *L*p，但其中强调了 *SA* 对肺内液体全面平衡的重要性。反射系数表示血管对蛋白的通透性。如果半透膜完全阻止可产生渗透压的蛋白通过，σ 值为 1.0，相反，如其对蛋白的滤过没有阻力，σ 值为 0。因此，σ 值可反映血管通透性变化影响渗透压梯度，进而涉及肺血管内外液体流动的作用。肺血管内皮的 σ 值为 0.9，肺泡上皮的 σ 值为 1.0。因此，在某种程度上内皮较肺泡上皮容易滤出液体，导致肺间质水肿发生在肺泡水肿前。

从公式可看出，如果 SA、Lp、P_{mv} 和 π_{pmv} 部分或全部增加，其他因素不变，EVLW 即增多。P_{pmv}、σ、π_{mv} 和 *Flymph* 的减少也产生同样效应。由于重力和肺机械特性的影响，肺内各部位的

P_{mv}和P_{pmv}并不是均匀一致的。在低于右心房水平的肺区域中，虽然P_{mv}和P_{pmv}均可升高，但前者的升高程度大于后者，这有助于解释为什么肺水肿易首先发生在重力影响最明显的部位。

正常时，尽管肺微血管和间质静水压力受姿势、重力、肺容量乃至循环液体量变化的影响，但肺间质和肺泡均能保持理想的湿润状态。这是由于淋巴系统、肺间质蛋白和顺应性的特征有助于对抗液体潴留并连续不断地清除肺内多余的水分。肺血管静水压力和通透性增加时，淋巴流量可增加 10 倍以上对抗肺水肿的产生。起次要作用的是肺间质内蛋白的稀释效应，它由微血管内静水压力升高后致使液体滤过增多引起，效应是降低π_{pmv}，反过来减少净滤过量，但对血管通透性增加引起的肺水肿不起作用。预防肺水肿的另一因素是顺应性变化效应。肺间质中紧密连接的凝胶结构不易变形，顺应性差，肺间质轻度积液后压力即迅速升高，阻止进一步滤过。但同时由于间质腔扩张范围小，当移除肺间质内水分的速度赶不上微血管滤出的速度时，易发生肺泡水肿。

近来的研究又发现，肺水肿的形成还受肺泡上皮液体清除功能的影响。肺泡Ⅱ型细胞在儿茶酚胺依赖性和非依赖性机制的调节下，可主动清除肺泡内的水分，改善肺水肿。据此，可以推论，肺水肿的发病机制除了 Starling 公式中概括的因素外，还受肺泡上皮主动液体转运功能的左右。只有液体漏出的作用强于回收的作用，并超过了肺泡液体的主动转运能力后才发生肺水肿。而且，肺泡液体转运功能完整也有利于肺水肿的消散。

三、分类

为便于指导临床诊断和治疗，可将肺水肿分为微血管压升高性(高压性肺水肿)、微血管压正常性(常压性肺水肿)和高微血管压合并高肺毛细血管膜通透性肺水肿(混合性肺水肿)3 类(表 10-1)。

表 10-1　肺水肿分类

Ⅰ	高压性肺水肿 心源性：左心衰竭、二尖瓣病、左房黏液瘤 肺静脉受累：原发性静脉闭塞性疾病、纵隔纤维化或肉芽肿病变 神经源性：颅脑外伤、颅内压升高、癫痫发作后
Ⅱ	常压性肺水肿 吸入有毒烟雾和可溶性气溶胶：二氧化氮、二氧化硫、一氧化碳、高浓度氧、臭氧、烟雾烧伤、氨气、氯气、光气、有机磷酸酯 吸入有毒液体：液体性胃内容物、淹溺、高张性造影剂、乙醇 高原肺水肿 新生儿暂时性呼吸急促 胸穿后肺复张胜肺水肿 血浆胶体渗透压减少 淋巴回流障碍 其他：外伤性脂肪栓塞、肺挫伤急性放射性反应、循环毒素(四氧嘧啶、蛇毒)、循环的血管活性物质(组胺、激肽、前列腺素、5-羟色胺)
Ⅲ	混合性肺水肿 吸毒或注射毒品过量 急性呼吸窘迫综合征(ARDS)

四、病理和病理生理

肺表面苍白，含水量增多，切面有大量液体渗出。显微镜下观察，可将其分为间质期、肺泡壁期和肺泡期。

间质期是肺水肿的最早表现，液体局限在肺泡外血管和传导气道周围的疏松结缔组织中，支气管、血管周围腔隙和叶间隔增宽，淋巴管扩张。液体进一步潴留时，进入肺泡壁期。液体蓄积在厚的肺泡毛细血管膜一侧，肺泡壁进行性增厚。发展到肺泡期时，充满液体的肺泡壁会丧失其环形结构，出现褶皱。无论是微血管内压力增高还是通透性增加引起的肺水肿，肺泡腔内液体中蛋白与肺间质内相同时，提示表面活性物质破坏，而且上皮丧失了滤网能力。

肺水肿可影响肺顺应性、弥散功能、通气/血流比值和呼吸类型。其程度与病理改变有关，间质期最轻，肺泡期最重。肺含水量增加和肺表面活性物质破坏，可降低肺顺应性，增加呼吸功。间质和肺泡壁液体潴留可加宽弥散距离。肺泡内部分或全部充满液体可引起弥散面积减少和通气/血流比值降低，产生肺泡动脉血氧分压差增加和低氧血症。区域性肺顺应性差异易使吸入气体进入顺应性好的肺泡，加重通气/血流比值失调。同时由于肺间质积液刺激J感受器，呼吸浅速，进一步增加每分钟无效腔通气量，减少呼吸效率、增加呼吸功耗。当呼吸肌疲劳不能代偿性增加通气和保证肺泡通气量后，即出现 CO_2 潴留和呼吸性酸中毒。

此外，肺水肿间质期即可表现出对血流动力学的影响。间质静水压升高可压迫附近微血管，增加肺循环阻力，升高肺动脉压力。低氧和酸中毒还可直接收缩肺血管，进一步恶化血流动力学，加重右心负荷，引起心功能不全。

五、临床表现

高压性肺水肿体检时可发现心脏病体征。临床表现依病程而变化。在肺水肿间质期，患者可主诉咳嗽、胸闷、呼吸困难，但因为增加的水肿液体大多局限在间质腔内，只表现轻度呼吸浅速，听不到啰音。因弥散功能受影响或通气/血流比值失调而出现动脉血氧分压降低。待肺水肿液体渗入到肺泡后，患者可主诉咳白色或血性泡沫痰，出现严重的呼吸困难和端坐呼吸，体检时可听到两肺满布湿啰音。血气分析指示低氧血症加重，甚至出现 CO_2 潴留和混合性酸中毒。

常压性和混合性肺水肿的临床表现可因病因而异，而且同一病因引起肺水肿的临床表现也可依不同的患者而变化。吸入有毒气体后患者可表现为咳嗽、胸闷、气急，听诊可发现肺内干啰音或哮鸣音。吸入胃内容物后主要表现为气短、咳嗽。通常为干咳，如果经抢救患者得以存活，度过急性肺水肿期，可咳出脓性黏痰，痰培养可鉴定出不同种类的需氧菌和厌氧菌。淹溺后，由于肺泡内的水分吸收需要一定时间，可表现咳嗽、肺内湿啰音，血气分析提示严重的持续性低氧血症，部分病例表现为代谢性酸中毒，呼吸性酸中毒少见。高原肺水肿的症状发生在到达高原的12小时至3天内，主要为咳嗽、呼吸困难、乏力和咯血，常合并胸骨后不适。体检可发现发绀和心动过速，吸氧或回到海平面后迅速改善。对于吸毒或注射毒品患者来讲，最严重的并发症之一即是肺水肿。过量应用海洛因后，肺水肿的发生率为48%～75%，也有报道应用美沙酮、右丙氧芬、氯氮䓬和乙氯维诺可诱发肺水肿。患者送到医院时通常已昏迷，鼻腔和口腔喷出粉红色泡沫状水肿液，发生严重的低氧血症、高碳酸血症、呼吸性合并代谢性酸中毒、ARDS(见急性呼吸窘迫综合征)。

六、影像学改变

典型间质期肺水肿的 X 线表现主要为肺血管纹理模糊、增多，肺门阴影不清，肺透光度降低，肺小叶间隔增宽。两下肺肋膈角区可见 Kerley B 线，偶见 Kerley A 线。肺泡水肿主要为腺泡状致密阴影，弥漫分布或局限于一侧或一叶的不规则相互融合的模糊阴影，或呈肺门向外扩展逐渐变淡的蝴蝶状阴影。有时可伴少量胸腔积液。但肺含量增加 30％以上才可出现上述表现。CT 和磁共振成像术可定量甚至区分肺充血和肺间质水肿，尤其是体位变化前后的对比检查更有意义。

七、诊断和鉴别诊断

根据病史、症状、体检和 X 线表现常可对肺水肿做出明确诊断，但需要肺含水量增多超过30％时才可出现明显的 X 线变化，必要时可应用 CT 和磁共振成像术帮助早期诊断和鉴别诊断。热传导稀释法和血浆胶体渗透压-肺毛细血管楔压梯度测定可计算肺血管外含水量及判断有无肺水肿，但均需留置肺动脉导管，为创伤性检查。用 ^{99m}Tc-人血球蛋白微囊或 ^{113}In-运铁蛋白进行肺灌注扫描时，如果通透性增加可聚集在肺间质中，通透性增加性肺水肿尤其明显。此外，高压性肺水肿与常压性肺水肿在处理上有所不同，两者应加以鉴别（表 10-2）。

表 10-2　高压性肺水肿与常压性肺水肿鉴别

项目	高血压肺水肿	常压性肺水肿
病史	有心脏病史	无心脏病史，但有其他基础疾病病史
体征	有心脏病体征	无心脏异常体征
发热和白细胞计数升高	较少	相对较多
X 线表现	自肺门向周围蝴蝶状浸润，肺上野血管影增深	肺门不大，两肺周围弥漫性小斑片阴影
水肿液性质	蛋白含量低	蛋白含量高
水肿液胶体渗透压/血浆胶体渗透压	＜0.6	＞0.7
肺毛细血管楔压	出现充血性心力衰竭静脉注射时 PCWP＞2.4 kPa	≤1.6 kPa
肺动脉舒张压-肺毛细血管楔压差	＜0.6 kPa	＞0.6 kPa
利尿剂治疗效果	心影迅速缩小	心影无变化，且肺部阴影不能在 1～2 天内消散

八、治疗

高压性肺水肿治疗包括以下内容。

（一）病因治疗

输液速度过快者应立即停止或减慢速度。尿毒症患者可用透析治疗。感染诱发者应立即应用恰当抗生素。毒气吸入者应立即脱离现场，给予解毒剂。麻醉剂过量摄入者应立即洗胃及给予对抗药。

(二)氧疗

肺水肿患者通常需要吸入较高浓度氧气才能改善低氧血症,最好用面罩给氧。湿化器内置75%～95%乙醇或10%硅酮有助于消除泡沫。

(三)吗啡

每剂5～10 mg皮下或静脉注射可减轻焦虑,并通过中枢性交感神经抑制作用降低周围血管阻力,使血液从肺循环转移到体循环,并可舒张呼吸道平滑肌,改善通气。对心源性肺水肿效果最好,但禁用于休克、呼吸抑制和慢性阻塞性肺疾病合并肺水肿者。

(四)利尿

静脉注射呋塞米(速尿)40～100 mg或布美他尼(丁尿胺)1 mg,可迅速利尿、减少循环血量和升高血浆胶体渗透压,减少微血管滤过液体量。此外静脉注射呋塞米还可扩张静脉,减少静脉回流,在利尿作用发挥前即可产生减轻肺水肿的作用。但不宜用于血容量不足者。

(五)血管舒张剂

血管舒张剂是治疗急性高压性肺水肿的有效药物,通过扩张静脉,促进血液向外周再分配,进而降低肺内促进液体滤出的驱动压。此外,还可扩张动脉、降低系统阻力(心脏后负荷),增加心排血量,其效果可在几分钟内出现。对肺水肿有效的血管舒张剂分别是静脉舒张剂、动脉舒张剂和混合性舒张剂。静脉舒张剂代表为硝酸甘油,以10～15 μg/min的速度静脉给药,每3～5分钟增加5～10 μg的剂量直到平均动脉压下降(通常>2.7 kPa)、肺血管压力达到一定的标准、头痛难以忍受或心绞痛减轻。混合性舒张剂代表为硝普钠,通常以10 μg/min的速度静脉给药,每3～5分钟增加5～10 μg的剂量直到达到理想效果。动脉舒张压不应<8.0 kPa(60 mmHg),收缩压峰值应该高于12.0 kPa(90 mmHg),多数患者在50～100 μg/min剂量时可以获得理想的效果。

(六)强心剂

强心剂主要适用于快速心房纤颤或扑动诱发的肺水肿。2周内未用过洋地黄类药物者,可用毒毛花苷K 0.25 mg或毛花苷C 0.4～0.8 mg溶于葡萄糖内缓慢静脉注射,也可选用氨力农静脉滴注。

(七)β_2受体激动剂

已有研究表明雾化吸入长效、短效β_2受体激动剂,如特布他林或沙美特罗可能有助于预防肺水肿或加速肺水肿的吸收和消散,但其疗效还有待于进一步验证。

(八)肾上腺糖皮质激素

对肺水肿的治疗价值存在分歧。一些研究表明,它能减轻炎症反应和微血管通透性,促进表面活性物质合成,增强心肌收缩力,降低外周血管阻力和稳定溶酶体膜。可应用于高原肺水肿、中毒性肺水肿和心肌炎合并肺水肿。通常用地塞米松20～40 mg/d或氢化可的松400～800 mg/d静脉注射,连续2～3天,但不适合长期应用。

(九)减少肺循环血量

患者坐位,双腿下垂或四肢轮流扎缚静脉止血带,每20分钟轮番放松一肢体5分钟,可减少静脉回心血量。适用于输液超负荷或心源性肺水肿,禁用于休克和贫血患者。

(十)机械通气

出现低氧血症和/或CO_2潴留时,可经面罩或人工气道机械通气,辅以3～10 cmH_2O呼气末正压。可迅速改善气体交换和通气功能,但无法用于低血压和休克患者。

(韩　林)

第二节　肺　栓　塞

一、诊疗流程

见图 10-3。

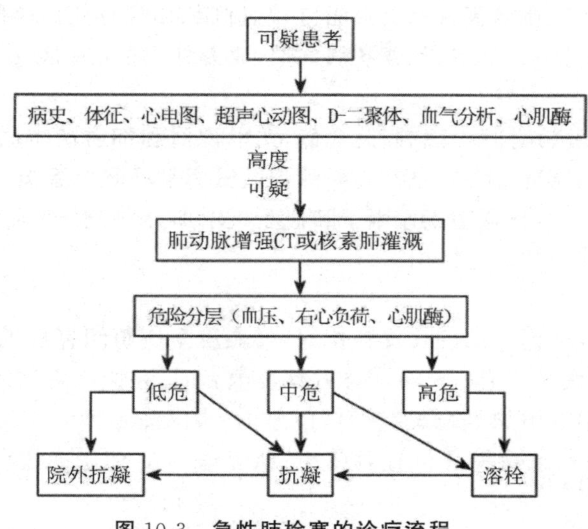

图 10-3　急性肺栓塞的诊疗流程

二、病因及发病机制

肺栓塞(pulmonary embolism,PE)是以各种栓子堵塞肺动脉系统为其发病原因的一组疾病或临床综合征的总称,包括肺血栓栓塞症,脂肪栓塞综合征,空气栓塞等。而肺血栓栓塞症为肺栓塞的最常见类型,占肺栓塞的绝大多数,本文所称肺栓塞即指肺血栓栓塞症。在欧美国家肺栓塞的发病率很高,美国每年大约有 65 万的新发患者,国内关于肺栓塞发病率的流行病学资料尚不完备,但近年肺栓塞的发病有明显增多的趋势,有一种说法,肺栓塞的发病率是急性心肌梗死发病率的一半,说明肺栓塞并不是一种少见病,应该引起足够的重视。

绝大多数患者存在肺栓塞的易发因素,仅 6%找不到诱因。

(一)血栓形成

肺栓塞常常是静脉系统的血栓堵塞肺动脉所引起的疾病,栓子通常来源于深静脉。据统计,有静脉血栓的患者,肺栓塞的发生率为 52%～79.4%。在肺栓塞的血栓中,90%来自下腔静脉系统,而来自上腔静脉和右心者仅占 10%。静脉血栓的好发部位是静脉瓣和静脉窦,特别是深静脉,如腓静脉、髂静脉、股静脉、盆腔静脉丛等。静脉血栓形成的原因可能与血流淤滞、血液高凝状态和静脉内皮损伤等因素有关。因此,创伤、手术、长期卧床、静脉曲张和静脉炎、肥胖、糖尿病、长期口服避孕药物或其他引起凝血机制亢进的因素,容易诱发静脉血栓的形成。静脉血栓脱落的原因不十分清楚,可能与静脉内压力急剧升高或静脉血流突然增多等有关。血栓性静脉炎在活动期，栓子比较松软，易于脱落。脱落的血栓迅速通过大静脉、右心到达肺动脉，而发生肺栓塞。

(二)心肺疾病

心肺疾病是肺动脉栓塞的主要危险因素。在肺栓塞患者中约有40%合并有心肺疾病，特别是心房纤颤、心力衰竭和亚急性细菌性心内膜炎者发病率较高。风湿性心脏病、动脉硬化性心脏病、肺源性心脏病也容易合并肺栓塞。栓子的来源以右心腔血栓最多见，少数也来源于静脉系统。

(三)肿瘤

恶性肿瘤患者易并发肺栓塞的原因可能与凝血机制异常有关。胰腺、肺、胃肠、泌尿系统肿瘤均易合并肺栓塞。肺栓塞有时先于肿瘤的发现，成为肿瘤存在的信号。

(四)妊娠和分娩

孕妇肺栓塞的发生率比同龄未孕妇高7倍，尤以产后和剖宫产术后发生率最高。妊娠时腹腔内压增加和激素松弛血管平滑肌及盆腔静脉受压可引起静脉血流缓慢，改变血液流变学特性，加重静脉血栓形成。此外，妊娠期凝血因子和血小板增加，血浆素原-血浆素溶解系统活性降低。这些改变对血栓形成起到了促进作用。

(五)其他

大面积烧伤和软组织创伤也可并发肺栓塞，可能因受伤组织释放的某些物质损伤肺血管内皮，引起了多发性肺微血栓形成。没有明显的促发因素时，还应考虑到遗传性抗凝血素减少或纤维蛋白溶酶原激活抑制剂增加等因素。

三、临床表现及特征

肺栓塞的临床表现多种多样，主要取决于栓子的大小、堵塞的肺段数、发生的速度，及患者基础的心肺功能储备状况。包括以下几种类型。

(1)猝死型：在发病后1小时内死亡，系有大块血栓堵塞肺动脉，出现所谓"断流"征，使血液循环难以维持所致。

(2)急性肺心病型：突然发生呼吸困难，有濒死感，低血压、休克、发绀、肢端湿冷、右心衰竭。

(3)肺梗死型：突然气短、胸痛、咯血及胸膜摩擦音或胸腔积液。

(4)不能解释的呼吸困难：栓塞面积相对较小，无效腔增加。

(5)慢性栓塞性肺动脉高压：起病缓慢，发现较晚，主要表现为肺动脉高压，右心功能不全，病情呈持续性、进行性。

(一)症状

1.呼吸困难

占80%～90%，为肺栓塞最常见的症状，表现为活动后呼吸困难，在肺栓塞面积较小时，活动后呼吸困难可能是肺栓塞的唯一的症状。

2.胸痛

占65%～88%，为胸膜痛或心绞痛的表现。胸膜痛提示可能有肺梗死存在。而当有较大的栓子栓塞时，可出现剧烈的胸骨后疼痛，向肩及胸部放散，酷似心绞痛发作。

3.咳嗽

20%～37%的患者出现干咳，或有少量白痰，有时伴有喘息。

4.咯血

一般为小量的鲜红色血，数天后可变成暗红色，发生率为25%～30%。

5.晕厥

占13%左右，系由大面积肺栓塞引起的脑供血不足，也可能是慢性栓塞性肺动脉高压的唯一或最早出现的症状，常伴有低血压、右心衰竭和低氧血症。

6.其他

约有半数患者出现惊恐，发生原因不明，可能与胸痛或低氧血症有关。巨大肺栓塞时可引起休克，常伴有烦躁、恶心、呕吐、出冷汗等。有典型肺梗死的胸膜性疼痛、呼吸困难和咯血三联征者不足1/3。

(二)体征

没有特异性提示肺栓塞的阳性体征，因而经常将肺栓塞的阳性体征误认为是其他心肺疾病的体征。

1.一般体征

约半数患者出现发热，为肺梗死或肺出血、血管炎引起，多为低热，可持续1周左右，如果合并肺部感染时也可以出现高热；70%的患者出现呼吸急促；由于肺内分流可以出现发绀；40%有心动过速；当有大块肺栓塞时可出现低血压。

2.呼吸系统

当出现一侧肺叶或全肺栓塞时，可出现气管向患侧移位，叩诊浊音，肺部可听到哮鸣音和干湿啰音及肺血管杂音，发生肺梗死时，部分患者可出现胸膜摩擦音，及胸腔积液的相应体征。

3.心脏血管系统

可以出现肺动脉高压及右心功能不全的相应体征，如肺动脉瓣区第二音亢进($P_2>A_2$)；肺动脉瓣区及三尖瓣区可闻及收缩期反流性杂音，也可听到右心性房性奔马律和室性奔马律。右心衰竭时可出现颈静脉充盈、搏动增强，第二心音变为正常或呈固定性分裂，肝脏增大、肝颈静脉回流征阳性和下肢水肿。

下肢深静脉血栓的检出对肺栓塞有重要的提示作用。双下肢检查常见单侧或双侧肿胀，多不对称，常伴有压痛、浅静脉曲张，病史长者可出现色素沉着。

(三)辅助检查

1.实验室检查

(1)血常规：白细胞数增多，但很少超过1.5×10^9/L。

(2)血沉增快。

(3)血清胆红素增高，以间接胆红素升高为主。

(4)血清酶学(包括乳酸脱氢酶、AST等)同步增高，但肌酸磷酸激酶(CPK)不高。

(5)D-二聚体(D-Dimer，DD)：为特异性的纤维蛋白降解产物。D-二聚体敏感性和特异性取决于所用的检测方法。用酶联免疫吸附法(ELISA)检测证明诊断肺栓塞的敏感性为97%。通常以500 μg/L作为分界值，当DD低于此值时可以除外肺栓塞或深部静脉血栓(DVT)。但是，DD的检测存在假阳性结果，在其他如感染和恶性肿瘤等病理状态下，DD也可以升高。用DD诊断肺栓塞的特异性仅为45%，因此，DD只能用来作为除外肺栓塞的指标，而不能作为肺栓塞或DVT的确诊指标。

(6)血气检查：患者可出现低氧血症和低碳酸血症，肺泡动脉氧分压差[$P_{(A-a)}O_2$]增加，但血气正常也不能排除肺栓塞。当 PaO_2＜6.7 kPa(50 mmHg)时，提示肺栓塞面积较大。$P_{(A-a)}O_2$ 的计算公式为：$P_{(A-a)}O_2 = 150 - 1.5 \times PaCO_2 - PaO_2$，正常值为 0.7～2.0 kPa(5～15 mmHg)。

2.特殊检查

(1)心电图：心电图的常见表现为动态出现 $S_I Q_{III} T_{III}$ 征(即肢体导联Ⅰ导出现 S 波，Ⅲ导出现 Q 波和 T 波倒置)及 $V_{1、2}$ T 波倒置、肺性 P 波及完全或不完全性右束支传导阻滞。

(2)胸部 X 线检查：常见 X 线征象为栓塞区域的肺纹理减少及局限性透过度增加。肺梗死时可见肺梗死阴影，多呈楔形，凸向肺门，底边朝向胸膜，也可呈带状、球状、半球状及肺不张影。另外可以出现肺动脉高压征，即右下肺动脉干增粗及残根现象。急性肺心病时可见右心增大征。

(3)放射性核素肺扫描：是安全、无创的肺栓塞的诊断方法。肺栓塞者肺灌注扫描的典型表现是呈肺段分布的灌注缺损。肺灌注扫描的敏感性高，一般内径大于 3 mm 的肺血管堵塞时，肺扫描的结果可全部异常。然而，肺灌注扫描的特异性不高，许多疾病也可引起肺灌注缺损，导致假阳性的结果。另外，对于小血管的栓塞，肺灌注扫描也可出现假阴性的结果。因而，必须结合临床，才能对缺损的意义做出全面的判断，提高诊断的准确性。为提高肺栓塞的诊断率，可将肺通气扫描和灌注扫描结合分析，如果通气扫描正常而灌注扫描呈典型改变，可诊断肺栓塞；如肺扫描既无通气区，也无血流灌注，可见于肺梗死和其他任何肺脏本身的疾病，如需进一步明确肺梗死诊断时，可行肺动脉造影检查。

(4)心脏超声检查：对于肺栓塞，超声诊断的直接依据是检出肺动脉内栓子。位于主肺动脉或左右肺动脉内的血栓可被超声检出，对于存在左右肺动脉以远的血栓则无法显示。超声检查主要通过检出肺栓塞所造成的血流动力学改变提供诊断信息。急性肺栓塞通常有以下发现。①心腔内径及容量改变：右心增大尤以右心室增大显著，发生率在 67%～100%，左心室减小，RV/LV 的比值明显增大，该比值越高，提示肺血管床减少的面积越大；②室间隔运动异常：表现为与左心室后壁的同向运动，并随着呼吸的加深变化幅度增大；③三尖瓣环扩张伴少至中量的三尖瓣反流；④肺动脉高压，如患者既往无肺部疾病史，出现急性心肺功能异常时，检出上述异常应高度怀疑急性肺栓塞。

(5)CT 及 MRI 检查：螺旋 CT 可直接显示肺血管，属于非创伤性检查，比经食管和经胸部的超声心动图具有更高的敏感性和特异性，目前正日益普及。其诊断段或以上的肺动脉栓塞的敏感性为75%～100%，特异性为 76%～100%。但尚不能可靠地诊断段以下的肺动脉栓塞。直接征象可见肺动脉半月形或环形充盈缺损或完全梗阻，间接征象包括主肺动脉扩张，或左右肺动脉扩张，血管断面细小缺支，肺梗死灶或胸膜改变等。有人认为，螺旋 CT 应完全替代肺通气灌注扫描并成为有肺栓塞症状患者的首选检查方法。当 CT 检查有禁忌证时，MRI 检查可以作为替代方法。

(6)肺动脉造影：选择性肺动脉造影可提供绝大部分肺血管性疾病的定性定位诊断和鉴别诊断的证据，是目前临床诊断肺栓塞的最佳确诊的方法。它不仅可明确诊断，还可显示病变部位、范围、程度和肺循环的某些功能状态。肺动脉造影常见的征象有：①肺动脉及其分支充盈缺损，诊断价值最高；②栓子堵塞造成的肺动脉截断现象；③肺动脉堵塞引起的肺野无血流灌注，不对称的血管纹理减少，肺透过度增强；④栓塞部位出现“剪枝征”；⑤栓子不完全堵塞时，可见肺动脉分支充盈和排空延迟。

肺动脉造影检查属有创性检查方法，有一定的危险性，且价格昂贵，适用于临床高度怀疑肺栓塞，而灌注扫描不能明确做出诊断及需要鉴别肺栓塞还是肺血管其他病变者。对临床诊断清楚，拟采用内科保守治疗的患者，造影并非必要。

70%以上的肺动脉栓塞的栓子来自下肢深静脉血栓，因此静脉血栓的发现虽不能直接诊断肺栓塞，但却能给予很大的提示。但50%的下肢深静脉血栓患者无临床症状和体征，需依靠检查明确。下肢静脉造影是诊断下肢深静脉血栓的最可靠方法，但需注意有引起栓子脱落的可能性，目前应用较少。多普勒超声血管检查、放射性核素静脉造影、肢体阻抗容积图等均是诊断深静脉血栓的常用方法，具有较高的敏感性和特异性。

四、诊断及鉴别诊断

肺栓塞的临床误诊、漏诊率相当高，国外尸检发现肺栓塞的漏诊率为67%，国内外医院资料显示院外误诊率为79%。究其原因主要是对肺栓塞的诊断意识不强，认为肺栓塞是少见甚至是罕见病，很少将它作为诊断和鉴别诊断内容。减少误诊、漏诊的首要条件是提高对肺栓塞的认识，当临床发现以下情况时，应高度疑诊肺栓塞，需进一步做相应检查以确诊：①劳力性呼吸困难；②原有疾病发生突然变化，呼吸困难加重或外伤后呼吸困难、胸痛、咯血；③发作性晕厥；④不能解释的休克；⑤低热、血沉增快、黄疸、发绀等；⑥X线胸片肺野有圆形或楔形阴影；⑦肺扫描有血流灌注缺损；⑧有发生肺栓塞的基础疾病，如下肢无力、静脉曲张，不对称性下肢浮肿和血栓性静脉炎。

仅凭临床表现诊断肺栓塞是绝对不可靠的，但在进行辅助检查前对是否存在肺栓塞的临床可能性进行认真评价很有必要，而且有助于对怀疑肺栓塞的患者进行有针对性的辅助检查。Wells等根据临床表现将肺栓塞的可能性进行预测，对诊断有一定的指导意义，对存在可能性的患者应按程序进行诊断和鉴别诊断。

(1)肺炎：肺栓塞时可出现发热、胸痛、咳嗽、白细胞计数增多，X线胸片有浸润阴影等易与肺炎相混淆。如果注意到较明显的呼吸困难、下肢静脉炎、X线胸片部分肺血管纹理减少及血气异常等，再进一步做肺通气/灌注扫描，多能予以鉴别。

(2)胸膜炎：约1/3肺栓塞患者可发生胸腔积液，易被误诊为结核性胸膜炎。但并发胸腔积液的肺栓塞患者缺乏结核中毒症状，胸腔积液多为血性、量少、吸收较快，X线胸片同时发现吸收较快的肺浸润影。

(3)冠状动脉供血不足：在年龄较大的急性肺栓塞患者，可出现胸闷、胸痛、气短的症状，并同时伴有心电图胸前导联$V_{1,2}$甚至到V_4 T波倒置时易诊断为冠状动脉供血不足。通常肺栓塞的心电图除ST-T改变外，心电轴右偏明显或出现$S_{Ⅰ}Q_{Ⅲ}T_{Ⅲ}$及“肺性P波”，心电图改变常在1～2个月内好转或消失。

(4)胸主动脉夹层动脉瘤：急性肺栓塞剧烈胸痛，上纵隔阴影增宽，胸腔积液伴休克者需与夹层动脉瘤相鉴别，后者多有高血压病史，疼痛部位广泛，与呼吸无关，发绀不明显，超声心动图检查有助于鉴别。

五、治疗策略

(一)一般治疗

首先要区分高危和非高危患者。高危患者需全面监护，包括呼吸和血流动力学监测，必要时给以呼吸支持。大部分肺栓塞患者不需要入住重症监护室，除非是大面积肺栓塞或原有心肺基础病。需要准确调整输注肝素剂量及监测其效果的患者也应入住监护室，不能在普通病房进行。

保持大便通畅，避免过度用力；对于有焦虑和惊恐症状的患者应予安慰并适当使用镇静剂；胸痛者可予止痛剂；如果预期需溶栓治疗，应慎重考虑中心静脉置管、反复静脉穿刺或动脉内穿刺抽血，针刺活检等有创性操作。

长期以来观点是要防止栓子再次脱落，深静脉血栓患者应绝对卧床休息。近来越来越多的研究证明早期活动对 DVT 患者并没害处。ACCP 有关血栓栓塞指南第 9 版推荐只要可行，DVT 患者尽早下床活动优于卧床休息(Grade 2C)。Zhenle.Liu 等对包括 3 269 患者的 13 个研究的荟萃分析显示，与卧床休息相比，正在接受抗凝治疗的急性 DVT 患者早期活动并不导致新的肺栓塞、DVT 进展、DVT 相关死亡的发生率增加。而且，对起病时局部有中到重度疼痛的患者，早期活动可使疼痛更快消失。

1.氧疗和呼吸支持

肺栓塞的患者经常出现低氧血症和低碳酸血症，但大多数为中度。卵圆孔未闭患者当右心房压力超过左心房时可发生右-左分流，加重低氧血症。低氧血症通常可通过鼻导管或面罩吸氧纠正。需要机械通气时要尽量减轻正压通气对血流动力学的不良影响，因正压通气可减少静脉回流，同时加重右心衰竭，特别是大面积肺栓塞的患者。要谨慎使用呼气末正压(PEEP)。使用低潮气量(大约 5 mL/kg 去脂体重)，使吸气末气道平台压保持低于 30 cmH_2O($1\ cmH_2O=0.098$ Pa)。实施机械通气应通过气管插管，尽量避免气管切开，以免在抗凝或溶栓过程中出现局部大量出血。

对猪的实验显示体外心肺支持可能对大面积肺栓塞有效。零星的病例报告也支持这一观点。

2.血流动力学支持

急性右心功能衰竭伴输出量降低是高危肺栓塞患者最主要的死亡原因。支持治疗十分重要。静脉补液对肺栓塞低血压的患者可能有益也可能有害。对狗的研究显示，积极补液扩容不但没有益处，还可能进一步损害右心室功能，其机制是心肌过度机械性伸张或通过反射机制抑制右心室功能。另一方面，可在密切观察收缩压和舒张压情况下试用少量液体冲击试验，一旦情况恶化应立即停止。对血压正常而心脏排血指数低的患者，适当地(500 mL)液体补充可增加心脏排血指数。

大面积肺栓塞患者正在进行或者等待再灌注治疗的同时，常常需用升压药。去甲肾上腺素可以通过直接正性肌力作用改善右心功能，同时通过外周血管 α 受体激动作用，改善右心室冠脉灌注和升高收缩压。其使用仅限于有低血压的患者。根据一系列小规模研究结果，血压正常而心排血指数降低的肺栓塞患者，可考虑使用多巴酚丁胺和/或多巴胺；但是如果心脏排血指数高于生理水平，可产生血流再分配，从完全(或部分)阻塞血管分流到没阻塞的血管，加重通气-灌注失调。肾上腺素同时具有去甲肾上腺素和多巴酚丁胺的优点，而没有后者的全身血管扩张作用。对肺栓塞合并休克的患者更加适合。

血管扩张剂可降低肺动脉压和肺血管阻力，但缺乏特异性，因通过静脉给药时药物并非仅作用于肺血管系统。根据小规模临床研究，大面积肺栓塞患者吸入一氧化氮可以改善血流动力学和气体交换。左西孟旦与肌钙蛋白相结合，使钙离子诱导的心肌收缩所必需的心肌纤维蛋白的空间构型得以稳定，从而使心肌收缩力增加，而心率、心肌耗氧无明显变化。同时具有扩血管作用，通过激活三磷酸腺苷(ATP)敏感的钾通道使血管扩张，使心脏前负荷降低，对治疗心力衰竭有利。初步数据显示，左西孟旦可增强急性肺栓塞患者右心室收缩能和舒张肺动脉，恢复右心室和肺动脉的协调。

(二)治疗策略

1.休克患者

有休克或低血压的肺栓塞患者院内死亡的风险很高,尤其是在入院后的头几个小时。除了血流动力学和呼吸支持,普通肝素静脉注射是初始抗凝治疗的首选(ES.ⅠC),因为低分子肝素或磺达肝癸钠没有在低血压和休克患者身上做过研究,且起效慢,不能迅速达到有效的抗凝作用。

初始再灌注治疗,特别是系统溶栓,是高危肺栓塞患者首选的治疗方法(ES.ⅠB)。有溶栓禁忌证的患者,以及经溶栓治疗血流动力学状态没有改善的患者,如果有足够专业水准的外科团队和资源,推荐作外科栓子切除术(ESCⅠC)。如果有足够专业水准的介入治疗团队和资源,也可考虑行经皮导管治疗(ES.C)。在这些情况下,应该由一个跨学科的团队,包括呼吸科医师、胸外科医师、介入专科医师讨论决定治疗方案。

2.中危肺栓塞

临床评分肺栓塞概率为高或中的患者,在进行确诊检查的同时推荐立即予以胃肠外抗凝治疗(ES.ⅠC)。对于大多数没有休克或低血压的急性肺栓塞,如果没有严重的肾功能不全,根据体重确定剂量的低分子肝素或磺达肝癸钠皮下注射,是治疗的首选(ES.ⅠA)。推荐胃肠外抗凝治疗同时联合维生素K拮抗剂,目标INR2.5(2~3)。

PESI分级为PES.Ⅲ~Ⅳ或sPESI≥1属于中危患者。对这类患者是否需要溶栓一直存在争议。为解决这个问题,PEITHO(th.Pulmonary Embolis.Thrombolysis)研究探讨血压正常的中危急性肺栓塞患者溶栓治疗的疗效和安全性。该试验为随机双盲试验,比较溶栓药替奈普酶(tenecteplase)加肝素或安慰剂加肝素治疗中危肺栓塞患者的结果。主要结局终点是随机后7天内死亡或血流动力学失代偿,主要安全终点是随机后7天的颅外大出血、缺血性或出血性脑卒中。替奈普酶组的506例患者中13例(2.6%)死亡或出现血流动力学失代偿,安慰剂组499患者,28例(5.6%)死亡或出现血流动力学失代偿(O.0.44,95%C.0.23~0.87,P=0.02)。从随机开始到第7天期间替奈普酶组死亡6例(1.2%),安慰剂组死亡9例(1.8%)(P=0.42)。替奈普酶组颅外出血32例(6.3%),安慰剂组6例(1.2%)(P<0.001)。替奈普酶组脑卒中12例(2.4%),其中出血性脑卒中10例;安慰剂组脑卒中1例(0.2%),为出血性(P=0.003)。在第30天,替奈普酶组总共死亡12例(2.4%),安慰剂组16例(3.2%)(P=0.42)。结论是对中危肺栓塞患者,迅速溶栓治疗可以预防血流动力学失代偿,但增加大出血和脑卒中的危险。基于上述研究结果,ES.2014版指南建议对中危急性肺栓塞患者进一步分层,细分为中高危和中低危。推荐对中高危患者密切监测,早期发现血流动力学失代偿征象,及时进行补救性再灌注治疗(ES.ⅠC),首选溶栓治疗(Ⅱ.B)。中低危肺栓塞患者应选择抗凝治疗。目前证据并不支持再灌注为主要的治疗手段。同样也没有任何证据支持卧床休息对这些患者的临床预后有任何的帮助作用。

有研究显示,对75岁或以上的ST段升高的心肌梗死患者,如果溶栓药剂量减少一半,没有发生颅内出血。这种降低剂量的策略也可考虑用于中危肺栓塞,值得进一步研究。

超声辅助导管局部溶栓也可以降低溶栓药物用量同时可取得相当的疗效。超声波本身不能溶栓,但可使交织在一起的纤维素纤维产生可逆性解体和分离,使溶栓药物易于渗入;此外,超声压力波也有助于溶栓药物的渗透。Kuche.N的研究显示,中危肺栓塞患者使用超声辅助导管局部溶栓,在24小时逆转右心室扩张方面,优于单纯肝素抗凝,而不增加出血并发症。值得进一步研究。

3.低危肺栓塞

PESI分级为Ⅰ或Ⅱ级，或者sPESI分级为0级的患者，属低危肺栓塞，如果患者及家属理解，可以早期出院或者门诊治疗。但要注意的是，尽管目前指南认为对PESI评分属低危或sPESI为0患者，并不需要常规影像学检查右心功能或做血液生物标志物检查，但如果被发现有心脏生物标志物升高或有右心室功能不全的影像学证据，也应被归于中低危，则不适宜门诊治疗。Vinso·R等对2010—2012年急诊低危肺栓塞患者进行回顾性多中心队列研究。比较对门诊治疗有相对禁忌证和没有相对禁忌证的患者5天和30天的结局，包括大出血、静脉血栓栓塞复发和全因死亡率。总共有423例成人低危急性肺栓塞。其中271例(64.1%)没有门诊治疗相对禁忌证，152例(35.9%)有至少一个相对禁忌证。结果：没有禁忌证组5天内没有一例发生不良事件，有禁忌证组有2例。在30天期间，没有禁忌证组5例出现不良事件(2例血栓栓塞复发和3例大出血)，有禁忌证组9例。结论：到急诊就诊的低危肺栓塞患者大约有2/3可以适合门诊治疗。门诊治疗相对禁忌证有3种类型：①肺栓塞相关因素。②患肺栓塞以外的疾病而需要住院治疗。③对治疗的依从性和随访的障碍，嗜酒或吸毒，精神病或老年性痴呆，社会问题，没有家，没有电话，或者是联系住址过远。

4.深静脉血栓形成的治疗原则

深静脉血栓形成治疗的主要目标是防止肺栓塞，减少并发症，防止或尽量降低血栓形成后综合征(PTS)的风险。

抗凝治疗是DVT的主要治疗手段，其他治疗包括：药物溶栓、血管外科介入治疗、物理措施(弹性压力袜和行走)。

抗凝治疗主要药物是普通肝素和低分子肝素和华法林。间接Ⅹa因子抑制剂(如磺达肝癸钠)：剂量个体差异小，每天1次，无需监测，对肾功能影响小于低分子肝素，疗效和安全性与依诺肝素相类似。直接Ⅹa因子抑制剂(如利伐沙班)：服用更加简便，单药治疗急性DVT与标准治疗(低分子肝素与华法林合用)疗效相当。而且出血并发症减少，也可用于高危人群。

单次静脉溶栓治疗可改善静脉血栓的再通率，但目前已不再推荐，因为出血性并发症增高，死亡风险也略有增加。而且PTS的发生率也无明显改善。美国胸科医师学院(ACCP)的共识指南推荐溶栓治疗只适用于有肢体缺血或血管衰竭的大范围髂股静脉血栓形成患者。

经皮介入治疗包括导管定向溶栓，机械取栓，血管成形术和/或受阻塞静脉的支架植入术。

导管定向溶栓的出血风险与全身溶栓相类似。导管溶栓是否优于抗凝尚未做过研究。在介入治疗中机械取栓可优先考虑，因为可以更快地使血栓堵塞部位再通，降低溶栓药的剂量，因此出血风险可能会降低。介入治疗的适应证包括比较少见的股青肿，有症状的下腔静脉血栓形成，单靠抗凝治疗效果差，或有症状的出血风险较低的髂股或股腘DVT患者。

推荐抗凝治疗疗程为3～12个月，取决于血栓的部位和危险因素是否持续存在。如果深静脉血栓复发，或者存在慢性高凝状态，或者出现危及生命的PE，推荐终身抗凝治疗。这种治疗方案累计出血并发症小于12%。

六、抗凝治疗

(一)抗凝药物

推荐对急性肺栓塞患者行抗凝治疗，其目的是预防早期死亡以及VTE的早期复发。标准的抗凝疗程至少3个月，包含最初急性期5～10天的胃肠外抗凝治疗，可选用普通肝素、低分子肝素或磺达肝癸钠。胃肠外抗凝药应该与维生素 K 拮抗剂在一开始时就重叠使用，也可在胃肠外抗凝药使用一周后接着用新型口服抗凝药物达比加群或依度沙班。新型口服抗凝药利伐沙班或阿哌沙班可在一开始时就单独使用，也可在使用普通肝素、低分子肝素或磺达肝癸钠 1～2 天后使用。如果用于急性期治疗，利伐沙班在头3 周内，阿哌沙班在头 7 天内必须增加剂量。对一些患者，在评估复发和出血风险后，有可能需要超过3 个月的长时间或终身抗凝治疗。

1.胃肠外抗凝药

对于临床评分肺栓塞概率为中、高的患者，在等待检查结果时，应立即开始胃肠外抗凝治疗(ES.IC)。可静脉注射普通肝素，皮下注射低分子肝素或磺达肝癸钠。对于肺栓塞的初始治疗，低分子肝素或磺达肝癸钠优于普通肝素，因为严重出血或肝素诱导血小板减少的发生率较低。

(1)普通肝素：对于可能需要再灌注治疗或有严重肾损害(肌酐清除率＜30 mL/min)，或严重肥胖，皮下吸收有问题的患者，推荐首选普通肝素。因普通肝素半衰期短，容易监控抗凝效果，必要时可以快速被鱼精蛋白所拮抗。普通肝素剂量需根据 APTT 调整。在某些临床情况下，例如可能需要内科或外科有创操作或小手术，临床医师往往优先选择静脉注射普通肝素，因其半衰期短，方便暂时停止抗凝治疗，以减少手术过程中的出血风险。虽然这种策略缺乏支持证据，但不失为一种合理的选择。

肝素治疗的疗效取决于在治疗的第一个 24 小时内达到肝素治疗的临界水平。达到肝素治疗的临界水平的标志是达到基础值的 1.5 倍或正常范围的上限。这一水平与硫酸鱼精蛋白滴定法测定的0.2～0.4 U/mL，以及抗因子 X 分析法测定的 0.3～0.6 U/mL 的肝素水平相对应。各实验室应确定达到治疗水平的最低肝素浓度，其方法是测定 APTT，让每批次凝血活酶试剂测定的 APTT 均与 0.2 U/mL 的最低肝素治疗浓度相对应。

普通肝素用法是：先用 80 U/kg，或 5 000 U 的肝素静脉注射，以后静脉滴注 18 U/(kg・h)或1 300 U/h，以迅速达到并保持在治疗肝素水平的 APTT 的目标值。随机对照研究显示，按体重方法给药可更快达到治疗 APTT 的目标值，也较少出现复发或出血的并发症。也可选用有监测的固定剂量普通肝素皮下注射的方案。

(2)低分子肝素：美国 ACCP 建议低分子肝素治疗急性 PE 或 DVT 患者采用每天一次给药，优于每天两次(2C 级)。荟萃分析显示两者在死亡率、VTE 复发和大出血方面的结局相似，先决条件是每天总的剂量必须相同。然而，由于资料的不精确性和不一致性，证据质量较低。

低分子肝素不需常规监测，但对孕妇需定期监测抗凝血因子Ⅹa 的活性。抗凝血因子Ⅹa 活性峰值测定时间应该是在最后一次注射后 4 小时测定，谷值测定时间是下一次注射低分子肝素之前。目标范围：每天两次用药，0.6～1.0 IU/mL；每天一次用药，1.0～2.0 IU/mL。

对急性肺栓塞患者，磺达肝癸钠作为初始治疗优于普通肝素静脉注射(2B 级)和皮下注射(2C 级)。磺达肝癸钠是选择性因子Ⅹa 抑制剂，根据体重决定剂量，每天一次皮下注射，不需要监测。在没有溶栓治疗指征的急性肺栓塞患者中使用磺达肝癸钠治疗，VTE 复发和大出血的发生率与静脉注射普通肝素相似。未有报道磺达肝癸钠诱发血小板减少的病例。磺达肝癸钠禁止用于严重肾功能不全(肌酐清除率＜30 mL/min)的患者，因可产生积蓄而增加出血的风险。积蓄也可发生在中度肾功能不全(肌酐清除率 30～50 mL/min)的患者，因此对这些患者剂量应减少 50％。

2.维生素 K 拮抗剂——华法林

多年来维生素 K 拮抗剂一直是口服抗凝药的金标准，华法林目前仍然是治疗肺栓塞的最主要抗凝药物。华法林通过干扰维生素 K 依赖的凝血因子Ⅱ、Ⅶ、Ⅸ、Ⅹ的活化而发挥抗凝血作用。此外,华法林还能抑制抗凝蛋白调节素 C 和 S 的作用,因而有短暂的促凝血作用。华法林经胃肠道迅速吸收,作用高峰在用药后 36～72 小时才出现,难以调节。在血液循环中与血浆蛋白(主要是清蛋白)结合,在肝脏中两种异构体通过不同途径代谢。监测华法林疗效及不良反应的指标是 INR,中文称为国际标准化比值,是从凝血酶原时间(PT)和测定试剂的国际敏感指数(ISI)推算出来的,INR=(患者 PT/正常对照 PT)×ISI,采用 INR 使不同实验室和不同试剂测定的 PT 具有可比性,便于统一用药标准。

华法林对体内已合成的维生素 K 依赖的凝血因子没有抑制作用,只有当这些凝血因子代谢后,华法林才能发挥抗凝作用。给药后需数天才能达到最佳抗凝效果。ACCP 指南推荐维生素 K 拮抗剂如华法林应与胃肠外抗凝药在同一天开始使用(1B 级)。肠外抗凝药应与华法林一起使用至少 5 天,直到 INR 达到为 2.0 为止。

华法林起始剂量国内主张首剂 3～5 mg 口服,在接下来的 5～7 天根据 INR 调整每天剂量,目标为使 INR 水平在 2.0～3.0。一般维持量为 1.5～3.0 mg。国外使用剂量较高:起始剂量年轻(<60 岁)或健康门诊患者为每次 10 mg,在年长和住院患者为每次 5 mg。住院患者口服华法林 2～3 天后开始每天或隔天监测 INR,直到 INR 达到治疗目标值并维持至少 2 天。此后,根据 INR 结果的稳定性,数天至每周监测一次。出院后可每 4 周监测一次。门诊患者剂量稳定前应数天至每周监测一次,当 INR 稳定后,可每 4 周监测一次。美国胸科医师协会第 9 版抗栓指南建议,如果华法林的剂量和 INR 值的关系已经较长时间稳定。接受维生素 K 拮抗剂治疗的患者,建议 INR 监测频率一直到 12 周,而不是每 4 周(Grad.2B)。如需调整剂量,应重复前面所述的监测频率,直到剂量再次稳定。老年患者华法林清除减少,同时患其他疾病或合并用药较多,应加强监测。

治疗过程中剂量调整应谨慎,频繁调整剂量会使 INR 波动。INR 连续测得结果位于目标范围之外再开始调整剂量,一次轻度升高或降低可不必急于改变剂量,而应寻找原因。华法林剂量调整幅度较小时,可计算每周剂量,比调整每天剂量更为精确。对于从前有着稳定 INR 值的接受维生素 K 拮抗剂治疗的患者,单次 INR 超出治疗范围减低或增加 0.5,建议维持原剂量不变,然后 1～2 周内监测 INR(Grade 2C)。INR 如超过目标范围,可升高或降低原剂量的 5%～20%(用 1 mg 规格华法林便于剂量调整)。调整剂量后注意加强监测。如 INR 一直稳定,偶尔波动且幅度不超过 INR 目标范围上下 0.5,可不必调整剂量,可数天或 1～2 周酌情复查 INR。

华法林治疗期间 INR 超范围和/或出血的处理。

(1)INR 高于治疗 INR 范围,但小于 4.5,无出血,无须快速逆转 INR:降低剂量或取消一次剂量,每天监测 INR,直到 INR 达标。

(2)IN.4.5～10,无出血:取消 1～2 次剂量,监测 INR,重新调整剂量。2001 ACCP 指南建议反对常规使用维生素 K_1(植物甲萘醌)。2001 ACCP 指南建议考虑维生素 K 1～2.5 mg 口服一次。其他推荐:维生素 K 1 mg 口服或 0.5 mg 静脉注射。应使 INR 在 24 小时内降低。

(3)INR>10,无出血:暂停华法林,监测 INR,重新调整剂量。2001 ACCP 指南推荐维生素 K_1 口服(未指定剂量);2001ACCP 指南建议给予维生素 K 2.5～5 mg 口服一次。如果在 24～48 小时内观察到 INR 下降,继续监测 INR,必要时再给一次维生素 K_1。其他推荐:维生素 K_1 2～2.5 mg 口服,或0.5～1 mg,静脉注射。

(4)轻微出血,任何 INR 升高:暂停华法林,监测 INR,重新调整剂量,考虑维生素 K_1 2.5～5 mg

口服一次；如有必要可 24 小时后重复。

(5)大出血，任何 INR 升高：暂停华法林，监测 INR，重新调整剂量，2001ACCP 指南推荐用人凝血酶原复合物(PCC)加维生素 K_1 5～10 mg，静脉注射，为减少对维生素 K_1 的过敏的反应，可将药物加进50 mL液体，使用输液泵在 20 分钟内输注。也可以考虑用新鲜冰冻血浆(FFP)或补充重组凝血因子Ⅶa(rⅦa)。

注：高剂量的维生素 K(例如≥10 mg)可产生一周或更长时间的华法林抵抗；对需要长期抗凝治疗的临床状况(例如，心房颤动的血栓预防)，可考虑使用肝素，低分子肝素，或直接凝血酶抑制剂。

(6)危及生命的出血和 INR 升高：停用华法林，给予新鲜冰冻血浆和维生素 10 mg 缓慢静脉滴注，必要时根据 INR 重复使用。

华法林的量效关系受遗传和环境等因素影响。与白种人比较，中国人对华法林的耐受剂量明显较低，目前已发现数个基因多态性与华法林剂量相关，主要是细胞色素 P4502C9 和 VKORCl。药物遗传学路线图结合了患者的基因类型和临床信息，可根据这些整合的信息调整华法林的剂量。2012 年发表的一个试验表明，与传统方法相比，药物遗传学方法确定华法林剂量可使一个月中 INR 值绝对超范围减少 10%，主要是 INR 值＜1.5 出现的次数减少。这个改善与 DVT 发生率降低 66%相对应。2013 年发表了三个大型随机对比临床研究。三个研究都用开始治疗的头 4～12 周 INR 在治疗范围内的时间百分比(TTR)来反映抗凝治疗的质量，作为主要终点指标。在 455 例患者中，使用床边检测的华法林的基因引导用药方案，与传统的 3 天负荷剂量方案相比，头 12 周的 TTR 提高。INR 到达治疗水平的中位时间从29 天下降到 21 天。另一项对 1 015 例患者的研究，比较了 2 种华法林负荷剂量的确定方法：基于基因类型数据加上临床变量和单纯基于临床资料相比，以治疗 4～28 天期间的 TTR 作为评判标准，2 组并无明显差别。

总之，研究结果表明临床资料加药物遗传学检查不能提高抗凝质量。也提示根据患者临床资料决定剂量优于固定剂量方案。必须强调优化组织结构，及时反馈 INR 测定结果用于个体化的剂量调整。

药物、饮食、多种疾病状态均可影响华法林的抗凝作用。至少 186 种食物或药物被报告与华法林有相互作用。临床上证明有明显相互作用的有常用的 26 种药物和食物，包括 6 种抗生素和 5 种心血管药。最常见的药物包括：胺碘酮、某些抗生素、解热镇痛药、抑酸药以及某些中成药等。避免使用 NSAIDs(包括环氧化酶-2 选择性的 NSAIDs)、特定的抗生素(Grad.2C)。尽量避免使用抗血小板制剂，除非是服用抗血小板药的益处明显大于出血危害，比如机械瓣膜患者、ACS 患者或近期冠脉支架或搭桥患者(Grad.2C)。努力保持患者充分的抗凝，因为当华法林治疗不充分，促凝血因素首先恢复。对口服华法林比较难以保持充分抗凝的患者，要求限制食用含维生素 K 的食物。

如果患者适合停止维生素 K 拮抗剂治疗，建议骤停(迅速停止)，而不是逐渐减小剂量停用。

(二)急性肺栓塞抗凝治疗的疗程

对首次有诱因的血栓栓塞患者，如卧床、手术、创伤，应该接受华法林治疗至少 3 个月。对于首次特发性(无诱因)血栓栓塞。2 个抗凝治疗研究均未发现 3 个月和 6 个月的抗凝治疗在复发率方面有什么差别。目前对这些患者推荐抗凝治疗至少 3 个月，3 个月后是否继续抗凝需要重新评估。

美国胸科医师协会第 9 版抗栓指南推荐对所有特发性血栓栓塞患者抗凝治疗 3 个月，而不是更短,3 个月后作延续抗凝治疗的风险-获益评估(1B 级)。对首次特发性 VTE 事件且出血风险为中低度的患者应延长抗凝疗程(2B 级)。对首次 VTE 事件且出血风险为高的患者抗凝疗程限于 3 个月(1B 级)。

对第二次特发性肺栓塞且出血风险为低或中的患者推荐延长抗凝治疗(分别为 1B 和 2B 级)。对第二次特发性肺栓塞且出血风险为高的患者,选择 3 个月的抗凝,不延长抗凝(2B 级)。

对有过肺栓塞同时存在不可逆危险因素,如抗凝血酶Ⅲ,蛋白 S 和蛋白 C 缺乏,因子Ⅴ莱顿突变,或者存在抗磷脂抗体,应长期抗凝。

有活动性肿瘤的肺栓塞患者因其肺栓塞和 DVT 复发的危险持续增高,其长期治疗是一个挑战。ACCP 的第 9 版指南推荐,如果肿瘤患者出血风险为中低度,应给予延续抗凝治疗而不是 3 个月的治疗。如果有活动性肿瘤同时出血风险高,仍然建议延续抗凝治疗,尽管支持证据较少(2B 级)。对肿瘤患者肺栓塞的长期治疗,推荐优先选用低分子肝素,维生素K 拮抗剂如华法林。但有些肿瘤患者不愿选用低分子肝素,因为需要注射以及费用问题。对这些患者推荐选用维生素 K 拮抗剂如华法林,而不是达比加群或利伐沙班(2C 级)。

(三)抗凝治疗禁忌证

抗凝治疗的禁忌证包括大的活动性消化性溃疡,最近外科手术,创伤,颅内出血,裂孔疝,严重肝肾功能不全,凝血功能障碍,未控制的高血压,感染性心内膜炎,肝素过敏,妊娠,视网膜病变,以及酒精中毒。对于确诊急性肺栓塞的患者,以上的禁忌证均属于相对禁忌证,在抗凝之前要考虑患者的风险/获益比。

(四)抗凝治疗的并发症

1.出血

出血是抗凝治疗最重要的并发症,可以表现为皮肤紫斑、咯血、血尿,或穿刺部位、胃肠道和阴道出血。年龄越大出血的风险就越大,应当检查血小板计数和其他凝血指标。

应用肝素过程中如出现严重的出血,除了支持疗法和输新鲜血外,还可给予抗肝素治疗。普通肝素的抗凝作用可以被鱼精蛋白中和。鱼精蛋白能与肝素结合而形成稳定的盐。1 mg 鱼精蛋白可中和大约 100 U 普通肝素。因此 5 000 U 的肝素大约需要 50 mg 鱼精蛋白来中和。当静脉滴注肝素时,因为肝素的半衰期短(约 60 分钟),只需把前几小时给予的肝素剂量计算在内。如:普通肝素 1 250 U/h 静脉滴注的患者要中和肝素的抗凝作用约需要鱼精蛋白 30 mg。APTT 值可评估抗肝素治疗的效果。应用低分子肝素一旦出现出血,停药后凝血能较快恢复,必要时用硫酸鱼精蛋白 0.6 mg 可拮抗LMW.0.1 mL。应用鱼精蛋白有时可出现低血压和窦性心动过缓等严重不良反应,通过减慢给药速度(＞3 分钟)可减少其发生。有输精管切除史、含鱼精蛋白胰岛素注射史、对鱼有过敏史的患者,形成抗鱼精蛋白抗体和发生变态反应的风险增加。鱼精蛋白过敏风险较高的患者可预先给予糖皮质激素和抗组胺药物。

华法林过量引起的出血,停药 2 天凝血功能可恢复,如同时应用维生素 K_1 10 mg 皮下或静脉注射,24 小时内可终止抗凝作用;紧急情况下,输新鲜血浆或浓缩凝血因子能迅速终止出血。

2.皮肤坏死

华法林可引起一些不良皮肤反应,如瘀斑、紫癜、出血性坏死、斑丘疹或水泡样荨麻疹隆起,皮肤坏死。Kipen 于1961 年发现美国第 1 例皮肤坏死并发症,迄今报道已达 300 例,发生率为 0.01%～0.1%。常先表现为麻木或压迫感,伴边界不清的红斑。病灶突起疼痛,局限,常呈出血或红斑,在真皮和皮下层出现水肿,呈橘皮样征象。在最初 24 小时,在受累皮肤范围内出现瘀点和出血性大泡，后者提示损害已属不可逆性，全层皮肤坏死是不可避免的终末期结果。痂皮脱落后留有深及皮下脂肪层的缺损，范围小的可自行愈合，较大的常需清创和植皮治疗。本并发症常见于中年围绝经期妇女。一旦出现，应立即停用华法林。

3.肝素过敏

肝素、低分子肝素来源于猪黏膜提取物，里面不可避免的会有一些杂质、变应原，可引起变态反应。由抗凝药引发的严重肝素变态反应虽然临床较少见，但由于此类药物使用广泛，一旦发生变态反应会对患者的治疗策略、安全带来诸多困扰。

轻症患者常表现为皮肤潮红、发痒、心悸、皮疹，严重者可出现呼吸困难，休克或死亡。一旦发生应立即停用肝素，尽可能地多饮水。轻度的口服抗过敏药物如氯雷他定，部分需要加口服抗炎药物如泼尼松，重度需要静脉使用糖皮质激素，皮疹常需局部处理。

磺达肝癸钠是纯化学合成的高亲和力的戊糖结构，完全为化学合成，不含来源于动物的成分，减少了病原微生物污染和过敏的潜在风险，在临床疗效和安全性方面有着明显的优势。

七、溶栓治疗

（一）溶栓治疗的适应证

溶栓治疗的适应证是急性肺栓塞合并血流动力学不稳定，收缩压＜12.0 kPa(90 mmHg)，或者较基础值下降 5.3 kPa(40 mmHg)，持续 15 分钟以上。同时出血风险低。美国胸科医师协会抗栓指南第 9 版建议对急性肺栓塞合并低血压[收缩压＜12.0 kPa(90 mmHg)]而且出血风险低的患者，给予系统性溶栓治疗，优于没有全身溶栓治疗（2C 级）。欧洲心脏病学会 2014 年版肺栓塞诊疗指南推荐对高危肺栓塞患者进行溶栓治疗。溶栓治疗比单用普通肝素抗凝治疗可更快地恢复肺血流灌注，早期解除肺血管阻塞，加快肺动脉压力和肺血管阻力的下降，改善右心室功能。溶栓治疗对血流动力学的益处仅局限于最初几天，在存活的病例中，治疗后一星期的差别便不再明显。因此，有溶栓指征的病例宜尽早进行，症状出现后 48 小时内溶栓效果最佳。溶栓时间窗通常定为出现症状 14 天以内。

对没有血流动力学损害的中危肺栓塞患者溶栓治疗的利弊多年来仍然存在争议。一项专门针对中危肺栓塞患者溶栓治疗的 PEITHO 研究，是一多中心、随机双盲对照研究，比较肝素加替奈普酶和肝素加安慰剂治疗的结果。纳入对象为急性肺栓塞，经超声心动图或 CT 肺动脉造影(CTPA)证实有右心功能不全，同时经肌钙蛋白 I 或 T 检测证实有心肌损伤的患者，共纳入 1 006 例。主要疗效终点是：随机后7 天内全因死亡或血流动力学失代偿，主要安全性终点是大出血和脑卒中。该研究的结论显示，对中危肺栓塞患者，溶栓治疗可以预防血流动力学失代偿，但增加大出血和脑卒中的危险，特别是 75 岁以上的患者。为了对比溶栓治疗与抗凝治疗对急性肺栓塞，包括中危肺栓塞的患者在存活率方面的获益和出血的危险。Chatterje・S 等搜索了医疗文献数据库 PubMed、EMBASE，找到 16 个符合条件的随机对照试验（RCTs），共 2 115 例患者的资料进行荟萃分析。其中低危肺栓塞210 例（9.93％），中危肺栓塞 1 499 例（70.87％），高危肺栓塞 31 例（1.47％），不能归类 385 例（18.20％）。结果发现溶栓治疗可降低全因死亡率，在平均 81.7 天的随访期间，溶栓治疗队列死亡率2.17％（23/1 061），抗凝治疗队列死亡率 3.89％（41/1 054）。NNT（numbe.neede.t.treat）＝59，要救活一个患者需治疗 59 个患者。溶栓治疗组的大出血发生率9.24％（98/1 061），抗凝组3.42％（36/1 054），溶栓治疗具有较大的大出血风险，NNH（numberneede.t.harm）＝18，平均每18 例溶栓治疗就出现一例大出血。溶栓组颅内出血发生率1.46%(15/1 024),抗凝组 0.19%(2/1 019)。但对 65 岁或以下的患者,大出血发生率并没有明显上升。结论:对于急性肺栓塞,包括血流动力学稳定而有右心室功能不全(中高危肺栓塞)的患者,溶栓治疗降低全因死亡率,但增加大出血和颅内出血的危险。该结论并不适用于没有右心室功能不全的血流动力学稳定的患者。

(二)溶栓药物

1.溶栓药物的分类

目前使用的溶栓药物是丝氨酸蛋白酶,通过将纤维蛋白溶酶原转换成为纤维蛋白溶酶而起作用。纤维蛋白溶酶分解血凝块中的纤维蛋白原和纤维蛋白,发挥溶解血凝块的作用。

溶栓疗法的应用始于 1933 年,当时发现某些链球菌菌株(β-溶血性链球菌)肉汤培养物的滤液能溶解纤维蛋白凝块。链激酶最初的临床应用是纤维素性胸膜炎、血胸和结核性脑膜炎。1958 年链激酶首次被用于急性心肌梗死(AMI),才改变了其应用方向。1986 年意大利的 GISSI 研究才确定链激酶治疗急性心肌梗死的疗效。

1947 年首次报道人尿具有纤溶的潜力,其活性成分被命名为尿激酶。与链激酶不同,尿激酶不具抗原性,能直接激活纤溶酶原,形成纤维蛋白溶酶。

组织型纤溶酶原激活剂(tPA)是一种存在于血管内皮细胞的天然纤溶剂,参与血栓形成和溶栓之间的平衡。tPA 对纤维素有明显的特异性和亲和力。在血栓部位,tPA 和纤维素表面的纤溶酶原相结合,诱发结构的变化,促使纤溶酶原转化为纤维蛋白溶酶,溶解血栓。

溶栓药物有时也被称为血浆纤维蛋白溶酶原激活剂,有两大类。

(1)纤维蛋白特异性溶栓药:该类药物在有纤维蛋白存在时,与纤溶酶原的亲和力可增至 600 倍左右,而无纤维蛋白存在时,纤溶酶原活性很少被激活,所以引起出血的不良反应明显减少。目前该类药物的代表有阿替普酶(alteplase,rt-PA),瑞替普酶(reteplase,r-PA)和替奈普酶(tenecteplase)。

(2)非纤维蛋白特异性溶栓药:第一代的溶栓药都属于非纤维蛋白特异性的溶栓药,其激活纤溶酶原的作用不受纤维蛋白的影响,所以引起出血及严重出血等不良反应较多。包括尿激酶、链激酶、尿激酶原(prourokinase)。

2.纤维蛋白特异性溶栓药

(1)阿替普酶(rt-PA):阿替普酶是第一个重组组织型纤溶酶原激活剂,与天然的 rt-PA 相同。在体内,组织型纤溶酶原激活剂由血管内皮细胞合成。它是生理的溶栓剂,可以预防体内过多的血栓形成。

阿替普酶具纤维蛋白特异性,其血浆半衰期 4~6 分钟。常被用于冠状动脉血栓、肺栓塞和急性缺血性脑卒中(AIS)的治疗。阿替普酶已被 FDA 批准用于治疗 ST 段抬高心肌梗死(STEMI)、AIS、急性大面积肺栓塞和中央静脉导管堵塞的溶栓,也是目前是唯一被批准用于 AIS 溶栓的药物。

理论上,阿替普酶只是在纤维蛋白凝块的表面才有效。然而在实践中它有系统性溶解血栓的作用,血液循环中可发现中量的纤维蛋白降解产物,具有相当大的全身性出血的风险。阿替普酶在必要时可以重复使用,没有抗原性,几乎从未发现有变态反应。

(2)瑞替普酶(r-PA):瑞替普酶是第二代重组组织型纤溶酶原激活剂。瑞替普酶起作用更快,出血风险比第一代阿替普酶低。它是一种合成的非糖基化的 rt-PA 突变蛋白,含有天然 rt-P.527 个氨基酸中的 355 个。该药是在大肠埃希菌中通过 DNA 重组技术而产生的。

瑞替普酶不像天然 rt-PA 那样与纤维蛋白紧密结合，它可以更自由地扩散通过血凝块，而不是像rt-PA那样仅仅与血栓表面结合。在高浓度，瑞替普酶不会与纤维蛋白溶酶原竞争纤维蛋白结合部位，从而使纤维蛋白溶酶原可以在血凝块部位转化成为能溶解血栓的纤维蛋白溶酶。这些特性有助于解释使用瑞替普酶患者血块溶解比使用阿替普酶患者更快。

对分子的生化改造使瑞替普酶的半衰期延长（13～16 分钟），可以静脉注射。FDA 批准瑞替普酶用于急性心肌梗死，用法是 2 次静脉注射，每次 10 U，在 2 分钟内注完，相隔 30 分钟。瑞替普酶这样的给药方法比阿替普酶更方便快捷，后者静脉注射后需静脉滴注。跟阿替普酶一样，瑞替普酶不具抗原性，必要时可以重复使用；几乎从未发现任何变态反应。

（3）替奈普酶：美国 FDA 在 2000 年批准替奈普酶用于临床溶栓治疗，是最新被批准的溶栓药。它是用中国仓鼠卵巢细胞利用重组 DNA 技术而产生。其作用机制类似于阿替普酶，目前用于急性心肌梗死的治疗。

替奈普酶是包含 527 个氨基酸的糖蛋白（GP），经过对氨基酸分子数的不断修改而成。包括以苏氨酸代替谷氨酰胺，天门冬酰胺代替谷氨酰胺，以及在蛋白酶结构区域氨基酸的四丙氨酸置换。这些变化使替奈普酶血浆半衰期延长，对纤维蛋白的特异性增强。替奈普酶的半衰期可长达 130 分钟。主要通过肝脏代谢。此外，氨基酸修改的结果使替奈普酶可以一次注射用药，同时对纤维蛋白有高的特异性，出血不良反应减少。

ASSENT-2 试验比较替奈普酶和阿替普酶治疗急性心肌梗死的疗效和安全性。发现使用替奈普酶 30 天的死亡率并不高于阿替普酶。替奈普酶出血并发症较少，大出血较少，并且较少需要输血。随访研究表明，2 个治疗组1 年后死亡率相似。

（4）去氨普酶：去氨普酶是一种新的纤溶酶原激活剂，最初在吸血蝙蝠的硬纤维唾液腺中发现。与其他纤溶酶原激活剂相比具有纤维蛋白特异性高、半衰期长、没有神经毒性和不活化 β 淀粉样蛋白等优点。

3.非纤维蛋白特异性溶栓药

（1）尿激酶：尿激酶是介入放射科医师最熟悉的溶栓药，也常用于外周血管内血栓和被堵塞的导管的溶栓治疗。

尿激酶是一种由肾实质细胞产生的生理溶栓剂。不像链激酶，尿激酶直接裂解纤溶酶原产生纤溶酶。如果从人尿中提纯，约需要 1 500 L 的尿液才能生产足够一个患者用的尿激酶。商品尿激酶也可通过组织培养生产，也可利用大肠埃希菌培养通过重组 DNA 技术生产。

目前美国 FDA 批准的尿激酶使用指征只有大面积肺栓塞和肺栓塞伴血流动力学不稳定。但目前大量医疗机构也用其来作静脉和动脉血栓的局部溶栓。在血浆中，尿激酶半衰期约 20 分钟。变态反应罕见，可以反复给药而无抗原性的问题。

（2）链激酶：链激酶由 β-溶血性链球菌产生。其本身并不是一个纤溶酶原激活剂，它与血液循环中的游离纤溶酶原（或纤溶酶）结合形成复合物，可以将额外的纤溶酶原转化为纤溶酶。在有纤维蛋白存在时链激酶活性并不增强。使用放射性链激酶研究证明有 2 种不同的清除率，“快”的半衰期约 18 分钟，“慢”的大约为 83 分钟。负荷量 25 000 IU，超过 30 分钟静脉输注，继以 10 000 IU/h，持续静脉滴注 12～24 小时。同时给予抗组织胺药物和氢化可的松以降低免疫反应。不良反应包括寒战、发热、恶心，皮疹常见（20%）。大约 10%的病例在治疗过程中或治疗后不久可发生血压和心率下降。晚期并发症包括紫癜、呼吸窘迫综合征、血清病、吉兰-巴雷综合征、血管炎、肾或肝功能不全。应用时必须备用肾上腺素和复苏器械。

由于链激酶是从链球菌所产生，链激酶通常不能在 6 个月内重复使用，因为它具有高度抗原性和高水平的抗链球菌抗体。链激酶是最便宜的溶栓药。但其高发的不良反应限制了其临床应用。

(三)溶栓治疗的实施

1.溶栓药物的选择和用法

目前美国 FDA 和欧洲心脏病学会(ESC)批准用于肺栓塞溶栓治疗的药物只有阿替普酶、尿激酶和链激酶。

肺栓塞患者病情可迅速恶化，因此首选起作用快的阿替普酶，多个对比研究显示，阿替普酶 2 小时滴注比尿激酶或链激酶 12 小时滴注更有效而且见效更快。对尿激酶和链激酶也首选 2 小时的快速滴注方案，优于 12～24 小时的静脉滴注方案。在所有溶栓药中链激酶是最没有优势的，因其具有抗原性和其他不良反应，导致大量患者因不良反应而需要停药。

(1)阿替普酶：FDA 批准阿替普酶治疗肺栓塞的剂量为 100 mg，用法是连续输注 2 小时。先用15 mg静脉注射，然后 85 mg 在 2 小时内滴完。在滴注阿替普酶期间必须停止肝素滴注。

一些中心更喜欢用加速的 90 分钟的方案，似乎比 2 小时输注起效更快，更安全有效。对于体重小于 67 kg 的患者，先静脉注射 15 mg，然后 0.75 mg/kg 在接下来的 30 分钟内给药(最大剂量 50 mg)，和0.50 mg/kg在接下来的 60 分钟内给药(最大剂量 35 mg)。对于体重超过 67 kg 的患者，100 mg 的剂量分为：先静脉注射 15 mg，接下来的 30 分钟滴注 50 mg，其后 60 分钟内滴注 35 mg。

国内肺栓塞规范化诊治方法研究课题组阿替普酶的用法：50 mg 静脉点滴 2 小时或100 mg 静脉点滴 2 小时。认为2 种剂量在疗效方面没什么差别，但 50 mg 的治疗方案较 100 mg 出血的发生率低。Zhang 等的系统和荟萃分析发现，低剂量 rt-PA(0.6 mg/kg，最大 50 mg 或固定剂量 50 mg 静脉滴注2 小时)与标准剂量(100 mg 静脉滴注 2 小时)相比，标准剂量组有更多的大出血事件，而肺栓塞复发或全因死亡率 2 组差别无统计学意义。Brand K 等对 PubMed 从 1966 年 1 月到2015 年的文献复习发现，TPA 导致的大出血并发症是剂量依赖性的，可发生于6.4%的患者。临床试验证明低剂量TPA 的安全性和疗效，尤其是对于低体重(小于 65 kg)和有右心室功能不全的患者。此外，有病例报告低剂量 TPA 安全地用于出血风险高的患者，包括老年人、孕妇和手术患者。

在阿替普酶滴注结束或将近结束，APTT 小于基础值的 2 倍时，开始胃肠外抗凝治疗。

(2)瑞替普酶：FDA 尚未批准瑞替普酶用于急性心肌梗死以外的疾病，但瑞替普酶仍被广泛用于急性深静脉血栓和肺栓塞的治疗，所用剂量与批准用于急性心肌梗死患者相同：静脉注射 2 次，每次 10 U，相隔 30 分钟。一个比较瑞替普酶和阿替普酶的前瞻随机研究发现：瑞替普酶组在用药后 1.5 小时总肺动脉阻力下降，而阿替普酶需要 2 小时。也有研究将阿替普酶分别与瑞替普酶和去氨普酶进行比较，结果是在血流动力学指标方面没大差别。

2.溶栓药与抗凝药的衔接问题

使用链激酶或尿激酶溶栓时，必须停止滴注普通肝素。溶栓治疗结束后，应每隔 2～4 小时监测 APTT，待 APTT 小于基础值的 2 倍或＜80 秒时，开始规范化肝素治疗。考虑到溶栓治疗潜在的出血危险以及可能需要马上停止或逆转肝素的抗凝效果，ES.2014 年肺栓塞指南认为合理的做法是溶栓结束后，先用普通肝素继续抗凝几个小时，再转换为 LMWH 或磺达肝癸钠。可持续静脉滴注肝素(不必用负荷剂量)，监测 APTT 使其维持在对照值的 1.5～2.5 倍。病情改善，血流动力学稳定后，可改为低分子肝素，此时不用检查 APTT。在用肝素或低分子肝素的同时,可以口服华法林。当 INR 达到2.0～3.0 后,停用肝素或低分子肝素。开始溶栓时如果患者正在使用 LMWH 或磺达肝癸钠,则溶栓后普通肝素的滴注必须推迟至末次 LMWH 注射后 12 小时(LMWH 注射每天 2 次),或 LMWH 或磺达肝癸钠注射后24 小时(LMWH 或磺达肝癸钠注射每天 1 次)。

3.溶栓注意事项

(1)患者应绝对卧床休息。溶栓前常规检查血常规、血型、出凝血时间、活化部分凝血酶时间(APTT)、肝肾功能及血气分析等;配血并做好输血准备。在溶栓治疗前,对于曾经做动静脉穿刺的部位需要进行加压包扎,防止溶栓后发生出血。

(2)在溶栓过程中及溶栓治疗后需要密切监测患者的神志情况及肢体活动情况,以判断有无脑出血的发生。溶栓前要保留外周血管套管针,避免反复血管穿刺,溶栓期间应避免肌内注射和穿刺。确需穿刺深静脉时以动脉穿刺法进行,尽量不穿透血管的后壁。穿刺后需要充分压迫止血,压迫部位应在皮肤穿刺点的略上方,以防止未压到血管穿刺部位而发生局部血肿。需机械通气的患者,勿行气管切开。

(3)溶栓后 3 天内需要每天监测血红蛋白、红细胞及尿常规和大便潜血等,以及时发现难以察觉的内脏出血,尤其是腹膜后出血。一旦发现血红蛋白有明显的下降,需要积极寻找原因,并采取相应措施。

(4)溶栓治疗疗效的判断:溶栓治疗是否有效要根据患者血流动力学和氧合情况判断,而不是根据影像学检查栓子是否减少来判断。溶栓过程中要监测患者的症状、生命体征和氧合功能。如果溶栓后患者的血压逐渐恢复正常,血氧分压上升,则说明溶栓有效。溶栓后 24 小时可复查超声心动图,如果右心室缩小,估测的肺动脉压力降低,右心室壁运动幅度增大,进一步说明溶栓有效。不建议用心电图,CTPA 作为判断疗效的指标。

(5)二次溶栓问题:通常急性肺栓塞只需进行一次溶栓治疗即可取得理想效果。二次溶栓的情况非常少见。

当第一次溶栓血流动力学和氧合恢复后,如果再次出现血流动力学和氧合的异常,考虑为栓子再次脱落所致,可考虑进行第二次溶栓。

首次溶栓后,如果血流动力学稳定,则继续抗凝治疗,不必急于复查 CT 肺动脉造影,即使 CTPA 发现肺动脉血栓负荷仍较大,建议仍继续抗凝治疗。

如果首次溶栓后血流动力学仍不稳定,则应在第二次溶栓或手术取栓之间权衡。与第二次溶栓相关的问题如指征、时机、方案等目前尚无统一的共识。如果首次溶栓治疗效果不满意但不适合作介入治疗,或溶栓治疗后出现新的较大面积的肺栓塞,或医院不具备介入治疗的条件,加上首次溶栓时未发生出血并发症,可考虑第二次溶栓。第二次溶栓应在首次溶栓复查后,通常是在第一次溶栓结束后 24 小时,存在上述情况时进行。除链激酶外,第二次溶栓可使用与第一次相同的溶栓药,也可以更换另一种,剂量通常小于第一次。

(6)肺栓塞并发咯血,如具备下列情况仍可考虑溶栓:①血流动力学不稳。②无溶栓禁忌证或潜在性出血性疾病。此时应常规配血,准备新鲜冷冻血浆和对抗纤溶酶原活性的药物如氨基己酸等。

(韩　林)

第三节　肺动静脉瘘

一、病因和分类

肺血管之间的异常交通可见于先天或后天获得性疾病。可表现为动脉到静脉（如甲状腺转移癌），动脉到动脉（如慢性局部缺血或感染引起的支气管动脉到肺动脉的分流）或静脉到静脉（如晚期肺气肿合并的支气管静脉到肺静脉的分流）的异常交通。肺动静脉瘘是肺动脉与肺静脉之间的直接交通，也可为先天性或后天性获得性疾病，两者临床表现和治疗原则类似。

先天性肺动静脉瘘是胚胎时期肺循环内形成的一支或多支肺动脉与肺静脉的异常交通。如皮肤、黏膜和其他器官的遗传性出血性毛细血管扩张症，称为 Tendu-Osler-Weber 病，为常染色体显性遗传。

肺动静脉瘘与其他部位的血管瘤相似，常呈囊状扩张。主要包括两种成分，分别为内皮细胞连接的血管腔和起支持作用的结缔组织基质，也可有少量平滑肌。由于血管内压力较低，周围基质也不多，囊壁较薄，类似静脉壁。囊腔内可有血栓形成致细菌性动脉内膜炎，但不影响周围肺组织，不引起肺不张、支气管扩张或肺炎。其中 1/3 为多发性，常位于肺下叶近胸膜脏层，少数发生在肺实质深处。

二、临床表现

其临床表现与肺动静脉瘘的大小、数量、对气体交换影响和有无并发症有关。大多数小的无并发症的肺动静脉瘘患者无症状，直到常规胸部 X 线检查或因其他疾病做胸部影像学检查时，才被发现。约一半患者主诉呼吸困难，其原因可能是大量来自肺动脉的混合静脉血未经氧合即进入了肺静脉，引起动脉血氧分压大幅度降低，刺激呼吸中枢末梢化学感受器引起。另一些常见症状是囊腔破裂出血引起的系列表现，可发生在既往无症状的患者中。症状和体征以囊腔破裂部位和出血程度而异。囊腔破向支气管时表现为咯血，囊腔破向胸膜腔则引起血胸。大量的咯血或血胸可因血容量大量丢失或影响呼吸功能引起休克、严重呼吸困难，甚至死亡。半数患者表现鼻出血，常合并遗传性出血性毛细血管扩张症。这些患者还可有上消化道出血、脑卒中、脑脓肿或癫痫发作等表现。30%患者可表现为神经症状，如头痛、耳鸣、头晕、复视和感觉异常，甚至偏瘫。

体检发现主要为肺动脉动静脉瘘本身的体征和并发症的表现。1/3 患者有黏膜皮下毛细血管扩张，表现为面部、前胸、大腿红色圆形散在或集聚的血管痣性血管扩张。呼吸困难患者常有发绀和杵状指。肺动静脉瘘本身特有的体征是心脏杂音并随呼吸而变化，表现为吸气时杂音增强，呼气时减弱。这是因为流经肺动静脉瘘的肺血流吸气时增加，呼气时减少所致。这一体征在关闭声门用力吸气时（Muller 法）明显增强，用力呼气时（Valsalva 法）明显减弱甚至消失。但是偶尔可出现非典型杂音，表现为呼气增强或在心脏舒张期听到。

三、辅助检查

对诊断有重要意义的辅助检查是影像学，但较小的肺动静脉瘘胸部 X 线平片可正常。典型的肺动静脉瘘表现为圆或椭圆形、密度均匀一致周边光滑的单个或葡萄状阴影，少于 5% 的肺动静脉瘘可有钙化点。断层和 CT 或 MRI 扫描有帮助诊断瘘囊与肺门血管的关系，可见到流入和流出血管与肺门血管相连。透视可证明瘘囊的波动性质，特别在透视中做 Muller 法和 Valsalva 法时，瘘囊的波动会更加明显。对诊断困难者可进行肺血管造影，并可据其判断瘘囊的数量和大小。反复和大量咯血的患者可有红细胞减少、无咯血且有分流明显增加的患者可有低氧血症，而且不随吸纯氧相应升高。

四、诊断和鉴别诊断

当患者有气急、杵状指、红细胞增多、低氧血症难以吸纯氧纠正、局部胸壁听到连续性杂音，而且随 Muller 法和 Valsalva 法明显改变时，应怀疑本病。应及时做胸部影像学检查明确诊断。但部分支气管扩张、结核、肉芽肿疾病、孤立性肺结节或转移性肺癌影像学表现可与本病类似。杂音近心脏时，还应与先天性心脏病和心脏瓣膜病鉴别。红细胞计数明显增多时，应与红细胞增多症鉴别，但肺动静脉瘘白细胞和血小板计数正常，无脾大。鉴别困难时，应进行肺动脉造影以明确诊断。

五、治疗

手术是肺动静脉瘘的最有效疗法。有明显发绀、红细胞增多、咯血或病变迅速增大时应考虑手术。根据病变范围，可采取与病灶有一定距离的楔形、肺段或肺叶切除手术。同时尽可能多保留肺组织，因为附近的肺组织是正常的。然而，多达 1/3 的患者有多处病灶，术后可能复发。为提高手术根治率，术前应常规肺动脉造影，全面了解肺动静脉瘘的数量和波及范围，以便手术时彻底切除。

（韩　林）

第四节　肺动脉高压

肺动脉高压（pulmonary hypertention，PH）是不同病因导致的，以肺动脉压力和肺血管阻力升高为特点的一组临床病理生理综合征，肺动脉高压可导致右心室负荷增加，最终右心衰竭。临床常见、多发且致残、致死率均很高。目前肺动脉高压的诊断标准采用美国国立卫生研究院规定的血流动力学标准，即右心导管测得的肺动脉平均压力在静息脉高压状态下≥3.3 kPa（25 mmHg），运动状态下≥4.0 kPa (30 mmHg)（高原地区除外）。

依据肺动脉高压的病理生理、临床表现及治疗策略的不同将肺动脉高压进行分类。最新的肺动脉高压的分类是 2003 年在意大利威尼斯举行的第三届世界肺动脉高压大会上制订的（表 10-3）。

表 10-3　肺动脉高压分类(2003 年,威尼斯)

1.动脉型肺动脉高压(pulmonary arterial hypertention,PAH)
(1)特发性肺动脉高压
(2)家族性肺动脉高压
(3)相关因素所致的肺动脉高压
结缔组织疾病
先天性体-肺分流
门静脉高压
HIV 感染
药物/毒素
其他:甲状腺疾病,戈谢病,糖原蓄积症,遗传性出血性毛细血管扩张症,血红蛋白病,脾切除术,骨髓增生异常
(4)肺静脉或毛细血管病变:肺静脉闭塞病,肺毛细血管瘤
(5)新生儿持续性肺动脉高压
2.左心疾病相关性肺动脉高压
(1)主要累及左心房或左心室性的心脏疾病
(2)二尖瓣或主动脉瓣瓣膜疾病
3.呼吸系统疾病和/或低氧血症均相关性肺动脉高压
(1)慢性阻塞性肺疾病
(2)间质性肺疾病
(3)睡眠呼吸障碍
(4)肺泡低通气综合征
(5)慢性高原病
(6)肺发育异常
4.慢性血栓和/或栓塞性肺动脉高压
(1)肺动脉近端血栓栓塞
(2)肺动脉远端血栓栓塞
(3)非血栓性肺阻塞(肿瘤,寄生虫,异物)
5.混合性肺动脉高压
(1)结节病
(2)肺朗汉斯细胞增生症
(3)淋巴管肌瘤病
(4)肺血管受压(淋巴结肿大,肿瘤,纤维素性纵隔炎)

一、特发性肺动脉高压

(一)定义

特发性肺动脉高压(idiopathic pulmonary arterial hypertension,IPAH)是指原因不明的肺血管阻力增加引起持续性肺动脉压力升高,肺动脉平均压力在静息状态下＞3.3 kPa(25 mmHg),在运动状态下＞4.0 kPa(30 mmHg),肺毛细血管嵌压＜2.0 kPa(15 mmHg),心排

血量正常或降低，排除所有引起肺动脉高压的已知病因和相关因素所致。特发性肺动脉高压这个名词在2003年威尼斯第三届肺动脉高压会议上第一次提出。在此之前，特发性肺动脉高压曾与家族性肺动脉高压统称为原发性肺动脉高压(primary pulmonary hypertension，PPH)。

(二)流行病学

目前国外的统计数据表明PPH的发病率为15/100万～35/100万。90%以上的患者为IPAH。IPAH患者一般在出现症状后2～3年内死亡。老人及幼儿皆可发病，但是多见于中青年人，平均患病年龄为36岁，女性多发，女男发病比例为(2～3)∶1。易感因素包括药物因素、病毒感染和其他因素及遗传因素。

(三)病理与病理生理学

1.病理

主要累及肺动脉和右心，表现为右心室肥大，右心房扩张。肺动脉主干扩张，周围肺小动脉稀疏。特征性的改变为肺小动脉内皮细胞、平滑肌细胞增生肥大，血管内膜纤维化增大，中膜肥厚，管腔狭窄、闭塞，扭曲变形，呈丛样改变。

2.病理生理

其机制尚未完全清楚，目前认为与肺动脉内皮细胞功能失调(肺血管收缩和舒张功能异常、内皮细胞依赖性凝血和纤溶系统功能异常)、血管壁平滑肌细胞钾离子通道缺陷、肺动脉重构等多种因素引起血管收缩、血管重构和原位血栓形成有关。

(四)临床表现

1.症状

患者早期无明显症状。最常见的症状为劳力性呼吸困难，其他常见症状包括胸痛、咯血、晕厥、下肢水肿。约10%患者(几乎均为女性)呈现雷诺现象，提示预后较差。也可有声嘶。

2.体征

主要是肺动脉高压和右心功能不全的表现，具体表现取决于病情的严重程度。

(1)肺动脉高压的表现：最常见的是肺动脉瓣区第二心音亢进及时限不等的分裂，可闻及Graham-Steell杂音。

(2)右心室肥大和右心功能不全的表现：右心室肥大严重者在胸骨左缘可触及搏动。右心衰竭时可见颈静脉怒张、三尖瓣反流杂音、右心第四心音、肝大搏动、心包积液(32%的患者可发生)、腹水、双下肢水肿等体征。

(3)其他体征：①20%的患者可出现发绀。②低血压、脉压差变小及肢体末端皮温降低。

(五)辅助检查

确诊特发性肺动脉高压必须要排除各种原因引起的已知病因和相关因素所致肺动脉高压。

实验室检查需进行自身抗体的检查、肝功能与肝炎病毒标志物、HIV抗体、甲状腺功能检查、血气分析、凝血酶原时间与活动度及心电图、胸部X线、超声心动图、肺功能测定、肺通气灌注扫描、肺部CT、肺动脉造影术、多导睡眠监测以除外继发性因素引起。右心导管术是唯一准确测定肺血管血流动力学状态的方法，同时进行急性血管扩张试验能够估测肺血管反应性及药物的长期疗效。另外还有胸腔镜肺活检及基因诊断等方法。

(六)诊断及鉴别诊断

不仅要确定IPAH诊断、明确严重程度和预后，还应对IPAH进行功能分级和运动耐力判断，对血管扩张药的急性反应情况等进行评价，以指导治疗。

1.诊断

由于IPAH患者早期无特异的临床症状,诊断有时颇为困难。早期肺动脉压轻度升高时多无自觉症状,随病情进展出现运动后呼吸困难、疲乏、胸痛、昏厥、咯血、水肿等症状。本病体征主要是由于肺动脉高压,右心房、右心室肥大进而右心衰竭引起。常见体征是颈静脉搏动,肺动脉瓣听诊区第二心音亢进、分裂,三尖瓣区反流性杂音,右心第四心音,肝大、腹水等。依靠右心导管及心血管造影检查确诊IPAH。IPAH诊断标准为肺动脉平均压在静息状态下≥3.3 kPa(25 mmHg),在活动状态下≥4.0 kPa(30 mmHg),而肺毛细血管压或左心房压力<2.0 kPa(15 mmHg),心排血量正常或降低,并排除已知所有引起肺动脉压力升高的疾病。IPAH确诊依靠右心导管及心血管造影检查。心导管检查不仅可以明确诊断,而且对估计预后有很大帮助。特发性肺动脉高压是一个排除性的诊断,要想确诊,必须将可能引起肺动脉高压的病因一一排除(图10-4)。具体可参考肺动脉高压的鉴别诊断。

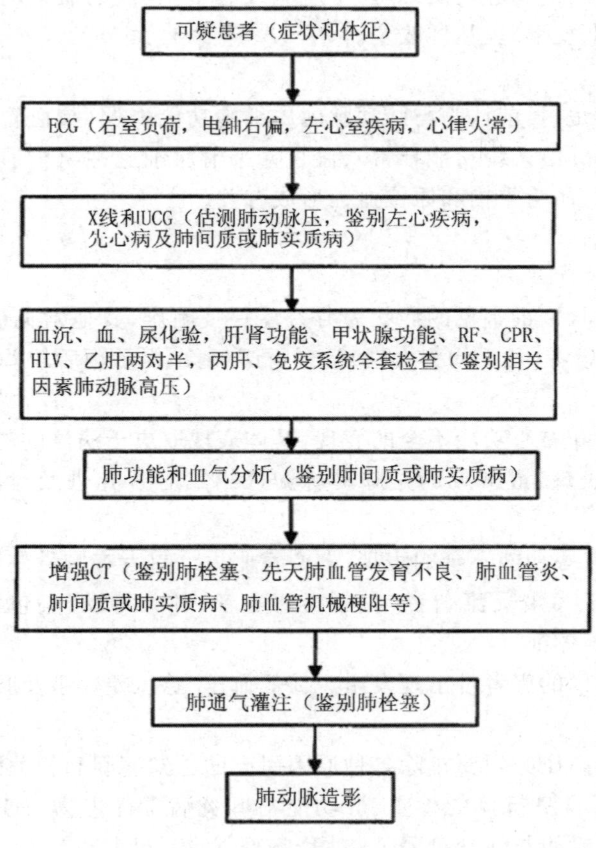

图10-4 肺动脉高压诊断流程

2.鉴别诊断

IPAH是一个排除性的诊断,鉴别诊断很重要。主要是应与其他已知病因和相关因素所致肺动脉高压相鉴别。正确诊断IPAH必须首先熟悉可引起肺动脉高压的各种疾病的临床特点,掌握构成已知病因和相关因素所致肺动脉高压的疾病谱,熟悉肺动脉高压的病理生理,然后从病史采集、体格检查方面细致捕捉诊断线索,再合理安排实验室检查,一一排除。通过X线、心电图、超声心动图、肺功能测定及放射性核素肺通气/灌注扫描，排除肺实质性疾病、肺静脉高压性疾病、先天性心脏病及肺栓塞。血清学检查可明确有无胶原血管性疾病及 HIV 感染。

3.病情评估

(1)肺动脉高压分级：见表 10-4。

(2)运动耐量评价：6 分钟步行试验简单易行，可用于肺动脉高压患者活动能力和预后的评价。

(3)急性血管扩张试验：检测患者对血管扩张药的急性反应情况。用于指导治疗，对 IPAH 患者进行血管扩张试验的首要目标是筛选可能对口服钙通道阻滞药治疗有效的患者。血管扩张试验阳性标准：应用血管扩张药物后肺动脉平均压下降≥1.3 kPa(10 mmHg)，且肺动脉平均压绝对值≤5.3 kPa (40 mmHg)，心排血量不变或升高。

表 10-4　WHO 对肺动脉高压患者的心功能分级

分级	描述
Ⅰ	日常体力活动不受限，一般体力活动不引起呼吸困难、乏力、胸痛或晕厥
Ⅱ	日常体力活动轻度受限，休息时无不适，但一般体力活动会引起呼吸困难、乏力、胸痛或晕厥
Ⅲ	日常体力活动明显受限，休息时无不适，但轻微体力活动就可引起呼吸困难、乏力、胸痛和晕厥
Ⅳ	不能进行体力活动，休息时就有呼吸困难、乏力，有右心衰竭表现

(七)治疗

治疗原则：由于 IPAH 是一种进展性疾病，目前还没有根治方法。治疗主要应针对血管收缩、血管重构、血栓形成及心功能不全等方面进行，旨在降低肺血管阻力和压力，改善心功能，增加心排血量，提高生活质量，改善症状及预后。

1.一般治疗

(1)健康教育：包括加强 IPAH 的宣传教育及生活指导以增强患者战胜疾病的信心，平衡膳食，合理运动等。

(2)吸氧：氧疗可用于预防和治疗低氧血症，IPAH 患者的动脉血氧饱和度宜长期维持在 90%以上。但氧疗的长期效应尚需进一步研究评估。

(3)抗凝：口服抗凝药可提高 IPAH 患者的生存率。IPAH 患者应用华法林治疗时，INR 目标值为2.0～3.0。但是咯血或其他有出血倾向的患者应避免使用抗凝药。

2.针对肺动脉高压发病机制的药物治疗

确诊为 IPAH 后应对其进行功能分级和急性血管反应试验，根据功能分级和急性血管反应性试验制订肺动脉高压的阶梯治疗方案。急性血管反应试验阳性且心功能Ⅰ～Ⅱ级的患者可给予口服钙通道阻滞药治疗。急性血管反应试验阴性且心功能Ⅱ级的患者可给予磷酸二酯酶-5 抑制药治疗；急性血管反应试验阴性且心功能Ⅲ级的患者给予磷酸二酯酶-5 抑制药、内皮素受体拮抗药或前列环素及其类似物；心功能Ⅳ级的患者应用前列环素及其类似物、磷酸二酯酶-5 抑制药或内皮素受体拮抗药，必要时予以联合治疗。如病情没有改善或恶化，考虑行外科手术治疗。

(1)钙通道阻滞药：钙通道阻滞药(CCBs)可用于治疗急性血管反应试验阳性且心功能Ⅰ～Ⅱ级的 IPAH 患者。CCBs 使肺动脉压下降，心排血量增加，肺血管阻力降低。心排血指数 >2.1 L/(min·m^2)和/或混合静脉血氧饱和度>63%、右心房压力低于 1.3 kPa(10 mmHg)，而且对急性扩血管药物试验呈明显的阳性反应的患者，在密切监控下可开始用 CCBs 治疗，并应逐渐增加剂量至最大可耐受量且无不良反应表现。对于不满足上述标准的患者，不推荐使用 CCBs。最常用的 CCBs 包括地尔硫䓬、氨氯地平和长效硝苯地平。应避免选择有明显负性肌力作用的药物（如维拉帕米）。国内以应用地尔硫䓬和氨氯地平经验较多。应用 CCBs 需十分谨慎，从小剂量开始，逐渐摸索患者的耐受剂量，且要注意药物不良反应，主要不良反应包括低血压、急性肺水肿以及负性肌力作用。

(2)前列环素及其类似物：前列环素是很强的肺血管舒张药和血小板凝集抑制药，还具有细胞保护和抗增生的特性。在改善肺血管重塑方面，具有减轻内皮细胞损伤和减少血栓形成等作用。目前临床应用的前列环素制剂包括吸入制剂依洛前列环素、静脉用的依前列醇、皮下注射制剂曲前列环素、口服制剂贝前列环素。

依洛前列环素：依洛前列环素是一种更加稳定的前列环素类似物，可通过吸入方式给药。通过吸入方式给药不仅可充分扩张通气良好的肺血管，更好地改善通气/血流比值，而且可减少或避免全身不良反应，并发症也更少。治疗方法是每次雾化吸入 10～20 μg，每天吸入 6～9 次。主要不良反应是少数患者有呼吸道局部刺激症状等。已有大样本、随机双盲、安慰剂对照、对中心临床研究证实了依洛前列环素治疗心功能Ⅲ～Ⅳ级肺动脉高压患者的安全性和有效性。该药于 2006 年 4 月在我国上市。

其他前列环素类似物。①依前列醇：1995 年美国 FDA 已同意将该药物用于治疗 IPAH 的患者[纽约心脏协会(NYHA)心功能分级为Ⅲ和Ⅳ级]，是 FDA 批准第一种用于治疗 IPAH 的前列环素药物。依前列醇半衰期短，只有 1～2 分钟，故需连续静脉输入。主要不良反应有头痛、潮热、恶心、腹泻。其他的慢性不良反应包括血栓栓塞、体重减轻、肢体疼痛、胃痛和水肿，但大多数症状较轻，可以耐受。依前列醇必须通过输液泵持续静脉输注需要长期置入静脉导管，临床应用有很大不便，并增加了感染机会，在治疗过程中短暂的中断也会导致肺动脉压的反弹，且往往是致命的。②曲前列环素：皮下注射制剂，其半衰期比前列环素长，为 2～4 小时。常见的不良反应是用药局部疼痛。美国 FDA 已批准将曲前列环素用于治疗按 NYHA 心功能分级为Ⅱ～Ⅳ级的肺动脉高压患者。③贝前列环素：口服制剂，贝前列环素在日本已用于治疗 IPAH。口服贝前列环素将可能成为临床表现更轻的肺动脉高压患者的一种治疗选择。

以上其他前列环素类似物尚未在我国上市。

(3)内皮素受体拮抗药：内皮素-1 是强烈的血管收缩药和血管平滑肌细胞增生的刺激药，参与了肺动脉高压的形成。在肺动脉高压患者的血浆和肺组织中 ET-1 表达水平和浓度都升高。波生坦是非选择性的 ET-A 和 ET-B 受体拮抗药，已有临床试验证实该药能改善 NYHA 心功能分级为Ⅲ和Ⅳ级的 IPAH 患者的运动能力和血流动力学指标。治疗方法是起始剂量每次 62.5 mg，每天 2 次，治疗 4 周，第 5 周加量至 125 mg，每天 2 次。用药过程应严密监测患者的肝肾功能及其他不良反应。2006 年 10 月在我国上市。选择性内皮素受体拮抗药包括西他生坦和安贝生坦，目前在国内尚未上市。

(4)磷酸二酯酶-5 抑制药：磷酸二酯酶-5 抑制药(phospho diest erase inhibitors，PDEI)可抑制肺血管磷酸二酯酶-5 对环磷酸鸟苷(cyclic guanosine monophos phate，cGMP)的降解，提高 cGMP 浓度，通过一氧化氮通路舒张肺动脉血管，降低肺动脉压力，改善重构。在国外包括美国 FDA 批准上市治疗肺动脉高压的磷酸二酯酶-5 抑制药有西地那非。西地那非的推荐用量为每次 20～25 mg，每天 3 次，饭前30～60 分钟空腹服用。主要不良反应为头痛、面部潮红、消化不良、鼻塞、视觉异常等。

(5)一氧化氮:一氧化氮(nitric oxide,NO)由血管内皮细胞Ⅲ型一氧化氮合酶(nitric oxide synthase,NOS)分解精氨酸而生成,有舒张血管、抑制血管平滑肌增生和血小板黏附的重要生理作用。吸入一氧化氮已用于诊断性的急性肺血管扩张试验,也已用于治疗围术期的肺动脉高压,该方法治疗肺动脉高压选择性高,起效快,但应用于临床时最大缺点是不仅需要一个持续吸入的监测装置,而且吸入的一氧化氮氧化成二氧化氮还有潜在毒性。已发现通过外源给予L-精氨酸可促进内源性一氧化氮的生成,目前国外已出现L-精氨酸的片剂和针剂,临床试验研究尚在进行中。

3.心功能不全的治疗

IPAH可引起右心室功能不全。然而,标准的治疗充血性心力衰竭的方法对严重肺动脉高压或右心室功能不全的患者却作用有限。

利尿药是治疗合并右心衰竭(如有外周水肿和/或腹水)IPAH的适应证。一般认为应用利尿药使血容量维持在接近正常水平,谨慎限制水钠摄入对IPAH患者的长期治疗十分重要。但利尿药应慎重使用,以避免出现电解质平衡紊乱、心律失常、血容量不足。

洋地黄治疗能使IPAH患者循环中的去甲肾上腺素迅速减少,心排血量增加,但长期治疗的效果尚不肯定,可用于治疗难治性右心衰竭,右心功能障碍伴发房性心律失常或者右心功能障碍并发左心室功能衰竭的患者。应用过程中需密切监测患者的血药浓度,尤其对肾功能受损的患者更应警惕。

血管紧张素转化酶抑制药和血管紧张素受体拮抗药只推荐用于右心衰竭引起左心衰竭的患者,在多数肺动脉高压右心衰竭者不适用。

有研究表明,重症肺动脉高压患者改善心功能和微循环的血管活性药物首选多巴胺。

4.介入治疗

经皮球囊房间隔造口术(balloon atrial septostomy,BAS)是一种侵袭性的手术,是通过建立心房内缺损使产生心内从右到左的分流,达到减轻症状的目的。目前认为只适用于那些在接受最佳血管扩张药物治疗方案前提下仍出现发作性晕厥和/或有严重心力衰竭的患者。可作为肺移植治疗前的一种过渡治疗。

5.外科手术治疗

治疗肺动脉高压的新药开发及其令人乐观的初步临床结果,使得肺移植和心肺联合移植术仅在严重IPAH且内科治疗无效的患者中继续应用。

(八)预后

IPAH进展迅速,若未及时诊断、积极干预,预后险恶。IPAH是一种进行性血管病,晚期IPAH患者出现进行性右心功能障碍,血流动力学指标出现心排血量下降、右心房压力上升以及右心室舒张末压力升高表现,最终导致心力衰竭和死亡。随着科学技术的发展,IPAH患者的预后有望得到改善。

二、其他类型肺动脉高压

(一)家族性肺动脉高压

家族中有两个或两个以上成员患肺动脉高压,并除外其他引起肺动脉高压的原因时可诊断为家族性肺动脉高压(familial pulmonary arterial hypertension,FPAH)。据统计,PPH中有

6%～10%是家族性的。目前认为多数患者与由骨形成蛋白Ⅱ型受体（BMPR-Ⅱ）基因突变有关，以常染色体显性遗传，具有外显率不完全、女性发病率高和发病年龄变异的特点，大多数基因携带者并不发病。对怀疑有 FPAH 患者，应进行基因突变的遗传学筛查。治疗方法同 IPAH。

（二）结缔组织病相关性肺动脉高压

结缔组织病是引起肺动脉高压的常见原因之一。肺动脉高压可以继发于任何一种结缔组织病，总体发生率约 2%，但是不同结缔组织病合并肺动脉高压的发生率不同，以硬皮病、混合性结缔组织病、系统性红斑狼疮多见。结缔组织病相关性肺动脉高压的发病机制尚不十分清楚，可能与肺的雷诺现象（肺血管痉挛）、自身免疫因素、肺间质病变和血栓栓塞或原位血栓有关。患者有一些特殊表现，如雷诺现象和自身抗体阳性。结缔组织病合并肺动脉高压对患者基础疾病的预后有较大影响，常常提示预后差。应定期对结缔组织病患者进行心脏超声检查。肺 CT 检查有助于明确有无肺栓塞或肺间质病变的存在。要积极治疗原发病，根据病情使用皮质激素和免疫抑制药治疗结缔组织病。前列环素类、西地那非、波生坦等药物对肺动脉高压的治疗均有一定效果。长期预后不如 IPAH 患者。由于此类患者常合并多系统病变，并使用过免疫抑制药治疗，肺移植治疗要慎重。

（三）先天性体-肺循环分流疾病相关性肺动脉高压

当心脏和血管在胚胎发育时出现先天畸形和缺损，会发生体-肺循环分流，由于肺循环血容量增加、低氧血症、肺静脉回流受阻、肺血管收缩等因素导致肺动脉高压。疾病早中期以动力性因素为主，肺动脉高压可逆，晚期发展到肺血管结构重塑，肺动脉高压难以逆转。

各种不同体-肺循环分流先心病的临床表现不同，相应肺动脉高压出现的时间、轻重程度和进展速度也不同。根据病史、临床表现、心电图、胸部 X 线和心脏超声检查，大部分患者可明确诊断，少数复杂的先心病患者需要做 CT、磁共振。心导管检查和心血管造影是评价体肺分流性肺动脉高压和血流动力学改变最准确的方法，并且也是原发疾病手术适应证选择的重要依据。早期治疗原发疾病先心病，避免肺动脉高压的发生是预防的关键。各种体-肺循环分流合并肺动脉高压的先心病患者，需要尽早外科手术和/或介入治疗以防止出现肺血管结构重塑。正确地评估患者的临床情况是决定治疗选择和预后的关键，一旦出现艾森曼格综合征就不能做原发先心病的矫正手术。此外，新型肺血管扩张药物前列环素类似物、磷酸二酯酶-5 抑制药、波生坦、一氧化氮对治疗先天性体—肺循环分流疾病相关性肺动脉高压有一定效果。此类患者的预后较 IPAH 好。

（四）门脉高压相关性肺动脉高压

慢性肝病和肝硬化门脉高压患者中肺动脉高压的发生率为 3%～5%。其发生机制可能是由于门脉分流使肺循环血流增加和未经肝脏代谢的血管活性物质直接进入肺循环引起血管增生、血管收缩、原位血栓形成，从而引起肺动脉高压。超声心动图是筛查的首选无创检查，但仅肺动脉平均压力增加而肺血管阻力正常，不能诊断门脉高压相关性肺动脉高压（portopulmonary hypertension，POPH），右心导管检查是确诊的“金标准”。对于 POPH 患者行急性血管扩张试验推荐使用依洛前列环素或依前列醇。钙通道阻滞药可以使门脉高压恶化。由于 POPH 患者有出血倾向，抗凝药使用应权衡利弊。降低 POPH 肺动脉压力药物主要为前列环素类、西地那非，在肝损患者中应注意波生坦的肝毒性。POPH 预后较差。肝移植对 POPH 预后尚有争议。

（五）HIV 感染相关性肺动脉高压

HIV 感染是肺动脉高压的明确致病因素，肺动脉高压在 HIV 感染患者中的年发病率约0.1%，至少较普通人群高 500 倍。其发生机制可能是 HIV 通过反转录病毒导致炎症因子和生长因子释放，诱导细胞增生和内皮细胞损伤，引起肺动脉高压。HIV 感染相关性肺动脉高压（pulmonary arterial hypertension related to HIV infection，PAHRH）的病理改变和临床表现与 IPAH 相似。PAHRH 的治疗包括抗反转录病毒治疗和对肺动脉高压的治疗。PAHRH 的预后比 IPAH 还差，HIV 感染者一旦出现肺动脉高压，肺动脉高压就成为其主要死亡原因。

（六）食欲抑制药物相关性肺动脉高压

食欲抑制药物中阿米雷司、芬氟拉明、右芬氟拉明可以明确导致肺动脉高压，苯丙胺类药物可能会导致肺动脉高压，且停药后假少逆转。食欲抑制药物引起肺动脉高压的机制可能与 5-羟色胺通道的影响有关，血游离增高的 5-羟色胺使肺血管收缩和肺血管平滑肌细胞增生。食欲抑制药物相关性肺动脉高压在病理和临床与 IPAH 相似。

（七）甲状腺疾病相关性肺动脉高压

国外文献报道，IPAH 患者中各类甲状腺疾病的发病率高达 49%，其中合并甲状腺功能减退的发病率为 10%～24%，因此应对所有 IPAH 患者进行甲状腺功能指标的筛查。发病机制可能与自身免疫反应和高循环血流动力学状态导致肺血管内皮损伤及功能紊乱等因素有关。对此类患者不仅应针对甲状腺功能紊乱进行治疗，同时也应针对肺动脉高压进行治疗。

（八）肺静脉闭塞病和肺毛细血管瘤样增生症

这两种疾病是罕见的以肺动脉高压为表现的疾病，临床表现与 IPAH 相似。肺静脉闭塞病（pulmonary veno-occlusive disease，PVOD）主要影响肺毛细血管后静脉，病理表现为肺静脉内膜增厚、纤维化，严重的肺淤血和间质性纤维化形成的小病灶是其特征性改变。PVOD 的胸部 CT 扫描显示肺部出现磨玻璃样变，伴或不伴边界不清的结节影，叶间胸膜增厚，纵隔肺门淋巴结肿大，这些征象对于 IPAH 鉴别有特征意义。肺毛细血管瘤样增生症（pulmonary capillary hemangioma，PCH）病理表现为大量灶状增生的薄壁毛细血管浸润肺泡组织，累及胸膜、支气管和血管壁，有特征的 X 线表现是弥漫分布的网状结节影。这两种疾病的确诊很困难，需要开胸肺活检。它们的治疗与 IPAH 不同，使用扩张肺动脉的药物会加重肺动脉高压，甚至导致严重的肺水肿和死亡。这两种疾病的预后差，肺移植是唯一有效的治疗方法。

（九）呼吸疾病和/或缺氧相关的肺动脉高压

患有各种慢性肺疾病的患者由于长期缺氧肺血管收缩、肺血管内皮功能失衡、肺血管结构破坏（管壁增厚）、血管内微小血栓形成以及患者的遗传因素使之易发，这些最终造成各种慢性肺疾病的患者发生肺动脉高压。慢性肺部疾病引起的肺动脉高压有一些与其他类型肺动脉高压不同的特点：肺动脉高压的程度较轻，多为轻至中度增高，间质性肺病可为中度至重度增高；肺动脉高压的发展通常缓慢；在一些特殊情况下，如活动、肺部感染加重，肺动脉压力会突然增加；基础肺疾病好转后，肺动脉高压也会明显缓解。临床表现既有基础肺疾病又有肺动脉高压的症状和体征，肺部听诊有助于判断肺疾病的严重程度。肺功能检查和血气分析提示呼吸功能障碍和呼吸衰竭的类型和程度。肺动脉高压影响慢性肺疾病患者的预后。积极治疗基础肺疾病能够使肺动脉高压明显缓解，长程氧疗对降低肺动脉压力有益并能提高患者的生存率。新型肺血管扩张药对此类患者肺动脉高压的治疗价值有限。晚期患者可考虑肺移植。

(十)慢性血栓栓塞性肺动脉高压

肺动脉及其分支的血栓不能溶解或反复发生血栓栓塞，血栓机化，肺动脉内膜慢性增厚，肺动脉血流受阻；未栓塞的肺血管在长期高血流量的切应力等流体力学因素的作用下，血管内皮损伤，肺血管重构；上述两方面的因素使肺血管阻力增加，导致肺动脉高压。由于非特异的症状和缺乏静脉血栓栓塞症的病史，其发生率和患病率尚无准确的数据。以往的尸检报道表明慢性血栓栓塞性肺动脉高压(chronic thromboembolism pulmonary hypertension，CTEPH)的总发生率为1%～3%，其中急性肺栓塞幸存者的发生率为0.1%～0.5%。临床表现缺乏特异性，易漏诊和误诊。渐进性劳力性呼吸困难是最常见症状。心电图、胸部X线、血气分析、超声心动图是初筛检查，核素肺通气灌注显像、CT肺动脉造影、右心导管和肺动脉造影可进一步明确诊断。核素肺通气灌注显像诊断亚段及以下的CTEPH有独到价值，但也可能低估血栓栓塞程度。多排螺旋CT与常规肺动脉造影相比，有较高的敏感性和特异性，但可能低估亚段及以下的CTEPH。需要同时做下肢血管超声、下肢核素静脉显像确定有无下肢深静脉血栓形成。CTEPH患者病死率很高，自然预后差，肺动脉平均压力＞5.3 kPa(40 mmHg)，病死率为70%；肺动脉平均压力＞6.7 kPa(50 mmHg)，病死率为90%。传统的内科治疗手段，如利尿、强心和抗凝治疗以及新型扩张肺动脉的药物对CTEPH有一定效果。肺动脉血管内球囊扩张及支架置入术对部分CTEPH患者也有一定效果。肺动脉血栓内膜剥脱术是治疗CTEPH的重要而有效方法，术后大多数患者肺动脉压力和肺血管阻力持续下降，心排血量和右心功能提高。手术死亡率为5%～24%。对于不能做肺动脉血栓内膜剥脱术的患者，可考虑肺移植。

(韩　林)

第十一章

肺部肿瘤

第一节　小细胞肺癌

肺癌是原发于支气管和肺的恶性肿瘤的统称，小细胞肺癌（small cell lung cancer，SCLC）是其中的一个特殊类型。经过几十年的研究和临床实践，多数学者认识到SCLC和其他类型的肺癌在组织发生、临床特点、对治疗的反应和治疗策略等很多方面都有一定差异。人们逐渐认识到发生于支气管带纤毛假复层柱状上皮的肿瘤是腺癌或肺泡癌；在长期各种刺激作用下支气管上皮化生后癌变成鳞状细胞癌；而SCLC则是发生于神经内分泌细胞恶变。因此，在临床可以发生于各个年龄，临床表现上常常可以伴有神经内分泌综合征，发展相对较快，容易通过淋巴和血行播散，尤其是颅内。但在另一方面，SCLC对化放疗敏感，处理适当在一定病期可得治愈。

一、小细胞肺癌的病因学

据报道，2008年全球肺癌发病人数为161万人，死亡人数为138万人，其发病率和死亡率分别占所有恶性肿瘤的12.7％和18.2％，高居恶性肿瘤之首小细胞肺癌是继腺癌、鳞癌之后第三大常见的肺癌类型。世界范围内的统计数据显示小细胞肺癌约占每年新发肺癌病例数的15％和肺癌死亡人数的25％。由于欧美国家控烟行动的有效开展，小细胞肺癌的总体发病率由17.26％（1986年）降至12.95％（2002年），然而女性发病率由28％（1973年）上升至50％（2002年）。2012年，世界范围内小细胞肺癌年发病人数约为20万。局限期小细胞肺癌5年生存率由4.9％（1973年）升高至10％（2002年），然而小细胞肺癌患者总体5年生存率仅为5％。和其他肿瘤相似，小细胞肺癌的发生既与环境因素相关，又与个人因素相关。环境因素是导致小细胞肺癌发生的始动因素，个人因素则决定了肿瘤的易感性。引起小细胞肺癌发生的最重要环境因素是吸烟，包括主动吸烟和被动吸烟；其次包括环境污染和职业因素。个人的因素包括遗传因素等。

（一）环境因素

1.吸烟因素

（1）主动吸烟：长达半个世纪、数据最充分的综合研究资料（包括实验和流行病学调查）证明吸烟是Ⅰ类致癌物，可导致多种癌症发生，尤其在小细胞肺癌和非小细胞鳞状细胞癌中，吸烟是最重要的诱因。2010年，来自英国剑桥大学韦尔科姆基金会桑格学院（Wellcome Trust Sanger

Institute)的研究人员对一位小细胞肺癌患者骨转移灶进行了基因组测序，希望能从中发现与吸烟有关的突变。结果显示：该患者基因序列的突变与烟草的烟雾里所存在的超过 60 个致癌基因所导致的基因突变类型相符合，说明小细胞肺癌是一种典型的吸烟导致的癌症。吸烟对男、女性小细胞肺癌的相对危险度分别为 7.4 和 7.9(廖美琳、周允中主编《肺癌》)。小细胞肺癌患者中 90%以上的人有吸烟史。美国每年小细胞肺癌新发病例数超过 3 万，几乎所有患者均为吸烟者，而且都是重度吸烟者。流行病学资料显示吸烟者肺癌发生率和死亡率是非吸烟者的 5～10 倍(循证医学 2012 年 4 月)。组织学研究结果显示吸烟者相比从不吸烟者，同时存在支气管黏膜上皮纤毛丢失、基底上皮增生和细胞核异常。重度吸烟者的支气管切片，93%可见细胞异常，戒烟 5 年后细胞异常下降到 6%，而不吸烟者仅为 1.2%。

国际癌症研究机构(International Agency for Research on Cancer，IARC)认为烟草为人类明确的致癌物，没有安全烟，不论使用方法如何，对人类均有致癌性(IARC，2002)。吸烟对小细胞肺癌危险度的影响与吸烟指数(每天吸烟的数量×吸烟持续的时间)相关，此外也与开始吸烟的年龄，香烟的类型和吸入的深度(深吸入肺或口腔过堂烟)相关。平均吸烟的支数和吸烟的年数越多，吸烟开始年龄越早，使用无滤嘴烟越多，罹患肺癌的危险度越高。尽管吸雪茄和吸烟斗者(多使用空气风干的低糖烟叶)相比吸卷烟者(多用烘烤的高糖烟叶)罹患肺癌的风险下降，但相比不吸烟者，该人群患肺癌的危险也有增加，且与吸烟指数成正比。40 岁以内的年轻吸烟者，细小支气管早期就出现病理变化，在邻近的细小支气管和肺泡壁见群集的有棕色颗粒的巨噬细胞团、水肿、纤维化和上皮增生等呼吸性细支气管炎特征。

英国著名学者 Doll 随访 50 年的研究结果显示，在男性吸烟者中，持续吸烟、50 岁时戒烟、30 岁时戒烟者，75 岁死于肺癌的累计风险分别为 16%，6%和 2%，而从不吸烟者 75 岁时死于肺癌的累计风险仅为 2%(储大同主编《肺癌》)。临床确诊的肺癌病例中，每天吸烟 20 支以上且时间长达 30 年者，患肺癌的概率达到 80%。戒烟后肺癌危险度下降，戒烟 5 年后，多数癌症发生相对危险明显降低。戒烟 10 年后，患肺癌的危险度是未戒烟者的 50%。戒烟可有效降低癌的发生，但吸烟者即使戒烟 10 年以上癌症发生率仍稍高于非吸烟者。戒烟可使支气管上皮恢复正常，平均需要 13 年，此时其患肺癌的危险度与不吸烟者相同。Doll 及 Pike(1972)对英国医师的前瞻性调查表明，12 年间肺癌死亡率下降 25%，其中医师中吸烟人数下降 50%，故戒烟确实能使肺癌发病率下降。Chen 等报道小细胞肺癌患者确诊时开始戒烟者比不戒烟者或晚戒烟者的生活质量有所改善，食欲降低的患者比率下降(43%vs 58%)。

据上海和沈阳两地 20 世纪 80 年代中期全人群肺癌病例对照研究资料，上海市区男性和女性小细胞肺癌比例分别为 9.3%和 6.3%，沈阳男性和女性小细胞肺癌比例分别为 14.5%和 17.2%。欧美等发达国家由于开展了全面的禁烟运动，因此肺癌所导致的死亡比例大幅度下调。自 70 年代以来，英国 35～54 岁男性肺癌死亡率已减少一半。在发展中国家，青少年吸烟人数增加，初次吸烟年龄减低，且女性吸烟人数也在增加。以往研究证实，男性小细胞肺癌发病率高于女性，2013 年美国国立综合癌症网络(National Comprehensive Cancer Network，NCCN)报道，美国人群男性和女性小细胞肺癌发病率为 1∶1，女性发病率有上升趋势。

(2)被动吸烟：随着吸烟人群的增加，被动吸烟的人群也在扩大，被动吸烟致癌风险比主动吸烟致癌风险高 2～40 倍。香烟燃烧时释放的侧流烟雾中含有Ⅰ类和ⅡA 类致癌物，导致环境性烟草暴露("二手烟")者患小细胞肺癌危险度增高。丈夫吸烟的妻子患肺癌的危险度是丈夫不吸烟妻子的 1.3 倍。Wolfson 预防医学研究所提供证据，和吸烟者生活与和不吸烟者生活其患肺癌的危险度要高出24%。肺癌家族集聚性研究将吸烟导致肺癌的患者的非吸烟亲属与不吸烟者的非吸烟亲属比较，按性别，年龄和种族配对比较后发现，肺癌患者的非吸烟亲属的肺癌发病率和死亡率均显著升高（储大同主编《肺癌》）。我国上海市区曾进行的一项病理对照研究，发现与吸烟丈夫共同生活的非吸烟妇女，其肺癌相对危险度随共同生活年数的增加而上升，共同生活40年及以上者与共同生活20年以下者比较，相对危险度大于1.7。

（3）吸烟的致癌机制：香烟燃烧的烟雾中含有1200多种物质，其中致癌物有69种，存在主流烟雾中的2-萘胺、4-联苯胺、苯、氯乙烯、氧化乙烯、砷、铍、镍化合物、铬、镉和210钋已被国际癌症研究中心确认为人类Ⅰ类致癌物。烟草的烟雾中含有多种致癌性亚硝胺，且支流烟比主流烟中亚硝胺含量高10～40倍。多种致癌物质的存在，使吸烟导致的肺癌发生机制极其复杂。当苯并芘进入人体后，经代谢形成BPDE，通常与细胞DNA中碱基结合，形成BPDE-DNA加合物。此加合物会引起DNA碱基的突变，从而可能引起癌基因的启动。流行病学调查显示吸烟组与非吸烟组相比，多环芳烃-DNA加合物水平有非常显著性差异。

纸烟燃烧时产生的烟雾颗粒容易沉积在支气管和细小支气管分叉的嵴部，该部也是肺癌的好发部位。颗粒的直接毒性作用为影响支气管黏膜的清除功能，破坏黏膜纤毛和巨噬细胞，导致支气管束发生病变。烟雾的颗粒部分主要引起癌症的发生，虽然烟雾颗粒也深入肺泡，但吸烟者患肺泡癌的危险性并未增加。

烟雾对纤毛毒性作用，可诱发局部感染，导致慢性支气管炎发生。肺部炎症也是小细胞肺癌发生的诱导因素。

2.环境因素

（1）大气污染：环境污染是目前工业化发展中国家第二大肺癌发病原因。2004年，空气污染导致全球16.5万名肺癌患者死亡，其中10.8万名患者为户外空气污染致癌；3.6万名患者为使用固体燃料烹饪和取暖而致癌；2.1万名患者为二手烟致癌。

工业发达城市肺癌的发病率要比农村高很多，北京、上海、武汉等地肺癌的发病率和死亡率均高于经济相对落后的西藏地区，大气污染可能是造成这一现象的主要原因。大气污染物包括各种工业废气、粉尘、汽车尾气等，其主要致癌物包括脂肪族碳氢化合物和芳香族碳氢化合物（如苯并芘），此外尚有微量放射性元素、金属（镍、铅、铬等）和砷化合物。调查材料表明，大气中苯并芘浓度高的地区肺癌的发病率也增高；碳素微粒和二氧化硫容易引起慢性支气管炎，诱发支气管上皮细胞改变，使上皮细胞对其他侵袭物敏感，使肺癌发生更容易。

环境中的雾霾（$PM_{2.5}$）污染是否是肺癌的诱导因素目前还未知，但IARC于2013年1月17日发布消息称，已将细颗粒物（$PM_{2.5}$）等大气污染物质的致癌风险评估为5个阶段中危险程度最高的水平。$PM_{2.5}$是指直径2.5 μm以下的细颗粒物，主要由日常发电、燃煤、汽车尾气排放等过程中经过燃烧而排放的残留物组成。这种细颗粒物被人体吸入后，会直接进入支气管，干扰肺部的气体交换，引发哮喘、支气管炎、呼吸道传染病和心血管病方面的疾病。此外颗粒物有可能会吸附硫氧化物、氮氧化物等一系列有毒有害物质，并将毒害物质直接带入肺泡。美国癌症学会在1982－1998年间一项多达50万人的队列研究中发现，$PM_{2.5}$年均浓度每升高10 $\mu g/m^3$，人群肺癌死亡率将上升8%。但这种统计学上的关联是不是已经构成了因果关系，尚需要更多研究的证实。

（2）室内环境污染：氡暴露也是肺癌的主要诱因，这也是许多国家第二大肺癌发病原因。2004年的流行病学调查显示肺癌患者总数的3%～14%是由室内氡暴露引起的，氡浓度每升高

100 Bq/m^3，患肺癌风险就增加16%。氡是一种无色无味的惰性气体，衰变产生的氡子体进一步衰变生成α粒子，这些粒子会附着于空气中的颗粒状物质上，进入呼吸道后积聚在细胞内破坏正常细胞的DNA，导致癌变。氡导致的肺癌，约半数为未分化癌。低剂量的氡主要来自于土壤、建筑和装修材料、天然气的燃烧和生活用水，在地下室和混凝土结构构成的高层建筑或者木基结构中更加显著。

冬季时间长，燃煤量大，室内通风条件差的城镇肺癌发生率高。根据流行病学研究资料，我国云南省宣威县的肺癌死亡率居全国之首。当地长期燃烧煤烟造成室内以苯并芘为主的多环芳烃污染是宣威肺癌高发的主要原因。在我国东北地区沈阳和哈尔滨等地进行的病例对照研究证实，室内使用煤炉，用煤取暖的年限与肺癌的危险性相关。目前，国际癌症研究中心评价室内燃煤产生的煤烟是人类Ⅰ类致癌物。然而木材等生物材料燃烧产生的烟气与肺癌的关系目前研究尚不深入，鉴于此，国际癌症研究中心研究认为木材燃烧产生的烟气可能是人类ⅡA类致癌物。

(3)饮食和烹饪：对于水果、蔬菜和抗氧化剂营养物是否能降低肺癌危险度也有大量研究。目前研究结果提示增加蔬菜的摄取可减低患肺癌的危险。还没有高级别证据证实其他饮食因素可降低肺癌的发病率，包括β-胡萝卜素和维生素A与小细胞肺癌真正联系等。

3.职业因素

长期接触具有放射性物质或者衍生物的职业也会导致肺癌发生。已有充分的证据表明，导致肺癌的职业因素有石棉、砷的无机化合物、镍化合物、镉及其化合物、二氯甲醚、氯甲甲醚、芥子气、煤焦油沥青挥发物和硫酸烟雾等。铀和氟矿的副产品或铀衰变可产生致癌物氡。铸造工人、报纸工人、金矿工人、乙醚工人、油漆工人等均为肺癌高发者。由接触放射线到发生肺癌的潜伏期一般不少于10年，中位数为16～17年。

(二)个人因素

1.遗传因素

病例对照研究和队列研究结果表明，有肺癌家族史的个体，其肺癌发病风险也会提高。来自上海，北京和沈阳的家族聚集性研究结果表明，有肺癌家族史的、非吸烟女性患肺癌的风险OR值大于2.5。

2.肺部疾病史

某些患慢性肺部疾病如肺结核，矽肺、尘肺或肺支气管慢性炎症者，肺癌发病率高于正常人，这可能与肺上皮细胞化生或增生相关。

3.内分泌因素

有关内分泌因素和女性肺癌危险性的关系还有待进一步研究证明。

二、临床表现

小细胞肺癌的临床表现与肿瘤大小、发展阶段、所在部位、有无并发症或转移有密切关系。典型临床表现是肺门肿块以及纵隔淋巴结肿大引起的咳嗽及呼吸困难。病变广泛转移后会出现体重下降、衰弱、骨痛等相应表现。与小细胞肺癌有关的症状和体征，按部位可以分为原发肿瘤、胸内扩展、胸外转移、肺外及全身表现四类。

(一)由原发肿瘤引起的症状和体征

1.咳嗽

常见的早期症状，多为刺激性干咳，当肿瘤引起支气管狭窄，可出现持续性、高调金属音咳嗽。咳嗽多伴少量黏液痰，当继发感染时可合并脓痰。

2.咯血

多为痰中带血或间断血痰，少数因侵蚀大血管出现大咯血。

3.胸闷、气短

肿瘤引起支气管狭窄，或肿瘤转移至肺门或纵隔淋巴结，肿大的淋巴结压迫主支气管或气管隆嵴。

4.发热

肿瘤组织坏死可引起发热，多数发热的原因是由于肿瘤引起的阻塞性肺炎所致，早期用抗菌药物治疗，体温可恢复正常，但易反复。肿瘤体积较大者，炎性中心出现坏死，常因毒素的吸收引起较高的体温。有时每天弛张热，达数月之久，反复抗感染治疗无效，一旦瘤体切除，体温立刻恢复正常。肺癌患者检查体内无明显炎症，但却有明显发热，常是肿瘤本身引起，即所谓“癌性热”，体温常在 38 ℃以下。45 岁以上男性长期吸烟者如反复发热肺部固定部位炎症，治疗效果不佳者尤要警惕肺癌的可能性。

5.体重下降

消瘦为恶性肿瘤的常见症状之一。肿瘤发展到晚期，由于肿瘤毒素和消耗的原因，常导致患者体重下降，如合并有感染、食欲减退，则加重病情消瘦更明显或表现恶病质。

（二）肿瘤在胸腔内扩展所致的症状和体征

1.胸痛

肿瘤直接侵犯胸膜、肋骨或胸壁，引起不同程度的胸痛。如肿瘤侵犯胸膜，则产生不规则的钝痛或隐痛。肿瘤压迫肋间神经，胸痛可累及其分布区。

2.上腔静脉综合征

上腔静脉综合征是由于上腔静脉被附近肿大的转移性淋巴结压迫或右上肺的原发性肺癌侵犯，以及腔静脉内癌栓阻塞静脉回流引起。表现为头面部和上半身淤血水肿，颈部肿胀，颈静脉扩张，患者常诉领口进行性变紧，可在前胸壁见到扩张的静脉侧支循环。

3.咽下困难

肿瘤侵犯或压迫食管，引起吞咽困难。初期表现为进食干硬食物咽下困难，逐渐发展至吞咽流质食物困难。

4.呛咳

气管食管瘘或喉返神经麻痹引起饮水或进食流质食物时呛咳。

5.声音嘶哑

肿瘤直接压迫或转移肿大的淋巴结压迫喉返神经（多为左侧）时出现。

6.Horner 综合征

位于肺上尖部的肺癌称为肺上沟癌（Pancoast 癌），当压迫 C_8、T_1 交感神经干，出现典型的 Horner 综合征，患侧眼睑下垂、瞳孔缩小、眼球内陷、同侧颜面部与胸壁无汗或少汗；侵犯臂丛是出现局部疼痛、肩关节活动受限，称为 Pancoast 综合征。

7.肺部感染

由于肿瘤阻塞气道引起的、在同一部位可以呈反复发生的炎症，亦称作阻塞性肺炎。

（三）肿瘤肺外转移引起的症状和体征

（1）肺癌转移至淋巴结：锁骨上淋巴结是肺癌好发转移的部位，转移的淋巴结常常固定，质地坚硬,逐渐增大、增多、融合,多无疼痛感。

(2)肺癌转移至胸膜:肺癌转移至胸膜常常引起胸痛、胸腔积液,胸腔积液多为血性。

(3)肺癌转移至骨:多呈隐匿经过,仅1/3有局部症状,如疼痛、病理性骨折。当转移至脊柱压迫脊髓神经根时,疼痛为持续性且夜间加重。脊髓内转移可于短时间内迅速出现不可逆的截瘫症候群。

(4)肺癌转移至脑:可由于颅内病灶水肿造成颅高压,出现头痛、恶心、呕吐的症状。也可由于占位效应导致复视、共济失调、脑神经麻痹、一侧肢体无力甚至偏瘫。

(5)肺癌转移至心包:可出现心包积液,甚至出现心脏压塞的表现,呼吸困难,平卧时明显,颈静脉怒张,血压降低,脉压缩小,体循环淤血,尿量减少等。

(6)肺癌转移至肾上腺、肝脏等部位,引起局部和/或周围脏器功能紊乱。

(四)肿瘤肺外表现及全身症状

肺癌所致的肺外表现包括非特异性全身症状,如乏力、厌食、体重下降。还包括神经系统和内分泌副肿瘤综合征。

1.神经系统综合征

(1)Lambert-Eaton肌无力综合征(Lambert-Eaton myasthenic syndrome,LEMS):即肿瘤引起的神经肌肉综合征,包括小脑皮质变性、脊髓变性、周围神经病变、重症肌无力和肌病。致病的自身抗体直接抑制了神经末梢突触前的压力门控钙通道(voltage-gated calcium channels,VGCC)从而导致了LEMS肌无力症状。患者症状出现顺序通常为下肢无力、自主神经障碍、上肢无力、脑神经支配肌无力、肌痛及僵直等。

(2)副癌性脑脊髓炎(paraneoplastic encephalomyelitis,PEM):病变广泛,可侵及边缘叶、脑干、脊髓,甚至后根神经节。本病常可与副癌性感觉性神经病(paraneoplastic sensory neuropathy,PSN)同时存在。有些学者认为PSN是PEM的一部分,故常冠以PEM/PSN的名称。神经系统症状常出现在癌诊断之前,不同神经部位受累表现为不同的临床症状。

1)边缘叶脑炎:边缘叶脑炎(1imbic encephalitis)病变主要侵犯大脑边缘叶,包括胼胝体、扣带回、穹隆、海马、杏仁核、额叶眶面、颞叶内侧面和岛叶。多呈亚急性起病,进展达数周之久,也可隐袭起病。早期症状常为焦虑和抑郁,后出现严重的近记忆力减退。还可有烦躁、错乱、幻觉、癫痫和嗜睡。有的出现进行性痴呆,偶可自然缓解。

2)脑干脑炎:脑干脑炎(brain stem encephalitis)病变主要侵犯脑干,累及下橄榄核、脑神经核、脑桥基底核、被盖核,黑质也可受累。临床表现常为眩晕、呕吐、共济失调、眼震、眼球运动障碍、延髓麻痹和病理反射。少见症状为耳聋、肌阵挛、不自主运动、帕金森综合征。

3)脊髓炎:脊髓炎(myelitis)常为PEM表现的一部分,很少单独出现。病变可累及脊髓前角细胞、感觉神经元、后角和交感神经,临床表现为肌无力、肌萎缩、肌束颤动、感觉障碍、自主神经失调和脊髓空洞症的症状。

(3)副癌性感觉性神经病(PSN):可出现于小细胞肺癌的任何时期,有的见于小细胞肺癌诊断前数年。可亚急性或慢性发病,表现为对称性的四肢远端感觉丧失、乏力和腱反射低下,下肢较上肢重。重者可累及四肢近端和躯干,出现面部感觉丧失。一些急性起病者多合并淋巴瘤,表现酷似吉兰-巴雷综合征,可伴有呼吸肌瘫痪和延髓麻痹。

2.内分泌副肿瘤综合征

(1)库欣综合征(Cushing syndrome):小细胞肺癌分泌促肾上腺皮质激素样物质,引起脂肪重新分布等。

(2)类癌综合征：类癌综合征的典型特征是皮肤、心血管、胃肠道和呼吸道功能异常。主要表现为面部、上肢躯干的潮红或水肿，胃肠蠕动增强，腹泻，心动过速，喘息，瘙痒和感觉异常。这些阵发性症状和体征与肿瘤释放不同的血管活性物质有关，除了5-羟色胺外，还有缓激肽、血管舒缓素和儿茶酚胺。

(3)抗利尿激素分泌不当综合征：不适当的抗利尿激素分泌可引起厌食，恶心，呕吐等水中毒症状，还可伴有逐渐加重的神经并发症。其特征是低钠(血清钠＜135 mmol/L)，低渗(血浆渗透压＜280 mOsm/kg)。

三、诊断

小细胞肺癌的治疗效果与小细胞肺癌的早期诊断密切相关。因此，要大力提倡早期诊断，及早治疗以提高生存率甚至治愈率。这就需要临床医师具有高度警惕性，详细采取病史，对小细胞肺癌的症状、体征、影像学检查有一定认识，及时进行细胞学及支气管镜等检查，可使80%～90%的小细胞肺癌患者得到确诊。

(一)诊断方法

1.痰细胞学检查

由于原发性肺癌源于气管、支气管上皮，因而肿瘤细胞会脱落于管腔，随痰液排出。痰液细胞学检查就是将怀疑肺癌患者排出的痰液进行涂片，然后在显微镜下观察，根据涂片中癌细胞形态特点，做出初步的细胞类型诊断。痰液细胞学检查简单、无创、经济，是诊断肺癌最常用方法，还可用于肺癌高危人群的普查，并能发现部分早期小细胞肺癌。痰检阳性率60%～80%，痰液标本质量的好坏，直接影响细胞学诊断的准确性。符合标准的痰液应新鲜，咳去喉部积痰后，再用力深咳，从肺深部咳出痰液，灰白色、透明黏液痰，带血丝成分更好，并需立即送检(1小时内)，每个患者至少送检6次。一般认为中心型肺癌痰检阳性率较周边型高，小细胞肺癌细胞学诊断与病理组织学诊断符合率最高。

2.血清肿瘤标志物检测

血清肿瘤标志物检测包括：①癌胚抗原(carcino-embryonic antigen，CEA)是一种酸性可溶性糖蛋白，当胃肠道、肺等发生恶性病变时，癌细胞能产生CEA释放到血中，使血清中CEA含量升高。②CA125(cancer antigen 125，CA125)是一种卵巢癌和肺癌细胞共同具有的肿瘤相关抗原，也是目前应用最广泛的肿瘤标志物之一。③CA153(cancer antigen 153，CA153)系分子量较大的糖蛋白，作为乳腺癌的特异性标志物，目前证实肺癌患者血清中也有明显升高。研究表明上述三项标志物联合检测可提高诊断小细胞肺癌的阳性率及准确度。④神经元特异性烯醇化酶(neuron-specific enolase，NSE)作为SCLC特异性肿瘤标志物，目前广泛用于肺癌的诊断和治疗后随访监测。SCLC血清NSE明显增高，其诊断灵敏度达80%，特异性达80%～90%，而非小细胞肺癌(NSCLC)患者并无明显增高，故可作为SCLC与NSCLC的鉴别诊断。血清NSE水平与SCLC的临床分期呈正相关，因此，血清NSE检测对SCLC的监测病情、疗效评价及预测复发具有重要的临床价值。⑤胃泌素释放肽前体(pro-gastrin-releasing peptide，proGRP)存在于人胎儿肺的神经内分泌细胞内。胃泌素释放肽前体作为近年来新发现的一种SCLC肿瘤标志物。研究显示，proGRP在SCLC中具有极高特异性，其在良性病变及其他恶性肿瘤中很少检测到，47%～80%SCLC释放proGRP。与NSE相比，proGRP灵敏性更高，特异性更强。然而单一标志物检测始终存在特异性不强、阳性率较低等不足,临床上常与NSE联合检测。

3.驱动基因检测

SOX基因家族成员不仅在SCLC中存在众多突变,而且存在基因扩增(27%),SOX2蛋白的过表达还与SCLC的临床分期相关,下调细胞中SOX2的表达可以抑制SOX2高表达型SCLC的生长,因此进一步证实了SOX2在SCLC种系生存中的重要作用。FGFR1另外一项来自德国的Martin Peifer等则对SCLC的SNP(63例),外显子组(29例),基因组(2例)和转录组(15例)进行了测序。整合了众多的结果后,发现FGFR1基因存在明显扩增现象,提示FGFR抑制剂可能会使具有该基因型的患者受益。TP53及RB1突变仍然是SCLC中最重要的基因突变类型,$SLIT_2$和EPHA7等其他突变可能与SCLC的高度侵袭性特性相关,PTEN的基因突变可能是未来治疗的靶点之一。CREBBP,EP300和MLL这些参与组蛋白修饰的基因存在频发突变,通过进一步的功能性研究,研究者认为组蛋白修饰在SCLC中发挥了重要作用。日本学者在今年ASCO会议上公布了亚洲SCLC的全基因组分析结果显示:93.6%的肿瘤中检测到TP53、RB1和MYC家族,突变频率分别为76.6%,42.6%和12.8%。该研究也再次证明了近来报道的一些新的驱动基因:PTEN 4.3%、CREBBP4.3%、EP300 4.3%、$SLIT_2$ 4.3%、MLL 4.3%、CCNE1 8.5%和SOX2 2.1%。

4.X线检查

小细胞肺癌以中央型占绝大多数。中央型小细胞肺癌X线表现为肺门单纯大肿块,或大肿块伴有阻塞性病变为主。肿块很醒目,圆形或卵圆形,边界清楚。如伴有小叶性肺炎或肺不张时,边界毛糙或有小斑片状阴影。周围型小细胞肺癌X线主要表现为分叶状肿块,边缘均有有长短不一的毛刺,密度多中等以上,均匀一致,一般无钙化、空洞或密度减低区。早期常伴有转移。

5.CT检查

CT是目前诊断小细胞肺癌常用的有效方法之一,具有较高的空间分辨率,其多平面重建(multiple plane rescontruction,MPR)技术从不同的角度观察肺部病变的形态、密度、边缘情况。并在计算机上进行支气管重建,进而了解病变与支气管、纵隔的关系,因此在研究肺部病变,特别是在研究多发于肺门区的中央型未分化小细胞肺癌方面有明显技术优势。小细胞肺癌CT上常表现为肺门肿块影和/或纵隔块影,受累支气管管腔狭窄,管壁增厚,远端可有阻塞性肺炎,坏死少见。肿瘤常有轻至中度强化。小细胞肺癌常常转移到纵隔淋巴结,上腔静脉后、主动脉弓下及隆突下的肿大淋巴结常见,并会形成上腔静脉受挤压征象。远处转移及肿瘤长轴与受累支气管走形相同有一定的提示作用。

6.PET/CT

小细胞肺癌细胞生长分数高,倍增时间短,侵袭力强,较早出现远处转移。PET/CT提供功能和解剖相结合的图像,能精确区分肿瘤的边缘、大小、形态及与周围毗邻的关系,而且对区域淋巴结转移以及全身远处器官的转移(包括骨骼、脑、肾上腺、肝等)可以从不同的断面和角度进行观察,从而对小细胞肺癌早期诊断、临床分期、鉴别肿瘤的复发与坏死、指导制订治疗方案、疗效评价以及肿瘤放疗的精确定位等方面均有重要的临床应用价值。

7.普通电子支气管镜

支气管镜对诊断、确定病变范围、明确手术指征与方式有帮助。小细胞肺癌的镜下主要表现分为四型:①管内增生型(即支气管内有菜花样、结节样、息肉样新生物生长)。②管壁浸润型(即支气管黏膜充血、水肿、增厚、糜烂等，管腔狭窄）。③管腔外压型（即气管或支气管受压变形，黏膜表面正常）。④混合型（即同时有前面3种中2种以上表现）。普通电子支气管镜可见支气管内病变，刷检的诊断率达92%，活检诊断率可达93%。经支气管镜肺活检可提高周围型小细胞肺癌的诊断率。对于直径大于4 cm的病变，诊断率可达50%～80%。但对于直径小于2 cm的病变，诊断率仅20%左右。由于是盲检，可能需要多次活检才能获得诊断。同时检查过程中可出现喉痉挛，气胸，低氧血症和出血。

8.自发荧光支气管镜

自发荧光支气管镜（autofluorescence bronchoscopy，AFB）是利用细胞自发性荧光和电脑图像分析技术相结合的产物。原位癌和早期浸润癌等病变在蓝光照射下可发出轻微的红色荧光，而正常组织则发出绿光，从而达到区别早期癌变组织与正常组织的目的。选择红染最明显的部位进行取材，便于提高检测结果的准确性。国外报道AFB对于诊断早期小细胞肺癌或癌前病变的敏感性较普通白光支气管镜（white light bronchoscope，WLB）提高25%～47%，而特异性则比WLB低7%～18%。但是AFB检查也存在一定的局限性：同WLB一样，无法检查到细支气管分支，不适用周围型小细胞肺癌的早期诊断；特异性不强，在支气管黏膜炎症、炎性肉芽肿、瘢痕组织、黏膜损伤等情况下，局部也会表现为红色荧光，极易与癌前病变、原位癌、浸润癌相混淆等。然而，随着荧光支气管镜在小细胞肺癌诊断过程中的广泛应用及对小细胞肺癌发展过程中不同组织病理阶段荧光强度的量化，其在小细胞肺癌的早期诊断、明确病变范围、评估局部癌变的程度中将发挥更大的价值。

9.纵隔镜检查

纵隔镜检查是一种对纵隔淋巴结进行评价和取活检的创伤性检查手段。它有利于肿瘤的诊断及TNM分期。小细胞肺癌较早出现纵隔淋巴结转移，在传统的纵隔淋巴结定性检查方法中，纵隔镜是公认的“金标准”。但其诊断费用高及创伤较大，涉及淋巴结区域多局限于N2/N3各组，且重复检查极为困难。因此，这一技术在国内目前尚未得到大规模的开展和应用。

10.支气管超声引导针吸活检

支气管超声引导针吸活检（endobronchial ultrasoundguided transbronchial needle aspiration，EBUS-TBNA），以其操作简单、微创、涉及纵隔淋巴结区域广、可重复强的优势，在肺癌分期中逐渐得到广泛应用，已经在一定程度上有取代纵隔镜检查这一传统“金标准”分期方法的趋势。EBUS-TBNA有助于更好地穿透支气管壁（由于存在活检管道，TBNA穿刺针形成向前的成角），可以显示淋巴结内穿刺针的确切位置，并可见周围血管，特别是肺门和低位气管旁区域的血管，大大提高了活检的安全性及准确性。尤其适用于中央型小细胞肺癌及纵隔淋巴结转移者。

11.病理活检

病理活检是小细胞肺癌诊断金标准。根据WTO分类方案，可以把小细胞肺癌分为燕麦细胞癌和中间型小细胞肺癌。

（1）燕麦细胞癌：癌细胞体积比淋巴细胞稍大（2～3倍），常以大小不等的群体形式出现，细胞间排列松散，核形不整，核内染色质非常丰富，呈细颗粒状，不透明，很少见到明确的核仁。另可见到核固缩。胞浆很少（或无）常呈嗜碱性，偶尔可见嗜酸性胞浆。在病灶刷片中，由于核的破碎常可见到核内物质形成的条纹。

（2）中间型小细胞肺癌：与上型相比，中间型小细胞肺癌的瘤细胞体积较大，部分病例中瘤细胞有清晰的胞浆，嗜酸性，瘤细胞单一，核不规则，染色质呈泡状、粗糙颗粒状，很少见到核固缩及核内物质形成的条纹。

(二)临床诊断

根据临床症状、体征，且符合下列之一者可作为临床诊断(可疑诊断)。

(1)中央型X现表现为肺门或纵隔边界清楚肿块，密度均匀，多呈分叶状，少数表现为肺门结构不清；CT表现为以肺门、纵隔肿块为主，单双侧肺门均可，难以分辨原发灶和肺门、纵隔淋巴结转移。周围型X线表现为病灶呈结节状或肿块状，可有分叶，边缘光滑或有毛刺，均有深分叶或短毛刺；CT表现肺实质内肿块或结节状为主要表现，均有深分叶或切迹，伴或不伴肺门及纵隔淋巴结肿大。

(2)肺癌高危人群，有咳嗽或痰血，胸部X线检查发现局限性病变，经积极抗炎或抗结核治疗(2～4周)无效或病变增大者。

(3)节段性肺炎在2～3个月内发展成为肺叶不张，或肺叶不张短期内发展成为全肺不张。

(4)短期内出现无其他原因的一侧增长性血性胸腔积液，或一侧多量血性胸腔积液同时伴肺不张者或胸膜结节状改变者。

(5)胸片发现肺部肿物，伴有肺门或纵隔淋巴结肿大，并出现上腔静脉阻塞、喉返神经麻痹等症状，或伴有远处转移表现者。

(6)单纯临床诊断肺癌病例不宜做放化疗，也不提倡进行试验性放化疗。

(三)确诊

以下任何一种情况均可确定诊断。

(1)经细胞学或组织病理学检查证实为小细胞肺癌。

(2)肺部病变可疑为小细胞肺癌，经过痰细胞学检查，支气管镜检查，淋巴结活检术、胸腔积液细胞学检查，胸腔镜、纵隔镜活检或开胸活检明确诊断者。

(3)痰细胞学检查阳性者建议除外鼻腔、口腔、鼻咽、喉、食管等处的恶性肿瘤。

(4)肺部病变可疑为小细胞肺癌，肺外病变经活检或细胞学检查明确为转移性小细胞肺癌者。

四、小细胞肺癌常用化疗药物介绍

(一)传统化疗药

20世纪70年代开始，环磷酰胺(cyclophosphamide，CTX)、多柔比星(doxorubicin)、长春新碱(vincristine，VCR)等细胞毒药物联合方案是治疗小细胞肺癌的主要方案。20世纪80年代后，依托泊苷(etoposide，VP-16)联合顺铂(cisplatin，DDP)或卡铂(carboplatin，CBP)被证实治疗各期小细胞肺癌均有显著疗效。目前仍是小细胞肺癌标准一线化疗方案。

1.环磷酰胺

环磷酰胺(cyclophosphamide，CTX)是20世纪50年代人工合成的一种烷化剂，是一种广谱抗肿瘤药物，为细胞周期非特性药物。化学结构上归属氮芥类。环磷酰胺是一种前体药物，在体外无活性，进入体内主要通过需要肝脏微粒体酶活化，变为活性型的磷酰胺氮芥而起作用。其作用机制与氮芥相似，与DNA发生交叉联结，抑制DNA的合成，也可干扰RNA的功能，对多种肿瘤有抑制作用。环磷酰胺口服易吸收，迅速分布全身，约1小时后达血浆峰浓度，在肝脏转化释出磷酰胺氮芥，其代谢产物约50%与蛋白结合。静脉注射后血浆半衰期3～11小时，48小时内经肾脏排出50%～70%，其中68%为代谢产物，32%为原形。其代谢产物丙烯醛对尿路有刺激性，大剂量应用时应水化、利尿，同时给予尿路保护剂美司钠。

2.多柔比星

多柔比星(doxorubicin)又称阿霉素(adriamycin,ADM)是一种糖甙抗生素，其抗瘤谱广，对乏氧细胞也有效。主要作用机制是直接嵌入DNA碱基对之间，干扰转录过程，阻止mRNA的形成起到抗肿瘤作用。它既抑制DNA的合成又抑制RNA的合成，所以对细胞周期各阶段均有作用，为一种细胞周期非特异性药物。此外，多柔比星还可导致自由基的生成，能与金属离子结合，与细胞膜结合。自由基的形成与心脏毒性有关。进入体内的多柔比星，很快从血浆中清除，沉积于组织。本品可引起心脏毒性，轻的表现为心电图室上性心动过速、室性期前收缩及ST-T改变，重者可出现心肌炎而发生心力衰竭，与所用总剂量相关，大多发生于总量超过550 mg/m^2 的情况。

3.长春新碱

长春新碱(vincristine,VCR)是一种生物碱，从夹竹桃科植物提取。在细胞有丝分裂期通过与微管蛋白结合而影响纺锤体微管的形成，使有丝分裂在中期停止。另外长春新碱也干扰蛋白质代谢及抑制RNA多聚酶的活力，抑制细胞膜类脂质的合成和氨基酸在细胞膜上的转运。大剂量时对S期细胞也有杀伤作用;长春新碱对移植性肿瘤的抑制作用大于长春碱，且抗瘤谱广。长春新碱在神经组织分布较其他组织多，因此神经系统毒性较突出，多在用药3～6周出现，有的患者可有运动障碍;骨髓抑制和胃肠道反应较轻，亦有局部刺激作用如药液外漏可引起局部组织坏死。

4.依托泊苷

依托泊苷(etoposide,VP-16)为细胞周期特异性抗肿瘤药物，作用于DNA拓扑异构酶Ⅱ，形成药物-酶-DNA稳定的可逆性复合物，使得拓扑异构酶Ⅱ的复合物在DNA链断裂之后稳定化，并且阻碍DNA连接酶的工作，导致DNA的破坏。由于肿瘤细胞的细胞分裂比正常细胞更频繁，因此更依赖这种酶，且对DNA的破坏更敏感。因此，导致了DNA复制发生错误并引起癌细胞的凋亡。其剂量限制性毒性是骨髓抑制，此外还有低血压、胃肠道反应等不良反应。依托泊苷用于治疗小细胞肺癌患者，根据给药方法或患者特点的不同，单药有效率为15%～82%，口服给药与静脉给药疗效稍有不同。与其他药物联合大大提高了其有效率，至今为止，与铂类联合仍然是治疗各期SCLC的标准一线方案。

5.铂类

主要是顺铂(cisplatin,DDP)及卡铂(carboplatin,CBP)。顺铂即顺氯氨铂，属于无机金属-铂的络合物，属细胞周期非特异性药物，具有细胞毒性。顺铂进入肿瘤细胞后，水解为双羟双氨铂，与DNA交叉联结，从而抑制癌细胞的DNA复制过程，并损伤癌细胞的细胞膜结构。主要不良反应是导致肾毒性及高频率听力障碍，尤其在大剂量或连续用药可致严重而持久的肾毒性。卡铂的抗瘤谱及抗瘤活性与顺铂相似，但水溶性较好，抗恶性肿瘤活性较强，能与DNA结合，形成交叉键，破坏了DNA的功能，使其不能复制，也是细胞周期非特异性药物;与顺铂相比，消化道毒性及肾毒性较低，但骨髓毒性较强。

6.异环磷酰胺

异环磷酰胺(ifosfamide,IFO)为氮芥类抗癌药，其活性代谢产物可通过与癌细胞DNA和RNA交叉连接，干扰二者功能而产生细胞毒作用，同时还具有抑制蛋白质合成作用，属于细胞周期非特异性药物。异环磷酰胺是环磷酰胺的同分异构体，虽在化学结构上差异微小，但其药效学和药动学则有明显不同，环磷酰胺的抗癌作用是浓度依赖性，而异环磷酰胺则主要是时间依赖性，在一定浓度下维持的时间决定了它的抗癌效应。其抗癌作用具有累积性，而其毒副作用却因分次给药而降低。异环磷酰胺的血浆半衰期是15.2小时，大约是环磷酰胺的2倍。据此，分次给药的方案已成功地应用于临床，提高了抗肿瘤疗效以及患者的耐受性。其毒性反应主要是骨髓抑制和出血性膀胱炎。异环磷酰胺的代谢产物丙烯醛导致的出血性膀胱炎是剂量限制性毒性，通常在用药后数小时或数天内发生，表现为镜下或肉眼血尿，伴有尿路刺激征。因此使用异环磷酰胺时必须给予美司钠(mesna)保护膀胱及尿路。

(二)第三代化疗药

已被证实对SCLC有活性的第三代化疗药有紫杉类、吉西他滨、喜树碱等。这些细胞毒药物单药治疗小细胞肺癌的疗效在15%～76%，其中紫杉醇、伊立替康、拓扑替康和氨柔比星的有效率均>30%。

1.紫杉类

紫杉类(taxanes)这类药来自于太平洋紫杉的提取物，代表性的有2个药物：紫杉醇(taxol，TAX)和多西他赛(docetaxel，DOX)。它们的抗肿瘤作用机制是抗微管分裂。微管是细胞分裂中纺锤体组成部分，在细胞分裂中起了关键作用。它还具有其他功能，如维持细胞的形态、运动，细胞内物质的传递。紫杉类药除了有抗肿瘤作用外，在低浓度与放疗合用时，有放射增敏作用。其放射增敏作用与放射的时机有关，当紫杉类药导致细胞在G_2/M期阻滞最明显时，放射增敏作用最强。

(1)紫杉醇：从太平洋西北岸的短叶紫杉树及红豆杉植物的树皮中提取的有效成分，能特异地结合到细胞微小管的β位，导致微管聚合成团块和束状，使其稳定，从而使细胞不能分裂。紫杉醇的主要不良反应是骨髓抑制、过敏、神经毒性、心脏毒性及关节肌肉酸痛等。紫杉醇用于SCLC的临床研究已开展，美国北中部肿瘤协作组用其治疗37例广泛期SCLC，有效率41%。

(2)多西他赛：是由植物Taxusbaccata针叶中提取巴卡丁(baccatin)并经半合成改造而成，其基本结构和紫杉醇相似，但来源较容易，水溶性较好。多西他赛可与游离的微管蛋白结合，促进微管蛋白装配成稳定的微管，同时抑制其解聚，导致丧失了正常功能的微管束的产生和微管的固定，从而抑制细胞的有丝分裂。其与微管的结合不改变原丝的数目，这一点与目前临床应用的大多数纺锤体毒性药物不同。该药用于复治患者，单药客观有效率为28%。它的主要不良反应是白细胞减少、变态反应和体液潴留。

2.拓扑异构酶Ⅰ抑制剂

这些药物在美国国立癌症研究所(National Cancer Institute，NCI)天然药物筛选过程中发现。拓扑异构酶与RNA的转录，DNA的复制、修复和基因的重组有关，因而这类药物干扰了细胞的分裂。主要的药物为伊立替康(irinotecan，CPT-11)和拓扑替康(topotecan)。

(1)伊立替康(irinotecan)：是半合成水溶性喜树碱类衍生物，是DNA拓扑异构酶Ⅰ的特异性抑制。伊立替康及其活性代谢产物SN-38，可诱导单链DNA损伤，从而阻断DNA复制叉，同时也能抑制RNA合成，由此产生细胞毒作用，呈时间依赖性，并特异性作用于S期。伊立替康的药代动力学为二或三房室模型，中位半衰期为12小时，稳态时的分布容积为168 L/m^2，总体清除率为15 L/(m^2·h)，大约有65%的伊立替康与血浆蛋白结合，伊立替康与其代谢产物SN-38的AUC随剂量的增加而升高，SN-38的细胞毒性是伊立替康的100～1 000倍，95%的SN-38与血浆蛋白结合。伊立替康主要在肝脏代谢，经胆汁和尿液排泄。主要的剂量限制性毒性为延迟性腹泻和中性粒细胞减少。延迟性腹泻多发生在用药后五天，严重者可导致患者死亡。

一旦发生，需要及时抗腹泻治疗。研究发现葡萄糖醛酸转移酶(UGT_1A1)参与伊立替康体内代谢，而UGT_1A1启动子区域的多态性能够预测伊立替康导致的腹泻，而UGT_1A1*28与中性粒细胞减少的发生有关，在UGT_1A1*28等位基因纯合子突变患者中，该酶活性下降，会导致毒性增加，导致中性粒细胞减少症的发生率增高。伊立替康治疗SCLC的临床研究主要在日本进行，用100 mg/m^2，90分钟内滴注，每周1次，方法治疗了16例既往化疗过的SCLC，有效率达到47%，中位有效时间2个月。

(2)拓扑替康：半合成水溶性喜树碱类似物，为拓扑异构酶Ⅰ抑制剂，与DNA/拓扑异构酶Ⅰ复合物通过共价键稳定结合，使两条DNA链分开，导致细胞凋亡或者死亡。拓扑替康属于S期特异性药物，是广谱的抗肿瘤药物。血浆半衰期大约为3小时，具有高组织摄取、分布，低蛋白结合的特点。其化学结构依赖于一个内酯环，通过可以能水解的作用，形成生物活性内酯，也能够通过血脑屏障。主要经肾脏排泄，肾功能异常时，需要调整剂量，而在肝功能异常的患者其药代动力学没有改变。拓扑替康的主要不良反应是中性粒细胞和血小板减少，少见的有呕吐、皮疹、腹泻、脱发和贫血。欧洲肿瘤协作组进行的Ⅱ期临床试验，研究了拓扑替康单药对难治和敏感SCLC的二线治疗疗效，拓扑替康为每天1.5～2.0 mg/m^2，连续5天，每3周重复，难治组(n=47)有一人获得CR，2人PR，总的有效率为6.7%，中位生存时间4.7个月，而在化疗敏感组(n=45)中有6人CR，11人PR，总有效率为37.8%，中位生存时间6.7个月。拓扑替康单药与CAV方案治疗复发性SCLC的疗效，两者的缓解率和中位疾病进展时间无显著性差异，中位生存期亦相似；对血液系统和非血液系统的毒性相似。但肿瘤相关症状的改善率，包括声嘶、呼吸困难、乏力、纳差、日常活动障碍，拓扑替康单药显著优于CAV方案。一项Ⅲ期临床研究比较了口服与静脉应用拓扑替康治疗一线治疗失败的小细胞肺癌的疗效，入组309人，在意向性治疗人群中，其中口服拓扑替康组(n=153)有效率为18.3%，静脉应用拓扑替康组(n=151)的有效率为21.9%，中位生存时间分布是33.0周和35.0周，1年分别为32.6%和12.4%，2年生存率分别为29.2%和7.1%。

(3)贝洛替康：一种新的水溶性喜树碱类似物，是一种拓扑异构酶Ⅰ抑制剂。其抑制拓扑异构酶Ⅰ的活性是拓扑替康和喜树碱的3倍略强。最大耐受剂量是0.7 mg/(m^2·d)，连用5天，每3周一次，剂量限制毒性为中性粒细胞减少。临床前研究显示在体内及体外对6种人类肿瘤的抑瘤效率均强于伊立替康和拓扑替康。近期一项亚组Ⅱ期临床研究结果显示贝洛替康单药治疗广泛期SCLC(包括20%初治患者，80%复发耐药患者)，有效率高达63.6%。贝洛替康联合顺铂一线治疗广泛期小细胞肺癌的一项Ⅱ研究，在意向治疗人群的有效率为73.8%，在可评价人群的有效率为83.9%，中位PFS为6.9个月，中位OS为11.2个月。最常见的3级以上毒性为中性粒细胞减少(90.2%)、血小板减少(63.4%)、贫血(34.1%)。

3.吉西他滨

吉西他滨是一种脱氧核苷酸类似物抗代谢物抗癌药，在细胞内磷酸化为双氟胞嘧啶核苷三磷酸，终止DNA的延伸以及竞争性抑制DNA聚合酶和核苷酸还原酶的活性。吉西他滨及其代谢产物主要经肾脏排泄。主要剂量限制毒性为骨髓抑制。单药剂量1 000 mg/m^2，每周1次，连续3周，每4周重复，用于治疗耐药SCLC，总体有效率为13%(6%～27%)，中位生存时间是17周。

4.氨柔比星

氨柔比星是第三代蒽环类，拓扑异构酶Ⅱ抑制剂。氨柔比星和其主要代谢产物氨柔比星醇，通过抑制DNA拓扑异构酶Ⅱ的活性而抑制肿瘤细胞增殖。与多柔比星相比，氨柔比星能够更广泛地诱导DNA-蛋白质形成和双链DNA断裂。氨柔比星在体内主要通过肝脏的羧基还原酶、NADPH依赖的P540还原酶和NAD[P]H依赖的醌氧化还原酶代谢,通过胆汁、尿急粪便排泄。最大耐受剂量为130 mg/m^2,骨髓抑制是其剂量限制毒性,心脏毒性是蒽环类药物的另一剂量限制毒性,而在动物实验中氨柔比星几乎没有出现延迟性心脏毒性,而且也并不加重心肌损伤,与多柔比星相比心脏毒性轻微。应用氨柔比星后主要表现为QT间期和ST-T的改变。早在临床前的研究工作中,氨柔比星就表现了比传统蒽环霉素类药物有更佳的抗癌活性。对小细胞肺癌的有效率高达75.8%(其中完全缓解率为9.1%)。日本的一项治疗复发难治SCLC的Ⅱ期临床试验中,氨柔比星在原发耐药及化疗敏感患者中的客观有效率分别为50%和52%,OS分别为10.3个月及11.6个月,1年生存率分别为43%和46%。而与顺铂联合一线治疗SCLC的有效率达到87.8%,其主要毒副作用骨髓抑制。

5.吡铂

吡铂是一种针对铂类耐药设计的顺铂类似物。最大耐受剂量是150 mg/m^2,中性粒细胞减少和血小板减少是其剂量限制毒性,在体内呈线性药代动力学特征。在一个纳入77名受试者的铂类耐药SCLC患者的临床研究中,临床获益率达到47%。一个全球性的Ⅲ期临床研究结果显示,吡铂联合最佳支持治疗(BSC)对于既往含铂方案化疗在6个月内进展的400例SCLC患者,与单纯BSC相比,MST分别为21周及20周,客观有效率仅为4%。

6.洛铂

洛铂是第三代铂类药物,是两种非对映异构体以1∶1组成的混合物,与DNA通过共价键结合,抑制DNA的复制和转录,从而发挥抗肿瘤活性。静脉注射后,两种异构体药物浓度-时间曲线相同,血浆蛋白结合率为25%,与第一代、第二代铂类相比水溶性强,更稳定,没有明显的耳毒性、肾毒性、神经毒性,其剂量限制性毒性为血小板减少,最低点发生在用药后大约两周,白细胞减少通常较血小板减少轻。

7.苯达莫司汀

苯达莫司汀是具有双功能基团的烷化剂,比传统的烷化剂能使DNA链断裂持续时间更长,且修复机制也和传统的烷基鸟嘌呤转移酶系统不同。两项德国的临床研究报道,苯达莫司汀单药治疗复发时间超过60天的SCLC患者,有效率29%,无进展生存期达到4个月;而与卡铂联合治疗广泛期SCLC患者,有效率72.7%,无进展生存期5.2个月。

五、小细胞肺癌一线化疗

化疗是SCLC主要的治疗手段,而且治疗敏感,近期疗效较高。对SCLC的治疗有效的化疗药物包括:顺铂(cisplatin,DDP)、依托泊苷(etoposide,VP-16)、环磷酰胺(cyclophosphamide,CTX)、多柔比星(daunorubicin)、长春新碱(vincristine,VCR)、伊立替康(irinotecan)、拓扑替康(topotecan)等,其单药有效率可达80%~90%。既往大规模的随机临床研究结果表明,单药化疗患者的生存期明显短于联合化疗,联合化疗使小细胞肺癌的治疗取得革命性的转变。

(一)局限期SCLC的一线化疗

局限期小细胞肺癌在20世纪80年代前多采用以环磷酰胺(CTX)为基础的联合化疗方案,尤其是与多柔比星、长春新碱联用的CAV方案是当时治疗小细胞肺癌最早、疗效较好的标准方案之一。Sundstrom等开展了一项针对局限期小细胞肺癌患者(LD-SCLC)的Ⅲ期临床研究,比较了CAV[环磷酰胺(CTX)+阿霉素(ADM)+长春新碱(VCR)]方案和EP[VP-16+DDP]方案的疗效，其中CAV组中位生存期为9.7个月，而EP组为14.5个月，结果显示EP方案的有效率较高。而且应用EP方案化疗的LD-SCLC患者组显示出明显的生存优势。1985年首次证实了EP方案是治疗SCLC有效的标准化疗方案。两项荟萃分析证实了EP方案为标准的一线治疗方案，其中一项荟萃分析表明含铂类药物的联合化疗方案较不含铂类药物的联合化疗方案具有明显的生存优势。欧洲肺癌工作组(ELCWP)另一项荟萃分析同样也证实了采用EP联合化疗方案的生存获益。20世纪90年代开展的一项Ⅲ期随机临床研究表明，卡铂(carbolatin，CBP)联合依托泊苷(CE)和EP两种方案在疾病缓解率及生存率之间并未显示出明显的差异，而且CE方案恶心、呕吐、神经毒性及超敏反应等发生率均明显低于EP方案。因此对于耐受性相对较差、一般状态欠佳的患者，可考虑CBP替代DDP，从而在生存率和有效率无明显差异的前提下减少化疗药物毒副作用的发生。早在2010年美国国家癌症综合网络(National Comprehensive Cancer Network，NCCN)的SCLC诊疗指南中推荐：4～6周期的EP方案为LD-SCLC一线标准化疗方案。目前《NCCN小细胞肺癌临床实践指南》及卫生部《原发性肺癌诊疗规范》中EP方案仍然是治疗小细胞肺癌的公认标准的一线方案。

Lee等在2007年报道了一项临床研究：共纳入了76例应用IP方案治疗局限期SCLC的患者，应用2个周期伊立替康(irinotecan)联合顺铂(irinotecan和DDP，IP)方案化疗后，采用2周期的EP方案并同步放疗，其完全缓解率为44.9%，总体有效率为97.1%，MST为24.9个月，1年生存率为75.2%，2年生存率为51.4%，而且无疾病进展生存期(progression free survival，PFS)为11个月。IP和EP两种方案的主要毒副反应为骨髓造血功能抑制及腹泻，其中IP组患者骨髓造血功能抑制低于EP组，但腹泻发生率高于EP组。Jeong等在2010年开展了一项IP方案治疗局限期SCLC的回顾性研究，该研究共30例患者入组，初始应用IP方案诱导化疗后，继续IP方案同步放疗，研究结果显示MST为34.2个月，其有效率达100%，PFS为11.6个月，1年生存率为89.1%，2年生存率为60.9%。综上研究结果，初始IP方案化疗后，IP方案同步放化疗，治疗局限期SCLC有效率较高，但需进一步开展前瞻性大规模的临床研究证实。

(二)广泛期SCLC的一线化疗

大多数SCLC患者在初诊时失去了根治性治疗机会，但是联合化疗仍是广泛期SCLC的有效治疗方法，可以改善症状，延长生存期。广泛期SCLC一线化疗缓解率为40%～70%，中位生存期为7～11个月，2年生存率小于5%。尽管初始化疗缓解率高，但多数完全缓解的患者在3个月内病情进展，远期疗效差。

一项欧洲肺癌工作组(European lung cancer working party，ELCWP)的荟萃分析显示了应用EP方案化疗具有生存获益。该荟萃分析共纳入了36项临床研究(n=7173)，分析显示了不含依托泊苷方案生存期低于含依托泊苷方案，而含铂类但不含依托泊苷方案在生存上无明显改善。另一项荟萃分析结果显示：含铂方案与不含铂方案比较具有显著的生存获益。因此，EP方案仍然是治疗广泛期SCLC标准的一线治疗方案。在临床应用中，为了减轻胃肠道反应、肾毒性和神经毒性，通常用CBP替代DDP，但CBP的骨髓造血功能抑制风险较DDP大。因此，CBP一般仅用于具有应用DDP禁忌证或考虑不能耐受DDP的患者。有关学者开展了在该方案的基础上的广泛期SCLC化疗的临床研究。Hermes等在2006年开展了一项Ⅲ期临床研究：VP-16联合CBP(etopiside and carboplatin，EC)与IP方案治疗广泛期SCLC。此研究共入组了210例患者，其中EP组完全缓解例数为17例，IP组完全缓解例数为18例。EP组MST为214天，IP组为255天，EP组1年生存率为28%，IP组为35%，两组在血液学毒性方面的差异无统计学意义,其中IP组未出现不可耐受的腹泻。两组在生活质量改善方面无明显差异。国外学者Hanna等在2006年开展了一项Ⅲ期临床研究,比较EP方案与伊立替康联合顺铂的IP方案在SCLC一线治疗中的疗效,结果表明两组的中位生存期(median survival time,MST)分别为10.2个月和9.3个月,1年生存率分别为36%和35%,两组间差异均无统计学意义,在改善晚期SCLC生存方面,IP方案与EP方案相近,但IP方案在Ⅲ～Ⅳ级血液学毒性反应方面明显减少,可作为一线治疗的选择。Sgos等在2007年进行了一项治疗广泛期SCLC的Ⅱ期临床研究,采用依立替康联合依托泊苷及卡铂方案,共纳入了46例患者,其中总有效率为52.2%,MST为16.3个月,1年生存率为43.47%,结果显示使用该联合方案可改善广泛期SCLC的MST及1年生存率,其主要毒副反应是不同程度的腹泻。随后德国学者Schmittel等在2008年开展了一项Ⅲ期临床研究:EC方案与伊立替康联合卡铂(irinotecan和carboplatin,IC)方案治疗初治的广泛期SCLC,共纳入了8个中心216例患者,两组PFS为6个月,EC组MST为9个月,IC组为10个月。EC组有效率为63%,而IC组为62%,结果显示EC方案和IC方案在一线治疗广泛期SCLC有效率无明显差别,IC方案主要毒副反应为腹泻,EC方案的3级及以上的血小板下降和中性粒细胞下降较IC方案明显,因此2010年《NCCN小细胞肺癌临床实践指南》一线治疗方案中纳入了IP及IC方案。

Heigener等开展了一项Ⅲ期临床研究,比较了拓扑替康(topotecan)联合顺铂(topotecan和DDP,TP)与ED方案一线治疗广泛期小细胞肺癌的差别。共纳入了703例ECOG评分为1～2分的患者。随机分为TP组(拓扑替康1 mg/m^2静脉滴注第1～5天,DDP 75 mg/m^2静脉滴注第5天)和ED组(VP-16 100 mg/m^2静脉滴注第1～5天,DDP 75 mg/m^2静脉滴注第1天),每21天为一周期,至少接受6周期化疗。TP和ED组3/4级血液性毒性:粒细胞下降35.7%、35.8%,贫血11.6%、4.8%,粒细胞减少性发热2.0%、2.7%,脓毒血症1.7%、1.2%,毒性相关死亡5.2%、2.7%,输注红细胞420例、153例。非血液学毒性无明显差异。该研究结论:在OS(over all survival,OS)、TTP(Time to progress,TTP)、ORR(overall response rate,ORR)方面TP方案不劣于ED方案,因此拓扑替康联合顺铂方案是一线治疗广泛期SCLC的一种选择。

对于广泛期小细胞肺癌一线治疗,也进行了很多其它联合化疗方案的临床研究,但均未取代标准治疗方案。培美曲塞二钠已被批准用于肺腺癌的一线治疗,但一项评价培美曲塞二钠联合卡铂方案治疗小细胞肺癌有效性的Ⅲ期临床研究结果显示:培美曲塞二钠联合卡铂组客观缓解率低于标准的依托泊苷联合顺铂方案组,而且总生存期劣于EP组。Chee CE等也开展了一项验证培美曲塞二钠联合卡铂治疗广泛SCLC患者的有效性的Ⅱ期临床研究,且同时评价了该方案的耐受性。结果显示,尽管培美曲塞二钠联合卡铂方案的耐受性良好,但培美曲塞二钠联合卡铂方案并未作为广泛期SCLC患者有效的标准治疗方案。

Lee等设计了一项非劣性试验研究,目的观察吉西他滨联合卡铂方案(gemcitabine and carboplatin,GC)与EP方案在生存期、药物毒副反应及生活质量方面是否相似。研究结果表明GC方案与EP方案有相似的无疾病进展生存期和总生存期,且毒副反应可耐受。两种方案毒性反应差别在于:GC方案3和4级的血液学毒性发生率较EP组明显高,而EP组2级和3级恶心及脱发的发生率较GC组高,而且尤其是对小细胞和非小细胞混合型患者来说,GC方案具有良好的有效性。二药联合方案一线治疗小细胞肺癌具有较高的近期缓解率,三药联合是否会增加疗效?Charpidou A等开展了一项Ⅱ期临床研究,目的是探索三药联合方案在增加治疗的有效率,改善生存率方面是否具有优势。该研究应用依托泊苷、伊立替康及卡铂三药联合方案,纳入广泛期小细胞肺癌一线治疗的患者，依托泊苷 75 mg/m² 第 1～3 天静脉滴注，伊立替康 150 mg/m² 第 2 天静脉滴注，卡铂用量为按 AUC=5 计算第 1 天静脉滴注，每 3 周重复，共应用6 周期。该联合方案的完全缓解率为 18%，缓解率为 75%，中位总生存期为 12 个月(95%CI=10.3～13.9)，中位疾病进展期为 8 个月(95%CI=6.6～68.9)，其中出现 3～4 级中性粒细胞下降的占 16.7%，出现血小板下降的占 1.9%，与毒性相关的死亡率为 3.7%。结果认为，依托泊苷、伊立替康及卡铂三药联合方案有效性和耐受性良好，推荐用于预后差的广泛期 SCLC 患者。Hoosier 肿瘤协作组开展了一项对照临床研究：应用异环磷酰胺(ifosfamide)联合 EP 的 IEP(ifosfamide+etoposide+cisplatin)方案与标准 EP 治疗方案进行比较，IEP 方案：异环磷酰胺 1.2 g/m²+依托泊苷 75 mg/m²+顺铂 20 mg/m² 第 1～4 天静脉滴注，每 3 周为 1 个周期，共完成 4 周期；EP 方案：依托泊苷 100 mg/m²+顺铂 mg/m² 第 1～4 天静脉滴注，每 3 周为 1 周期，共 4 周期。IEP 组中位生存期 9 个月，而 EP 组中位生存期为 7.3 个月(P=0.045)。但该项研究结果尚未被重复性研究所确证，而且在有效性方面三药联合方案未显示出明显优势，并且增加了化疗药物所致的毒副作用。一项治疗 SCLC 的耐受性及有效性随机临床试验研究：紫杉醇(paclitaxel)联合 EP (TEP)三药联合方案与 EP 方案相比，TEP 三药联合组在生存方面未能显示出优势，而且三药联合方案的血液学和非血液学毒性明显增加，同时毒性相关的死亡率亦增加。

针对 SCLC 增殖快、倍增时间短特点而改变化疗药物的给药方式、化疗时间或剂量强度，能否改善患者的预后？一项 2002 年文献纳入了 1980－2001 年间 20 个 SCLC 随机临床研究，根据化疗药物的剂量强度或化疗时间、给药方式单个因素或联合分析其对治疗疗效的影响。结果表明，化疗周期数减至 3～6 周期，中位生存期缩短 2 个月，尤其对于初治后化疗缓解的患者更为明显。5 个高剂量给药的研究中，两个生存期有所改善；四个剂量密集组研究生存时间可延长 0.6～6.2 个月；减少化疗周期数同时增加剂量强度和/或增加剂量未改善患者生存。20 项临床研究中，强化组(增加周期数、高剂量和/或缩短周期间隔)的中位生存期为 11.5 个月，而标准治疗组的中位生存期为 8.7 个月，2 年生存率分别为 31%、12%，强化组的生存率较标准组提高。但是基于患者治疗耐受性及毒副反应问题，该研究结果未被应用于临床，且未进一步进行大规模随机、对照研究。

(三)老年 SCLC 患者一线化疗

Quoix 等进行一项老年 SCLC 患者应用依托泊苷联合卡铂化疗的有效性及耐受性的临床研究。初治的Ⅲ$_b$～Ⅳ期 70 岁以上的 SCLC 患者，应用 VP-16 100 mg/m² 第 1～3 天静脉滴注+CBP(根据 Calvert 公式计算剂量)第 1 天静脉滴注。研究结果显示：中位生存期为 237 天，1 年生存率为 26%。最常见的毒副作用是 3～4 级中性粒细胞下降，出现于 57%的评估周期中。但是未观察到肝脏、肾脏毒性以及黏膜炎。曾有应用单药依托泊苷口服的方案代替 EP 方案的临床研究，目的是提高老年患者化疗的耐受性。但针对这一特殊人群的两项随机研究的结果显示，在存活期方面应用联合化疗的患者较单药组更长，而且在毒副反应方面联合化疗并未较单药组增加。因此，依托泊苷联合铂类仍然为老年 SCLC 患者的标准化疗方案，但对于无法耐受顺铂所致的毒副作用的患者，可考虑应用卡铂所替代。

(四)小细胞肺癌一线化疗进展

1.化疗药物治疗进展

除了传统的化疗药物以外，新药的出现也给 SCLC 的内科治疗带来了新的希望和选择。氨柔比星(amrubicin)是其代表药之一，氨柔比星是第三代合成蒽环类类似物，是一种有效的拓扑异构酶Ⅱ抑制剂。在2002年日本批准了氨柔比星用于SCLC的治疗，西方人群临床研究结果也认为其在一线及二线治疗中未劣于目前标准的治疗方案。在日本开展了一项比较伊立替康联合顺铂(IP)方案和氨柔比星联合顺铂(amrubicin and cisplatin，AP)一线治疗广泛期SCLC的疗效及不良的临床研究(JCOG0509研究)，但结果并未证明AP方案不劣于IP方案，因此IP方案仍然是广泛期小细胞肺癌的标准的一线化疗方案。在2012年的ASCO会议上，公布了一项Ⅲ期临床研究的结果，此研究比较了氨柔比星联合顺铂(AP)与依托泊苷＋联合顺铂(EP)一线治疗ED-SCLC的疗效。共纳入了299例患者，被按1：1的比例随机分为两组，149例为AP组，150例为EP组，其研究的主要终点是总生存期，次要终点为无进展生存期(PFS)、总体反应率、一般的安全性。该研究的两组之间的基线特征相近。AP组的中位OS为11.79个月，EP组的中位OS为10.28个月；AP组中位PFS为7.13个月，而EP组为6.37个月，AP组ORR为69.8%，EP组ORR为57.3%。最常见的不良反应为≥3级骨髓造血功能抑制(AP组为23.5%，EP组为21.3%)、中性粒细胞下降(AP组为54.4%，EP组为44%)、白细胞下级(AP组为34.9%，EP组为19.3%)。研究结果认为对于ED-SCLC初治的患者，在总生存率(OS)、疾病控制率、毒性反应方面AP组并不亚于EP组。我们可以看出氨柔比星虽然是近年来最具有前景的新的化疗药物，但与传统化疗药物相比并未具有明显优势，因此需要寻找的氨柔比星获益人群，将会是我们未来的探讨方向。

洛铂是烷化剂类的第三代铂类细胞毒药物，与顺铂的抑瘤作用相似或较强，研究显示与顺铂没有交叉耐药，对顺铂有抗药性的细胞株，仍有一定的细胞毒作用，肾毒性较低，其毒副作用与卡铂相似。一项Ⅱ期洛铂联合依托泊苷方案治疗初治的广泛期SCLC的临床研究结果显示客观缓解率达到92%，与EP方案比较的临床研究结果显示在1年生存率和中位TTP方面无明显差异。国内已经开展的一项比较洛铂联合依托泊苷方案与顺铂联合依托泊苷方案一线治疗广泛期SCLC的非劣效性、多中心临床研究已经入组结束，我们希望会有更多的临床数据指导ED-SCLC的一线治疗。

贝洛替康(belotecan)是近年来新研发的喜树碱类似物，Ⅱ期临床研究结果显示对治疗SCLC患者具有较好的活性。Lim等人最新发表的一项Ⅱ期临床研究：贝洛替康联合顺铂方案一线治疗广泛期SCLC，共纳入了42例患者，其中意向人群的ORR为73.8%，可评价人群的ORR为83.9%。中位PFS为6.9个月(95%CI 6.6～7.2个月)，中位OS为11.2个月(95%CI 9.9～12.5个月)，中位随访时间为9.9个月。其中3级以上血液学毒性包括中性粒细胞下降(90.2%)，血小板下降(63.4%)和贫血(34.1%)。其中16例(39.0%)患者出现粒细胞减少性发热。4例患者出现难治性肺炎，出现感染性休克死亡。该研究结果提示贝洛替康联合顺铂治疗广泛期SCLC有效，但是血液学毒性的发生率较高，我们在临床应用中应高度重视。因此应用贝洛替康联合顺铂治疗时我们需选择适合的患者，并注意不良反应的观察及处理。目前正在开展的贝洛替康联合顺铂方案对比EP方案的Ⅲ期临床研究(COMBAT研究)结果可能会给我们带来更多有应用价值的启示，为SCLC患者治疗提供更多的选择。

沙戈匹隆(ZK219477，sagopilone)是目前新出现的第三代埃博霉素衍生物，已有研究证实沙戈匹隆对多种肿瘤具有较好的耐受性和疗效，而且具有可以通过血脑屏障优势。德国学者开展了一项Ⅰ期临床研究：应用沙戈匹隆联合顺铂治疗初治的广泛期SCLC患者，而且进入Ⅱ期研究剂量的7例患者中有6例患者获得客观缓解，研究结果认为沙戈匹隆联合顺铂方案一线治疗广泛期SCLC安全性好，但需开展Ⅱ期研究进一步评价其有效性。大部分抗肿瘤药物不能透过血脑屏障，而且 SCLC 脑转移也是导致 SCLC 患者死亡的常见原因之一。因此对于脑转移的患者选择化疗药物是我们一大难题，而沙戈匹隆具有通过血脑屏障的特点，其在未来临床研究中若能得到进一步证实，将会给脑转移的 SCLC 患者带来较好的更多的选择。

2.化疗联合分子靶向治疗

回望 SCLC 治疗的 30 年历程，我们可以看到其进展比较缓慢，其总生存期几乎没有什么改善。因此这就迫切需要我们寻找新的治疗方法。化疗联合靶向治疗是近年来肿瘤治疗研究的热点，抗血管生成药物，如贝伐单抗（bevacizumab，avastin）、AZD2171（cediranib，西地尼布）、沙利度胺（thalidomide）、恩度（重组人血管内皮抑素），但均未提高疗效，改善患者 PFS 及 OS。

3.化疗联合免疫靶向治疗

免疫靶向治疗是近期研究的热点，免疫系统控制肿瘤形成的能力及免疫疗法为癌症患者提供临床受益的可能性目前已经十分明确。p53 修饰腺病毒介导的树突细胞疫苗（INGN-225）可诱导 SCLC 产生明显的免疫应答，伊匹木单抗（ipilimumab）可调动特异性抗肿瘤免疫反应。CC-4047（pomalidomide）是一种口服剂型的免疫调节剂，对促血管新生因子、VEGF 和碱性成纤维细胞生长因子（bFGF）起到一定的抑制作用。因此免疫靶向治疗可能为 SCLC 未来治疗的方向。

结语：回望全球研究现状及数据，除了以上针对靶点的转化性医学研究药物外，铂类药物（如 picoplatin）、烷化类药物（如 Bendamustine）和抗代谢类药物［如培美曲塞二钠（pemetrexed）］临床研究也在进行中。已经进行的Ⅱ、Ⅲ期 SCLC 转化性靶向、免疫靶向药物的临床研究将会给我们带来更多的有价值的结果。虽然针对 SCLC 的转化性研究的结果不尽如人意，但可以得到以下结论。

（1）在抗肿瘤血管生成理论和基础研究的指引下，相关临床研究会越来越多，贝伐单抗与化疗/放疗联合已取得了初步的进展。会研发出更多的多靶点、小分子的血管生成抑制剂。重组人血管内皮抑素（恩度）是我国研发的抗肿瘤血管生成的新药，甚至沙利度胺也有老药新用结论。

（2）mTOR 抑制剂、MMP 抑制剂、Bcl-2 抑制剂和 Kit 抑制剂，尽管在临床前结果具有较好的指导意义，但在临床应用中的疗效仍不满意，需进一步研究证实。

（3）新型拓扑异构酶Ⅱ抑制剂——氨柔比星和新型的喜树碱类似物——贝洛替康在亚洲已具有较好的临床应用前景，尤其是与铂类药物联合应用。

（4）目前 SCLC 免疫靶向治疗研究处于初始阶段，ipilimumab 将会是最具有临床应用前景的免疫靶向药物，随着肿瘤免疫治疗研究的不断开展，肿瘤抗原、免疫佐剂和递呈系统的研究将越来越明确，免疫治疗也必将成为 SCLC 的治疗的方法之一。对于 SCLC 来说，今后仍需加强多学科综合治疗的应用；加强确认 SCLC 关键靶点或者驱动靶点；增加 SCLC 的研究团队培养。同时鉴于 SCLC 具有复杂的异质性及可能存在种族差异，今后仍需不断地寻找更多突破点。

六、小细胞肺癌二线化疗

小细胞肺癌是一个放化疗敏感的肿瘤，尽管一线化疗有很高的缓解率，但 80%的局限期患者和几乎全部的广泛期患者在 1 年内复发或进展。近二十余年来，小细胞肺癌的二线治疗并未取得明显的突破性进展，与这一现状相呼应的是，绝大多数小细胞肺癌二线化疗的临床研究为小样本、单臂临床试验，高级别的循证医学证据如多中心、随机、对照的Ⅱ/Ⅲ期临床试验很少见。

在早期，由于缺乏随机对照临床试验的研究结果，小细胞肺癌患者尤其是难治复发患者接受二线化疗是否优于最佳支持治疗，曾经有过争议。2005 年，一项回顾性研究分析二线化疗与最佳支持治疗对小细胞肺癌患者总生存(overall survival,OS)的影响,共有286例患者纳入分析,其中166例患者接受二线化疗(EP与CEV交替方案)、120例患者接受最佳支持治疗,在临床基线特征方面,最佳支持治疗组包含更多的PS评分低以及难治性复发患者。研究结果显示二线化疗患者总生存要显著优于最佳支持治疗,中位总生存时间(median overall survival,mOS)5.5个月 vs.2.2个月,但在多因素分析中,只有复发时PS评分是独立的预后因素。到了2006年,O'Brien等公布了口服拓扑替康与最佳支持治疗头对头比较的Ⅲ期临床试验结果,这是历史上第一次以安慰剂作对照比较化疗与最佳支持治疗在小细胞肺癌二线治疗的Ⅲ期随机临床试验,研究结果证实了化疗在小细胞肺癌二线治疗中能够提高患者的总生存,这一研究结果奠定了化疗在小细胞肺癌二线治疗地位。

以往大量的临床数据表明:患者对一线化疗的治疗反应以及缓解时间的长短是影响二线化疗有效率的要素之一。因此,根据上述两个因素,复发可分为以下两种类型:①敏感复发:一线化疗有效,化疗结束后2～3个月病情出现进展。②难治复发:一线化疗无缓解或一线化疗有效但在化疗结束后2～3个月以内出现病情进展(目前在大部分临床试验中,将上述时间界定为3个月)。不同复发类型的患者二线化疗的总有效率(overall response rate,ORR)及其预后明显不同,难治性复发患者接受二线化疗的总有效率往往不超过15%,而敏感复发患者二线化疗的有效率可在20%～30%。因此,在解读循证医学证据的时候,我们必须充分考虑到这个因素的影响。

本文在检索Pubmed数据库以及ASCO、ESMO会议数据的基础上,对目前小细胞肺癌二线化疗的现状及进展进行阐述。

(一)再次给予原治疗方案

早期一些小样本回顾性研究发现:敏感复发的患者再次给予原治疗方案,仍可取得很好的近期疗效,而且在一线化疗结束后进展时间>6个月患者亚组中,优势更为明显,有效率达50%～60%。Garassino等回顾性分析161例二线治疗的SCLC患者,其中121例患者为敏感复发,根据二线治疗方案的区别,将敏感复发患者分为原方案治疗组与更改方案治疗组,原方案治疗组与更改方案治疗组相比ORR、OS有延长趋势,ORR 34.5% vs.17.5%,P=0.06;mOS 9.2个月 vs. 5.8个月,P=0.08。但近期另外一项回顾性研究对这个治疗模式提出质疑,该研究共纳入65例敏感复发患者,其中19例患者二线给予初始化疗方案,与其他患者相比,两者总生存未见显著性差异,mOS 14.4个月 vs.13.1个月,而在一线化疗结束后进展时间>6个月患者亚组中,更改化疗方案患者mOS达到26.9个月,高于初始方案治疗患者15.7个月,但差异无显著性。目前仍无法明确继续原治疗方案是否能够作为敏感复发患者的标准治疗,迄今为止没有一个随机对照临床试验对这一治疗模式进行评估。NCCN指南推荐在一线化疗结束后进展时间>6个月患者中,可以考虑给予原一线化疗方案,同样,在临床试验中,对这一部分患者应该采用何种对照治疗模式,值得进一步探讨。

(二)单药在SCLC二线化疗的疗效

1.拓扑替康

拓扑替康是一种半合成的喜树碱类药物,主要通过抑制拓扑异构酶Ⅰ产生抗瘤效应。以往多项的Ⅱ期临床试验结果显示拓扑替康单药在小细胞肺癌二线治疗中具有一定的抗瘤活性。拓扑替康作为小细胞肺癌二线化疗标准方案的选择,主要是基于三项Ⅲ期临床试验的结果。第一项Ⅲ期临床试验的结果发表于1999年,比较单药拓扑替康静脉给药和CAV在小细胞肺癌二线治疗的疗效及安全性，入选标准之一是敏感复发患者（疾病进展在一线化疗结束后 60 天以上），其中疾病进展在一线化疗结束后 6 个月以上的患者接近 50%，两组在主要研究终点 ORR、总疗效持续时间（duration of response）以及次要研究终点无进展生存时间（progress-free survival，PFS）、OS 均未见显著性差异，但拓扑替康对患者症状改善方面（呼吸困难、厌食、声音嘶哑、疲乏等）优于 CAV 方案。这一研究结果并不能奠定拓扑替康作为二线标准化疗方案的地位，也无法证实拓扑替康是否能给患者带来生存获益。2006 年，O'Brien 等公布了口服拓扑替康与最佳支持治疗头对头比较的Ⅲ期临床试验结果，这是历史上第一次以安慰剂作对照比较化疗与最佳支持治疗在小细胞肺癌二线治疗的Ⅲ期随机临床试验，研究结果证实了化疗在小细胞肺癌二线治疗中能够提高患者的总生存。入组患者包括敏感复发和耐药复发，两组难治性复发患者比例基本均衡（58%vs.50%），拓扑替康组的总生存显著优于安慰剂组，mOS 6.0 个月 vs.3.2 个月，P＝0.0104，这种生存优势在不同年龄、ECOG 评分、复发类型、分期等各个亚组中均得到体现，而且拓扑替康组患者可以获得更好的生活质量；2007 年公布了第三个Ⅲ期临床试验结果，比较拓扑替康口服给药与静脉给药的疗效及安全性，研究结果提示两者疗效相当，在毒副反应方面，口服给药腹泻发生率略高于静脉给药，血液学毒性基本一致，口服更为方便、简单。

拓扑替康治疗的毒副反应也不容忽视，主要毒副反应包括血液学毒性、腹泻（特别是口服制剂）以及疲乏感等，其中 3/4 度中性粒细胞减少发生率为 61%～88.5%、白细胞减少 65.4%～86.5%、贫血 22.6%～32.3%、血小板减少 38%～57.6%。目前单药拓扑替康推荐的标准剂量为 1.5 mg/m^2 第 1 天～第 5 天，第 21 天重复，一些Ⅱ期临床试验研究表明提高拓扑替康的剂量强度并不能增强疗效，适当减轻剂量强度似乎也并不降低疗效，因此，在以老年患者为发病主体的小细胞肺癌二线治疗中，要充分考虑到拓扑替康的毒副反应，衡量利弊，必要时可以考虑适当降低剂量。

另外，从拓扑替康的Ⅱ/Ⅲ期临床试验结果中，我们可以看出在耐药复发患者中，拓扑替康的疗效并不令人满意，美国 FDA 也仅批准拓扑替康用于敏感复发患者的治疗用药。

2.氨柔比星

氨柔比星作为一种蒽环霉素类药物，但它与多柔比星有所区别。氨柔比星的作用机制和多柔比星略有不同，它是一种拓扑异构酶Ⅱ抑制剂，主要通过抑制拓扑异构酶Ⅱ的活性，最终导致 DNA 的断裂而抑制肿瘤细胞增殖。另外，氨柔比星的急性毒性与多柔比星相似，但氨柔比星却几乎没有延迟性心脏毒副反应。

在临床前研究工作中，氨柔比星就表现了比传统蒽环霉素类药物有更佳的抗癌活性。2006 年前后，一些小样本的单臂Ⅱ期临床试验开始评估氨柔比星在小细胞肺癌二线治疗中的疗效及安全性，研究结果显示氨柔比星表现出良好的抗肿瘤活性，尤其在难治性复发患者中，有效率超过了 20%。以往的研究多为日本学者发起，入组患者主要为亚裔人群，Ettinger 等对欧美患者二线接受氨柔比星治疗的疗效及安全性进行评价，入组患者均为耐药复发，75 例患者中，ORR 21.3%、mPFS 3.2 个月、mOS 6.0 个月，进一步证实了氨柔比星在二线治疗中的疗效。

在看到良好的抗瘤活性的同时，氨柔比星的毒副反应也不可忽视，其常见的不良反应为血液学毒性和消化道反应。在早期的Ⅰ期临床试验研究中，氨柔比星的最大耐受剂量和推荐剂量分别为 40、35 mg/m^2 剂量强度，Lgawa 等研究表明氨柔比星二线、三线治疗小细胞肺癌的推荐剂量分别为 40、35 mg/m^2 剂量强度。大多数小细胞肺癌患者为老年患者，但在临床试验中，往往将年龄大于 75 岁患者排除在外，因此，氨柔比星对这一部分患者的疗效及安全性仍缺乏足够的数据。一项回顾性研究分析氨柔比星单药二/三线治疗耐药复发的小细胞肺癌患者，其中年龄大于 70 岁的患者 18 例(中位年龄 75 岁、ECOG 为 0～1 分)，氨柔比星的剂量强度 25 mg/m^2 第 1～3 天(2 例)、30 mg/m^2 第 1～3 天(8 例)、35 mg/m^2 第 1～3 天(8 例)，近期疗效显示：ORR 6/18、疾病控制率(disease control rate，DCR)12/18(年龄大于 70 岁亚组)、mPFS 2.9 个月、mOS 5.1 个月、1 年生存率 76.1%、2 年生存率 28.3%(总体)。在安全性方面，大于 70 岁的老年患者的毒副反应发生率与小于 70 岁的患者无显著性差别，主要毒性反应为血液学毒性，3/4 度中性粒细胞减少 30%、白细胞减少 20%、贫血减少 10%、血小板减少 10%，无治疗相关性死亡。这提示在一般情况较好的老龄患者，适当降低氨柔比星剂量，可以获得良好的疗效，同时毒副反应可以耐受。

3.氨柔比星对比拓扑替康

Ⅱ期临床试验结果显示氨柔比星是一个很有临床应用前景的药物，不可避免的，比较氨柔比星与拓扑替康在小细胞肺癌二线治疗疗效及安全性的随机对照的前瞻性临床试验就应运而生。在上述研究的基础上，两项Ⅱ期临床试验进行了氨柔比星与拓扑替康在小细胞肺癌二线治疗的头对头比较，研究结果表明在敏感复发、难治性复发患者中氨柔比星有效率均明显高于拓扑替康(研究主要终点为 ORR)。2011 年 ASCO 会议上报道了氨柔比星与拓扑替康头对头比较的Ⅲ期随机对照临床试验结果，共入组 637 例患者，以 2∶1 随机分为氨柔比星(40 mg/m^2 第 1～3 天，21 天重复)、拓扑替康组(1.5 mg/m^2 第 1～5 天，21 天重复)，主要研究终点为 OS。研究结果显示，两组患者基本临床特征均衡可比，耐药复发的患者比例分别为 47%与 45%，氨柔比星组的 ORR、mPFS 均显著高于拓扑替康，ORR(31%vs.17%，P＝0.002)、mPFS (4.1 个月vs.3.6 个月，P＝ 0.041)，氨柔比星组 OS 有延长，但差异没有统计学意义，mOS 7.5 个月 vs.7.8 个月，HR 0.88(95%CI：0.73～1.06)，P＝0.17，进一步在多因素分析中，纳入分期、ECOG 评分、年龄以及复发类型等，氨柔比星组的 OS 要显著优于拓扑替康组，HR 0.82，95%可信区间(confidence interval，CI)：0.68～0.99，P＝0.036。另外，在症状控制以及血液学毒性反应方面，氨柔比星组也显著优于拓扑替康组，3/4 度中性粒细胞减少(41%vs.53%)、血小板减少(21% vs.54%)、贫血(16% vs.10%)、但氨柔比星组中性粒细胞缺乏性发热、感染发生率略高于拓扑替康组，粒缺性发热(10%vs.4%)、感染(16%vs.4%)。在亚组分析中，无论是耐药复发还是敏感复发患者，氨柔比星组 ORR 均显著优于拓扑替康组，在耐药复发的亚组分析中，氨柔比星组的 OS 显著优于拓扑替康组，mOS 6.2 个月 vs.5.7 个月，风险比(hazard ratio，HR)0.77(95%CI：0.59～1.0)，P＝0.047。因此，虽然这一Ⅲ期临床试验未达到其主要研究终点，但氨柔比星 ORR、PFS、毒副反应、生活质量控制等方面均显著优于拓扑替康，值得作为二线标准治疗方案的推荐。

4.其他单药在 SCLC 二线化疗的疗效

以往一些小样本、单臂Ⅱ期临床试验研究结果显示：紫杉醇(paclitaxel)、多西紫杉醇(docetaxel)、异环磷酰胺(ifosfamide)、吉西他滨(gemcitabine)、伊立替康(irinotecan)等在 SCLC 二线治疗中具有一定的抗瘤活性，而尼莫司汀(ACNU)、依托泊苷(etoposide)、培美曲塞(pemetrexed)、S1 等抗瘤活性较差。同一种药物的治疗疗效在不同临床试验中的离散程度较大，这可能与样本量小、难治性复发患者所占比例不同有关。近年来，一些新型化疗药物被尝试应用于 SCLC 二线治疗。

吡铂(picoplatin)是一种铂类似物，体外实验研究显示吡铂可克服铂类耐药，另外，与其他铂类相比，其肾毒性、神经毒性发生率低，以往小样本Ⅱ期临床试验显示吡铂在 SCLC 二线治疗中具有一定的抗瘤活性。随后一项多中心、随机、安慰剂对照的Ⅲ期临床试验比较吡铂＋最佳支持治疗和最佳支持治疗在 SCLC 二线治疗疗效，主要研究终点为 OS，值得强调和借鉴的是该研究的入选标准为一线化疗后 6 个月内进展，因为超过 6 个月以上进展患者给予原治疗方案可能是一种适宜的选择。该研究共有 401 例患者按2：1 比例随机入组，其中 70%左右为难治性复发，两组 RR 4.2%vs.0.0%、mPFS 9 周 vs.7 周、mOS 21 周 vs.20 周，虽然吡铂在 ORR、PFS 略优于安慰剂组，但主要研究终点 OS 并未见显著性差异，P=0.09。虽然研究者认为 OS 受到后续治疗的影响，吡铂组与最佳支持治疗组分别有 28%、41%患者接受后续治疗，而且在无后续治疗的患者以及难治性复发患者亚组中，吡铂组的 OS 均略优于最佳支持治疗组，但即使这样，吡铂在这一临床试验中体现的疗效实际上比较有限，这一临床试验结果并没有在Ⅱ期临床试验的基础上进一步明确吡铂二线治疗地位。

替莫唑胺(temozolomide)：一项单臂Ⅱ期临床试验评估替莫唑胺在 SCLC 二线治疗疗效，结果显示：替莫唑胺在 48 例敏感复发、16 例难治性复发患者中，ORR23%、13%，mPFS 分别为 1.6 个月、1.0 个月，mOS 6.0 个月、5.6 个月。在所有的有效治疗单药中，这种疗效并不是那么突出，但这一临床试验有另外的看点。在本研究中，作者还对 6-氧-甲基嘌呤-DNA 甲基转移酶(O6-methylguanine-DNAmethyltransferase，MGMT)作为替莫唑胺的疗效预测标志物进行了初步研究。MGMT 是一种 DNA 修复蛋白，通过移除 DNA 上鸟嘌呤 O6 位点的烷基化加合物，从而使损伤的鸟嘌呤恢复，保护细胞对抗烷化基团的损害，是肿瘤耐受烷化剂药物的主要原因之一。MGMT 基因启动子 GpG 岛的甲基化可沉默其基因表达，提高肿瘤对烷化剂的敏感性，以往研究表明 MGMT 启动子甲基化的脑胶质瘤患者可从替莫唑胺治疗中获益。研究结果发现在 MGMT 启动子甲基化患者中替莫唑胺有效率要高于 MGMT 启动子非甲基化患者，ORR 38% vs.7%，P=0.08，提示 MGMT 预测替莫唑胺二线治疗疗效具有潜在应用前景。

苯达莫司汀(endamustine)是一个氮芥衍生物，结构上携带一个嘌呤样苯并咪唑环，兼具烷化剂和嘌呤类似物的双重作用机制，该药与卡铂联合在广泛期 SCLC 一线治疗中显示了良好的疗效。两项小样本、多中心、单臂Ⅱ期临床试验评估苯达莫司汀在 SCLC 二线治疗疗效及安全性，一项入组 21 例敏感复发患者(敏感复发定义为进展距末次化疗的时间≥2 个月)，ORR 29%、DCR 58%、mPFS 4.0 个月(95%CI：0～8.3)、mOS 7.0 个月(95%CI：5.8～8.2)；另一项入组 48 例患者包括敏感复发、难治性复发，还有一部分为三线治疗，主要终点指标为到疾病进展时间(time to progression，TTP)，在 33 例可评价患者中，ORR 30.3%、mTTP 3.37 个月(95%CI：2.3～4.47)、mOS 4.77 个月(95%CI：3.67～6.07)，耐受性良好，该药物值得进一步评估。

拓扑异构酶抑制剂：伊立替康与顺铂的联合方案已经被确立为广泛期小细胞肺癌的标准一线化疗方案，在二线化疗方案的临床试验研究中，一项单中心Ⅱ期临床试验评估单药伊立替康在复发或难治性小细胞肺癌的抗瘤活性，在 15 例可评价的患者中，有效率高达 47%。但在一项比较伊立替康联合吉西他滨与伊立替康单药二线治疗小细胞肺癌的随机对照临床研究中，上述治疗疗效并没有得到进一步证实，31 例接受单药伊立替康治疗的患者无一例观察到客观缓解。Voreloxin 是一类拓扑异构酶Ⅱ抑制剂，在小细胞肺癌二线治疗的总体疗效并不令人满意，一项Ⅱ期临床试验结果显示：voreloxin 在 27 例敏感复发患者中 ORR 11.0%，但在 28 例难治性复发患者中没有观察到有效病例。贝洛替康是一个拓扑异构酶Ⅰ抑制剂，一项 25 例小样本的Ⅱ期临床试验结果显示：贝洛替康 ORR 11.0%、mPFS 2.2 个月、mOS 9.9 个月。

小结：虽然上述一些单药在Ⅱ期临床试验中显示出一定的抗瘤活性，但由于缺乏Ⅲ期临床试验的研究结果，无法确定为二线标准治疗方案。另外，从单药治疗的临床试验数据结果来看，耐药复发患者的治疗疗效仍不理想。

(三)联合化疗

在小细胞肺癌二线治疗中,部分单药虽然显示出一定的抗瘤活性,但对难治性复发患者的疗效并不理想,大多数药物有效率不超过15%。因此,许多临床试验开始评估有效单药的联合治疗是否能进一步提高小细胞肺癌的二线治疗疗效。

1.含氨柔比星或拓扑替康的联合化疗方案

随着氨柔比星与拓扑替康二线治疗地位的明确,一些小样本临床试验开始评价氨柔比星与其他有效单药的联合方案在SCLC二线治疗的疗效,如氨柔比星联合卡铂、氨柔比星联合拓扑替康等。其中,氨柔比星与卡铂联合方案二线治疗30例难治性复发患者,ORR达到34%、mPFS 3.5个月、mOS 7.3个月,但3～4度粒细胞减少发生率79%,3～4度血小板减少发生率为24%,无化疗相关性死亡。Masaaki等对氨柔比星与伊立替康联合治疗模式进行Ⅰ期临床试验研究,伊立替康50 mg/m² 第1、8天,21天重复,氨柔比星以80、90、100 mg/m² 第1天进行剂量爬升,共18个患者入组(其中17个患者两次化疗间隔时间>2个月),研究结果显示主要的剂量限制性毒性为血液学毒性,氨柔比星最大耐受剂量为100 mg/m²,8例可评价疗效的患者中,4例获得部分缓解(partial response,PR),值得进一步研究。

而以拓扑替康为基础的联合化疗疗效均不太满意,其中拓扑替康联合多西紫杉醇临床试验因有效率低、不良反应大从而终止临床试验。在氨柔比星与拓扑替康联合的Ⅱ期临床试验中,其中有11例难治性复发患者,3例获得PR,mOS达到10.5个月,值得进一步研究。

2.EP方案

在CAV方案的时代,EP方案(依托泊苷联合铂类)在二线治疗中被广泛研究。

Evans等进行一项Ⅱ期临床研究,34例可评价患者中有效率高达44%,进一步进行的临床试验中,共有78例患者入组,有效率高达55%,其中包括6例患者获得完全缓解(complete response,CR)。同样,在其他研究中,也重复观察到EP方案在小细胞肺癌二线治疗中的有效率分别为40%、50%。但上述这些临床试验存在一个问题:并没有区分敏感复发与难治性复发。在同时期,Batist等的一项临床研究EP方案二线治疗小细胞肺癌的疗效,仅观察到12%有效率,在该项研究中,二线化疗距离末次化疗的中位时间仅为3周(时间分布范围:1～24周),说明大部分患者为耐药复发。随后,在两项随机对照研究中,EP方案在耐药复发的患者中有效率分别为19%、15%。因此,从以上临床试验的数据中,我们可以看出EP方案在敏感复发的小细胞肺癌二线治疗中具有较好的疗效,但在耐药复发的患者疗效也比较局限。

3.含伊立替康的联合化疗方案

在EP方案一线治疗地位明确后,一些临床试验开始评价新的有效药物联合方案,其中伊立替康是较为广泛评价的一个药物,联合方案包括伊立替康联合吉西他滨、铂类卡铂、顺铂、紫杉烷类、异环磷酰胺、依托泊苷、脂质体多柔比星等。联合化疗方案治疗敏感复发、难治性复发患者的有效率普遍较单药要高,但血液学毒性要大于单药。但以往含伊立替康的联合化疗二线治疗的临床试验大多数为单臂Ⅱ期临床试验,随机对照临床试验很少见。在上述临床试验研究中,其中有一项多中心随机对照Ⅱ期临床试验比较伊立替康联合吉西他滨与单药伊立替康在SCLC二线治疗疗效及安全性,主要研究终点为ORR。共入组69例患者,联合治疗组难治性复发比例要低于单药治疗组(47.4%vs.64.3%),结果表明:联合治疗组ORR、TTP显著优于单药治疗组,ORR 23.7%vs.0.0%,P=0.004、mTTP 3.9个月(95%CI 1.4～6.6)vs.1.7个月(95%CI 1.2～2.3),P=

0.01，但两组总生存未见显著性差异，mOS 6.8 个月(95%CI：3.6～9.9)vs.4.6 个月(95%CI 2.3～6.9)，P＝0.439。另外，在对敏感复发、难治性复发亚组分析中，两组 TTP、OS 均未见显著性差异。

其他两药联合方案还包括含紫杉烷类的联合化疗方案，如吉西他滨联合紫杉烷类以及紫杉醇联合卡铂。

4.三药联合化疗方案

在两药联合化疗的基础上，一些三药联合化疗方案也开始尝试应用于小细胞肺癌二线治疗。其中，伊立替康、异环磷酰胺、顺铂三药联合二线治疗小细胞肺癌的疗效及安全性，共有 18 个患者入组，其中 10 例患者为敏感复发、8 例为耐药复发，5 例患者 ECOG 评分为 2 分(其余为 0～1 分)，近期疗效结果显示：1 例患者 CR、16 例患者 PR、1 例患者稳定，mOS 达到 11.3 个月。主要毒性反应为血液学毒性和消化道反应，3/4 度中性粒细胞减少 83%、白细胞减少 61%、贫血 44%、血小板减少 50%，恶心 28%、呕吐 33%，超过 80%患者需要调整剂量，无治疗相关性死亡。这一研究结果中显示出该联合方案具有很好的抗瘤活性且不良反应可控，有进一步研究的价值。

值得注意的是，一项随机对照的期临床试验比较依托泊苷、顺铂、卡铂三药联合方案和依托泊苷、顺铂两药联合方案在小细胞肺癌二线治疗疗效，主要研究终点为 ORR，该研究共有 65 例患者随机入组，其中 63%患者为难治性复发，三药联合方案的 ORR 显著优于两药联合方案。从上述联合化疗在 SCLC 二线治疗的临床试验中，我们可以看出大多数联合化疗方案二线治疗 SCLC 具有较高的有效率，特别是某些三药联合化疗方案，在二线治疗中可能仍有一定的存在空间。但同时我们知道，小细胞肺癌一个显著生物学特征就是虽然对化疗高度敏感，但往往短期内出现进展，因此临床试验不应再以缓解率作为研究终点，有效率的提高是否能转化为 PFS、OS 延长，仍需要进一步证实。另外，联合化疗在二线治疗时血液学毒性普遍比单药高，选择一般情况良好的患者作为研究对象可能是一个关键。

七、同步放化疗在局限期小细胞肺癌中的应用

(一)局限期小细胞肺癌的治疗总原则概述

1.一般人群

参照 NCCN 治疗指引，局限期小细胞肺癌(LS-SCLS)治疗概述为：一般情况好(PS 评分：0～2)的LS-SCLC，除非为很早期($T_{1\sim2}N_0M_0$)可以考虑手术作为局部治疗手段与化疗联合应用参与其综合治疗，因此绝大多数的 LS-SCLC 则以放疗与化疗联合应用。化放疗联合治疗模式有：诱导化疗＋化放疗同步治疗±巩固化疗或化放疗同步治疗＋巩固化疗。若初始治疗为手术切除，依据术后病理分期采取不同治疗策略，若术后病理无肺门和纵隔淋巴结转移则术后仅需要辅助化疗，反之则术后需要化放疗综合治疗。

2.特殊人群

老年 LS-SCLC：若 PS 评分在 0～2，老年 LS-SCLC 仍建议以铂类为基础的二药化疗与放疗联合的综合治疗，治疗过程中患者的骨髓抑制，乏力和器官残余功能的恢复等均较差，因此临床上需要仔细观察和处理治疗相关的不良反应。若铂类药物选择应用卡铂，化疗对患者消化系统和患者一般情况影响会降低，但需要密切注意患者骨髓功能耐受性。卡铂药物剂量选择倾向于 AUC＝5 即可满足这一特殊人群的治疗需要。在老年患者中通过降低化疗药物剂量方式的确能一定程度上降低治疗相关的不良反应，提高患者对治疗的耐受性，但化疗强度降低也降低了治疗

的有效性和生存疗效。

总之老年 LS-SCLC 治疗原则与普通人群的治疗原则差异性并不是很大，只是临床铂类药物选择时，可能卡铂为主要考虑的药物。

一般情况差者：特别是临床认为此一般情况差的原因来自于肿瘤所引起情况下，仍建议化疗，并根据化疗后患者一般情况评分变化再考虑放疗是否能参与其综合治疗。

伴有肺间质病的 LS-SCLC 的治疗：伴有肺间质病的 SCLC 是否能耐受化放疗综合治疗，目前尚未见到此方面的临床研究数据报道。但临床上有为数不多的几项临床研究观察到 SCLC 伴有肺间质病的患者接受化疗(药物主要为 VP-16＋铂类化疗)是安全、可行和有效的。有必要观察此组特殊人群中放疗参与的安全性、可行和有效性。

(二)LS-SCLC 治疗前的评估

1.肿瘤病灶的评估

放疗在 LS-SCLC 治疗中价值远高于在广泛期 SCLC 治疗中价值。因此，恰当临床分期检查筛选出 LS-SCLC 可以让这些患者从放疗参与其综合治疗中获益。放疗前肿瘤的评估指标包括：①完整病史。②体检。③X 线胸片。④血液常规(包括分类)。⑤肺、肝脏和肾脏功能。⑥外周血乳酸脱氢酶(LDH)和电解质水平。⑦胸部 CT 和上腹部 CT(包括肝脏和肾上腺)。⑧骨核素扫描。⑨脑增强 CT 或 MRI。PET/CT 也有一定参考价值。

2.患者对化放疗综合治疗耐受性的评估

放疗可以作为局部治疗手段几乎可以参与所有 LS-SCLC 综合治疗。然而，放疗对患者的身体状况要求远低于手术的要求，因此也增加了放疗临床应用的可行性。LS-SCLC 化放疗综合治疗耐受性除了需要观察患者肝肾和骨髓功能外，还要注意患者治疗前一般情况和有无体重明显下降来评价患者对治疗的耐受性。临床上同时还需要考虑到患者有无难治性糖尿病、严重心血管疾病、心脏支架和起搏器等植入情况。

(三)LS-SCLC 化放疗同步治疗的实施

1.LS-SCLC 化放疗同步治疗中化疗药物选择

(1)化疗药物和剂量：LS-SCLC 的标准治疗包含有化放疗同步综合治疗。然而与放疗同步应用时究竟选择何种化疗药物？药物剂量如何？

有两项 Meta 分析探讨了此问题，尽管其中包含了广泛期患者，但每个分析中均包括了数量可观的 LS-SCLC 患者，因此所得出结论还是为 LS-SCLC 综合治疗中化疗药物选择提供了一定临床参考价值。一项 Meta 分析综合了 19 项临床Ⅲ期研究，其中局限期患者近 1 800 例，结果显示以铂为基础化疗与不含铂的化疗比较，二组患者治疗不良反应无显著性差异，但含铂化疗组无论即期疗效，生存疗效均显著优于不含铂的化疗组。该组资料中在平衡了依托泊苷药物对疗效影响因素后的 9 项临床Ⅲ期研究仍显示含铂的化疗药物疗效优于不含铂的化疗疗效。另一项临床Ⅲ期研究收集了 1980－1998 年间发表的有关于 SCLC 一线化疗药物如何选择的前瞻性研究，共 36 项，该研究将所收集的临床Ⅲ期研究按照所研究的药物不同分为以下四组：不含依托泊苷的联合化疗，比较用与不用顺铂的研究 1 项；含依托泊苷组，比较用与不用顺铂的研究 9 项；不含顺铂组中，比较用与不用依托泊苷的研究 17 项；比较用与不用依托泊苷＋顺铂的研究 9 项。结果显示：SCLC 通过化疗所取得疗效提高与应用依托泊苷和/或顺铂有关。综合该两项 Meta 分析显示与放疗同步应用的最佳化疗药物仍为依托泊苷(E)＋铂类(P)。

近年来，有学者从广泛期 SCLC 治疗药物所得到经验来考虑在 LS-SCLC 同步化疗药物的选择。一项早期发表的临床Ⅲ期研究探讨了在广泛期 SCLC 中依利替康＋顺铂治疗的疗效是否优于 EP 方案化疗的疗效。该项研究计划入组 230 例，但在中期分析时发现二个不同化疗方案之间的疗效存在显著性差异，中位生存时间依利替康＋顺铂组为 12.8 个月显著优于 EP 方案组的 9.4 个月。从副反应看，依利替康与依托泊苷间存在明显的差异性，依利替康的骨髓毒性低，但腹泻等不良反应发生率则很高。因此，一些学者尝试应用依利替康＋顺铂与放疗同步应用治疗 LS-SCLC 是否较 EP 提高了临床治疗效果。现有的研究都是临床Ⅰ/Ⅱ期试验，结果显示有较好的近期疗效。但需要提起注意的是，此时与放疗同步应用的依利替康药物剂量是减量的，药物剂量的减少可能会影响到化疗药物对远处亚临床灶控制的可能性。考虑到即使在广泛期 SCLC 的依利替康＋顺铂化疗疗效，不同研究者的临床报道疗效差异较大，日本人应用此联合化疗所得到疗效不能被美国人临床研究所重复，再加上依利替康＋顺铂与放疗同步应用治疗 LS-SCLC 时，依利替康需要减量，因此依利替康＋顺铂与放疗同步应用于 LS-SCLC 的临床证据水平仍不足。

其他化疗药物与依托泊苷＋顺铂(EP)方案比较的临床研究多数是在广泛期 SCLC 中进行的。如一项小样本的临床Ⅲ期随机对照研究并未显示紫杉醇＋顺铂优于 EP 方案的疗效。来自于 CLAGB 的一项临床研究，578 例广泛期 SCLC 患者被随机分入 EP 组和 EP＋紫杉醇组，结果显示在 EP 方案基础上加上紫杉醇的联合化疗只是增加了治疗不良反应，并未增加患者无病生存和总生存时间。早期一些临床Ⅱ期试验或回顾性临床研究显示培美曲塞＋铂类化疗治疗 SCLC 取得较好的临床疗效，因此，临床上开展了一项临床Ⅲ期研究比较了培美曲塞＋卡铂与 VP-16＋卡铂治疗广泛期 SCLC 的临床疗效差异性。计划入组 1 820 例实际入组 908 例即提前结束了该临床试验。结果显示：培美曲塞＋卡铂的疗效无论是无瘤生存还是总生存均差于 VP-16＋卡铂，因此，培美曲塞＋卡铂或顺铂不再用于 SCLC 的临床治疗。

LS-SCLC 综合治疗中与放疗同步应用选择 EP 的理由还包括：①EP 方案有效率达80%～100%，完全缓解率也有 50%～70%。②VP16 与 DDP 具有协同作用。③VP-16＋DDP 与放疗不良反应无叠加作用，特别是对肺损伤这一严重影响放疗临床应用的不良反应并未表现出与放疗有明显的叠加效应。④与放疗同步应用时 EP 药物剂量可以足量应用。

因此，目前 LS-SCLC 的化放疗同步治疗药物选择仍为 EP 方案为首选。

与放疗同步应用的 EP 方案剂量与其作为化疗单独应用时一致。国外所推荐的 EP 方案剂量为：VP-16 80～100 mg/(m^2 · d)，第 1 天～第 3 天；DDP(75 mg/(m^2 · d)，第 1 天或 25 mg/(m^2 · d)，第 1 天～第 3 天或卡铂 300 mg/(m^2 · d)，第 1 天，化疗方案每 3 周重复一次。复旦大学附属肿瘤医院对于 LS-SCLC 化放疗同步治疗时候化疗药物及剂量如下：Vp16 70 mg/(m^2 · d)，第 1 天～第 4 天；DDP 25 mg/(m^2 · d)，第 1 天～第 3 天或卡铂 AUC=5，第 1 天，每 4 周重复一次。

(2)卡铂能否替代顺铂：临床上常用卡铂来代替顺铂用于 SCLC 的治疗目的是降低顺铂所引起的消化道、外周神经和肾脏等组织器官的治疗不良反应。但不可否认的是卡铂所造成的骨髓系统不良反应显著高于顺铂。一项集四项前瞻性随机对照研究比较了 VP-16＋顺铂与 VP-16＋卡铂的疗效差异性。663 例患者入组，但仅 32%患者属于局限期患者，结果显示两种不同化疗方案用于 SCLC 的一线治疗二种化疗方案间无论无瘤生存还是总生存，均无显著差异性。该结果提示在广泛期患者或以广泛期患者为主要研究人群的临床研究中，的确未发现卡铂和顺铂之间的疗效差异性，因此临床需要注意到二种药物治疗毒性的差异而进行药物选择。

在 LS-SCLC 治疗中，顺铂和卡铂是否存在差异性，目前并无充分证据显示。部分的临床研究数据显示，顺铂疗效绝对数值还是高于卡铂，但未达到统计学差异性。由于顺铂临床应用数据多,因此临床上患者若适合或有条件能用顺铂话,还是建议尽可能用顺铂与 VP-16 的联合应用。

2.同步治疗中放疗

两项 Meta 分析奠定了放疗在 LS-SCLC 治疗中价值。一项收集了 13 项临床研究共 2 140 例患者,3 年生存率化放疗综合治疗组为 14.3%显著优于单纯化疗组的 8.9%。另一项 Meta 分析收集了 11 项随机研究,结果显示:LS-SCLC 采用化放疗综合治疗的 2 年生存率较单纯化疗组提高 5.4%。这两项 Meta 分析奠定了放疗在 LS-SCLC 治疗中价值,目前主要问题在于放疗参与的具体技术参数,其中包括:如何参与?何时参与?肿瘤靶区如何勾画?放疗总剂量和时间剂量分割模式等等。

(1)放疗参与的方式:LS-SCLC 治疗中,化疗和放疗可以为序贯、交替或同步等。一项来自于日本的临床Ⅲ期试验比较了 LS-SCLC 同步与序贯化放疗之间疗效差异。化疗方案均为 EP,同步化放疗为在第一周期化疗开始后的第二天即开始放疗,序贯化放疗为 4 周期 EP 方案化疗结束后,开始进行胸部放疗。两组放疗方法相同为 45 Gy/30 次,3 周。231 例进入本研究,符合条件的 228 例患者被随机分入到同步和序贯两组(各为 114 例)。结果显示同步组疗效显著优于序贯组,因此目前 LS-SCLC 综合治疗方法中包含胸部的化放疗同步治疗。

(2)放疗参与的时机:既然放疗需要参与而且要与化疗同步,到底放疗何时参与为最佳?从理论上分析放疗早期或晚期参与均各自有优点。放疗早期参与的优点:①降低癌细胞对化疗和/或放疗产生继发耐受的可能性。②放射治疗能杀灭化疗耐受细胞,降低远处转移。③降低肿瘤细胞加速再增殖可能性。

放疗晚期参与的优点:①化疗能造成肿瘤退缩,减少照射范围,降低治疗不良反应。②化疗使部分患者起初无法应用放疗者转变成可进行放射治疗。③能避免化疗程中出现肿瘤进展者行放疗。

共有三项 Meta 分析对世界范围内所发表的有关于放疗何时参与 LS-SCLC 综合治疗的随机对照研究进行分析。三项研究的总体结论:①放疗早期参与优于晚期参与,放疗具体参与时间建议在第一疗程化疗开始后 9 周或 30 天以内,放疗需要与化疗同步应用。②放疗早期参与对疗效提高影响,在化疗方案为 EP 或放疗采用加速超分割治疗方法情况下更加明显。

考虑到即使为 LS-SCLC,待确诊时瘤体以及累及范围均较大和较广,若放疗在 LSSCLC 治疗之初就参与其综合治疗话,化放疗同步治疗的不良反应可能较大。SCLC 对化疗敏感,因此化疗一个或几个疗程后,肿瘤可能出现明显退缩从而为增加放疗参与机会同时也为放疗参与后正常组织器官损伤处于可控范围之内提供机会。从理论上讲此想法是有道理和可行的,但考虑到以往的临床研究多数支持放疗早期参与会给患者带来更好的生存疗效提高的机会,因此,我们需要了解 LS-SCLC 对化疗治疗后肿瘤退缩规律以及寻找一个合适时间点来完成放疗参与其治疗的过程,这就需要考虑到一方面是通过化疗使肿瘤退缩达到最大化,另一方面也不会一直单独应用化疗追求肿瘤退缩最大化而将放疗开始的时间被无意义后移错过了放疗参与的最佳时间。因此,复旦大学附属肿瘤医院的对此进行了 LSSCLC 肿瘤退缩规律及对剂量学影响的研究。结果显示:局限 SCLC 化疗 1 个疗程或 2 个疗程后肿瘤即明显缩小好转,按照化疗后肿瘤体积勾画靶区来设计的放疗计划较按照化疗前靶区设计的计划比较,在肿瘤均接受 60 Gy 的剂量情况下,肺、食管和心脏等正常组织器官辐射受量均有明显下降,但若按照化疗 1 个疗程后肿瘤体积来进行放疗计划设计与按照化疗 2 个疗程后肿瘤体积来进行放疗计划设计,肺、食管和心脏等正常组织器官辐射受量无明显差异。这提示 LS-SCLC 经过 1 个疗程化疗后,肿瘤体积退缩即达到较明显水平，后续疗程的化疗对促进肿瘤进一步缩小所发挥作用有限。因此，从此剂量学分析中，我们认为LSSCLC若治疗之前肿瘤体积和范围较大和/或较广而不适合于在第一周期化疗开始时即采用化放疗同步治疗话，则建议在第二周期化疗开始时就放疗同步参与其化放疗综合治疗，这能兼顾到肿瘤退缩换来的正常组织器官保护的获益和肿瘤放疗开始时间不会被无意义的推迟。

但是，一项来自于韩国临床Ⅲ期研究观察了临床治疗LS-SCLC，放疗在第一或第三周期化疗时参与对疗效的影响。LS-SCLC治疗策略为4周期EP＋胸部放疗，放疗参与时间随机进入第一或第三周期化疗参与。观察指标为即期疗效。结果：222例患者入组，二组患者的即期疗效，中位PFS和OS均无显著差异，但中性粒细胞缺乏性发热以放疗在第3周期化疗开始时同步参与的发生率低。研究者认为：在第三周期化疗应用时放疗同步参与的疗效并不差于化疗第一周期就同步参与放疗的疗效，但中性粒细胞缺乏性发热较少见。

总之，放疗具体何时参与并未形成充分的共识，多数学者建议放疗应早期参与LSSCLC的综合治疗，但第一疗程化疗即同步参与，治疗不良反应较大，患者耐受性较差。化疗第1～3个疗程参与则可能治疗的疗效无显著性差异，结合复旦肿瘤医院的研究资料，因此，我们建议在第二周期化疗开始时即同步参与，最迟不超过第三周期化疗开始时同步应用可能为放疗参与的最好时机。

(3)放疗总剂量：尽管SCLC属于对放疗敏感性肿瘤，然而较低剂量的胸部放疗常伴有高的局部复发可能。以往认为SCLC的常规分割放疗剂量应在50 Gy以上，但近年来一些临床资料显示，SCLC的局部控制和生存疗效和放疗总剂量在一定的总剂量范围内呈线性相关。

一项来自于美国Duke大学医学中心回顾性材料显示放疗总剂量高低与LS-SCLC预后密切相关，并且建议若使用常规分割放疗，放疗总剂量应不低于60 Gy。

复旦大学附属肿瘤医院回顾性分析了2000年到2006年在该院接受化放疗综合治疗而且放疗总剂量大于50 Gy的LS-SCLC的临床疗效。将不同分割的放疗总剂量按照时间校正的生物等效剂量公式{$BED=[nd(1+d)/(a/b)+H_m\times d/(a/b)]-(0.693/a)\times T/T_{pot}$}计算生物效应剂量。若以常规分割60 Gy(5天/周，1次/天，每次2 Gy)所对应的BED值为界点，符合条件所入组的151例患者，经过化放疗后，局部控制和生存率与胸部放疗生物效益剂量呈线性相关，总剂量高于60 Gy组的疗效显著好于总剂量低于60 Gy组的疗效。该研究同样显示：SCLC放疗若采用常规分割方法，放疗总剂量应在60 Gy及以上。

尽管加速超分割(45 Gy/30 F/3周)取得一定治疗成功，但综合治疗后局部复发率仍较高，为探索最佳放疗总剂量，CALGB开展了大量的临床研究。近期，CALGB总结了相关的3项前瞻性研究，观察将放疗剂量由常规分割方法提高到70 Gy的有效性。所涉及临床研究包括CALGB(39808、30002和30206)三项，同步化放疗(每天放疗，总剂量70 Gy)结果：200例患者入组，中位随访时间：78个月中位OS：19.9个月；5年OS为20%，2年无瘤生存率为26%，Ⅲ级及以上食管炎为23%。结论：每天2 Gy、总剂量为70 Gy疗效与每次1.5 Gy、每天2次、总剂量45 Gy疗效相似，但耐受性会更好。此数据有助于临床医师判断哪些临床研究外患者适合于每天照射的高剂量。

目前在世界范围内仍在进行2项临床Ⅲ期研究探讨了LS-SCLC与化疗同步应用的最佳放疗总剂量问题。一项来自于美国的CALGB 30610研究比较了三个剂量组的疗效，一个剂量组为每次1.5 Gy，每天2次，总剂量45 Gy/30次，3周(根据INT 0096研究)，另一个剂量为70 Gy/35次，每天1次(根据CALGB 39808研究)，还有一个剂量为61.2 Gy(采取同步加量)(根据 RTOG 97-12 研究)。另一项研究来自于欧洲和加拿大,所比较的是常规分割 66 Gy/33 次放疗与 45 Gy/30 次/3 周的疗效之间差异。

在以上 2 项临床Ⅲ期研究结果出来之前,LS-SCLC 的最佳总剂量尚不明确,可参考以下:①若使用非常规分割放疗方式:放疗总剂量有两种,第一种:45 Gy/30 次,3 周,5 天/周,2 次/天,每次 1.5 Gy(每天放疗间隔时间应大于 6 小时);第二种:总剂量为 55 Gy/22 次,4.5 周,5 天/周,1 次/天,每次 2.5 Gy。第一种放疗总剂量主要来自于 Turrisi 期 INT0096 临床研究的数据,后种来自于复旦大学附属肿瘤医院的临床研究数据。②若使用常规分割放疗方式,放疗总剂量应不低于 60 Gy,最高总剂量可参照 CALGB 39808 的临床研究可达 70 Gy。

(4)放疗的时间剂量分割:LS-SCLC 经过 45～50 Gy 常规放疗后局部控制疗效仍不理想,50%以上在治疗后不同时期仍会出现复发。此预示着若需要进一步提高 LS-SCLC 的疗效,临床上需要对放疗的时间剂量分割做些改进。

通常认为 SCLC 的增殖速度快,癌细胞的放疗存活曲线肩区窄,因此通过缩短总疗程可以减少放疗程中肿瘤细胞加速再增殖机会和程度,另外减少每次分割剂量,增加每天照射次数的超分割可以在不降低肿瘤杀灭效应下,可减少正常组织特别是肺组织的放射性损伤。因此,临床上可以将加速和超分割结合的加速超分割治疗可能是提高 LS-SCLC 的局部控制的一个途径。

在改变时间剂量分割的临床研究中最有代表性为 Turrisi 所组织的临床Ⅲ期试验。入组 LS-SCLC 均接受的是化放疗同步治疗,放疗在第一次化疗开始后就同步进行。化疗方案为 EP(VP-16 120 mg/m^2 第 1 天～第 3 天,DDP 60 mg/m^2 d1)4 周期。胸部放疗两组不同,研究组为 45 Gy/30 次,3 周(2 次/天,每次 1.5 Gy);对照组为 45 Gy/25 次,5 周(1 次/天,每次 1.8 Gy)。化放疗综合性治疗后取得 CR 者予 PCI(25 Gy/10 次,2 周)。结果显示研究组(196 例)的 5 年生存率为 26%显著优于对照组(185 例)的 16%($P<0.01$)。但研究组Ⅲ～Ⅳ级的急性食管放射性损伤也高于对照组,这也是主要放疗剂量限制性反应。

近年来一项在个体患者资料信息基础上所进行的 Meta 分析观察了加速超分割的临床价值。结果显示:加速超分割的确有一定程度提高了患者的生存疗效,但此方面临床获益受到治疗的急性不良反应所带来的负面影响。而且在这个 Meta 分析材料中所收治的患者从 20 世纪 70 年代开始,那个年代放射治疗水平显著落后于现在,这也可以部分解释该组材料中急性反应高的原因。在新的放疗技术条件下,我们有非常大的必要开展新的时间剂量分割的临床研究。

复旦大学附属肿瘤医院在 Turrisi 研究基础上也开展了时间分割临床研究。所使用放疗方法有两种,一是加速超分割:总剂量为 56 Gy/40 次,4 周(2 次/天,每次 1.4 Gy,每天两次放疗间隔大于 6 小时);另一方法考虑到 SCLC 属于增殖较快,缩短总疗程时间可能减少放疗程中肿瘤细胞增殖比例和数量,同时也考虑到患者方便性和减少机器负荷,因此所采用的时间剂量分割为加速分割放疗模式:55 Gy/22 次,4.5 周(1 次/天,每次 2.5 Gy)。结果显示两种时间分割放疗的局部控制率和生存率相同而且疗效不差于 Turrisi 所报道的临床疗效。考虑到临床可操作性和患者的方便性,我们主要推荐的时间剂量分割模式为55 Gy/22 次,4.5 周的放疗方案。

(5)放疗的范围:LS-SCLC 放疗范围涉及两个方面,一是淋巴引流区域是否需要进行预防性治疗;二是 SCLC 对化疗非常敏感,经过诱导化疗后肿瘤退缩常很明显,此时若进行放疗,放疗范围是按照化疗前还是化疗后确定。

迄今为止,尚无一项临床前瞻性研究比较了 SCLC 做和不做淋巴引流区域的预防性治疗的疗效的差异性。但从 INT 0096 临床研究放疗范围看,已经将对侧肺门,双侧锁骨上等处的预防性治疗去除了。在 CALGB 39808 的临床研究中，放疗总剂量提高到 70 Gy/35 次，放疗范围进一步缩小到对纵隔淋巴引流区域按照左右肺不一进行选择性淋巴引流区域预防性治疗。最近一项将紫杉醇＋卡铂＋VP16 与放疗同步应用治疗 LS-SCLC 的临床研究中，放疗范围仅包括临床可见肿瘤病灶，即可见原发病灶和短径大于 1 cm 肿大的淋巴结。同时需要强调的是该研究入组患者并未将 PET 作为分期检查的常规项目用于临床，结果显示：38 例患者中也仅 2 例为放射野外复发，绝大多数（9 例）仍在放射野内复发。这一研究间接提示，在 LS-SCLC 中累及野照射是可行的。尽管，临床上尚缺乏高证据水平数据来说明 LS-SCLC 的放疗范围到底多大为合适，但 LS-SCLC 化放疗同步治疗时放疗野缩小是一趋势。

复旦大学附属肿瘤医院 1997 年到 2010 年间开展了两项临床前瞻性Ⅱ期试验，探讨非常规分割放疗与化疗同步治疗 LS-SCLC 的疗效。二项临床研究放射治疗布野策略一致。放射治疗范围为累及野照射，即包括原发病灶和转移的淋巴结，且均按照化疗后肿瘤大小来勾画，不做淋巴引流区域的预防性放疗。108 例患者进入此回顾性临床研究，仅 5 例患者（4.6％）出现放射野外单纯淋巴结复发，且均发生在同侧锁骨上区域。依据本组资料支持 LS-SCLC 化放疗同步治疗时放疗范围为累及野照射是可行的。

放疗布野的第二问题是按照化疗前还是化疗后肿瘤大小来设定放疗范围？特别是一些化疗特别敏感人群经过若干疗程化疗后，LS-SCLC 疗效达到 CR，此时放疗是否需要？SWOG 在 20 世纪 80 年代报道了对此问题随机对照临床研究结果。463 例 LS-SCLC 进入本研究，按照诱导化疗后不同疗效来给后续不同治疗。诱导化疗后疗效达到 CR 的 153 例患者被随机分入两种不同后续巩固治疗组，即胸部放疗＋化疗组和单纯化疗组。269 例经过诱导化疗后为部分缓解或稳定者被随机分入大野组（按照化疗前肿瘤大小确定放疗范围）和小野组（按照化疗后肿瘤大小确定放疗范围）。经过诱导化疗后出现进展者被退出研究。结果显示：经过诱导化疗后取得 CR 者，胸腔放疗显著降低肿瘤复发，但并未提高总生存；经过诱导化疗后达到 PR 或 SD，大野放疗组中位生存期为 51 周，而小野组为 46 周，两者之间无显著性差异（$P=0.76$）。考虑到适形放疗已经成为目前的放射治疗的标准治疗，适形放疗能减少正常组织器官损伤，参照淋巴瘤和精原细胞瘤等对化疗高度敏感肿瘤化疗后即使取得完全缓解仍需要放疗参与其综合治疗的经验，因此，LS-SCLC 即使经过化疗后取得完全缓解，仍建议需要补充局部的放疗。

有关于是按照化疗前的肿瘤体积还是按照化疗后的肿瘤体积来确定放疗靶区，中山大学附属肿瘤医院开展了一项前瞻性研究。所有入组患者均接受了 2 个疗程的诱导化疗之后随机分为二组，一组是按照化疗前的肿瘤大小来勾画靶区（对照组），另一组按照化疗后肿瘤大小来勾画靶区（研究组），2 组患者均不进行淋巴引流区域的选择性预防照射。放疗是在第 3 个疗程化疗开始时同步应用。胸部放疗剂量：45 Gy/30 次/19 天。整个治疗周期化疗疗程数为 6 个疗程。对照组 43 例，研究组为 42 例，结果显示：按照化疗后肿瘤大小来勾画靶区同时不做淋巴引流区域预防性治疗并不增加局部复发的风险，也并未影响生存疗效。因此本研究支持按照化疗后肿瘤大小来勾画靶区是安全的。

复旦大学附属肿瘤医院建议：①经过诱导化疗后，LS-SCLC 达到完全缓解，通常也需要进行胸部放疗。放疗范围为原发灶所在的肺门（因为绝大多数 SCLC 为中央型病灶）以及化疗前所显示的纵隔淋巴结转移所在的区域，但按照化疗后解剖结构来勾画纵隔放疗范围。②诱导化疗后为 PR 或 SD 者，按照化疗后肿块大小来设定放疗范围。

(6)放疗的技术：现代放射治疗技术条件下，LS-SCLC 化放疗同步治疗中放疗所采用技术的基本平台为三维适形放疗技术(3DCRT)。3DCRT 通过对肿瘤靶区采用多角度,多野共面和/或非共面的照射,而每个照射角度所对应肿瘤大小设计照射范围,从而达到几何形状与肿瘤靶区形状相接近,产生相对优越的物理剂量分布的优势。在 3DCRT 平台技术条件下比较明确的确定何谓肿瘤靶区和所需要保护的正常组织器官,肿瘤靶区及正常组织器官实际所受到辐射剂量。

IMRT 技术:即束流调强放射治疗,它可以在肿瘤靶区内产生 0～100%不同剂量强度独立区域,通过调整靶区内剂量强度的分布,可以产生几乎所有形状的剂量分布,能更好达到肿瘤靶区内高剂量而周边正常组织和器官为低剂量的优越剂量分布。在 LS-SCLC 治疗中,一项临床研究显示 IMRT 治疗 LS-SCLC 的疗效不差于常规的 3DCRT,但 IMRT 组治疗相关性食管损伤和鼻饲管的置入率显著少于 3DCRT 组。这些显示 IMRT 可能有较好的物理剂量分布水平,使正常组织器官得以保护。因此在LS-SCLC治疗中,特别是靶区较大,外形不规则,又希望通过较高的总剂量换来局部控制率提高的情况下,以及通过 3DCRT 难以满足肿瘤剂量和正常组织器官安全剂量要求情况下,IMRT 将可能发挥更大的临床应用价值。

IGRT 技术:即影像引导下的肿瘤放疗(image-guided radiotherapy,IGRT)是指借助于影像指导来不断提高肿瘤放疗精准性,以最大程度上达到肿瘤放射治疗最终目的的行为。广义 IGRT 涉及放射治疗整个流程包括放疗定位、计划设计和实施等环节,狭义的 IGRT 是图像引导下放疗计划实施的过程。

ART 技术:即自适应放疗(adaptive radiotherapy,ART)是图像引导放射治疗提高和发展后的新型放疗技术。治疗的实施可根据患者解剖和/或生理的变化进行修正,也可根据治疗过程中的反馈信息,如肿瘤的大小、形态及位置变化对治疗方案做相应的调整。这是一种理想的个体化动态治疗计划,其目的是不扩大照射野,提高放疗实施的准确性和精确型,并给特定患者实施特定放疗的临床行为。

4 维 CT 和图像引导下放射治疗(IGRT)为明确肿瘤活动度,个体化确定肿瘤照射范围,提高放疗投照精确性提供了先进技术平台,相信这些技术为提高 LS-SCLC 的治疗疗效提供了可能和机会。

(7)正常组织器官放射耐受剂量限制标准:常规分割条件下,即每周照射 5 天,每天 1 次,每次分割剂量 1.8～2.0 Gy,放疗总剂量在 60～70 Gy 时,正常组织器官安全耐受剂量可以参照 NCCN 所推荐的非小细胞肺癌的剂量限制标准,即:肺:V20≤35%,V5≤65%,平均剂量≤20 Gy;心脏:V40≤80%,V45≤60%,V60≤30%,平均剂量≤35 Gy;食管:平均剂量≤34 Gy;背丛神经:最大剂量≤66 Gy;脊髓:最大剂量≤50 Gy。若采取加速超分割 45 Gy/30 次/3 周,脊髓最大剂量应≤41 Gy。

复旦大学附属肿瘤医院所采取的放疗时间剂量分割为:55 Gy/22 次/4～5 周,正常组织器官剂量限制标准:肺:V20≤25%,V5≤60%,平均剂量≤15 Gy;心脏:平均剂量≤30 Gy;食管:平均剂量≤34 Gy;背丛神经:最大剂量≤66 Gy;脊髓:最大剂量≤45 Gy。

(四)提高 LS-SCLC 治疗的展望

1.开展新的放疗技术临床应用的研究

新的放疗技术临床应用提高了放射线投照的适形水平,在使肿瘤获得一定物理剂量或提高肿瘤靶区剂量同时,肿瘤周边的正常组织器官剂量减少或不增加。从理论上估计这些新技术为提高 LS-SCLC 的局部控制率进而提高生存疗效提供可能。另外图像引导下自适应性放疗(ART)能根据治疗过程中,肿瘤以及正常组织器官的形态和空间位置改变不断调整放疗计划,从而进一步提高放射治疗的准确性。因此有必要开展新的技术临床应用价值的相关研究。

2.新的技术条件下最佳放疗总剂量及时间剂量分割因子的临床研究

新的放疗技术提高了正常组织器官保护水平，也为开展新的总剂量和时间剂量分割研究提供机会。应当看到 LS-SCLC 的 5 年生存率仅为 25%，疗效仍不能令人满意，远处转移和局部治疗失败仍是主要失败的原因。目前仍不明确何为 LS-SCLC 最佳总剂量和最佳的时间剂量分割，特别是在新的放疗技术条件下，这些信息仍不够明确。

3.PET/CT 的临床应用

PET/CT 的临床应用为了解病灶病变范围，确定其为局限期还是广泛期患者提供可靠的信息来源。另外 PET/CT 信息也为放疗靶区勾画提供参考。PET/CT 信息将有助于了解肿瘤的生物学行为、对治疗的反应性和用于指导个体化治疗均有重要参考价值。然而相关的问题尚待相关的临床研究进行探索。

4.新药开发和临床应用

有效的治疗 SCLC 的药物研发进展非常缓慢，这与 LS-SCLC 治疗失败以远处转移为最主要原因形成强烈对比，提示临床新药开发非常迫切。

新药开发除了传统意义上的化疗药物，还有一个主要方面是基于对 SCLC 分子生物学认识的深入，靶向药物研发是更大的热门。尽管迄今我们尚未发现能用于临床并有确切疗效的靶向药物，但有关于这方面研发所拥有的空间是非常巨大的。

5.个体化治疗的临床探索

目前肿瘤治疗正在向个体化方面发展，依据患者基本临床资料、肿瘤生物学特性、病理形态学依据、分子生物学基础和对治疗的反应性以及正常组织器官对治疗损伤反应性所综合制定的患者个体化治疗是未来研究重点方向。

（王晓虹）

第二节　肺部良性肿瘤

肺部良性肿瘤是指生长在气管、支气管和肺实质内的良性肿瘤，包括支气管腺瘤、支气管错构瘤、乳头状瘤、支气管平滑肌瘤、支气管软骨瘤、脂肪瘤、肺纤维瘤、肺黏液瘤、肺化学感受器瘤等所谓的真性肿瘤，也包括一组临床和影像学上酷似肿瘤的肿瘤样病变，如肺炎性假瘤、支气管炎性息肉、淀粉样变性、子宫内膜易位症等。大多数肺部肿瘤为恶性，肺部良性肿瘤少见，美国报道的肺部良性肿瘤仅占所有肺部肿瘤的 2%～5%，国内一组 1953 例肺部原发肿瘤中，经手术证实的良性肿瘤占 12.6%(246 例)。良性肿瘤生长缓慢，生长过程中不侵犯周围组织，也不发生远处转移，虽然良性肿瘤本身对健康的危害不大，肿瘤阻塞气道可以导致肺不张、咯血、肺炎等多种并发症。

肺部良性肿瘤的症状与肿瘤的生长部位有密切关系。位于气管内的肿瘤，患者表现为刺激性干咳、胸闷、喘鸣，有时有咯血，部分患者因胸闷喘憋被长期误诊为哮喘；X 线胸片和胸部 CT 发现气管内阴影，气管镜检查可以明确诊断。支气管良性肿瘤常出现支气管阻塞导致的症状，如反复发作的同一部位的肺炎、肺不张，胸片和胸部 CT 往往难以发现支气管肿瘤，支气管镜检查可以明确诊断。位于肺实质的良性肿瘤多无症状,仅偶然被发现,大多数的肿瘤表现为肺内孤立性结节影。胸部X线检查有时难以鉴别肿瘤的良恶性,功能显像的FDG-PET检查对肺内结节病变的诊断有较高的特异性。

一、支气管腺瘤

支气管腺瘤是起源于支气管黏液腺体、腺管上皮或黏膜下Kulchitsky细胞一组良性肿瘤,包括支气管类癌、腺样囊性癌和黏液表皮样癌。占肺部良性肿瘤的50%,肿瘤生长缓慢,但有恶性倾向,目前认为在这一组肿瘤中多数实为低度恶性的肿瘤。

(一)临床特点

1.支气管类癌

支气管类癌来源于支气管黏膜上皮和黏膜下的神经内分泌细胞(Kulchitsky细胞),占支气管腺瘤的80%~90%,大体上类癌分为3种类型:中央型、周围型和微瘤型。中央型最常见,占支气管类癌的60%~80%,肿瘤倾向在支气管内生长,多形成表面光滑、血管丰富的息肉样肿块。微瘤型极少见,其发生常与慢性肺病,特别是支气管扩张或纤维化有关,肿瘤直径不超过4 mm,临床上常没有症状,仅在外科或尸检标本中被发现。

发病年龄较高,平均56岁。临床表现除了肿瘤阻塞气道导致的症状如发热、咳嗽、咯血、喘鸣或呼吸困难外,部分患者出现类癌综合征,表现为面部潮红、腹泻、哮喘样发作。迁延性病例,右心可发生瓣膜病,如肺动脉狭窄、三尖瓣狭窄或关闭不全。少数患者伴发库欣病、肢端肥大症等内分泌病。

2.腺样囊性癌

腺样囊性癌占支气管腺瘤10%~15%。仅发生在气管及左右主支气管,尤以气管多见,肿瘤常突入气道,呈息肉样生长,或沿管壁浸润生长,呈弥漫浸润性结节。本病多见于中年人,发病没有性别差异。其恶性程度是腺瘤中最高的,可局部浸润,常见局部淋巴结和肺转移,甚至可以转移到肝、肾。

3.黏液表皮样瘤

黏液表皮样瘤源于大支气管的黏液腺,临床罕见,占支气管腺瘤的2%~3%。多发生在大支气管内,一般为无蒂肿块。发病早,近半数患者发生在30岁以前,平均发病年龄35岁。根据肿瘤中黏液细胞、表皮样细胞及中间型细胞的比例不同和异型性差异,组织学上又分为低度恶性型和高度恶性型。低度恶性型生长局限,手术后预后良好,高度恶性型肿瘤罕见,呈浸润性生长,并可发生远处转移。儿童及年轻成人几乎均为低度恶性的黏液表皮样瘤。

(二)诊断

由于支气管腺瘤多发生在大气道,呼吸道症状出现较早,症状依肿瘤生长部位和支气管腔是否阻塞而异。肿瘤引起气道阻塞可以导致阻塞性肺气肿、肺不张、阻塞性肺炎、支气管扩张或肺脓疡。临床上容易误诊为哮喘、慢性支气管炎、支气管扩张。胸部X线检查是发现支气管腺瘤的常用手段,除常规的胸部X线摄影外,过去常借助体层摄影发现气道内病变,随着CT扫描及计算机重建技术的发展,传统的体层摄影技术已让位于胸部CT扫描。发生在气管支气管内的肿瘤较小时X线检查常难以发现原发肿瘤,但肿瘤导致的阻塞性改变为进一步检查提供依据。肿瘤较大时,X线检查可以显示大气道内的肿块影,肺实质内的肿瘤则表现为周围型结节或肿块影。通过支气管镜获得肿瘤组织标本是确诊位于大气道的支气管腺瘤的主要方法,但表面覆盖

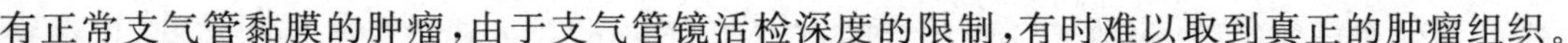

有正常支气管黏膜的肿瘤，由于支气管镜活检深度的限制，有时难以取到真正的肿瘤组织。

（三）治疗

瓣手术切除是治疗支气管腺瘤的主要方法。切除范围取决于肿瘤生长部位和受累及远端肺组织情况。对于恶性程度较低的类癌，在切除肿瘤时应尽可能保留正常肺组织，恶性程度较高的黏液表皮样癌可以行肺叶或全肺切除，并清扫可疑转移的区域淋巴结。术后可以辅助放疗。对于因禁忌证无法手术的中央型腺瘤，可以在气管镜介导下进行肿瘤切除，或植入支架缓解症状。

二、肺错构瘤

错构瘤是最常见的肺部良性肿瘤，生长在肺实质，国内报道约占肺内球形病灶的 8%。过去认为肺错构瘤是肺正常组织的不正常组合所构成的瘤样畸形，现在认为是一种良性间叶性肿瘤。

（一）临床特点

肺错构瘤大多位于肺实质内，偶尔可以累及中央气道。位于肺实质的肿瘤多发生在胸膜下肺表浅部位，常为单发病灶，呈球形或椭圆形，边界清楚，有完整的包膜，直径 1～7 cm，多小于 4 cm。肿瘤由肺内组织成分异常组合而形成，含有多种间叶成分，如软骨、平滑肌、脂肪组织、结缔组织等。肿瘤可发生钙化，多位于中心，分布较均匀，此种钙化结构常见爆米花式或核桃肉样。

此瘤多见于成年人，平均发病年龄为 40 岁，男性多于女性，男、女之比为 2 ∶ 1。肺错构瘤大多位于肺的外周，由于生长缓慢，一般没有症状，多为偶然发现。少数位于中央气道的肿瘤引起刺激性干咳，喘鸣，呼吸困难，发生阻塞性肺炎时出现发热。

典型的 X 线表现为肺野外带的单个圆形或椭圆形结节或肿块，直径多小于 4 cm，肿瘤边缘光滑，可有浅分叶，周围无浸润。肿瘤内可见钙化，多在中心而且分布均匀，典型者呈“爆米花”样，脂肪组织较多者，瘤体内见低密度区。

（二）诊断

肺错构瘤多为偶然经胸部 X 线检查发现，典型的“爆米花”样钙化虽然不是此瘤的特征性表现，但有助于和恶性肿瘤鉴别。支气管镜对大气道内错构瘤诊断有帮助，经胸针吸活检有助于良恶性病变鉴别，多数病例需要手术活检确诊。

（三）治疗

手术切除病灶是唯一的治疗方法。肺错构瘤极少恶变，但有些病灶难与周围型肺癌鉴别，因而对于有肺癌高危因素，疑为肺错构瘤的中、老年人患者应行剖胸手术探查，并切除病灶。大多数肺错构瘤病例可采用肿瘤摘除术，尽量保留正常的肺组织，减少术后并发症。

三、肺炎性假瘤

炎性假瘤是一种境界清楚的炎症增生性肿块，由炎症细胞和梭形间叶细胞以不同比例混合而成，并非真正的肿瘤，其发病机制不清楚。其发病率在肺部良性肿瘤中仅次于肺部错构瘤。

（一）临床特点

肺炎性假瘤的病理学特征是组织学的多形性，肿块内含有排列成条索的成纤维细胞、浆细胞、淋巴细胞、组织细胞、上皮细胞以及内含中性脂肪和胆固醇的泡沫细胞或假性黄瘤细胞，以往文献按假瘤中细胞成分将炎性假瘤分为假乳头状瘤型、纤维组织细胞瘤型、浆细胞瘤型、假淋巴瘤型等。目前新的分类中将假性淋巴瘤归为交界性淋巴增生性病变，其余部分分为纤维组织细胞型和浆细胞肉芽肿型两种类型。

本病可发生在任何年龄，多数患者的年龄在40岁以下。半数患者常没有任何症状，仅在胸部X线检查时偶然发现。部分患者在此前有呼吸道感染病史，表现为咳嗽、咳痰及痰中带血等症状。

(二)诊断

胸部X线检查是发现炎性假瘤的主要方法，表现为密度较低而均匀、边缘清楚、轮廓完整的球形阴影，没有特征性表现，可以发生于任何肺叶，但多位于肺的外周，可累及胸膜。10%的病例缓慢增大。肺炎性假瘤没有特异性诊断方法，纤维支气管镜检查无助于诊断，确定诊断靠开胸肺活检。

(三)治疗

影像学上炎性假瘤很难与恶性肿瘤鉴别，并且部分炎性假瘤可缓慢增大，药物治疗无效，因此，一旦发现应积极采取手术治疗，手术应采用肺楔形切除或肺段切除，尽量保留正常肺组织，手术切除后预后良好。

四、支气管乳头状瘤

支气管乳头状瘤是一种少见良性肿瘤，组织学分为鳞状上皮乳头状瘤、柱状细胞乳头状瘤和混合型。临床上支气管乳头状瘤分单发性和多发性，前者多见，多发性者又称为乳头状瘤病，与人乳头状瘤病毒感染有关。孤立性肿瘤在支气管腔内呈乳头状生长，基底部较宽，多发性肿瘤多见于喉，部分波及气管、支气管，呈疣状或菜花状赘生物。

常见症状与气道刺激和阻塞有关，表现为咳嗽、咯血、胸闷。哮喘样症状，胸部X线检查可能发现阻塞性肺炎、肺不张等气道阻塞的表现。支气管镜检查有助于诊断。

肿瘤位于大气道内可以通过气管镜摘除，无法经气管镜介入治疗时可以考虑手术。部分成人孤立性乳头状瘤可能恶性变，术后注意随访，以便及早发现复发或恶变。

五、肺部其他罕见良性肿瘤

间叶性肿瘤如黏液瘤、纤维瘤、脂肪瘤、软骨瘤以及其他良性肿瘤如肺硬化性血管瘤、透明细胞瘤、神经鞘瘤、畸胎瘤、副节瘤临床罕见，仅有少量的病例报道，此类肿瘤临床表现没有特异性，术前很难获得确定诊断。手术是此类肿瘤诊断和治疗的主要手段。

(黎春艳)

第三节 肺转移瘤

肿瘤远处转移是恶性肿瘤的主要特征之一。肺脏有着丰富的毛细血管网，承接来自右心的全部血流，并且由于肺循环的低压、低流速的特点，使得肺成为恶性肿瘤最常见的转移部位之一。此外肿瘤还可以通过淋巴道或直接侵犯等多种方式转移到肺，尸检发现20%～54%死于恶性肿瘤患者发生了肺转移，但仅有部分患者在生前被发现(表11-1)。血供丰富的恶性肿瘤更容易发生肺部转移，如肾癌、骨肉瘤、绒毛膜癌、黑色素瘤、睾丸肿瘤、睾丸畸胎瘤、甲状腺癌等。大多数肺转移瘤来自常见的肿瘤，如乳腺癌、结直肠癌、前列腺癌、支气管癌、头颈部癌和肾癌。

表 11-1　原发恶性肿瘤肺内转移情况

原发肿瘤	临床发现(%)	尸检发现(%)
黑色素瘤	5	66～80
睾丸生殖细胞瘤	12	70～80
骨肉瘤	15	75
甲状腺瘤	7	65
肾癌	20	50～75
头颈部肿瘤	5	15～40
乳腺癌	4	60
支气管肺癌	30	40
结肠直肠癌	<5	25～40
前列腺癌	5	15～50
膀胱癌	7	25～30
子宫癌	<1	30～40
子宫颈癌	<5	20～30
胰腺癌	<1	25～40
食管癌	<1	20～35
胃癌	<	20～35
卵巢癌	5	10～25
肝细胞瘤	<1	20～60

一、转移途径

恶性肿瘤肺部转移的途径有 4 种:血行转移、淋巴道转移、直接侵犯和气道转移。血行转移是恶性肿瘤肺部转移的主要方式。肺部有着丰富的毛细血管网,并且位于整个循环系统的中心环节,来自原发病灶的肿瘤栓子,经过静脉系统、肺动脉,很易被肺脏捕获,在适宜的微环境下肿瘤细胞发生增殖,形成转移肿瘤。经血行转移的肿瘤多位于肺野外带以及下肺野等毛细血管丰富的部位,以多发转移病灶多见,少数情况下为孤立病灶。

经淋巴道转移在肺转移瘤中相对少见,肿瘤栓子首先通过血流转移到肺毛细血管,继而侵犯肺外周的淋巴组织,并沿淋巴管播散,临床上表现为肺淋巴管癌病,常见于乳腺癌、肺癌、胃癌、胰腺癌或前列腺癌的转移。原发肿瘤也可以先转移到肺门或纵隔淋巴结,再沿淋巴道逆行播散到肺,这种转移方式少见。

发生在肺脏周围的肿瘤皆有可能通过直接侵犯的方式转移到肺,如起源于胸壁的软组织肉瘤、起源于纵隔的原发瘤、食管癌、乳腺癌、贲门癌、肝癌、后腹膜肉瘤等。恶性肿瘤经气道转移罕见,理论上头颈部肿瘤、上消化道肿瘤以及气管肿瘤有可能通过这种方式转移,但临床上很难证实。

二、临床表现

90%的肺转移瘤患者有已知的原发肿瘤或原发肿瘤的症状,但 80%～95%肺部转移瘤本身没有症状。当肿瘤巨大、阻塞气道或出现胸腔积液时会出现呼吸困难。突然出现的呼吸困难与胸腔积液突然增加、气胸或肿瘤内出血有关。气道转移瘤在肺部转移肿瘤中非常罕见,临床上表现为喘鸣、咯血、呼吸困难等症状,常见于乳腺癌、黑色素瘤等。肿瘤侵犯胸壁可以出现胸痛。个别患者在发现肺部转移瘤时没有原发肿瘤的症状,应积极寻找原发肿瘤,特别是胰腺癌、胆管癌等容易漏诊的肿瘤。淋巴管癌病的患者主要表现为进行性加重的呼吸困难和干咳、发绀,一般无杵状指,肺部体征轻微,常有细湿啰音。

三、影像学检查

常规的胸部X线摄影(chest X-ray,CXR)是发现肺部转移瘤的首选方法,胸部CT较CXR的敏感性高,其分辨率是3 mm,而CXR仅能发现7 mm以上的病变,尤其是肺尖、近胸壁和纵隔的病变更容易漏诊。但CT扫描费用较高,特异性较CXR没有增加。如果CXR发现肺部有多发的转移灶,没有必要再进行CT检查,但以下情况应进行CT检查:CXR正常、没有发生其他部位转移的畸胎瘤、骨肉瘤;CXR发现肺内孤立性转移灶或打算进行手术切除的肺部转移瘤。对于高度危险的肿瘤,如骨和软组织肉瘤、睾丸畸胎瘤、绒毛膜癌等,应3~6个月复查胸部CT,连续随访2年。

肺部转移瘤通常表现为多发结节影,由于发生转移的时间不同,结节常大小不等,直径3~15 mm,或者更大,同样大小的结节,提示是同一时间发生,结节位于肺野外带,尤其是下肺野。小于2 cm的结节常常是圆形的,边界清楚。较大的病灶尤其是转移性腺癌,边缘不规则,有时呈分叶状。4%的转移瘤有空洞,常见于鳞癌,上肺的空洞性病变比下肺多见,但多发性空洞性病变可能是良性病变,如Wegener肉芽肿。出血性转移灶表现为肿瘤周围的晕征,常见于绒毛膜癌,有时也见于血管肿瘤,如血管肉瘤或肾细胞癌。

肺部转移瘤的单发结节影少见,占所有单发结节影的2%~10%。容易形成单发结节的肿瘤包括结肠癌、骨肉瘤、肾癌、睾丸癌、乳腺癌、恶性黑色素瘤等。结肠癌尤其是来源直肠乙状结肠的结肠癌,占孤立性肺部转移瘤的1/3。

肺淋巴管癌病主要表现为弥漫的网索状、颗粒状或结节状阴影,支气管壁增厚,动脉轮廓模糊,CXR可见KerleyB线。20%~40%的患者有肺门及纵隔淋巴结肿大,30%~50%的患者有胸腔积液或心包积液。但CXR检查难以发现早期的肺淋巴管癌病,在早期诊断肺淋巴管癌病方面高分辨CT有更大优势。

FDG-PET用于鉴别肺部良恶性病变的特异性较CT和CXR高,PET检查能够提供更多的信息。但PET的分辨率不高,直径小于1 cm的病变显像不佳,一些肉芽肿和炎症病变也可能出现假阳性结果。近年来CT与PET联合应用的CT-PET技术已在临床广泛应用,明显提高了恶性肿瘤诊断和鉴别诊断的敏感性和特异性,但目前此项检查的费用较高。

四、组织学检查

由于转移瘤主要位于胸膜下,因此经胸针吸活检是组织学检查最常用的方法。其诊断肺部恶性病变的敏感性为86.1%,特异性98.8%,但对肺淋巴管癌病的诊断价值有限。气胸是最常见的并发症,发生率为24.5%,但需要插管的仅6.8%。其他并发症包括出血、空气栓塞、针道转移较少见。

气管镜检查可以采用多种手段获取组织标本,如经支气管镜肺活检、气管镜引导下针吸活检、刷检、肺泡灌洗等。对于外周病变，支气管检查的阳性率不到 50%，但淋巴管癌病的诊断率较高。

电视胸腔镜可以取代开胸肺活检用于肺转移瘤的诊断，并可同时进行手术治疗，并发症少，诊断特异性高。

此外，经食管超声引导下的纵隔淋巴结针吸活检、纵隔镜下纵隔淋巴结活检对于诊断肺部转移瘤也有一定的参考价值。

五、治疗

手术是肺部转移瘤首选的治疗方法，和不能手术的患者相比，能够手术切除的肺部转移瘤患者的长期生存率明显改善，在满足手术条件的患者中（不论肿瘤类型），预计超过 1/3 的患者能获得长期生存（>5 年）。接受肺转移瘤切除术的患者应满足以下条件：没有肺外转移灶（如果有肺外转移灶，这些转移灶应能够接受手术或其他方法的治疗）；患者的机体状态能够耐受手术；转移病灶能够完全切除，并能合理地保护残存的正常肺组织；原发肿瘤能被完全控制或切除。

手术方式主要包括胸骨正中切开术、胸廓切开术、横断胸骨双侧胸廓切开术和胸腔镜手术（VATS），各种手术方式的优劣见表 11-2。手术以剔除术为主，病灶切除时使肺膨胀，尽可能保留肺组织，应避免肺叶或全肺切除术。

表 11-2　转移瘤切除术比较

手术方式	优点	缺点
胸骨正中切开术	行双侧胸腔探查，疼痛轻	不利于肺门后病灶，左肺下叶病灶的切除。胸骨放疗是胸骨正中切开术的绝对禁忌证
胸廓切开术	标准手术方式，暴露好	只能暴露一侧胸腔，疼痛明显；双侧胸腔探查多需分期手术
横断胸骨双侧胸廓切开术	可以行双侧胸腔探查，改进下叶暴露，便于探查纵隔病变及胸腔的情况	切断了乳内动脉，痛苦增加
胸腔镜手术（VATS）	胸膜表面显示清楚，疼痛轻，住院时间短和恢复快，并发症很少	不能触诊肺脏，无法发现从肺表面不能看见的或 CT 未能查出的病变，可能增加住院费用

肺部转移瘤即使在完全切除后仍有一半的患者会复发，中位复发时间是 10 个月，再手术患者的预后明显好于未手术患者，5 年、10 年生存率分别为 44%、29%及 34%、25%。目前再发肺转移瘤的手术适应证仍无明确的定论，一般认为对于年龄较轻、一般状况较好的患者，如果再发肺转移较为局限，原发肿瘤的恶性程度较低，原发肿瘤已被控制且无其他部位的远处转移，心肺功能能耐受手术的情况下可以考虑再次手术治疗。

肺转移瘤患者手术本身的并发症较低，手术死亡率为 0～4%。能够手术的肺转移瘤患者总的 5 年生存率可以达到 24%～68%，但不同组织类型的肿瘤预后有很大的差异，手术后预后较好的肿瘤为畸胎瘤、绒毛膜癌、睾丸癌，其次是肾癌、大肠癌和子宫癌等，预后较差的是肝癌和恶性黑色素瘤。转移灶切除是否完全对预后也有影响，完全切除患者的 5 年、10 年生存率分别为 36%和 26%，而不完全切除者则分别为 22%和 16%。无瘤间期（disease-free interval，DFI）是指原发肿瘤切除至肺转移出现的时间，DFI 越长，预后越好。肿瘤倍增时间（tumor-doubling time，TDT）反映的是转移瘤的发展速率，TDT 也是患者预后的重要预测指标，TDT 越长，预后越好，如果 TDT≤60 天则不应进行手术治疗。

除手术以外，对化疗敏感的肿瘤或不能手术的肺部转移瘤仍应进行全身化疗，如霍奇金和非霍奇金淋巴瘤、生殖细胞肿瘤对化疗非常敏感，乳腺癌、前列腺癌和卵巢癌对全身化疗也有较好的反应。软组织肉瘤对化疗不敏感，但联合转移瘤切除术仍能改善患者的预后。除全身化疗外，对于不能手术的患者可以考虑局部栓塞和化疗，由于肿瘤局部药物浓度较高，在减轻化疗引起的全身反应的同时，可以提高治疗局部肿瘤的疗效。

放疗对于肺转移瘤患者的长期生存没有益处，对于气道阻塞的患者，放疗可以作为姑息性治疗方法。

（黎春艳）

第四节　气管及肺部其他原发恶性肿瘤

肺部恶性肿瘤以原发性支气管肺癌占绝大多数，约为肺部全部恶性肿瘤的98%。其他肺部肿瘤的发病率占肺部恶性肿瘤的0.34%～2%，其临床表现、影像学改变及生物学特性，易与原发性肺癌相混淆，如无法手术则较难明确诊断。肺部其他恶性肿瘤以肺纤维肉瘤及平滑肌肉瘤占多数，其他类型恶性肿瘤如血管肉瘤、脂肪肉瘤、横纹肌肉瘤、神经纤维肉瘤、恶性肺淋巴瘤相对更少；肺部其他恶性肿瘤与原发性支气管肺癌有相似之处，但这些肿瘤在生物学特性、诊断、治疗和预后方面有别于原发性支气管肺癌。治疗及预后方面与原发性支气管肺癌有相同之处又有区别，应根据各自肿瘤浸润情况、生物学特点选择适合的治疗方法。

一、原发性气管癌

原发性气管癌是一种少见病，约占气管-支气管肿瘤中的2%，据M.D.Anderson癌症研究中心报告1949—1988年原发性气管恶性肿瘤54例，其中鳞癌30例(54.5%)、腺样囊性癌10例(18%)。Hajdu报告41例气管原发癌，鳞癌30例(37%)，腺样囊性癌7例(17%)。至1994年综合国内报告气管癌有124例，其中鳞癌49例(39.5%)、腺样囊性癌52例(42%)，腺癌10例(4.8%)、黏液表皮样癌6例(4.8%)、小细胞癌3例、类癌2例、恶性淋巴瘤1例和恶性多形性腺瘤1例。上海市胸科医院总结自1957—1999年，共诊断气管肿瘤480余例，占同期原发性支气管肺癌(10 898例)的4%，其中原发性气管癌444例，占气管原发肿瘤的92.5%。

(一)病理

原发性气管肿瘤大多来自上皮或腺体的肿瘤，主要是鳞状细胞癌和腺样囊性癌(即圆柱瘤型腺癌)，类癌较少见。良性肿瘤发病较少，占原发肿瘤的25%～35%。恶性肿瘤较常见，占68%～77%，其中以腺癌和鳞癌较多，小细胞癌较少。良性肿瘤有纤维瘤、乳头状瘤、淋巴管瘤、平滑肌瘤、毛细血管内皮瘤、黏膜下血管瘤和息肉等。恶性肿瘤中以鳞癌和腺样囊性癌最为多见，后者生长速度缓慢，在黏膜下扩散，肉眼有时难于辨认其侵犯范围，某些患者虽然在气管腔内病灶较小，但肿瘤已穿出管外并浸润到纵隔内。小细胞癌、鳞腺混合癌、大细胞癌较为少见，罕见的类型包括：平滑肌肉瘤、恶性淋巴瘤、纤维肉瘤、软骨肉瘤、横纹肌肉瘤、脂肪肉瘤、血管肉瘤、癌肉瘤、恶性黑色素瘤。气管低度恶性肿瘤中以腺样囊性癌为最多见，此外包括黏液表皮样癌、类癌、恶性纤维组织细胞瘤、神经纤维瘤等。

原发性气管恶性肿瘤中鳞癌发展较快，常呈溃疡性变，向外侵犯较早。食管前壁肌层亦常累及。气管肿瘤主要的转移途径是通过淋巴道，由下向上引流至锁骨上淋巴结，而很少向下转移至纵隔和隆突下淋巴结。血道转移发生率极低，直接向管壁外浸润常常是导致死亡的主要原因。

继发性气管肿瘤都是邻近器官癌肿直接侵犯所致，如甲状腺癌、支气管肺癌、食管癌等。

(二)临床表现

气管肿瘤的最常见症状是咳嗽，常呈刺激性、顽固性干咳，多种治疗无效，在早期气管腔未出现狭窄前，多有白色泡沫状痰，当肿瘤表面出现坏死者，可有血丝痰或满口血痰，但多数患者出血量不多，可在数天内自然停止。随着肿瘤的增大，气管腔逐渐狭窄，出现进行性呼吸困难，特点为吸气性呼吸困难，吸气期延长，即所谓的喘鸣，严重者吸气时锁骨上窝、胸骨上窝和下部肋间隙都凹陷，即三凹征。此时肺部 X 线检查无特殊表现，故常有误诊为支气管哮喘。声音嘶哑是肿瘤晚期出现局部压迫、侵犯或淋巴结转移累及喉返神经所致。

肺部听诊可闻及双肺呼吸音粗糙，严重者可听到风箱气流样的声音和各种音调的哮鸣音，即使不用听诊器亦可在近身处闻及，提示上呼吸道的梗阻。

由于气管肿瘤早期症状不典型，胸片检查多无异常发现，而出现典型的上呼吸道梗阻症状时，多数已处疾病的晚期，晚期患者常有局部转移，导致颈部淋巴结肿大，颈交感神经压迫征和上腔静脉阻塞综合征等。有些在确诊前往往有数月或数年的病程，因此，对难于缓解的刺激性干咳、痰血，应尽早进行气管镜检查，以明确诊断及时治疗。

(三)诊断

对年龄在 40 岁以上，近期出现气喘性哮鸣，体位变化能诱发或减轻症状，哮喘药物治疗无效，伴有痰血或阵发性夜间呼吸困难，而无心脏病等，都是鉴别气道梗阻和支气管哮喘的要点，应做进一步检查除外气管肿瘤。气管肿瘤常容易被误诊或漏诊，多数直至呼吸困难、病情危重时才被认识，故临床诊断时对长期顽固性咳嗽伴有吸气性呼吸困难者，应引起警惕，及时做相应检查。

1.实验室检查

痰脱落细胞学检查：气管肿瘤尤其是恶性气管肿瘤痰细胞学阳性率较高，对判断肿瘤的良恶性有帮助。但对气管肿瘤部位、范围、侵犯程度则需要其他检查手段来明确。

2.X 线检查

X 线诊断以空气对比摄片和气管断层为最好。侧位片对颈段气管暴露较好，隆突部额面断层片能较好地显示胸段的气管全貌。如气管腔内有软组织阴影，管壁增厚，管腔狭窄可初步做出诊断。

3.CT 检查

CT 检查在诊断气管肿瘤的累及范围、浸润深度、蔓延方向及有无淋巴结转移等方面较胸片有优势。气管恶性肿瘤常表现在气管及支气管腔内、外生长，CT 表现为沿气管生长的不规则形突起的软组织块影，多呈菜花状，并可沿气管环状生长而导致环行狭窄。肿瘤与主动脉或食管间的脂肪间隙消失，是表明纵隔已受侵犯的 CT 征象。纵隔及肺门淋巴结增大，提示气管肿瘤存在转移的可能。

4.纤维支气管镜检查

纤支镜检查是诊断气管肿瘤最有效的手段，它既可在直视下获得细胞学及组织学诊断，又能对肿瘤的范围、部位做出定位。对气管肿瘤有较严重气管梗阻、有出血病史或在检查中发现肿瘤表面血管丰富者应慎作活检及刷检，以免出现意外。

（四）治疗

对局限于气管的早期恶性肿瘤的治疗以外科为主，手术可达到切除病变，解除气道梗阻，重建气道的作用。手术方式以气管环状切除端端吻合最为常用，某医院共实施气管手术近500例，其中气管恶性肿瘤400例，并创新设计了隆突主支气管切除，多段支气管隆突成形术及气管和隆突切除、分叉人工气管置换等20多种新术式。因此对患者一般情况较好，能够耐受手术者，应首选手术治疗；对病变范围广泛，难于手术的患者采用以放疗为主的治疗，同时辅以化疗，可取得较好的疗效。内科姑息性治疗还包括经气管镜内电烧、激光等治疗；近年来，镍钛记忆合金气管内支架为部分晚期无法手术或有手术禁忌的患者提供了新的治疗方法，具有快速、方便的特点，能够为进一步治疗赢得时间。

（五）预后

气管鳞癌肿瘤完整切除术后3年生存率为24.4%，也有报告气管鳞癌伴局部淋巴结转移者生存率为25%，气管切端阳性者生存率为20%，对切除端阳性患者术后加用放疗可达到延长生存时间的目的。单纯放疗的中位生存期为10个月左右。腺样囊性癌生长相对缓慢，如手术能够完全切除，切端和淋巴结阴性术后1年生存率可达85%，治愈率为75%，但术后有较多的复发和转移。淋巴结阳性者术后1年生存率稍低84%，而单纯放疗的一年生存率仅为25%，因此如有可能应采用手术治疗。气管腺癌较其他类型气管肿瘤更易出现局部转移侵犯纵隔，手术完全切除者1年生存率约半数。而单纯放疗者预后较差。气管类癌好发于气管下端1/3段，以无气管软骨的膜部多见。切除不完全者，术后易复发。肿瘤能够完全切除者多能长期生存。黏液表皮样癌预后相对较好，完整切除者多能长期生存。

二、肺纤维肉瘤

肺部其他恶性肿瘤中肺纤维肉瘤是较为常见的一种。据 Cuecion 一组58例报告，其中男性40例，女性18例；国内文献报告7例，男性4例，女性3例。发病年龄在3～67岁，以青壮年多见。

（一）病理

肉眼见肺纤维肉瘤质地较软，可有假包膜，切面呈灰白或鱼肉样，无明显纤维束，少数可见肿瘤内有大片坏死，瘤体以4～12 cm多见，镜下病理特征为长条形或长索形细胞构成，瘤细胞间常见有纤维细丝，银染后在瘤细胞间有较多的网状纤维呈纵横交错排列。分化较好的纤维肉瘤，瘤细胞形态多变，胞核颗粒粗，核膜核仁清晰，梭形核多见；分化差者胞浆少，核小，细胞可有较多的核分裂相。

（二）临床表现

肺纤维肉瘤多数生长在肺实质内，也可见于支气管腔内；肿瘤位于支气管腔内者可较早出现症状，肺实质内的多在瘤体较大时出现症状。

咳嗽为最常见的症状，痰量不多，可伴有血痰、胸痛等症状，肿瘤较大者可有咳嗽、痰血、胸闷、气急、发热、胸痛、消瘦、呼吸困难等症状。

（三）实验室检查

1.X线检查

肺周围椭圆形或体积较大的团块影，肿块一般在4～12 cm，边缘光滑，质地均匀，无明显分叶或毛刺。生长部位可在肺的任何一叶。与原发性支气管肺癌所不同的是尽管肿瘤很大，但极少有纵隔淋巴结肿大。

2.CT 检查

肺纤维肉瘤 CT 检查可见肿瘤呈圆形肿块，边缘光滑，密度均匀一致，纵隔多无肿大淋巴结，CT 检查能够对肿瘤的定位及与肿瘤周边的关系提供帮助。

3.纤支镜检查

生长于支气管腔内的肺纤维肉瘤在纤支镜下可见支气管腔内息肉样的新生物阻塞管口；位于肺实质内的肺纤维肉瘤在纤支镜下可见管腔外受压变窄的改变。

（四）治疗及预后

肺纤维肉瘤以局部侵犯及转移为主，较少出现淋巴道转移，对放疗和化疗相对不敏感。故治疗原则以手术治疗为主，肺纤维肉瘤多数较大，肿瘤可达 10 cm 以上，如肿瘤原发于纵隔面肿瘤可向纵隔直接侵犯，侵及大血管及纵隔组织，手术时难于完全切除。此时在手术时应在未完全切除的肿瘤部位安放银夹标记为术后放疗做准备。对于手术完全切除的患者预后相对较好，术后 5 年生存率为 40%～50%，最长术后生存 24 年；而手术切除不完全者，如术中见肿瘤广泛侵犯壁层者易复发，多数在术后 2 年内死于局部或远道转移。术后加用化疗和放疗能够部分控制复发并延长生存期。

三、肺平滑肌肉瘤

肺平滑肌肉瘤可来自气管和支气管平滑肌组织，也可来自肺组织内的血管壁以及肺动脉干的平滑肌组织，以来自支气管平滑肌组织者占多数。

（一）病理

肿瘤多数起源于支气管和肺血管的平滑肌组织，左右肺、上下叶发生率无明显差异，肉眼下肿瘤多无包膜，质地中等，肿瘤细胞呈长条形，两端较钝，也有细胞呈小圆形或多形性，细胞大小型态较一致，胞质较少，胞核圆形；核仁和核膜不甚清楚，可见有核分裂相，分化较低的肿瘤细胞平滑肌细胞形态和排列难以辨认，需特殊染色才可判断组织来源。血管平滑肌肉瘤来自肺实质血管壁的平滑肌组织，肉眼见瘤体呈褐色，血管丰富，外形呈囊形或不规则形，镜下由大小不等的血管和变异的平滑肌细胞所组成，常可见大片坏死，血管走行不定，管腔不规则扩张呈海绵状或不规则形状，管壁明显增厚，部分管壁平滑肌细胞与周围的梭形瘤细胞融合成片，难以辨别。肿瘤血管内可有瘤栓。

（二）临床表现

发病年龄据报告可自新生儿到 92 岁，国内 25 例报告年龄在 19～58 岁，早期肿瘤较小时无任何症状，部分患者（占 12%～32%）体检发现肺部肿瘤。最常见的症状为胸痛、咳嗽、发热，国内报告 25 例中 22 例均有不同程度的咳嗽，干咳或有痰，痰中带血丝者，约有半数，有一例咯血量每天达800 mL，其他症状有胸闷不适（占 23%），活动后气急（占 27%）等，合并有肺不张或阻塞性肺炎患者可有高热、咳嗽、咯血、咳痰等症状。尽管咳嗽症状非常常见，但痰液检查很少能够检查到瘤细胞。

（三）实验室检查

1.X 线检查

X 线胸片上多呈圆形或椭圆形的阴影，多数肿瘤直径超过 5 cm，边缘多较清楚，密度中等、质地均匀，少数可略呈大分叶状，分层片可见肿瘤压迫或推移支气管的征象。肿瘤阻塞支气管管腔时可引起肺叶不张或阻塞性肺炎。

2.CT 表现

CT 表现为胸腔内较大的实质性肿瘤阴影，密度中等、部分肿瘤内部可见有低密度的液化坏死表现。CT 较少见纵隔淋巴结肿大。

3.纤支镜检查

对原发于肺周围实质内的肺平滑肌肿瘤，纤支镜检查仅可见到支气管管腔受压变形的间接表现。病灶起源于较大支气管的肺平滑肌肉瘤可侵犯到支气管腔内，纤支镜可见管腔内肿瘤新生物呈息肉状，支气管黏膜受侵犯表现。

（四）治疗和预后

肺平滑肌肉瘤对化疗及放疗不敏感，治疗以手术为主，手术切除指征可适当放宽，虽然肿瘤很大，但多数在手术时无纵隔淋巴结转移。手术切除不完全者，术后可给予辅助性化疗及放疗，对肺叶切除后的单个复发病灶，如肺功能允许，可再次手术。

四、肺原发性横纹肌肉瘤

肺原发性横纹肌肉瘤十分罕见，男性患者多于女性，中年患者居多。肺组织无横纹肌纤维，发生于肺的横纹肌肉瘤其组织来源：①原始间叶细胞的肌源性化生。②其他结缔组织的化生。③咽部或食管区横纹肌母细胞的异位游走所致。

（一）病理

肿瘤瘤体较大，可大 20 cm 以上，表面光滑，可有假包膜，瘤体切面呈鱼肉样，或粉红色，易侵犯静脉和支气管，也有部分患者，原发于支气管腔内。镜检肿瘤多为多形性及巨细胞组成。

（二）临床表现

早期常无症状，合并感染时可有咳嗽，痰血等症状，肿瘤较大时可产生肿瘤压迫症状，但无特征性。

（三）实验室检查

1.胸片

肿瘤多生长在肺周围，发展迅速，呈密度致密，边界清晰，无分叶和毛刺，亦无子灶，早期无症状，故就诊诊断时肿瘤体积多较大。

2.CT 检查

对肿瘤的定位及有无局部侵犯有帮助，多无纵隔淋巴结肿大。

（四）诊断

症状对诊断可有提示作用，对胸部 X 线有较大的实质性占位病变，肿瘤增大迅速者，应考虑到此病的诊断，诊断须获得组织学标本。

（五）治疗

首选手术切除，预后与肿瘤大小及局部侵犯相关。术后加化疗和放疗对提高预后有帮助。

五、肺原发性癌肉瘤

癌肉瘤可见于子宫、鼻咽部、乳腺、支气管、膀胱及食管等部位，原发于肺部的癌肉瘤，在肺部其他恶性肿瘤中极为罕见。肺癌肉瘤于 1908 年由 Kika 首次报告，到目前国内文献共报告 79 例。其发病年龄为 26～81 岁，以 50～69 岁为发病高峰，男性多于女性。

癌肉瘤组织发生有不同的看法，Jenkins 认为此瘤以癌为主，肉瘤是结缔组织的反应增生，

Willis 则认为先发生癌变而后出现肉瘤变;另有学者认为肺原发性癌肉瘤是来源于不同成分的癌成分和肉瘤成分。归纳国内学者观点有三种。①癌和肉瘤同时存在学说。②合成学说:癌肉瘤组织诱导间质中的细胞上皮或间质分化而演变为癌和肉瘤。③复合学说:有多能干细胞向上皮或间质分化而演变为癌和肉瘤,使两种组织成分混合或融合为一体。

(一)病理

大体标本分为中央型(管内型)瘤体较小,可有蒂,呈息肉状,亦可沿支气管腔扩展。切面呈鱼肉样,质脆。周围型体积较大,可达 15 cm,肿物中等或较硬,质地均匀,色灰白或灰黄。有出血时呈褐色。镜下为含有癌和肉瘤二种成分的混合性肿瘤。癌的成分以鳞癌多见,且常为非角化者,此外,亦可为腺癌、肺泡细胞癌和大细胞癌,或各种类型的混合癌。肉瘤成分以纤维肉瘤最多见,此外,也见于多形性横纹肌肉瘤,平滑肌肉瘤,骨肉瘤,软骨肉瘤和恶性纤维组织细胞瘤等。

(二)临床表现

周围型在早期多无症状,体检时可发现,因症就诊者,肿瘤体积多较大,主要症状为咳嗽、咳痰,可有血丝痰或血块痰、胸闷、气短、发热、乏力和消瘦。肿瘤较大或发生于较大支气管时可出现支气管阻塞所致的支气管肺炎、肺不张、支气管扩张、肺化脓症等。

(三)实验室检查

1.痰脱落细胞学

检查多数为阴性,仅个别病例可查见癌细胞。

2.影像学检查

X 线表现:周围型在肺野中见肿瘤阴影,质地均匀,密度较高,部分可有分叶,边界清晰,一般无空洞或钙化。与肺癌的影像学改变较难区别。CT 检查可在纵隔窗内见部分有纵隔淋巴结肿大。

3.支气管镜检查

对中心型癌肉瘤有诊断价值,可通过支气管镜活检取样获得病理诊断,周围型者可通过 TBLB 对诊断提供帮助,但所取标本较小,多数难于做出精确诊断。

(四)治疗

手术切除为首选治疗方法。早期病例手术治疗后预后较好,近年来为了提高生存率,在手术后多采用术后放疗或和化疗为主的综合治疗。对无手术机会的则采用放疗和化疗结合的综合治疗方法。文献报告:经积极的手术切除,术后放化疗,肺癌肉瘤 1 年生存率为 67%,3 年生存率为 53%,5 年生存率为 43%。化疗多采用 ADM、VDS、DDP 方案化疗,也有采用新的抗肿瘤药物治疗,但远期疗效仍有待观察。

六、肺原发性恶性淋巴瘤

原发于肺内的恶性淋巴瘤较为少见,国内文献报告有 7 例;欧美国家肺淋巴瘤的发病率高于国内,Koss 1983 年曾分析研究 161 例原发性肺霍奇金淋巴瘤,并对肺原发性恶性淋巴瘤进行描述。

(一)病理

肺原发性恶性淋巴瘤起源于肺支气管黏膜下的淋巴结组织及动静脉周围的淋巴组织,瘤细胞可沿淋巴管道的走向浸润生长及蔓延。瘤体皆位于肺实质内,可以表现为单发韧性肿物,大小可在 3～19 cm,色灰白、淡黄至淡粉色,无包膜,肿物边界多不清晰。瘤细胞有恶性表现(细胞不成熟、形态单一、以小淋巴细胞为主)，病变以上叶多见，分化差者细胞形态像淋巴母细胞，细胞大、胞质多，核成圆形，染色质细，可见核仁。分化好者，细胞如成熟的小淋巴细胞，呈小圆形，胞质少，核圆形，深染。核膜厚，染色质成块，无核仁，恶性淋巴瘤伴巨球蛋白血症者不少见，常为IgM型，少数为IgG和IgA。淋巴瘤病理分类较复杂，过去从病理形态上分为淋巴肉瘤和网状细胞肉瘤二大类，目前多以小淋巴细胞淋巴瘤、浆细胞样淋巴瘤、滤泡中心细胞淋巴瘤和B细胞淋巴瘤划分。

(二)临床表现

约半数患者无症状。常见症状有发热、咳嗽、咯血，体重减轻，胸痛、胸闷、皮肤瘙痒等非特异性症状。如病灶位于肺尖部、生长速度快可出现上腔静脉压迫综合征、胸腔积液等表现。少数患者可出现声音嘶哑、膈肌麻痹等。

(三)实验室检查

1.痰液脱落细胞检查

痰液脱落细胞检查极少阳性，纤支镜检查可见有支气管管腔受压、变形等间接征象。

2.X线检查

肺内孤立性圆形或椭圆形阴影，可呈巨大团块影，边缘多数模糊不清，密度均匀，肿瘤极少钙化。肺门淋巴结少数有肿大。极少有远道转移。

3.CT

表现为胸腔内巨大的圆形或椭圆形肿块、边界清楚，肿块密度均匀，少数可见有低密度的液性暗区。

(四)治疗及预后

以手术治疗为主，如能完整切除，术后辅以化疗，可有较好的预后。肿瘤出现恶性胸腔积液者预后不佳；无法手术者可采用以化疗联合放疗的综合治疗。5年生存率为42%～46%。

(黎春艳)

第十二章

肺部急危重症

第一节　急性呼吸窘迫综合征

一、病因

临床上可将急性呼吸窘迫综合征(ARDS)相关危险因素分为九类,见表12-1。其中部分诱因易持续存在或者很难控制,是引起治疗效果不好,甚至患者死亡的重要原因。严重感染、弥漫性血管内凝血(DIC)、胰腺炎等是难治性急性呼吸窘迫综合征(ARDS)的常见原因。

表12-1　ARDS的相关危险因素

感染	碳氢化合物和腐蚀性液体
细菌(多为革兰阴性需氧菌和金黄色葡萄球菌)	创伤(通常伴有休克或多次输血)
真菌和肺孢子菌	软组织撕裂
病毒	烧伤
分枝杆菌	头部创伤
立克次体	肺挫伤
误吸	脂肪栓塞
胃酸	药物和化学品
溺水	鸦片制剂
水杨酸盐	来自易燃物的烟雾
百草枯(除草剂)	气体(NO_2、NH_3、Cl_2、镉、光气、氧气)
三聚乙醛(副醛,催眠药)	代谢性疾病
氯乙基戊烯炔醇(镇静药)	酮症酸中毒
秋水仙碱	尿毒症
三环类抗抑郁药	其他
弥散性血管内凝血(DIC)	羊水栓塞
血栓性血小板减少性紫癜(TTP)	妊娠物滞留体内

续表

溶血性尿毒症综合征	子痫
其他血管炎性综合征	蛛网膜或颅内出血
热射病	白细胞凝集反应
胰腺炎	反复输血
吸入	心肺分流

二、发病机制

(一)炎症细胞、炎症介质及其作用

1.中性粒细胞

中性粒细胞是 ARDS 发病过程中重要的效应细胞,其在肺泡内大量募集是发病早期的组织学特征。中性粒细胞可通过许多机制介导肺损伤,包括释放活性氮、活性氧、细胞因子、生长因子等放大炎症反应。此外中性粒细胞还能大量释放蛋白水解酶,尤其是弹性蛋白酶,损伤肺组织。其他升高的蛋白酶包括胶原酶和明胶酶 A、B,同时也可检测到高水平的内源性金属酶抑制剂(如 TIMP),说明蛋白酶/抗蛋白酶平衡在中性粒细胞诱发的蛋白溶解性损伤中具有重要作用。

2.细胞因子

ARDS 患者体液中有多种细胞因子的水平升高,并有研究发现细胞因子之间的平衡是炎症反应程度和持续时间的决定因素。患者体内的细胞因子反应相当复杂,包括促炎因子、抗炎因子以及促炎因子内源性抑制剂等相互作用。在 ARDS 患者 BALF 中,炎症因子如 IL-Iβ、TNF-α 在肺损伤发生前后均有升高,但相关的内源性抑制剂如 IL-Iβ 受体拮抗药及可溶性 TNF-α 受体升高更为显著,提示在 ARDS 发病早期既有显著的抗炎反应。

虽然一些临床研究提示 ARDS 患者 BALF 中细胞群 NF-κB 的活性升高,但是后者的活化水平似乎与 BALF 中性粒细胞数量、IL-8 水平及病死率等临床指标并无相关性。而另一项对 15 例败血症患者外周血单核细胞核提取物中 NF-κB 活性的研究表明,NF-κB 的结合活性与 A-PACHE-Ⅱ评分类似,可以作为评价 ARDS 预后的精确指标。虽然该实验结果提示总 NF-κB 活性水平可能是决定 ARDS 预后的指标,但仍需要大量的研究证实。

3.氧化/抗氧化平衡

ARDS 患者肺部的氧气和抗氧化反应严重失衡。正常情况下,活性氧、活性氮被复杂的抗氧化系统拮抗,如抗氧化酶(超氧化物歧化酶、过氧化氢酶)、低分子清除剂(维生素 E、维生素 C 和谷酰胺),清除或修复氧化损伤的分子(多种 DNA 的蛋白质分子)。研究发现 ARDS 患者体内氧化剂增加和抗氧化剂降低几乎同时发生。

内源性抗氧化剂水平改变会影响 ARDS 的患病风险,如慢性饮酒者在遭受刺激事件如严重创伤、胃内容物误吸后易诱发 ARDS。但易患 ARDS 风险增加的内在机制尚不明确。近来有研究报道慢性饮酒者 BALF 中谷胱甘肽水平约比健康正常人低 7 倍而氧化谷酰胺比例增高,提示体内抗氧化剂如谷胱甘肽水平发生改变的个体可能在特定临床条件下更易发生 ARDS。

4.凝血机制

ARDS 患者凝血因子异常导致凝血与抗凝失衡,最终造成肺泡内纤维蛋白沉积。ARDS 的高危人群及 ARDS 患者 BALF 中凝血活性增强,组织因子(外源性凝血途径中血栓形成的启动

因子)水平显著升高。ARDS 发生 3 天后凝血活性达到高峰,之后开始下降,同时伴随抗凝活性下降。ARDS 患者 BALF 中促进纤维蛋白溶解的纤溶酶原抑制剂-1 水平降低。败血症患者中内源性抗凝剂如抗凝血酶Ⅲ和蛋白C 含量降低,其低水平与较差的预后相关。

恢复凝血/抗凝平衡可能对 ARDS 有一定的治疗作用。给予严重败血症患者活化蛋白 C,其病死率从 30.8%下降至 24.7%,其主要不良反应是出血。活化蛋白 C 还能使 ARDS 患者血浆 IL-6 水平降低,说明它除了抗凝效果外还具有抗炎效应。但活性蛋白 C 是否对各种原因引起的 ARDS 均有效尚待进一步研究。

(二)肺泡毛细血管膜损害

1.肺毛细血管内皮细胞

肺毛细血管内皮细胞损伤是 ARDS 发病过程中的一个重要环节,对其超微结构的变化特征也早有研究。同时测量肺泡渗出液及血浆中的蛋白含量能够反映毛细血管通透性增高的程度,早期 ARDS 中水肿液/血浆蛋白比＞0.75,相反压力性肺水肿患者的水肿液/血浆蛋白比＜0.65。ARDS 患者肺毛细血管的通透性较压力性肺水肿患者高,并且上皮细胞间形成了可逆的细胞间隙。

2.肺泡上皮细胞

肺泡上皮细胞损伤在 ARDS 的形成过程中发挥了重要作用。正常肺组织中,肺泡上皮细胞是防止肺水肿的屏障。ARDS 发病早期,由于上皮细胞自身的受损、坏死及由其损伤造成的肺间质压力增高可破坏该屏障。肺泡Ⅱ型上皮细胞可产生合成表面活性物质的蛋白和脂质成分。ARDS 患者表面活性物质减少、成分改变及其功能抑制将导致肺泡萎陷及低氧血症。肺泡Ⅱ型上皮细胞的损伤造成表面活性物质生成减少及细胞代谢障碍。此外,肺泡渗出液中存在的蛋白酶和血浆蛋白通过破坏肺泡腔中的表面活性物质使其失活。

肺泡上皮细胞在肺水肿时有主动转运肺泡腔中水、盐的作用。肺泡Ⅱ型上皮细胞通过 Na^+ 的主动运输来驱动液体的转运。大多数早期 ARDS 患者肺泡液体主动清除能力下降,且与预后呈负相关。在肺移植后肺再灌注损伤患者中也存在类似的现象。虽然 ARDS 患者肺泡液主动清除能力下降的确切机制尚不明了,但推测其可能与肺泡上皮细胞间紧密连接或肺泡Ⅱ型上皮细胞受损的程度有关。

三、诊断

1967 年,Ashbaugh 等首次报告 ARDS,1994 年北美呼吸病-欧洲危重病学会专家联席评审会议发表了《ARDS 的诊断标准》(AECC 标准),但其可靠性和准确性备受争议。2012 年修订的《ARDS 诊断标准》(柏林标准)将 ARDS 定义为:①7 天内起病,出现高危肺损伤、新发或加重的呼吸系统症状。②胸X 线或 CT 示双肺透亮度下降且难以完全由胸腔积液、肺(叶)不张或结节解释。③肺水肿原因难以完全由心力衰竭或容量过负荷来解释,如果不存在危险因素,则需要进行客观评估(如超声心动图),以排除静水压增高型水肿。④依据至少 0.49 kPa 呼气末正压机械通气(positive end expiratory pressure,PEEP)下的氧合指数对 ARDS 进行分级,即轻度(氧合指数为 200～300)、中度(氧合指数为 100～200)和重度(氧合指数为≤100)。

中华医学会呼吸病分会也提出了类似的《急性肺损伤/ARDS 的诊断标准(草案)》。

(1)有发病的高危因素。

(2)急性起病、呼吸频数和/或呼吸窘迫。

(3)低氧血症，ALI 时动脉血氧分压(PaO_2)/吸氧浓度(FiO_2)≤300 mmHg(1 mmHg=0.133 kPa)；ARDS 时 PaO_2/FiO_2≤26.7 kPa(200 mmHg)。

(4)胸部 X 线检查两肺浸润阴影。

(5)肺毛细血管楔压(PCWP)≤2.4 kPa(18 mmHg)或临床上能除外心源性肺水肿。

凡符合以上 5 项可以诊断为 ALI 或 ARDS。

四、治疗的基本原则

ARDS 治疗的关键在于控制原发病及其病因，如处理各种创伤，尽早找到感染灶，针对病原菌应用敏感的抗生素，制止严重反应进一步对肺的损伤；更紧迫的是要及时改善患者的严重缺氧，避免发生或加重多脏器功能损害。

五、治疗策略

(一)原发病治疗

全身性感染、创伤、休克、烧伤、急性重症胰腺炎等是导致 ALI/ARDS 的常见病因。严重感染患者有 25%～50%发生 ALI/ARDS，而且在感染、创伤等导致的多器官功能障碍综合征(MODS)中，肺往往也是最早发生衰竭的器官。目前认为，感染、创伤后的全身炎症反应是导致 ARDS 的根本原因。控制原发病，遏制其诱导的全身失控性炎症反应，是预防和治疗ALI/ARDS 的必要措施。

推荐意见 1：积极控制原发病是遏制 ALI/ARDS 发展的必要措施(推荐级别：E 级)。

(二)呼吸支持治疗

1.氧疗

ALI/ARDS 患者吸氧治疗的目的是改善低氧血症，使动脉血氧分压(PaO_2)达到 8.0～10.7 kPa(60～80 mmHg)。可根据低氧血症改善的程度和治疗反应调整氧疗方式，首先使用鼻导管，当需要较高的吸氧浓度时，可采用可调节吸氧浓度的文丘里面罩或带储氧袋的非重吸式氧气面罩。ARDS 患者往往低氧血症严重，大多数患者一旦诊断明确，常规的氧疗常常难以奏效，机械通气仍然是最主要的呼吸支持手段。

推荐意见 2：氧疗是纠正 ALI/ARDS 患者低氧血症的基本手段(推荐级别：E 级)。

2.无创机械通气

无创机械通气(NIV)可以避免气管插管和气管切开引起的并发症，近年来得到了广泛的推广应用。尽管随机对照试验(RCT)证实 NIV 治疗 COPD 和心源性肺水肿导致的急性呼吸衰竭的疗效肯定，但是 NI V 在急性低氧性呼吸衰竭中的应用却存在很多争议。迄今为止，尚无足够的资料显示 NIV 可以作为 ALI/ARDS 导致的急性低氧性呼吸衰竭的常规治疗方法。

不同研究中 NIV 对急性低氧性呼吸衰竭的治疗效果差异较大，可能与导致低氧性呼吸衰竭的病因不同有关。2004 年一项荟萃分析显示，在不包括 COPD 和心源性肺水肿的急性低氧性呼吸衰竭患者中，与标准氧疗相比，NIV 可明显降低气管插管率，并有降低 ICU 住院时间及住院病死率的趋势。但分层分析显示 NIV 对 ALI/ARDS 的疗效并不明确。最近 NIV 治疗 54 例 ALI/ARDS 患者的临床研究显示，70%的患者应用 NIV 治疗无效。逐步回归分析显示，休克、严重低氧血症和代谢性酸中毒是 ARDS 患者 NIV 治疗失败的预测指标。一项 RCT 研究显示，与标准氧疗比较，NIV 虽然在应用第 1 小时明显改善ALI/ARDS患者的氧合，但不能降低气管插管率，也不改善患者预后。可见，ALI/ARDS 患者应慎用 NIV。

推荐意见 3：预计病情能够短期缓解的早期 ALI/ARDS 患者可考虑应用无创机械通气（推荐级别：C 级）。

推荐意见 4：合并免疫功能低下的 ALI/ARDS 患者早期可首先试用无创机械通气（推荐级别：C 级）。

推荐意见 5：应用无创机械通气治疗 ALI/ARDS 应严密监测患者的生命体征及治疗反应。神志不清、休克、气道自洁能力障碍的 ALI/ARDS 患者不宜应用无创机械通气（推荐级别：C 级）。

3.有创机械通气

（1）机械通气的时机选择：ARDS 患者经高浓度吸氧仍不能改善低氧血症时，应气管插管进行有创机械通气。ARDS 患者呼吸功明显增加，表现为严重的呼吸困难，早期气管插管机械通气可降低呼吸功，改善呼吸困难。虽然目前缺乏 RCT 研究评估早期气管插管对 ARDS 的治疗意义，但一般认为，气管插管和有创机械通气能更有效地改善低氧血症，降低呼吸功，缓解呼吸窘迫，并能够更有效地改善全身缺氧，防止肺外器官功能损害。

推荐意见 6：ARDS 患者应积极进行机械通气治疗（推荐级别：E 级）。

（2）肺保护性通气：由于 ARDS 患者大量肺泡塌陷，肺容积明显减少，常规或大潮气量通气易导致肺泡过度膨胀和气道平台压过高，加重肺及肺外器官的损伤。

推荐意见 7：对 ARDS 患者实施机械通气时应采用肺保护性通气策略，气道平台压不应超过 30～35 cmH_2O（推荐级别：B 级）。

（3）肺复张：充分复张 ARDS 塌陷肺泡是纠正低氧血症和保证 PEEP 效应的重要手段。为限制气道平台压而被迫采取的小潮气量通气往往不利于 ARDS 塌陷肺泡的膨胀，而 PEEP 维持肺复张的效应依赖于吸气期肺泡的膨胀程度。目前临床常用的肺复张手法包括控制性肺膨胀、PEEP 递增法及压力控制法（PCV 法）。其中实施控制性肺膨胀采用恒压通气方式，推荐吸气压为 30～45 cmH_2O，持续时间为30～40 秒。

推荐意见 8：可采用肺复张手法促进 ARDS 患者的塌陷肺泡复张，改善氧合（推荐级别：E 级）。

（4）PEEP 的选择：ARDS 广泛肺泡塌陷不但可导致顽固的低氧血症，而且部分可复张的肺泡周期性塌陷开放而产生剪切力，会导致或加重呼吸机相关性肺损伤。充分复张塌陷肺泡后应用适当水平的 PEEP 防止呼气末肺泡塌陷，改善低氧血症，并避免剪切力，防治呼吸机相关性肺损伤。因此，ARDS 应采用能防止肺泡塌陷的最低 PEEP。

推荐意见 9：应使用能防止肺泡塌陷的最低 PEEP，有条件的情况下，应根据静态 P-V 曲线低位转折点压力＋2 cmH_2O 来确定 PEEP（推荐级别：C 级）。

（5）自主呼吸：自主呼吸过程中膈肌主动收缩可增加 ARDS 患者肺重力依赖区的通气，改善通气血流比例失调，改善氧合。一项前瞻对照研究显示，与控制通气相比，保留自主呼吸的患者镇静剂使用量、机械通气时间和 ICU 住院时间均明显减少。因此，在循环功能稳定、人机协调性较好的情况下，ARDS 患者机械通气时有必要保留自主呼吸。

推荐意见 10：ARDS 患者机械通气时应尽量保留自主呼吸（推荐级别：C 级）。

（6）半卧位：ARDS 患者合并 VAP 往往使肺损伤进一步恶化，预防 VAP 具有重要的临床意义。机械通气患者平卧位易发生 VAP。研究表明，由于气管插管或气管切开导致声门的关闭功能丧失，机械通气患者胃肠内容物易反流误吸进入下呼吸道，导致 VAP。$<30^\circ$角的平卧位是院内获得性肺炎的独立危险因素。

推荐意见 11:若无禁忌证,机械通气的 ARDS 患者应采用 30°～45°角半卧位(推荐级别:B 级)。

(7)俯卧位通气:俯卧位通气通过降低胸腔内压力梯度、促进分泌物引流和促进肺内液体移动,明显改善氧合。

推荐意见 12:常规机械通气治疗无效的重度 ARDS 患者,若无禁忌证,可考虑采用俯卧位通气(推荐级别:D 级)。

(8)镇静镇痛与肌松:机械通气患者应考虑使用镇静镇痛剂,以缓解焦虑、躁动、疼痛,减少过度的氧耗。合适的镇静状态、适当的镇痛是保证患者安全和舒适的基本环节。

推荐意见 13:对机械通气的 ARDS 患者,应制订镇静方案(镇静目标和评估)(推荐级别:B 级)。

推荐意见 14:对机械通气的 ARDS 患者,不推荐常规使用肌松剂(推荐级别:E 级)。

4.液体通气

部分液体通气是在常规机械通气的基础上经气管插管向肺内注入相当于功能残气量的全氟碳化合物,以降低肺泡表面张力,促进肺重力依赖区塌陷肺泡复张。

5.体外膜氧合技术(ECMO)

建立体外循环后可减轻肺负担,有利于肺功能恢复。

(三)ALI/ARDS 药物治疗

1.液体管理

高通透性肺水肿是 ALI/ARDS 的病理生理特征,肺水肿的程度与 ALI/ARDS 的预后呈正相关。因此,通过积极的液体管理,改善 ALI/ARDS 患者的肺水肿具有重要的临床意义。

研究显示,液体负平衡与感染性休克患者病死率的降低显著相关,且对于创伤导致的 ALI/ARDS患者,液体正平衡使患者的病死率明显增加。应用利尿药减轻肺水肿可能改善肺部病理情况,缩短机械通气时间,进而减少呼吸机相关性肺炎等并发症的发生。但是利尿减轻肺水肿的过程可能会导致心排血量下降,器官灌注不足。因此,ALI/ARDS 患者的液体管理必须考虑两者的平衡,必须在保证脏器灌注的前提下进行。

推荐意见 15:在保证组织器官灌注的前提下,应实施限制性的液体管理,有助于改善 ALI/ARDS患者的氧合和肺损伤(推荐级别:B 级)。

推荐意见 16:存在低蛋白血症的 ARDS 患者,可通过补充清蛋白等胶体溶液和应用利尿药,有助于实现液体负平衡,并改善氧合(推荐级别:C 级)。

2.糖皮质激素

全身和局部的炎症反应是 ALI/ARDS 发生和发展的重要机制,研究显示血浆和肺泡灌洗液中的炎症因子浓度升高与 ARDS 的病死率呈正相关。长期以来,大量的研究试图应用糖皮质激素控制炎症反应,预防和治疗 ARDS。早期的 3 项多中心 RCT 研究观察了大剂量糖皮质激素对 ARDS 的预防和早期治疗作用,结果糖皮质激素既不能预防 ARDS 的发生,对早期 ARDS 也没有治疗作用。但对于过敏原因导致的 ARDS 患者,早期应用糖皮质激素经验性治疗可能有效。此外,感染性休克并发 ARDS 的患者,如合并有肾上腺皮质功能不全,可考虑应用替代剂量的糖皮质激素。

推荐意见 17:不推荐常规应用糖皮质激素预防和治疗 ARDS(推荐级别:B 级)。

3.一氧化氮(NO)吸入

NO 吸入可选择性地扩张肺血管,而且 NO 分布于肺内通气良好的区域,可扩张该区域的肺血管,显著降低肺动脉压,减少肺内分流,改善通气血流比例失调,并且可减少肺水肿形成。临床研究显示，NO吸入可使约60%的ARDS患者氧合改善，同时肺动脉压、肺内分流明显下降，但对平均动脉压和心排血量无明显影响。但是氧合改善效果也仅限于开始NO吸入治疗的24～48小时内。两个RCT研究证实NO吸入并不能改善ARDS的病死率。因此，吸入NO不宜作为ARDS的常规治疗手段，仅在一般治疗无效的严重低氧血症时可考虑应用。

推荐意见18：不推荐吸入NO作为ARDS的常规治疗（推荐级别：A级）。

4.肺泡表面活性物质

ARDS患者存在肺泡表面活性物质减少或功能丧失，易引起肺泡塌陷。肺泡表面活性物质能降低肺泡表面张力，减轻肺炎症反应，阻止氧自由基对细胞膜的氧化损伤。目前肺泡表面活性物质的应用仍存在许多尚未解决的问题，如最佳用药剂量、具体给药时间、给药间隔和药物来源等。因此，尽管早期补充肺表面活性物质有助于改善氧合，还不能将其作为ARDS的常规治疗手段。有必要进一步研究，明确其对ARDS预后的影响。

5.前列腺素 E_1

前列腺素 E_1（PGE_1）不仅是血管活性药物，还具有免疫调节作用，可抑制巨噬细胞和中性粒细胞的活性，发挥抗炎作用。但是 PGE_1 没有组织特异性，静脉注射 PGE_1 会引起全身血管舒张，导致低血压。静脉注射 PGE_1 用于治疗ALI/ARDS目前已经完成了多个RCT研究，但无论是持续静脉注射 PGE_1，还是间断静脉注射脂质体 PGE_1，与安慰剂组相比，PGE_1 组在28天的病死率、机械通气时间和氧合等方面并无益处。有研究报道吸入型 PGE_1 可以改善氧合，但这需要进一步的RCT来研究证实。因此，只有在ALI/ARDS患者低氧血症难以纠正时，可以考虑吸入 PGE_1 治疗。

6.N-乙酰半胱氨酸和丙半胱氨酸

抗氧化剂N-乙酰半胱氨酸（NAC）和丙半胱氨酸（procysteine）通过提供合成谷胱甘肽（GSH）的前体物质半胱氨酸，提高细胞内GSH水平，依靠GSH氧化还原反应来清除体内氧自由基，从而减轻肺损伤。静脉注射NAC对ALI患者可以显著改善全身氧合和缩短机械通气时间。而近期在ARDS患者中进行的Ⅱ临床试验证实，NAC有缩短肺损伤病程和阻止肺外器官衰竭的趋势，不能减少机械通气时间和降低病死率。丙半胱氨酸的Ⅱ、Ⅲ期临床试验也证实不能改善ARDS患者预后。因此，尚无足够证据支持NAC等抗氧化剂用于治疗ARDS。

7.环氧化酶抑制剂

布洛芬等环氧化酶抑制剂可抑制ALI/ARDS患者血栓素 A_2 的合成，对炎症反应有强烈的抑制作用。小规模临床研究发现布洛芬可改善全身性感染患者的氧合与呼吸力学。对严重感染的临床研究也发现布洛芬可以降低体温、减慢心率和减轻酸中毒，但是亚组分析（ARDS患者130例）显示，布洛芬既不能降低危重ARDS患者的患病率，也不能改善ARDS患者的30天生存率。因此，布洛芬等环氧化酶抑制剂尚不能用于ALI/ARDS的常规治疗。

8.细胞因子单克隆抗体或拮抗药

炎症性细胞因子在ALI/ARDS发病中具有重要作用。动物实验应用单克隆抗体或拮抗药中和肿瘤坏死因子（TNF）、白细胞介素（IL）-1和IL-8等细胞因子可明显减轻肺损伤，但多数临床试验获得阴性结果。细胞因子单克隆抗体或拮抗药是否能够用于ALI/ARDS的治疗，目前尚缺乏临床研究证据。因此，不推荐抗细胞因子单克隆抗体或拮抗药用于ARDS治疗。

9.己酮可可碱及其衍化物利索茶碱

己酮可可碱及其衍化物利索茶碱均可抑制中性粒细胞的趋化和激活，减少促炎因子

TNFA、IL-1 和 IL-6 等释放,利索茶碱还可抑制氧自由基释放。但目前尚无 RCT 试验证实己酮可可碱对 ALI/ARDS 的疗效。因此,己酮可可碱或利索茶碱不推荐用于 ARDS 的治疗。

10.重组人活化蛋白 C

重组人活化蛋白 C(rhAPC)具有抗血栓、抗炎和纤溶特性,已被试用于治疗严重感染。Ⅲ期临床试验证实,持续静脉注射 rhAPC 24 μg/(kg·h)×96 小时可以显著改善重度严重感染患者(APACHE Ⅱ>25)的预后。基于 ARDS 的本质是全身性炎症反应,且凝血功能障碍在 ARDS 发生中具有重要地位,rhAPC 有可能成为 ARDS 的治疗手段。但目前尚无证据表明 rhAPC 可用于 ARDS 治疗,当然在严重感染导致的重度 ARDS 患者,如果没有禁忌证,可考虑应用 rhAPC。rhAPC 高昂的治疗费用也限制了它的临床应用。

11.酮康唑

酮康唑是一种抗真菌药,但可抑制白三烯和血栓素 A_2 合成,同时还可抑制肺泡巨噬细胞释放促炎因子,有可能用于 ARDS 的治疗。但是目前没有证据支持酮康唑可用于 ARDS 的常规治疗,同时为避免耐药,对于酮康唑的预防性应用也应慎重。

12.鱼油

鱼油富含 ω-3 脂肪酸,如二十二碳六烯酸(DHA)、二十碳五烯酸(EPA)等,也具有免疫调节作用,可抑制二十烷花生酸样促炎因子释放,并促进 PGE_1 生成。研究显示,通过肠道为 ARDS 患者补充 EPA、γ-亚油酸和抗氧化剂,可使患者肺泡灌洗液内中性粒细胞减少,IL-8 释放受到抑制,病死率降低。对机械通气的 ALI 患者的研究也显示,肠内补充 EPA 和 γ-亚油酸可以显著改善氧合和肺顺应性,明显缩短机械通气时间,但对生存率没有影响。

推荐意见 19:补充 EPA 和 γ-亚油酸有助于改善 ALI/ARDS 患者氧合,缩短机械通气时间(推荐级别:C 级)。

(车　艳)

第二节　肺性脑病

肺性脑病是以中枢神经系统障碍为主要表现的一种临床综合征。常见于慢性呼吸系统疾病伴有较严重肺功能损害的基础上,发生呼吸衰竭而引起机体严重 CO_2 潴留和缺氧所致。

一、病因

(一)胸廓疾病

外伤、手术创伤、畸形或胸膜粘连增厚、大量胸腔积液、气胸等,可影响胸廓活动和肺扩张,导致肺通气减少和/或吸入气体分布不均,减损通气及换气功能。

(二)支气管及肺部疾病

慢性支气管炎、慢性阻塞性肺气肿、支气管哮喘、上呼吸道肿瘤、异物,可增加通气阻力和呼吸肌负担。最终发展至呼吸功能衰竭,而产生缺氧和 CO_2 潴留,重者可发展至肺性脑病。

(三)肺血管疾病

肺血管炎及复发性血栓栓塞。

二、临床表现

患者除有原发疾病症状、体征和呼吸衰竭表现外，并出现一系列神经精神症状。突出表现如智力减退、嗜睡、失眠、恍惚、多言乱语、定向失调、烦躁、谵妄、狂躁、手扑翼样震颤、肌颤、四肢搐搦、癫痫样发作、昏睡、昏迷等症状。其症状的严重程度，通常与 CO_2 潴留浓度呈正相关。

三、实验室检查

(一)缺氧

在不吸氧的情况下，患者多有不同程度严重缺氧，PaO_2 下降。

(二)急性呼吸性酸中毒

呈 $PaCO_2$ 增加、HCO_3^- 因回收时间短，只轻度增加 3～4 mmol/L，HCO_3^- 与 $PaCO_2$ 比值 <0.6、血 PH 下降，HCO_3^-、CO_2 总量(TCO_2)、CO_2 结合力大致接近正常参考值，细胞内 K^+ 外移，血 K^+ 增加，血 K^+ 与 pH 改变关系为 pH 下降 0.1，血清 K^+ 增加 0.4～1.2 mmol/L。

(三)慢性呼吸性酸中毒

呈 $PaCO_2$ 增高，因肾脏有足够时间回收 HCO_3^-，HCO_3^- 与 $PaCO_2$ 比值 $\leqslant 0.6$，故 pH 常可代偿在正常范围内，HCO_3^-、TCO_2、CO_2 结合力呈代偿性增高，血 K^+ 值因 pH 接近正常而呈正常或下降，又因 HCO_3^- 回收增加，血 Cl^- 呈下降。

(四)呼吸性酸中毒合并代谢性碱中毒

呈 $PaCO_2$ 增高，HCO_3^- 明显增高，其值超过呼吸性酸中毒代偿范围值之上，BE$>$15 mmol/L，标准碳酸氢盐(SB)、CO_2 结合力明显增加，血 K^+、血 Cl^- 下降、血 Na^+ 不变，因碱中毒，血 Ca^{2+} 下降。

(五)呼吸性酸中毒合并代谢性酸中毒

呈 $PaCO_2$ 增加，代谢性酸性物质潴留机体内，pH 呈显著下降，而 HCO_3^-、SB、CO_2 结合力呈下降或正常，血 K^+ 因酸中毒而增加，血 Cl^- 正常或增加，BE 正常或负值。

四、鉴别诊断

肺源性心脏病表现的神经精神症状，病因除为肺性脑病外，尚有 10%～37%的病例可因其他病因引起，如脑血管意外，严重电解质紊乱(低氯血症、低钠血症、低钾血症、低镁血症)，碱中毒，尿毒症，肝昏迷，感染中毒性脑病，DIC，药物等因素，临床需注意鉴别。

五、并发症

肺性脑病可有下列并发症，易导致病情恶化死亡。

(一)心力衰竭

肺源性心脏病右侧心力衰竭，加重了脑、肾、肝等重要脏器淤血，使缺氧及 CO_2 潴留增加，促使肺性脑病病情进一步恶化。

(二)肝功能减退

右侧心力衰竭导致淤血性肝脾肿大、肝功能减退、乳酸转化为糖原和体内其他代谢最终产物的解毒能力减弱，促进和加重了肺性脑病。

(三)肾功能减退

右侧心力衰竭导致肾淤血，加以长期缺氧和 CO_2 潴留，使肾动脉痉挛，血流灌注减少，肾功能减退，出现氮质血症，易并发代谢性酸中毒。

（四）上消化道出血

缺氧和高碳酸血症促使胃酸分泌增多，同时又减低了胃黏膜细胞的抗酸能力，增加胃溃疡的发生率，易引起出血。此外，胃黏膜淤血、水肿、糜烂、应激性溃疡、DIC、心源性肝硬化和药物如糖皮质激素、氨茶碱等因素皆可以导致胃出血。

（五）DIC

肺性脑病时、因缺氧、酸中毒、感染等，使毛细血管痉挛、管壁通透性增加，液体外渗漏，血液浓缩，血流缓慢，微血栓形成，易并发 DIC。

（六）休克

因肺部感染易导致感染性休克；消化道出血、DIC 易导致出血性休克；心功能不全，易导致心源性休克。

六、治疗

（一）对慢性肺胸疾病应着重病因的治疗

1.控制支气管-肺部感染

针对引起感染的致病菌选择药物。临床常用β-内酰胺类、氨基糖苷类及喹诺酮类。选用高效广谱的抗生素或联合用药为宜。

2.积极治疗自发性气胸

对于慢性阻塞性肺疾病患者，即使气胸量少于 20%，也足以导致病情的明显加重。通常这类患者交通型或张力型气胸发病率较高，故一般需要胸腔置管引流，甚至负压吸引。

3.防止不适当给氧

主张控制性氧疗，即 24 小时持续低流量吸氧，鼻导管流量 1～2 L/min。

4.禁止使用镇静及安眠药

（二）抗呼吸衰竭的治疗

(1)保持呼吸道通畅，帮助排痰避免误吸。

(2)氧疗：以 24 小时持续低流量吸氧为原则。

(3)糖皮质激素：可给琥珀酸氢化可的松 200 mg 加入生理盐水 100 mL，静脉滴注，每天 1～2 次或地塞米松 10～20 mg，静脉滴注，每天 1～2 次。

(4)改善通气。①呼吸兴奋剂：先以尼可刹米 12 mg/kg，静脉注射，再以尼可刹米 17～18 mg/(kg·h)静脉滴注维持，即尼可刹米 3.75 g 加入 5%葡萄糖液 500 mL，静脉滴注，2 mL/min。②机械通气：肺性脑病是机械通气的重要指征，机械通气是肺性脑病治疗中最积极有效的治疗措施。经保守治疗无效，$P(CO_2)$逐渐上升，昏迷加深，有呼吸停止可能者，可以考虑机械通气。

（三）肺性脑病并发脑疝的治疗

在积极控制呼吸、心衰情况下，包括限制液体入量、脱水疗法、激素治疗等，必要时行开颅减压术。

（车　艳）

参考文献

[1] 朱蕾.临床呼吸生理学[M].上海:上海科学技术出版社,2020.
[2] 李瑞书.呼吸系统疾病诊断思维及临床治疗[M].长春:吉林科学技术出版社,2019.
[3] 任师磊.实用呼吸病诊疗进展[M].汕头:汕头大学出版社,2019.
[4] 刘凡.内科常见病诊断与治疗[M].天津:天津科学技术出版社,2020.
[5] 谢艳军.呼吸内科疾病临床诊疗学[M].昆明:云南科技出版社,2019.
[6] 解春丽,王亚茹,甘玉萍.实用临床内科疾病诊治精要[M].青岛:中国海洋大学出版社,2019.
[7] 熊维宁,常春.支气管哮喘的生物靶向治疗[M].武汉:华中科技大学出版社,2020.
[8] 薛洪璐.现代内科临床精要[M].长春:吉林科学技术出版社,2019.
[9] 穆林.呼吸系统疾病诊疗[M].北京:科学技术文献出版社,2019.
[10] 李雅慧.实用临床内科诊疗[M].北京:科学技术文献出版社,2020.
[11] 魏红.现代实用内科疾病诊疗[M].北京:科学技术文献出版社,2020.
[12] 刘海.呼吸内科临床诊治思维与实践[M].天津:天津科学技术出版社,2020.
[13] 马育霞.呼吸科医师处方手册[M].郑州:河南科学技术出版社,2020.
[14] 汤希雄.内科常规诊疗[M].长春:吉林科学技术出版社,2019.
[15] 于得海.临床呼吸系统疾病诊疗新进展[M].北京:科学技术文献出版社,2019.
[16] 安娜.呼吸系统疾病临床诊治与护理[M].天津:天津科学技术出版社,2020.
[17] 孙京喜.内科疾病诊断与防治[M].北京:中国纺织出版社,2020.
[18] 杜秀华.实用内科疾病诊疗[M].北京:科学技术文献出版社,2019.
[19] 李风森,张建.呼吸系统疑难疾病解析[M].北京:科学出版社,2020.
[20] 杨晓东.临床呼吸内科疾病诊疗新进展[M].开封:河南大学出版社,2020.
[21] 邱菊.现代呼吸系统疾病与职业防护[M].北京:科学技术文献出版社,2020.
[22] 何权瀛.呼吸内科诊疗常规[M].北京:中国医药科技出版社,2020.
[23] 张秀伟,邹良能.现代呼吸系统疾病基础与临床[M].长春:吉林科学技术出版社,2019.
[24] 郭敏.现代呼吸内科常见病诊治学[M].长春:吉林科学技术出版社,2019.
[25] 崔艳红.呼吸科常见病诊断与防治[M].北京:科学技术文献出版社,2020.
[26] 娇丽丽.临床内科疾病综合诊疗[M].青岛:中国海洋大学出版社,2019.
[27] 马春丽.临床内科诊疗学[M].长春:吉林大学出版社,2020.

[28] 王光辉.呼吸内科临床诊疗技术[M].天津:天津科学技术出版社,2019.

[29] 方千峰.常见内科疾病临床诊治与进展[M].北京:中国纺织出版社,2020.

[30] 田刚.呼吸系统疾病诊疗精要[M].长春:吉林大学出版社,2019.

[31] 史俊平.呼吸系统疾病的防治与护理[M].北京:科学技术文献出版社,2019.

[32] 玄进,边振,孙权.现代内科临床诊疗实践[M].北京:中国纺织出版社,2020.

[33] 张念.内科常见病中西医结合治疗实践[M].长春:吉林科学技术出版社,2019.

[34] 陈晓庆.临床内科诊治技术[M].长春:吉林科学技术出版社,2020.

[35] 范光磊.内科常见病诊疗与护理[M].长春:吉林科学技术出版社,2020.

[36] 贺丽丽.急性上呼吸道感染经利巴韦林治疗的临床价值[J].深圳中西医结合杂志,2020,30(11):95-96.

[37] 胡群,赖国祥,徐礼裕,等.反复气胸及双肺多发囊样变[J].中华结核和呼吸杂志,2019,42(6):464-467.

[38] 刘学东,赵伟业,张淑立,等.成人支气管扩张症的研究进展[J].中华结核和呼吸杂志,2020,43(10):902-905.

[39] 毛建川.慢阻肺呼吸肌锻炼的方法及作用[J].保健文汇,2020(8):124-124,156.

[40] 杨艳丽,邓秀兰,蒋妮军,等.肺脓肿相关性脓胸危险因素的评估及其量表的设计应用[J].实用医学杂志,2020,36(12):1693-1695.